Attention, Balance and Coordination – das ABC des Lernerfolgs

Attention, Balance and Coordination – das ABC des Lernerfolgs

Sally Goddard Blythe

Programmbereich Medizin

Sally Goddard Blythe

Attention, Balance and Coordination – das ABC des Lernerfolgs

Grundlagen der INPP-Methode

Mit Beiträgen von

Lawrence J. Beuret
Peter Blythe
Valerie Scaramella-Nowinski

Aus dem Englischen von Thake Hansen-Lauff

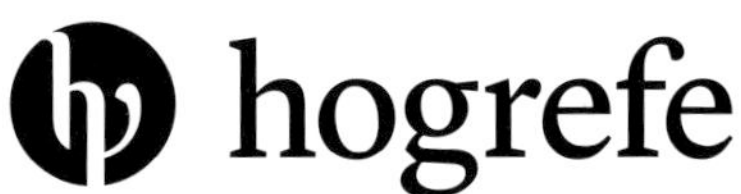

Wichtiger Hinweis: Der Verlag hat gemeinsam mit den Autoren bzw. den Herausgebern große Mühe darauf verwandt, dass alle in diesem Buch enthaltenen Informationen (Programme, Verfahren, Mengen, Dosierungen, Applikationen, Internetlinks etc.) entsprechend dem Wissensstand bei Fertigstellung des Werkes abgedruckt oder in digitaler Form wiedergegeben wurden. Trotz sorgfältiger Manuskriptherstellung und Korrektur des Satzes und der digitalen Produkte können Fehler nicht ganz ausgeschlossen werden. Autoren bzw. Herausgeber und Verlag übernehmen infolgedessen keine Verantwortung und keine daraus folgende oder sonstige Haftung, die auf irgendeine Art aus der Benutzung der in dem Werk enthaltenen Informationen oder Teilen davon entsteht. Geschützte Warennamen (Warenzeichen) werden nicht besonders kenntlich gemacht. Aus dem Fehlen eines solchen Hinweises kann also nicht geschlossen werden, dass es sich um einen freien Warennamen handelt.

Bibliografische Information der Deutschen Nationalbibliothek
Die Deutsche Nationalbibliothek verzeichnet diese Publikation in der Deutschen Nationalbibliografie; detaillierte bibliografische Daten sind im Internet über http://www.dnb.de abrufbar.

Anregungen und Zuschriften bitte an:
Hogrefe AG
Lektorat Medizin
z.Hd.: Susanne Ristea
Länggass-Strasse 76
3012 Bern
Schweiz
Tel. +41 31 300 45 00
info@hogrefe.ch
susanne.ristea@hogrefe.ch
www.hogrefe.ch

Lektorat: Susanne Ristea, Sibylle Khoumeri
Bearbeitung: Susanne Hahn, Meckenheim
Herstellung: René Tschirren
Umschlagabbildung: Getty Images/Peter Cade
Umschlag: Claude Borer, Riehen
Satz: punktgenau GmbH, Bühl
Druck und buchbinderische Verarbeitung: Multiprint Ltd. Kostinbrod
Printed in Bulgaria

1. Auflage 2021

(E-Book-ISBN_PDF 978-3-456-96093-7)
(E-Book-ISBN_EPUB 978-3-456-76093-3)
ISBN 978-3-456-86093-0
https://doi.org/10.1024/86093-000

Inhaltsverzeichnis

Vorwort

Endlich liegt nun auch in deutscher Übersetzung dieses Grundlagenbuch zur INPP-Methode vor, auf das so viele, die mit der Methode arbeiten, schon gewartet haben. Doch auch für diejenigen Fachleute, die angesichts der starken Zunahme kindlicher Entwicklungsdefizite mit Auswirkungen auch auf das Erwachsenenleben auf der Suche nach neuen Lösungsansätzen sind, wird dieses Buch eine Bereicherung sein.

Ich freue mich, dass der Verlag mit der Übernahme eines Teils des englischen Titels der Originalausgabe dem englischen Ursprung einer Idee Referenz erwiesen hat, die von dem in England ansässigen Institut für Neuro-Physiologische Psychologie (INPP) vor über 40 Jahren konzipiert wurde und sich seitdem als „Die INPP-Methode" in vielen Ländern der Welt etablieren konnte. Auch in Deutschland wird sie seit nunmehr 25 Jahren, in Österreich und der Schweiz seit 2006 gelehrt und angewendet.

Da sich die INPP-Methode durch eine Kombination aus Publikationen, Weiterbildungskursen und Mundpropaganda seitdem in vielen Ländern verbreitet hat, überrascht es nicht, dass manche ohne Schulung an der Quelle (am INPP) den Zugang zur Methode „abkürzten", wodurch grundlegende Charakteristika des Originals verändert wurden.

Andere waren von dem Konzept fasziniert und haben es weiterentwickeln wollen. So entstanden auf der Grundlage der Erkenntnisse des INPP im Laufe der der Zeit immer mehr „neue" Methoden, die unter anderem Namen eigene Akzente setzen wollen. Dabei wissen die Anwender dieser Methoden, die auf der Theorie und praktischen Anwendung der INPP-Methode basieren, oft nicht, woher die Theorie und die Praktiken stammen, die sie anwenden. Im Wesentlichen versuchen viele dieser „Ableger-Methoden", mehr Übungen in einem kürzeren Zeitraum einzuführen oder mehrere Interventionen oder verschiedene Interventionsebenen gleichzeitig zu kombinieren.

Anders als manche dieser „Ableger-Methoden" gibt INPP keine Heilungsversprechen ab und verspricht keine schnellen Erfolge. Nicht oder zu kurz oder nicht korrekt ausgeführte frühe Bewegungsmuster müssen nachgeholt und automatisiert werden. Automatisierung erfolgt nur über viele, viele Wiederholungen – jeden Tag, Woche für Woche ... Veränderungen brauchen also Zeit, um nachhaltig zu sein! Gutta cavat lapidem non vi sed saepe cadendo. Nicht wahr, hier spürt man doch schon allein durch das Versmaß den steten Tropfen, der den Stein höhlt – der in unserem Falle durch täglich wiederholte Übungen neue Verbindungen im Gehirn myelinisiert.

Nein, die INPP-Methode ist keine „Reflextherapie"! Ja, frühkindliche Rolle spielen in der INPP-Methode eine zentrale Rolle. Aber wir therapieren keine Reflexe! Reflexe dienen uns als Indikatoren für die Reife des Nervensystems. Sind sie zu einem Zeitpunkt auslösbar, zu dem sie eigentlich sicher gehemmt sein sollten, so sind sie Zeichen neuromotorischer Unreife. Gleiches gilt, wenn sie zu einem Zeitpunkt nicht auslösbar sind, zu dem sie – z. B. während und nach der Geburt – das Überleben eines Babys sichern sollten.

Ziel des INPP-Übungsprogramms ist, durch Ausreifung und anschließende Hemmung von Restreaktionen frühkindlicher Reflexe sowie durch Bahnung reifer posturaler Reaktionen die neuromotorischen Grundlagen für höhere Hirnfunktionen zu stärken. Restaktivität frühkindlicher Reflexe ist nicht die Ursache von Problemen, sondern gibt Hinweise auf neuromotorische Anteile an einer Vielzahl von Problemen, die dann mit einem motorischen Programm behandelbar sind.

Für diejenigen, die mit der INPP- Methode arbeiten: Freuen Sie sich auf die Vertiefung und Abrundung Ihrer bisherigen Auseinandersetzung mit dem theoretischen Hintergrund der Methode und die Bereicherung Ihrer Praxis durch die vielen praxisrelevanten Hinweise Sally Goddard Blythes.

Für diejenigen, die die Methode in diesem Buch kennenlernen: Lassen Sie sich überzeugen von der Sorgfalt der Vorgehensweise, den gut erforschten Grundlagen, der Einbettung in den historischen Kontext und in die Nachbardisziplinen.

Thake Hansen-Lauff
August 2021, Laboe

1 Fenster ins Gehirn

1.1 Einführung

Obwohl alles Lernen letztlich im Gehirn stattfindet, wird oft übersehen, dass das Gehirn über den Körper sensorische Informationen aus der Umwelt erhält und über ihn seine Erfahrungen mit der Umwelt ausdrückt. Die posturale Kontrolle spiegelt die Integration der Funktionen innerhalb des Zentralnervensystems (ZNS) wider und unterstützt die Funktionsfähigkeit der Verbindung zwischen Gehirn und Körper. Unreife oder Konflikte in den Gehirn-Körper-Funktionen beeinträchtigen die Fähigkeit des Gehirns, Informationen aufzunehmen, zu verarbeiten und sich in organisierter Weise auszudrücken.

Eine Methode zur Beurteilung von Reife und Integrität der Funktionstüchtigkeit des ZNS ist die Überprüfung auf primitive Reflexe und posturale Reaktionen. Das Vorhandensein oder Fehlen von primitiven und posturalen Reflexen in wichtigen Phasen der Entwicklung bietet „Fenster" in die Funktionsweise des ZNS, die es der qualifizierten Fachkraft ermöglichen, Anzeichen neurologischer Funktionsstörungen oder Unreife zu erkennen.

Ich hoffe, dass dieses Buch ein Verständnis dafür vermittelt, warum die frühkindlichen Reflexe wichtig sind und welche Funktionen sie in der frühen Entwicklung haben, aber auch, in welcher Weise sie sich auf Lernen und Verhalten sowie auf andere Aspekte der Entwicklung wie Körperhaltung, Gleichgewicht und motorische Fähigkeiten auswirken, wenn sie nicht zum richtigen Zeitpunkt in der Entwicklung integriert werden.

Die *Reflexe* und *Reaktionen* werden in den folgenden Kapiteln ausführlich beschrieben.

Es liegen immer mehr wissenschaftliche Beweise vor für die Theorie, dass körperliche Fähigkeiten das schulische Lernen unterstützen und auch an der emotionalen Regulierung und dem Verhalten beteiligt sind. Seit seiner Gründung im Jahr 1975 ist das Institut für Neuro-Physiologische Psychologie (INPP) in Chester Pionier in der Erforschung der Auswirkungen unreifer primitiver und posturaler Reflexe/Reaktionen auf Lernen und Verhalten, in der Entwicklung von Testverfahren zur Überprüfung aberranter Reflexe und verwandter Funktionen und in der Entwicklung einer spezifischen Methode zur wirksamen Intervention, der INPP-Methode.

Die in den letzten 30 Jahren sowohl unabhängig als auch vom Institut selber durchgeführte Forschung hat gezeigt, dass es einen direkten Zusammenhang zwischen unreifen frühkindlichen Reflexen, schulischem Underachievement und erhöhter Angst im Erwachsenenleben gibt und dass ein Interventionsprogramm, das direkt auf die Ausreifung und Integration primitiver und posturaler Reflexe/Reaktionen abzielt, positive Veränderungen in diesen Bereichen bewirken kann. Dieses Buch wird die zugrundeliegende Theorie, die Mechanismen, die Entwicklungsmarker und die Auswirkungen unreifer Reflexe bei älteren Kindern skizzieren, um Fachleuten, die im Bereich der Pädagogik und des Kindeswohls tätig sind, zu helfen, die Anzeichen neurologischer Funktionsstörungen und deren Auswirkungen zu erkennen. Das Buch wird auch interdisziplinäre Defizite untersuchen, die im derzeitigen System zur Identifizierung, Bewertung und Bereitstellung wirksamer Abhilfemaßnahmen bei Lern- und Verhaltensproblemen häufig vorkommen. In diesem Zusammenhang will das Buch eine Lanze brechen für einen neuen Beruf, der die gegenwärtigen Lücken schließen könnte: den Neuropädagogen/die Neuropädagogin. In Neuropädagogik Ausgebildete wären in der Lage, die neuromotorische Schulreife von Kindern zu überprüfen.

1.2 Neuromotorische Schulreife

Chronologisches Alter und Intelligenz sind nicht die einzigen Kriterien für den Lernerfolg. Ebenso wichtig für formale Bildung ist die neuromotorische Reife. Eine Überprüfung der motorischen Fähigkeiten eines Kindes wird regelmäßig im ersten Lebensjahr durchgeführt, aber wenn die Verantwortung für das Kind zum Zeitpunkt des Schuleintritts vom Bereich der Medizin (Hebamme, Kinderarzt und Mütterberatung) in die Pädagogik wechselt, wird sein Entwicklungsstand im Hinblick auf seine körperliche Entwicklung nicht routinemäßig beurteilt. Sobald ein Kind im Vereinigten Königreich mit dem Erreichen des 5. Lebensjahres in die Schule kommt, wird die *körperliche* Entwicklung nur dann überprüft, wenn medizinische Probleme auftreten. Überprüfungen innerhalb des Schulsystems konzentrieren sich eher auf Erziehungsprobleme oder sichtbare Symptome als auf die Untersuchung der zugrundeliegenden Ursachen.

Das INPP in Chester wurde 1975 von dem Psychologen Peter Blythe, PhD, mit dem Ziel gegründet zu untersuchen, ob physische Faktoren bei spezifischen Lernschwierigkeiten (SpLS) und bei einigen Angststörungen eine Rolle spielen könnten. In den 1970er Jahren entwickelten Peter Blythe und David McGlown zunächst Testverfahren, um Bereiche mit Funktionsstörungen zu identifizieren, und anschließend physische Interventionsprogramme, um die Funktionsstörungen zu korrigieren. Diese Vorgehensweise, nämlich die Untersuchung des neurologischen Entwicklungsstandes des Kindes und das anschließende körperlichen Interventionsprogramm, ist heute als die INPP-Methode der Entwicklungsförderung bekannt.

Es liegt in der Natur der Sache, dass Symptome von SpLS die Tendenz haben, diagnostische Grenzen zu überschreiten, wobei verschiedene Kategorien eine Reihe von Symptomen gemeinsam haben (Komorbidität). Dies gilt insbesondere für viele der Symptome von Legasthenie, entwicklungsbezogener Koordinationsstörung, Aufmerksamkeitsdefizitsyndrom (ADS) und einigen Aspekten von Autismus-Spektrum-Störungen (ASS). Eine Reihe von gemeinsamen Symptomen resultieren aus einer ZNS-Unreife und werden manchmal als neurologische Dysfunktion oder neurologische Entwicklungsverzögerung bezeichnet.

1.3 Was ist neuromotorische Unreife?

Die neuromotorische Funktionsfähigkeit liefert einen Hinweis auf die Reife der ZNS-Funktionen. Sie steht auch in Verbindung mit der Funktionsfähigkeit der vestibulären, propriozeptiven und posturalen Systeme, die zusammen eine stabile Grundlage für Zentren bieten, die an der Okulomotorik und im Weiteren an der visuellen Wahrnehmung beteiligt sind. Personen mit neuromotorischer Unreife (NMU) haben häufig Schwierigkeiten mit damit verbundenen Fähigkeiten wie Gleichgewicht, Koordination und visuelle Wahrnehmung, was sich auf das Verhalten und die schulische Leistung von Kindern auswirken und sich bei Erwachsenen als chronische Angst und emotionale Sensibilität manifestieren kann.

Eine Methode zur Identifizierung von Anzeichen einer NMU ist die Verwendung von Standardtests zur Beurteilung der Persistenz primitiver Reflexe, der Entwicklung posturaler Reaktionen und weiterer Tests auf *Soft Signs* neurologischer Funktionsstörungen. *Soft Signs*, die früher als zu pauschal verworfen wurden, um für diagnostische Zwecke nützlich zu sein, sind diskrete neurologische Anzeichen, die auf eine unspezifische zerebrale Dysfunktion hindeuten.

Das Vorhandensein oder Fehlen primitiver Reflexe in Schlüsselstadien der Entwicklung sind anerkannte Anzeichen für ein reifes ZNS. Primitive Reflexe entwickeln sich intrauterin, sind beim voll ausgetragenen Neugeborenen präsent und werden in den ersten 6 Monaten des postnatalen Lebens gehemmt, wenn sich Verbindungen zu höheren kortikalen Zentren und Frontalbereichen des Gehirns entwickeln. Primitive Reflexe werden überlagert und im Laufe der normalen Entwicklung in reifere Verhaltensmuster integriert, wenn sich posturale Reaktionen und Muskeltonus entwickeln. Die Ausreifung der posturalen Reaktionen kann bis zu dreieinhalb Jahre dauern.

Primitive Reflexe bleiben bei bestimmten pathologischen Zuständen erhalten, z. B. bei einer Zerebralparese. Bei einer Zerebralparese persistieren die Reflexe infolge einer Hirnschädigung oder einer anomalen Entwicklung, die pränatal, im Verlauf der Geburt oder postnatal aufgetreten sein kann [1], [2], [3], [4], [5], [6], [7]. Eine Schädigung des unreifen Gehirns stört den normalen Reifungsprozess und damit einen vorhersehbaren, geordneten Entwicklungsablauf. Das wiederum führt zu mangelnder Hemmung der primitiven Reflexe. Die Folgen: Ein verlängertes Beibehalten der primitiven, undifferenzierten Bewegungsmuster, die für das Kleinkindalter charakteristisch sind, eine anomale Muskeltonus mit Auswirkungen auf die Entwicklung der posturalen Kontrolle und auffällige Bewegungsmuster sowie insgesamt eine verzögerte motorische Entwicklung. Primitive Reflexe treten auch bei degenerativen Erkrankungen wie bei Multipler Sklerose und Alzheimer erneut auf, wenn die *Demyelinisierung* zu einer Verschlechterung der posturalen Reaktionen führt und die primitiven Reflexe reaktiviert werden. Viele Jahre lang ging man davon aus, dass – wenn keine pathologischen Zustände vorliegen – eine Persistenz primitiver Reflexe in schwächerer Ausprägung nicht möglich ist. Daher wurden primitive Reflexe bei Kindern mit weniger schweren motorischen Entwicklungsverzögerungen oder bei Kindern, die einfach nur Anzeichen einer SpLS aufweisen, im Allgemeinen nicht überprüft.

> *Demyelinisierung* – degenerative Zerstörung des Nervensystems, bei der Nervenzellen ihre Myelinhüllen verlieren, wodurch sie in der Regel unfähig werden, ihre normale Funktion auszuüben.

Der vom INPP verwendete Begriff *Neuromotorische Unreife (NMU)* beschreibt die fortwährende Präsenz eines Clusters primitiver Reflexe nach dem 6. Lebensmonat zusammen mit fehlenden oder unterentwickelten posturalen Reaktionen über das Alter von dreieinhalb Jahren hinaus. NMU beeinflusst und spiegelt zugleich die Entwicklung und Kontrolle von Körperhaltung, Gleichgewicht und motorischen Fähigkeiten.

> *Neuromotorische Unreife (ehemals neurologische Entwicklungsverzögerung)*, manchmal auch als neurologische Dysfunktion bezeichnet, wird vom INPP definiert als (1) die fortgesetzte Präsenz eines Clusters aberranter primitiver Reflexe über den 6. Lebensmonat hinaus zusammen mit (2) fehlenden oder unterentwickelten posturalen Reaktionen über das Alter von dreieinhalb Jahren hinaus.

1.4 Worin besteht der Zusammenhang zwischen NMU und SpLS?

Erfolgreiches schulisches Lernen hängt von einer guten Beherrschung motorischer Fähigkeiten ab: Lesen z.B. setzt die Entwicklung und Steuerung müheloser Augenbewegungen voraus, um sequenzielle Informationen in richtiger Reihenfolge an das Gehirn zu senden. Neben Augenbewegungen ist auch die Hand-Auge-Koordination eine motorische Fähigkeit, die für das Schreiben gut entwickelt sein muss. Still zu sitzen und Aufmerksamkeit setzen posturale Kontrolle, Gleichgewicht und Orientierung voraus sowie die Einbeziehung kortikaler Zentren, die an der Aufrechterhaltung der Aufmerksamkeit beteiligt sind. Elemente der Mathematik erfordern räumliche Fähigkeiten und die Kommunikation zwischen den beiden Seiten der Großhirnrinde. Denn nur bei einer Zusammenarbeit der linken und der rechten Hemisphäre können Probleme auf sequenzielle Weise gelöst werden. Viele dieser „höheren" kognitiven Prozesse sind neurophysiologisch in Systemen verankert, die an der posturalen Kontrolle beteiligt sind, und es sind die Reflexe, die hier eine zentrale Rolle bei der Unterstützung und Ermöglichung der Stabilität und Flexibilität der posturalen Kontrolle spielen.

Das *vestibuläre System* ist ein System, das für die Aufrechterhaltung des Gleichgewichts, der Körperhaltung und der Orientierung des Körpers im Raum verantwortlich ist. Dieses System reguliert auch die Fortbewegung und andere Bewegungen und hält Objekte bei der Bewegung des Körpers im visuellen Fokus. Das Kleinhirn ist das Kontrollzentrum für Gleichgewicht und Bewegungskoordination. Als Teil des Nervensystems empfängt es zwei Arten von Informationen: Die eine lokalisiert die Position des Körpers im Raum und die andere zeigt an, ob der Muskel kontrahiert oder entspannt ist. Auf der Grundlage dieser Informationen und je nach gewünschter Aktion (Vorwärtsbewegung, Greifen usw.) löst das Kleinhirn eine Bewegung aus, passt sie an oder stoppt sie.

Räumliche Fähigkeiten entwickeln sich aus dem physischen Bewusstsein der Körperposition im Raum. Ein sicheres Gleichgewicht ist für die Navigation im Raum von grundlegender Bedeutung. Denn es bildet die physische Grundlage für einen sicheren internen Referenzpunkt, von dem aus die äußere Umgebung räumlich beurteilt wird. Dr. Harold Levinson beschrieb das *vestibulär-zerebelläre System* als „ein Kompass-System. In reflexiver Weise teilt es uns räumliche Beziehungen wie rechts und links, oben und unten, vorne und hinten, Osten und Westen, Norden und Süden mit [8]". Studien haben gezeigt, dass die Wahrnehmung und Differenzierung von Sequenzen beweglicher Stimuli, die bekanntermaßen vestibulär und zerebellär vermittelt werden und mit posturaler Stabilität zusammenhängen, bei Kindern mit Leseschwierigkeiten fehlerhaft sind. [9]. Die Aufgabe des Kleinhirns ist es, nicht nur motorische Aufgaben, sondern auch die damit verbundenen kognitiven Prozesse in eine Abfolge zu bringen [10].

Eine für die Problemlösung unerlässliche interhemisphärische Funktionstüchtigkeit spiegelt sich in der Fähigkeit eines Kindes wider, beide Körperhälften auf unterschiedliche Weise zu nutzen. Zusätzlich zu den spezifischen Hirnzentren, die an der Vermittlung und Kontrolle des Gleichgewichts beteiligt sind, spiegelt die Einbeziehung beider Körperhälften die Nutzung des Gleichgewichts, die *bilaterale Integration*, wider und unterstützt sie zugleich. Während viele Bereiche des Gehirns an verschiedenen Arten des Lernens beteiligt sind, sind die höheren kognitiven Funktionen auf die integrierte Funktionsfähigkeit der unteren Zentren angewiesen, um den Kortex zu unterstützen und mit Informationen zu versorgen.

Bilaterale Integration ist die Fähigkeit, Bewegungen auf einer Seite des Körpers unabhängig von der anderen Seite auszuführen und beide Seiten des Körpers in vielen verschiedenen Kombinationen zu koordinieren.

Primitive Reflexe und posturale Reaktionen in Schlüsselphasen der Entwicklung bieten ein „Fenster" in die strukturelle und funktionelle Integrität der Hirnhierarchie. Anomale primitive und posturale Reflexe liefern diagnostische Hinweise auf eine Unreife in der Funktionstüchtigkeit des ZNS, die als Barrieren für optimale kortikale Funktionfähigkeiten wirken können. „Das Zentrale Nervensystem fungiert als Koordinationsorgan für die Vielzahl eingehender Sinnesreize und erzeugt integrierte, den Anforderungen der Umwelt adäquate motorische Reaktionen [11]". Wenn das ZNS gut funktioniert, ist der Kortex frei, sich auf „höhere" Funktionen zu konzentrieren, da er an der Intention und der motorischen Planung beteiligt ist, nicht aber an der detaillierten Mechanik der Bewegung. „Der Kortex weiß nichts über Muskeln, er kennt nur Bewegung. [12]". Das liegt daran, dass willkürliche Bewegungen, insbesondere solche, die mit der Haltungsanpassung verbunden sind, weitgehend automatisch und außerhalb des Bewusstseins ablaufen. Für Haltung und Gleichgewicht ist das ZNS verantwortlich, das die unteren Zentren im Hirnstamm, im Mittelhirn, im Kleinhirn und in den Basalganglien im Dienste des Kortex rekrutiert.

1.5 Primitive Reflexe und posturale Reaktionen – das medizinische Modell

Es ist eine medizinisch anerkannte Tatsache, dass anomale Reflexe als direkte Folge einer Pathologie persistieren können, wie z. B. bei der bereits erwähnten Zerebralparese, wenn eine Schädigung höherer Hirnzentren den Kortex daran hindert, die primitiven Reflexe im ersten Lebensjahr vollständig zu hemmen oder die posturalen Reaktionen auszulösen. Primitive Reflexe können auch als Folge einer fortschreitenden Pathologie wieder auftreten, wie z. B. bei Multipler Sklerose, bei der die schützende Myelinhülle um die Nervenzellfortsätze streckenweise zerstört wird, so dass die Nervenfasern frei liegen. Dies hat dann Auswirkungen auf die posturalen Reaktionen und auf die primitiven Reflexe, die wieder auftreten als direkte Folge des Integrationsverlusts innerhalb der Funktionsbereiche des Nervensystems und des Steuerungsverlusts höherer Zentren. Eine ähnliche Regression der Reflexintegration ist bei der Alzheimer-Krankheit zu beobachten, wenn die Degeneration innerhalb der Großhirnrinde zu einem allmählichen Verlust höherer kortikaler Funktionen und zur Freisetzung primitiver Reflexe in Form von primitiven, schützenden Überlebensmechanismen führt.

Der Übergang vom primitiven Reflex zur posturalen Reaktion im ersten Lebensjahr bzw. in den ersten Lebensjahren vollzieht sich allmählich. Er erfolgt nicht nur als Ergebnis von *Reifung* innerhalb des ZNS, sondern ist auch teilweise von der Umwelt abhängig. Während die Reflexe bei der Geburt fest mit dem System verdrahtet sind, ist die körperliche Interaktion mit der Umwelt wie eine Software, durch die das Potenzial des Nervensystems einbezogen wird. In den ersten Lebensmonaten stellen primitive Reflexhandlungen rein durch Bewegung ein rudimentäres körperliches Training dar. Erst wenn der Kortex und die Verbindungen zum Kortex ausreichend ausgereift sind, kann durch Orchestrierung eine kontrollierte Reaktion entstehen. Durch das Feedback oder die Bewegungserfahrung früher Reflexaktionen werden neurologische Bahnen entwickelt und gestärkt. Neuronen, die wiederholt zusammenfeuern, verdrahten sich gemeinsam. Durch die Herstellung von Verbindungen zwischen höheren und niedrigeren Zentren werden primitive Reflexe gehemmt und integriert, um Platz für weiter fortgeschrittene Systeme der Willkürmotorik und Haltungskontrolle zu schaffen.

Die strukturelle Entwicklung des Nervensystems erfolgt durch Reifung und Interaktion mit der Umwelt. Jede Spezies beginnt ihr Leben mit einem gemeinsamen Werkzeugsatz von Genen, die am Aufbau des Körpers beteiligt sind; die Entwicklung des Nervensystems ist jedoch bei jedem Individuum das Produkt der Verwendung derselben Gene – aber auf unterschiedliche Weise.

In diesem Entwicklungsstadium bilden die posturalen Reaktionen die Grundlagen für automatische Reaktionen, die für die Aufrechterhaltung von Körperhaltung und Gleichgewicht in einer auf der Schwerkraft basierenden Umgebung (vorbewusst) erforderlich sind, und unterstützen so die Steuerung der Willkürmotorik. Die Bedeutung der posturalen Reaktionen für die Unterstützung automatischer Reaktionen und für die Verringerung der Arbeitsbelastung des Kortex wurde bereits 1898 von Reuben Halleck in einem Buch über die *Erziehung des Nervensystems* beschrieben, als er erklärte, dass „die Reflexhandlung der Stellvertreter des Gehirns ist und unzählige Bewegungen steuert, so dass die höheren Mächte frei sind, sich um wichtigere Dinge zu kümmern. [13]“

Es muss betont werden, dass die primitiven Reflexe uns nie ganz verlassen. Durch den Prozess der Hemmung werden sie im Hirnstamm in Schlaf versetzt, um erst wieder erweckt zu werden, wenn durch Krankheit, Unfall oder Verletzung höhere Hirnzentren geschädigt werden. Auf diese Weise bleiben die primitiven Reflexe weiterhin verfügbar, um bei Bedarf eine Schutzfunktion zu erfüllen. Das Konzept, dass aberrante primitive Reflexe und posturale Reaktionen in der Allgemeinbevölkerung fortbestehen können, ist jedoch nach wie vor umstritten, obwohl es immer mehr Belege für die Theorie gibt, dass sie in Abwesenheit einer *identifizierten* Pathologie existieren können und dies auch tun [14], [15], [16], [17], [18], [19], [20], [21], [22].

Die *Auswirkungen* persistierender primitiver Reflexe und unterentwickelter posturaler Reaktionen bei älteren Kindern sind gut dokumentiert [23], [24], [25], [26]. Es ist auch anerkannt, dass aberrante Reflexe höhere kortikale Funktionen insbesondere im Bereich der Schulbildung beeinträchtigen können [24],[27], [28], aber selbst nach 30 Jahren intensiver und veröffentlichter Forschung zu diesem Thema bleibt das Konzept, dass der Reflexstatus die kognitive Leistung beeinträchtigen kann, immer noch umstritten. Die Rolle anomaler Reflexe bei Legasthenie als eigenständige Entität ist nie abschließend nachgewiesen worden, obwohl Legasthenie durchaus auch als eine Entwicklungs- und neurologische Störung kategorisiert wird [29].

1.6 Wofür kann die Überprüfung auf primitive Reflexe und posturale Reaktionen genutzt werden?

Primitive Reflexe und posturale Reaktionen können als klinische Werkzeuge verwendet werden, um

- Anzeichen von Unreife im ZNS zu erkennen (Diagnose),
- Hinweise auf die Art und Entwicklungsebene der Intervention zu liefern (geeignete Behandlung) und
- Veränderungen zu messen (klinische Evaluation).

1.7 Neurologische Dysfunktionen bei SpLS

Es liegt in der Natur der Sache, dass die Symptome von SpLS dazu neigen, diagnostische Grenzen zu überschreiten, wobei verschiedene Kategorien eine Reihe von Symptomen gemeinsam haben. Das ist darin begründet, dass „gemeinsame neurophysiologische Funktionen, die die Haltungsmechanismen stützen und kontrollieren, für höhere kognitive Prozesse grundlegend sind [30]“. Sie betreffen Entwicklungsaspekte motorischer, vestibulärer und posturaler Funktionen wie

- die Verarbeitung visueller und akustischer Abfolgen,
- die Wahrnehmung,
- die grafische Darstellung geometrischer Formen,
- die räumliche Organisation,
- das Kurzzeitgedächtnis,
- Geschicklichkeit,
- das Erfassen der Oberflächen- und Tiefenstruktur von Sprache.

Während die einzelnen Merkmale jeder Kategorie für die Problematik einzigartig sind, gibt es oft eine Überschneidung vieler vorhandener Symptome (Komorbidität). Wenn gemeinsame Bereiche der Dysfunktion vorhanden sind, weisen sie auf eine Unreife in der Funktionstüchtigkeit des ZNS hin.

Noch vor einigen Jahren wäre ein Cluster einiger dieser Anzeichen und Symptome unter dem allgemeineren und inzwischen redundanten Begriff der *minimalen zerebralen Dysfunktion (MCD)* zusammengefasst worden. Dieser Begriff wurde in den 1960er und frühen 1970er Jahren verworfen, u. a., weil unter MCD über 99 Symptome mit mindestens 10 Hauptsymptomen aufgelistet waren, was eine viel zu weit gefasste Definition für die Wahl einer wirksamen klinischen Intervention darstellte. Dennoch war MCD ein Versuch, eine „Grauzone“ zu beschreiben, die zwischen den Disziplinen Medizin, Psychologie und Pädagogik bestand, indem eine Gruppe von Symptomen aufgelistet wurde, für die es keine klare Pathologie gab.

In vielen Fällen, in denen eine Komorbidität vorliegt, zeigen weiterführende Untersuchungen tatsächlich eine allgemeine Unreife in der Funktionstüchtigkeit des ZNS, die durch ein Cluster aberranter Reflexe beim älteren Kind bestätigt werden kann. Die Gründe für eine unreife Reflexentwicklung im ersten Lebensjahr oder in den ersten Lebensjahren sind in der Regel multifaktoriell. Dennoch lassen sich mögliche frühe Anzeichen für eine Verzögerung der Reflexintegration im Entwicklungsprofil eines Kindes ausmachen. Einige dieser Entwicklungsmarker werden in **Kap. 6** und **Kap. 7** weitergehend untersucht. In gleicher Weise variieren die Auswirkungen aberranter Reflexe individuell je nach Alter und Reflexprofil eines Kindes. Einzelne Reflexe, ihre Funktionen und Auswirkungen werden in **Kap. 2**, **Kap. 3**, **Kap. 4** und **Kap. 5** behandelt, in denen die Rolle der Reflexe in der frühen Entwicklung und ihre Auswirkungen auf das Lernen untersucht werden. Unreife in der Körperkontrolle kann sich auf verschiedene Weise auf die schulische Leistungsfähigkeit und das Verhalten auswirken. Aufmerksamkeit, Balance und Koordination (englisch *Coordination*) sind das erste *ABC*, das Fundament für Schulreife.

Das erste ABC, das ein Kind lernt, ist das ABC des Körpers – die Grundlage, auf der kognitives Lernen aufbaut, und die Art und Weise, in der Lernen zum Ausdruck kommt:
A = Aufmerksamkeit
B = Balance
C = Coordination[1]
= Entwicklungsreife für den Schulerfolg.

1.8 Diagnostische Kriterien, Zeichen und Symptome von SpLS

Wenn Eltern zum ersten Mal deutlich wird, dass ihr Kind Schwierigkeiten hat, sind sie in der Regel bestrebt, einen Grund und/oder einen Begriff zu finden, der das Problem ihres Kindes beschreibt. Das Kind wird dann vielleicht einem Arzt vorgestellt und wenn die Problemkombination in eine anerkannte Kategorie passt, wird eine Diagnose gestellt oder ein Etikett verliehen. Die Diagnose liefert eine Beschreibung einer spezifischen Gruppe von Symptomen und gibt an, welche Arten von Interventionen wahrscheinlich hilfreich sind. Eine Diagnose im Be-

1 Um im englischen Sprachbild zu bleiben, wird an manchen Stellen die englische Schreibweise von *Koordination* beibehalten. (Anm. d. Übers.)

reich von SpLS erklärt jedoch nicht immer, *warum* sich das Problem entwickelt hat, und identifiziert auch nicht dafür verantwortliche spezifische Mechanismen. Mit anderen Worten: Eine Diagnose im Bereich von Lernschwierigkeiten sagt uns häufig, *was* falsch ist, aber selten *warum*.

Um zu verstehen, wie und warum posturale Probleme signifikante Ursachen für viele SpLS sein können, ist es notwendig, einzelne Merkmale von SpLS und einige der möglichen zugrundeliegenden Faktoren auf körperlicher Ebene zu untersuchen, die bei den vorliegenden Symptomen eine Rolle spielen können (**Abbildung 1-1** und **Abbildung 1-2**).

Jede der zuvor erwähnten SpLS involviert eine Beeinträchtigung der Wahrnehmung, Organisation oder Ausführung kontrollierter Bewegungen. Das Aufmerksamkeitsdefizit- und Hyperaktivitätsyndrom (ADHS) beispielsweise ist gekennzeichnet durch eine unzureichende Hemmung sowohl von Bewegungen als auch auch von Erregung durch konkurrierende Sinnesreize. Ein wichtiges Merkmal der Dyspraxie oder entwicklungsbezogenen Koordinationsstörung ist die Unfähigkeit, sensomotorische Erfahrungen zu integrieren und die motorischen Leistungen zu organisieren. Kinder mit Legasthenie, die visuelle Verarbeitungs- und motorisch-perzeptive Probleme haben, zeigen Schwierigkeiten mit dem Verständnis von Richtung, Abfolgen und Steuerung der Augenbewegungen. Darüber hinaus hat ein großer Prozentsatz der Kinder mit Legasthenie auch phonologische Verarbeitungsprobleme. Phonologische und visuelle Verarbeitungsprobleme werden oft als diskrete Entitäten behandelt, obwohl Hören und Zuhören auch die Wahrnehmung von *Bewegung* innerhalb eines bestimmten Frequenzbereichs umfasst. Kinder mit einer ASS leiden unter einer desintegrierten oder fragmentierten Sinneswahrnehmung.

1.9 Legasthenie – Zeichen und Symptome

1.9.1 Legasthenie

Legasthenie wurde 1968 vom Weltverband der Neurologie definiert als „eine Störung bei Kindern, die trotz herkömmlicher Unterrichtserfahrung nicht die sprachlichen Fähigkeiten im Lesen, Schreiben und in der Rechtschreibung im Verhältnis zu ihren intellektuellen Fähigkeiten erreichen [31]“. Im Jahr 2009 wurde diese Definition erweitert und von Rose in einem Bericht

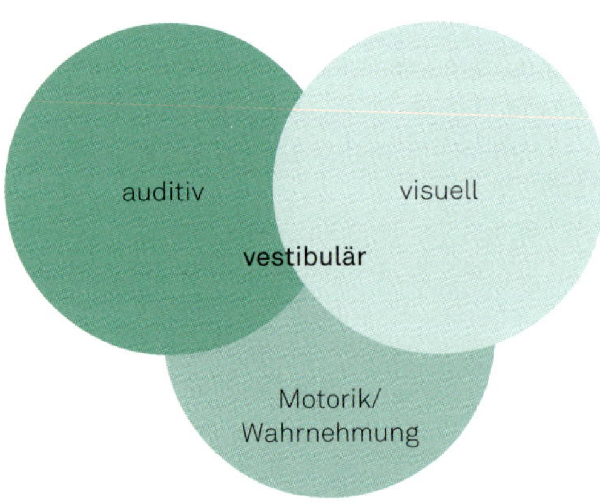

Abbildung 1-1: Komorbidität von Symptomen bei spezifischen Lernschwierigkeiten: Legasthenie.

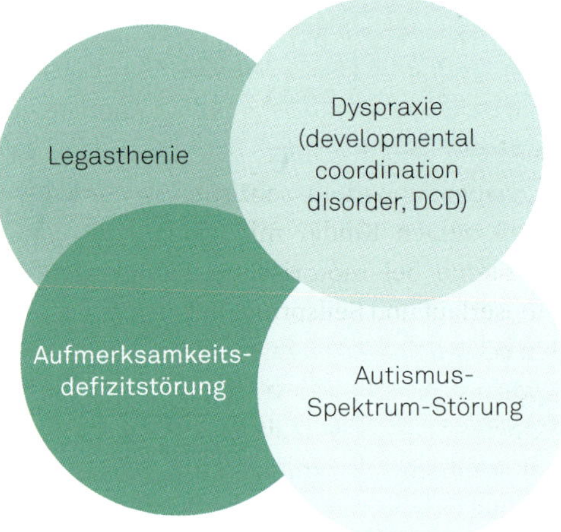

Abbildung 1-2: Komorbidität bei zugrundeliegenden Problemen bei Legasthenie, Dyspraxie, Aufmerksamkeitsdefizitsyndrom (ADS) und bei einigen Aspekten der Autismus-Spektrum-Störung (ASS).

einer Expertengruppe für den britischen Minister für Kinder und Familien [32] als „eine Lernschwierigkeit, die in erster Linie die Fähigkeiten zum genauen und flüssigen Lesen und Rechtschreiben von Wörtern betrifft" beschrieben.

- Charakteristische Merkmale der Legasthenie sind Schwierigkeiten bei der phonologischen Wahrnehmung, dem verbalen Gedächtnis und der verbalen Verarbeitungsgeschwindigkeit.
- Legasthenie tritt im gesamten Spektrum der intellektuellen Fähigkeiten auf.
- Legasthenie ist am besten als ein Kontinuum zu betrachten, nicht als eine bestimmte Kategorie, und es gibt keine klaren Trennlinien.
  - Mehrere Schwierigkeiten zugleich können in Aspekten der Sprache, der motorischen Koordination, beim Kopfrechnen, der Konzentration und der Selbst-Organisation beobachtet werden, aber sie sind für sich allein keine hinreichenden Marker für Legasthenie.

Ein guter Hinweis auf die Schwere und das Fortbestehen legasthenischer Probleme kann gewonnen werden, wenn man untersucht, wie die Betroffenen auf eine fundierte Intervention ansprechen oder angesprochen haben.

1.9.2 Assoziierte Symptome

Zusätzlich zu Problemen beim Lesen, Rechtschreiben und dem schriftlichen Sprachausdruck zeigen Kinder mit Legasthenie häufig Probleme bei motorischen Fähigkeiten wie Hopserlauf und Seilspringen, Fangen und Werfen eines Balls, Fahrradfahren, Koordination im Sportunterricht und manchmal auch beim Schwimmen. Darüber hinaus sind Probleme bei der Richtungserkennung häufig, wie z.B. die Unterscheidung von links und rechts, das korrekte Decken eines Tisches und das Ablesen der Uhrzeit von einer analogen Uhr.

Zu den feinmotorischen Problemen können Schwierigkeiten beim Binden der Schnürsenkel, beim Knöpfen und bei der Handhabung eines Schreibgeräts gehören. Auch das Umsetzen von Abfolgen, das visuelle Gedächtnis und die auditive Wahrnehmung können beeinträchtigt sein. Häufig liegt zudem eine unklare Lateralität vor [33]. Alle Leistungen in diesen Bereichen hängen von der Reife des Reflexsystems ab, das dem motorischen Lernen, der vestibulären Funktionstüchtigkeit und der kinästhetischen Integration zugrunde liegt.

1.9.3 Neurologische Faktoren bei Legasthenie

Seitdem Legasthenie erstmals festgestellt wurde, wird die Hypothese aufgestellt, dass strukturelle Anomalien im Gehirn der Störung zugrunde liegen könnten.

Postmortale Untersuchungen der Gehirne von fünf Männern und drei Frauen, die an Legasthenie litten, ergaben zwei übereinstimmende Befunde in dieser Gruppe: Entwicklung einer entwicklungsbezogenen Neuropathologie und Symmetrie der Sprachregionen des Gehirns [34], [35], [36].

In den letzten 40 Jahren hat sich die Forschung zum Thema Legasthenie auf vier Hauptproblembereiche konzentriert:

1. Schwierigkeiten mit dem automatischen Gleichgewicht infolge einer Dysfunktion im vestibulär-zerebellären Schaltkreis [37], [38], [39], [40]
2. Unreife motorische Fähigkeiten [41], [42], [43], [44], [45]
3. Auditive Verarbeitungsprobleme [46], [47] und die phonologische Defizitheorie [48], [49], [50], [51], [52], [53]
4. Fehlerhafte Verarbeitung visueller Informationen [53], [54], [55]

1996 kamen Fawcett und Nicolson [39] zu dem Schluss, dass „Kinder mit Legasthenie Defizite bei den phonologischen Fähigkeiten, der Verarbeitungsgeschwindigkeit und bei motorischen Fähigkeiten haben. Diese Defizite werden zutreffend als Probleme bei der Automatisierung von Fähigkeiten beschrieben, die normalerweise durch bewusste Kompensationsleistungen überdeckt werden.“ Auch viele andere kausale und mitwirkende Faktoren wurden angeführt, darunter Unterschiede in der Funktion der linken Hemisphäre, der Struktur des Thalamus [56] – ein Bereich des Gehirns, der an der Verarbeitung und Filterung sensorischer Informationen beteiligt ist – und die genetische Anfälligkeit für entwicklungsbedingte Legasthenie [57].

Die vererbbare Tendenz durch die männliche Linie wurde mit phonologischen Verarbeitungsproblemen in Verbindung gebracht. Dies mag daran liegen, dass Männer für die phonologische Verarbeitung nur ein Gen haben, während bei Frauen zwei vorliegen. Ist bei Männern das Gen betroffen, das für die phonologische Wahrnehmung, den schnellen Wortabruf und das verbale Kurzzeitgedächtnis verantwortlich ist, können sie in geringerem Maße das Problem kompensieren. Frauen neigen dazu, die in beiden Gehirnhälften befindlichen Sprachzentren flexibler zu nutzen als Männer. Dies könnte zum Teil darauf zurückzuführen sein, dass das *Corpus callosum* bei ihnen im Verhältnis zum Hirngewicht größer und ausgeweiteter ist als bei Männern, was vermutlich eine verstärkte interhemisphärische Kommunikation erleichtert.

Corpus callosum – das Bündel von Nervenfasern, die den Informationsaustausch zwischen den beiden Hirnhälften ermöglichen.

Die Automatisierung von Fähigkeiten hängt von der Reife der subkortikalen Unterstützungssysteme im Gehirn ab, von denen das primitive und posturale Reflexsystem (vermittelt auf der Ebene des Hirnstamms und des Mittelhirns) eines der zugrundeliegenden Systeme ist. Posturale Reaktionen sind wichtig für die Aufrechterhaltung der Körperhaltung und die Ausführung gesteuerter Bewegungen in Zusammenarbeit mit anderen Zentren wie dem Kleinhirn, den Basalganglien und dem motorischen Kortex.

Merkmale von Legasthenie:

- häufiger bei Männern vorkommend
- familiäre Disposition
- Vorgeschichte von Ungeschicklichkeit und leichten sprachlichen Beeinträchtigungen beim Auswendiglernen (von Abfolgen) wie z.B. beim Erlernen des Alphabets, der Wochentage, der Monate des Jahres und des Einmaleins
- etwas verspätetes Erreichen der Meilensteine der Entwicklung wie z.B. des Krabbelns (mögliches Auslassen des Krabbelstadiums), Gehens, Sprechens- und Lesenlernens

Kinder mit Legasthenie haben Schwierigkeiten in folgenden Bereichen:

- unsichere-oder gekreuzte Lateralität
- Rechts-/Links-Unterscheidungsprobleme
- Buchstaben- und Zahlendreher beim Lesen und Schreiben über das 8. Lebensjahr hinaus
- räumliche Umkehrungen, Spiegelschrift und falsch angeordnete Buchstaben
- beim Lesen ein Sich-Verirren im Text
- Befolgen von Anweisungen (s. **Tabelle 1-1**, Tabelle 1-2, **Tabelle 1-3**, **Tabelle 1-4**, **Tabelle 1-5**, **Tabelle 1-6**)

1.9.4 Lateralität

Es besteht eine unklare oder eine gekreuzte Lateralität. Ein Mangel an eindeutiger lateraler Präferenz kann aus vielen Gründen auftreten. Einige davon (s. **Tabelle 1-7** und **Tabelle 1-8**) werden in den folgenden Kapiteln behandelt.

1.10 Entwicklungsbezogene Koordinationsstörung (Dyspraxie)

Dyspraxie beschreibt Schwierigkeiten mit der Praxis, wobei *Praxis* eine Ableitung des griechischen Wortes für ‚Aktion‘ ist. Früher als Tollpatschsyndrom bezeichnet, wurde der Begriff *Dyspraxie* durch den englischen Begriff *developmental coordination disorder (DCD)* ersetzt.

Tabelle 1-1: Physische Symptome bei Legasthenie

Motorische Fähigkeiten	Schwierigkeiten bei	Subkortikale Mechanismen/involvierte Systeme
Grob-motorische Fähigkeiten	Hüpfen, Seil springen, Rolle vorwärts	Gleichgewicht, Bewegungsabfolgen (Kleinhirn); Integration von Ober- und Unterkörper
	Fangen, Werfen und einen Ball schießen	Hand-/Auge- und Hand-/Fuß-Koordination
	Treppensteigen	Rechts-/Links- und Ober-/Unterkörper-Koordination
	Erreichen der Meilensteine wie z. B. des Krabbelns, Laufens, Sprechens und Lesens	Gleichgewicht, Haltung, bilaterale Integration
	Fahrradfahren lernen	Vestibulär, postural, bilaterale Integration
	Schwimmen lernen	Ober-/Unterkörper- und Rechts-/Links-Koordination
	Koordination beim Turnunterricht, Seilklettern, Geräteturnen	Vestibulär, postural, Tonusregulation, Integration von Ober- und Unterkörper
Fein-motorische Fähigkeiten	Benutzung von Gerätschaften wie Schere und Besteck	Feinmotorische Fähigkeiten, Diadochokinese (Kleinhirn und motorischer Kortex)
	Stifthaltung	Beibehaltene Reflexe, die die manuelle Geschicklichkeit beeinträchtigen
	Schuhe binden, knöpfen etc.	Feinmotorische Fähigkeiten, Richtungsdenken (vestibulär), Rechts-/Links-Integration

Tabelle 1-2: Richtungsprobleme bei Legasthenie

Symptom	Zugrundeliegende Mechanismen/involvierte Systeme
Unterscheidung von links/rechts, oben/unten, vorher/nachher	Räumlich (vestibulär)
Orientierung	Vestibulär
Korrektes Decken des Tisches	Räumlich (vestibulär)
Kleidung richtig herum anziehen	Räumlich (vestibulär)
Anweisungen befolgen oder geben	Auditive Verarbeitung; sequenzielle Verabeitung (Kleinhirn); direktional (vestibulär)
Puzzles und Labyrinthe	Räumlich (vestibulär)
Ablesen lernen der analogen Uhr	Räumlich (vestibulär)
Vorgeschichte von Reiseübelkeit über die Pubertät hinaus	Vestibulär-visuell-propriozeptive Inkongruenzen

Tabelle 1-3: Sprech- und Sprachsymptome bei Legasthenie

Symptom	Zugrundeliegende Mechanismen/involvierte Systeme
Buchstaben-, Zahlen- und Wortdreher	Direktionalität (vestibulär), auditive Diskriminierung und/oder Sequenzierung (phonologisch/Kleinhirn), laterale Organisation
Wortfindungsprobleme	Visuelle und/oder auditive Erkennung und Wiedererkennung; interhemisphärische Kommunikation
Fehlerhafte Aussprache	Auditive und mundmotorische Diskriminierung
Verwechslung und Einsetzen falscher Wörter	Auditive und visuelle Diskriminierung (beim Lesen)
Schwierigkeiten mit Reimen und Alliterationen	Sequenzierung, auditive Diskriminierung, interhemispärische Kommunikation
Zögerliche Sprache	Schlechtes Gedächtnis für neue Wörter und Worterinnerung
Schlechtes Gedächtnis für neue Wörter und Worterinnerung	Kodierung und Abruf

Tabelle 1-4: Sequenzierungsprobleme bei Legasthenie

Symptom	Zugrundeliegende Mechanismen/involvierte Systeme
Auswendiglernen	Kleinhirn, interhemisphärische Kommunikation
Brettspiele, bei denen eine Reihe von Zügen geplant werden muss	Räumlich (vestibulär), prozedural (Kleinhirn); Vorausplanung (Frontallappen), prozedurales Gedächtnis

Tabelle 1-5: Visuelle Symptome bei Legasthenie

Symptom	Zugrundeliegende Mechanismen/Systeme
Buchstaben-, Wort- und Zahlendreher	Direktional (vestibulär), visuell (instabile unterstützende posturale Mechanismen), Lateralität, auditve Verzögerung
Spiegelschrift	Direktional (vestibulär)
Schlechtes Gedächtnis für Wortformen und Muster	Visuelle Verarbeitung (rechte Hemisphäre)
Schlechtes Gedächtnis für detaillierte Merkmale von Wörtern	Phonologische Verarbeitung (linke Hemisphäre)
Skotopisches Sensitivitätssyndrom (SSS) (Irlen Syndrom)	Unreife in der Reaktion des visuellen Systems auf Licht
Schwierigkeiten bei der visuellen Verfolgung	Unterentwickelte posturale Mechanismen, die die Okulomotorik unterstützen
Buchstaben/Wörter verschwimmen, bewegen sich, werden ausgelassen	Schlechte Nah-Punkt-Konvergenz

Tabelle 1-6: Auditive Symptome bei Legasthenie

Symptom	Zugrundeliegende Mechanismen/Systeme
Konfusion oder Unfähigkeit, den Unterschied zwischen verschiedenen Lauten zu hören	Auditive Diskriminierung – kann mit einer Vorgeschichte häufiger Hals-Nasen-Ohren-Infektionen in den ersten 3 bis 5 Lebensjahren verbunden sein
Schwierigkeiten bei der Verarbeitung auditiver Informationen	Lateraliät der auditiven Verarbeitung
Schwierigkeit, Reime zu wiederholen	Sequenzierung (Kleinhirn), die „Musik" der Sprache (rechte Hemisphäre)
Schwierigkeiten beim Befolgen aufeinanderfolgender Anweisungen	Auditive Verzögerung (Lateraliät der auditiven Verarbeitung), Kleinhirn, Kurzzeitgedächtnis
Schwierigkeiten beim Klatschen oder Klopfen von Rhythmen	Vestibulär

Tabelle 1-7: Angststörungen bei Legasthenie

Symptom	Zugrundeliegende Mechanismen/Systeme
Angst vor Dunkelheit, Höhen, neuen Orten	Schlechte Orientierung bei fehlenden visuellen Bezugspunkten (vestibulär/propriozeptiv)
Angst/Vermeidung motorischer Aktivitäten	Unreife Koordination und posturale Kontrolle
Stimmungsschwankungen	Leistungsangst, Frustration, Orientierungsprobleme, biochemisch, hormonell
Obsessiv-zwanghafte Tendenzen	Erhöhte Stoffwechselaktivität im linken Orbitalgyrus [59], Mangel an der Verfügbarkeit des Neurotransmitters Serotonin [60], erhöhter Glukosestoffwechsel in den Frontallappen

Tabelle 1-8: Psychosomatische Symptome bei Legasthenie

Symptom	Zugrundeliegende Mechanismen/Systeme
Kopfschmerzen	Visueller Stress, strukturelle Fehlausrichtung (Skelett)
Schwindelgefühle	Vestibulär, visuell, niedriger Blutdruck
Reiseübelkeit	Vestibulär-visuell-propriozeptive Inkongruenzen
Bettnässen	Neurologische Unreife, ständige HNO-Infekte mit Nasenverstopfungen als Folge, persistierender spinaler Galantreflex
Generalisierte Angststörung	Vestibuläre und posturale Dysfunktionen, die zur Schwerkraftverunsicherung, schlechter räumlicher Wahrnehmung, Wahrnehmungsproblemen und Schwierigkeiten bei der Entschlüsselung von Umweltreizen führen

Die Nervenenden an der Rückseite der Netzhaut des Auges werden von zwei spezialisierten Typen an den Thalamus weitergeleitet, einen Bereich des Gehirns, der an der Filterung von Sinnesinformationen beteiligt ist, bevor diese den Kortex erreichen:
1) kleine Zellkörper, die sich hauptsächlich mit Farbtönen und Kontrasten beschäftigen (parvo-zelluläre Bahnen);
2) große Zellkörper, die hauptsächlich mit der Bewegungserkennung befasst sind (magno-zelluläre Bahnen).
Aus der Forschung geht hervor, dass diese Zellkörper bei Legasthenie ihre Funktionen nicht ausreichend differenzieren, was zu visuellen Funktionsstörungen und Funktionsüberschneidungen zwischen den beiden Bahnen führt.
Es gibt Hinweise darauf, dass Fehlfunktionen in den magno-zellulären Bahnen für die Schwierigkeiten bei der visuellen Bewegungserkennung bei Legasthenie verantwortlich sind.
Funktionsstörungen in der Beziehung zwischen den beiden Bahnen wirken sich auf die Formwahrnehmung aus, wenn ein hoher Kontrast zwischen dunkler Schrift auf hellem Hintergrund besteht.

DCD wird im *Diagnostic Statistical Manual of Mental Disorders 5 (DSM-5)* als ein Zustand definiert, bei dem

A) der Erwerb und die Ausführung koordinierter motorischer Fähigkeiten wesentlich unter dem liegen, was angesichts des chronologischen Alters des Individuums und der Gelegenheit des Erlernens und der Ausübung von Fähigkeiten zu erwarten ist. Die Schwierigkeiten äußern sich in Ungeschicklichkeit (z. B. Fallenlassen von oder Anstoßen an Gegenstände) sowie in Langsamkeit und Ungenauigkeit der Ausführung der motorischen Fähigkeiten (z. B. Auffangen eines Gegenstandes, Gebrauch von Schere oder Besteck, Handschrift, Fahrradfahren oder Teilnahme an Sportarten).

B) die motorischen Fähigkeiten in Kriterium A signifikant und anhaltend diejenigen Aktivitäten des täglichen Lebens stören, die dem chronologischen Alter angemessen sind (z. B. Körperpflege und Selbstversorgung), mit Auswirkung auf die akademische/schulische Leistungsfähigkeit, die vorberuflichen und beruflichen Aktivitäten, die Freizeit und das Spiel.

C) die Symptome in der frühen Entwicklungsphase auftreten.

D) die motorischen Defizite sich nicht durch eine geistige Behinderung (geistige Entwicklungsstörung) oder Sehbehinderung erklären lassen und auch nicht auf eine neurologische Erkrankung zurückzuführen sind, die die Bewegung beeinträchtigt (z. B. Zerebralparese, Muskeldystrophie, degenerative Störung) [58].

DCD ist durch eine Beeinträchtigung oder Unreife in der Bewegungsorganisation gekennzeichnet. Damit verbunden sind Probleme mit der Koordination der sensomotorischen Funktionen. Jean Ayres, eine amerikanische Ergotherapeutin, die eine Methode des sensomotorischen Trainings entwickelte, das als sensorische Integration bekannt ist, erklärte die Probleme des tollpatschigen Kindes aus seinen Schwierigkeiten bei der Visualisierung, der Ideation (Bewegungsplanung) und der Ausführung der Willkürmotorik. Zusätzlich zu den motorischen Problemen kann das Kind mit DCD auch Probleme mit der Wahrnehmung, der Sprache, dem Denken und dem Verhalten haben. Diese sind in der Regel eine sekundäre Folge des primären sensomotorischen Koordinationsproblems. Die Symptome von DCD lassen sich in drei Hauptkategorien einteilen: motorische Koordination, Wahrnehmungsleistungen und Lernfähigkeiten (**Tabelle 1-9** und **Tabelle 1-10**).

Tabelle 1-9: Motorische Koordinationssymptome bei DCD

Symptom	Zugrundeliegende Mechanismen/Systeme
Hypotonie (niedrige Muskelspannung), die sich in schlechter Körperhaltung und Müdigkeit äußern kann	Vestibulär/postural, häufig verbunden mit Restreaktionen eines symmetrisch tonischen Nackenreflexes
Mangelnde Koordination bei der Benutzung der beiden Körperseiten	Bilaterale Koordination, gelegentlich verbunden mit Restreaktionen eines asymmetrisch tonischen Nackenreflexes
Vertikale Mittellinienprobleme	Beibehaltener asymmetrisch tonischer Nackenreflex
Schlechtes Gleichgewicht	Vestibulär, postural, unreife Kopfstell- und Gleichgewichtsreaktionen
Mangelnde Rumpfdifferenzierung	Ober- und Unterkörper-Integration (symmetrisch tonischer Nackenreflex)
Motorische Aufgaben werden mühselig gelernt und müssen lange geübt werden; Erfolg ist aber nicht von Dauer	Kortikale Kompensation unreifer posturaler Kontrolle, schlechte bilaterale Integration
Richtungsprobleme, z. B. oben/unten, rechts/links, vorne/hinten, vorher/nachher	Räumlich (vestibulär)
Grob- und feinmotorische Koordinationsprobleme, z. B. Fahrradfahren lernen, knöpfen, Schnürsenkel binden usw.	Vestibuläre, propriozeptive, visuelle und visuomotorische Integration
Schwierigkeiten bei der Hand-Auge-Koordination, z. B. beim Werfen oder Fangen eines Balls, beim Einfädeln einer Nadel, beim Abschreiben und Malen	Primäre oder sekundäre visuelle Probleme: Primäre Probleme, die aus dem Sehvermögen resultieren; sekundäre Probleme, die aus okulomotorischen Problemen resultieren, die eine Folge einer Unreife des ZNS und eines Clusters unreifer primitiver und posturaler Reflexe sind.
Schlechte manuelle Geschicklichkeit mit *Dysdiadochokinese*	Schlechte feinmotorische Kontrolle – als mögliche Folge oraler Reflexe oder des palmaren Greifreflexes
Mangelnde Schnelligkeit und Klarheit der Sprache	Kann von vielen Arealen im Gehirn ausgehen; motorische Aspekte der Sprache können durch Restreaktionen oraler Reflexe beeinträchtigt werden

Dysdiadochokinese – Schwierigkeit mit der Ausführung schnell aufeinander folgender antagonistischer Bewegungen; kann die Finger, Hände, Füße und den Sprachapparat beeinträchtigen.

Diese Kombination motorischer und sensorischer Probleme kann dann auf vielfältige Weise die Lernfähigkeit beeinträchtigen.

Tabelle 1-10: Sensorische Verarbeitungsprobleme bei DCD

Symptome	Zugrundeliegende Mechanismen/Systeme
Über- oder unterempfindlich in einer oder mehreren Sinnesmodalitäten	Schlechte Integration zwischen den sensorischen Systemen – dafür kann es eine Reihe von Ursachen geben; die Entwicklungsgeschichte ist wichtig, um spezifische zugrundeliegende Faktoren zu identifizieren
Taktile Überempfindlichkeit mit der Tendenz, sich aus Kontakten zurückzuziehen; Hyposensibilität, die zu einem schlecht entwickelten Körperbild und zu Schwierigkeiten beim Erkennen von Formen und Texturen führen kann	Kann durch Persistenz von Moro-Reflex oder frühkindlichen taktilen Reflexen bedingt sein
Vestibuläre Probleme, die zu einem schlechten Gleichgewicht führen; schlechte Raumwahrnehmung; eingeschränkte Fähigkeit, genaue räumliche Beurteilungen zu treffen in Bezug auf Richtung, Geschwindigkeit und Taktung	Hyper- oder hypovestibulär; kann eine primäre oder sekundäre Dysfunktion als Folge nicht gehemmter vestibulärer Reflexe und unterentwickelter Stell- und Gleichgewichtsreaktionen beim älteren Kind sein, was zu einer Fehlanpassung der Rückkopplungsschleife vom propriozeptiven System zum vestibulären System führt
Auditive Verarbeitungsprobleme: Lautdiskriminierung, Orientierung, Verarbeitungsgeschwindigkeit, Wegfiltern von Hintergrundgeräuschen	Vorgeschichte von Hörbeeinträchtigungen; einseitige Hörminderung, schwach entwickelte auditive Lateralität, Persistierender Moro-Reflex
Visuell: Steuerung der Augenbewegungen, visuelle Unterscheidung, räumliche Organisation, Formkonstanz, Figur-Grund-Effekt, Stimulusgebundenheit	Primäre Refraktionsstörungen (Sehkraft); bei nicht vorliegendenen Refraktionsstörungen sind okulomotorische Probleme, die zu visuellen Wahrnehmungsstörungen führen, wahrscheinlich auf zugrundeliegende posturale Dysfunktionen zurückzuführen; spezifische visuelle Wahrnehmungsstörungen können aus einer Schädigung des rechten Stirnlappens resultieren

1.10.1 Lernprobleme

Probleme bestehen in folgenden Bereichen bzw. Tätigkeiten:

- Aufmerksamkeit und Konzentration
- Organisation
- visuelles und auditives Dekodieren und Behalten
- Schreiben
- Abschreiben
- Lesen
- Präsentation der Arbeit

Einige Anzeichen und Symptome sind für sich spezifisch für eine bestimmte diagnostische Kategorie, während andere von allen geteilt werden.

1.11 Aufmerksamkeitsdefizitstörung

Das wesentliche Merkmal von ADS ist ein anhaltendes Muster der Unaufmerksamkeit, das häufiger und ausgeprägter ist, als es typischerweise bei Individuen mit vergleichbarem Entwicklungsstand zu beobachten ist. Unaufmerksamkeit manifestiert sich als Ablenkbarkeit, mangelnde Ausdauer, Schwierigkeit, den Fokus aufrechtzuerhalten, und als Desorganisation. Diese Symptome sind nicht auf Trotz oder mangelndes Verständnis zurückzuführen [58].

ADHS wird heute als eine von ADS getrennte Kategorie klassifiziert. Zusätzliche Kriterien sind beständige Unaufmerksamkeit, verbunden mit übermäßiger, nicht angemessener motorischer Aktivität, übermäßiges Herumzappeln, Erzeugen von Geräuschen oder Redseligkeit und Impulsivität – Verhaltensmuster, die häufiger und ausgeprägter sind als bei Individuen eines vergleichbaren Entwicklungsstadiums. Impulsivität bezieht sich auf voreilige Handlungen, die ohne Vorbedacht unvermittelt schlagartig stattfinden und ein hohes Verletzungspotenzial für die Person haben. Die Symptome von ADHS treten vor dem 12. Lebensjahr auf und müssen an mindestens zwei Orten (z. B. zu Hause und in der Schule) vorkommen. Es müssen eindeutige Hinweise auf eine Beeinträchtigung der weiteren entwicklungsgemäßen sozialen, schulischen oder beruflichen Funktionsfähigkeit vorliegen.

ADS und ADHS scheinen viele Ebenen innerhalb der Hierarchie des Gehirns zu umfassen: von der Unfähigkeit des Kortex, sich auf Aufgaben zu konzentrieren und die Aufmerksamkeit beizubehalten und zu lenken, bis hin zu unterstützenden Systemen, die an der räumlichen Organisation, der sensorischen Integration und der auditiven Verarbeitung beteiligt sind und die die höheren kognitiven Funktionen unterstützen sollten.

Als klinische Kriterien für ADS wurde das Vorhandensein von sechs oder mehr der folgenden Anzeichen festgelegt, die seit mindestens 6 Monaten andauern und dies in einem Ausmaß, das fehlangepasst ist und nicht mit dem Entwicklungsstand übereinstimmt:

- häufiges Übergehen von Details oder nachlässige Fehler bei Schulaufgaben, bei der Arbeit oder anderen Aktivitäten;
- häufig Schwierigkeiten, die Aufmerksamkeit für Aufgaben oder Spielaktivitäten aufrechtzuerhalten;
- häufig scheinbares Nicht-Zuhören bei direkter Ansprache;
- häufig ein Nicht-Befolgen von Anweisungen, Hausaufgaben, häusliche Pflichten und Aufgaben am Arbeitsplatz werden nicht zum Abschluss gebracht;
- häufig Schwierigkeiten bei der Organisation von Aufgaben und Aktivitäten;
- häufige Vermeidung von Aufgaben, die eine anhaltende geistige Anstrengung erfordern, Ablehnen oder Zögern, sich darauf einzulassen;
- häufiges Verlieren von Dingen, die für Aufgaben oder Aktivitäten notwendig sind;
- häufig schnelle Ablenkung durch äußere Reize;
- häufige Vergesslichkeit bei den täglichen Aktivitäten;
- übermäßiges Tagträumen;
- Häufiges Ins-Leere-Starren;
- Lethargie;
- Verwirrtheit;
- Gedächtnisprobleme.

Man geht derzeit davon aus, dass ADS das Ergebnis eines Problems im Verarbeitungssystem des Gehirns ist, während ADHS mit dem auf das Verhalten bezogene motorischen System verbunden ist [61].

1.11.1 Symptome von ADHS

Sechs oder mehr der folgenden Anzeichen müssen seit mindestens 6 Monaten andauern und dies in einem Ausmaß, das fehlangepasst ist und nicht mit dem Entwicklungsstand übereinstimmt (**Tabelle 1-11**):

1.12 Underachievement (Nichtintelligenzgemäße Leistungen)

Es gibt auch eine Gruppe von Kindern, die weder für eine formale Untersuchung in Frage kommen noch in eine bestimmte diagnostische Kategorie passen. Dabei handelt es sich in der Regel um Kinder mit überdurchschnittlicher Intelligenz, die in der Lage sind, ihre motorischen und posturalen Defizite soweit zu kompensieren, dass sie schulische Leistungen erbringen, die ihrem chronologischen Alter

Tabelle 1-11: Kriterien für ADHS

Symptome	Physische Mechanismen/involvierte Systeme
Zappelt oft mit Händen oder Füßen oder windet sich im Sitz	Unreife posturale Kontrolle, Unfähigkeit überflüssige Bewegungen im Ruhezustand zu hemmen, kann mit einer schlechten Regulierung des Neurotransmitters Dopamin einhergehen
Verlässt oft seinen Sitzplatz in der Klasse oder in anderen Situationen, in denen es unangebracht ist	Retikuläres Aktivierungssystem (RAS), das an Erregung und Aufmerksamkeit beteiligt ist, Frontallappen (willkürliche Kontrolle der Aufmerksamkeit), temporal-parietale Regionen (unwillkürliche Aufmerksamkeit [62])
Läuft oft herum, klettert auf Tisch und Stühle in Situationen, in denen es unangebracht ist	Schlechte Bewegungshemmung oder mangelnde Fähigkeit, die „Sitzruhe" aufrechtzuerhalten, unreife Körperhaltung und motorische Fähigkeiten, ständiges Bedürfnis, das vestibuläre System zu stimulieren (hypoaktives Vestibularsystem)
Hat oft Schwierigkeiten, beim Spielen oder bei Freizeitaktivitäten ruhig zu sein	Braucht kontinuierliches sensorisches (auditives und verbales) Feedback, scheint unfähig zu sein, Gedanken zu „verinnerlichen"
Ist oft „auf dem Sprung" oder verhält sich wie „von einem Motor angetrieben"	Unfähig, übermäßige Bewegung zu hemmen; benötigt ständiges motorisches und sensorisches Feedback; muss einen Gang herunterschalten (die Drehzahl erhöhen), um weitermachen zu können; hängt vermutlich mit der langsameren Feuerungsrate in den Beta-Hirnwellen zusammen; wahrscheinlich auf eine Kombination aus hypovestibulärer Funktion, unreifer Motorik und Übererregbarkeit (RAS) zurückzuführen; Unterschiede in der Verfügbarkeit von Neurotransmittern und abnormale Hirnwellenvariationen

entsprechen oder gerade „gut genug" sind, um die Mindestanforderungen der gängigen schulischen Leistungstests zu erfüllen. Diese aufgeweckten Kinder werden durch ihre unerkannten motorischen und posturalen Probleme gebremst und neigen dazu, „im System verloren zu gehen", weil man davon ausgeht, dass sie ja einigermaßen akzeptable Ergebnisse erzielen. Eine Überprüfung dieser Gruppe auf neurologische Funktionsstörungen zeigt häufig ein Profil neurologischer Unreife, welches durch die von ihnen eingesetzten Kompensationsleistungen überdeckt wird. Wenn die zugrundeliegenden Probleme identifiziert und behoben werden, übersteigt die dann mögliche kognitive Leistungsfähigkeit in der Regel die vorherigen Erwartungen.

1.13 Die senso-motorische Verbindung

Allen Lebensformen gemeinsam ist das Merkmal der Bewegung. Bewegung ist der zentrale Bestandteil aller Formen der sensorischen Wahrnehmung und des motorischen Outputs. So besteht z.B. das vestibuläre System (Gleichgewichtsmechanismus) aus spezialisierten Rezeptoren, die auf langsame Bewegungen des Kopfes reagieren. Der Tastsinn entsteht durch die Wahrnehmung von Bewegung über feine, in die Dermis der Haut eingebettete Haare oder durch auf die Haut ausgeübten Druck. Der Gehörsinn nimmt Vibrationen wahr, die sich kurz nach der Geburt mit Geschwindigkeiten von 20 bis 20 000 Hz bewegen und sich in den ersten 3 bis 6 Lebensjahren auf einen kleineren Frequenzbereich verengen. Was wir als Schall wahrnehmen, ist die Fähigkeit der Schallrezeptoren, einen bestimmten Bereich von Bewegungsfrequenzen zu erkennen. In ähnlicher Weise ist das Sehvermögen – vereinfacht ausgedrückt – die Reaktion spezialisierter Rezeptoren im Auge, die Photonen und Lichtwellen erkennen, die sich mit noch schnelleren Frequenzen bewegen. Während die Sinne, die jeweils auf eine andere Art von Bewegung spezialisiert sind, das Gehirn über momentane Veränderungen in der inneren und äußeren Umwelt informieren, ist es die Aufgabe des ZNS, diese Impulse weiter zu leiten und in sinnvolle Empfindungen umzuwandeln. Sensorische Erfahrung und Erregung sind nur die ersten Phasen der Wahrnehmung.

Während die sensorischen Systeme Informationen über die Umwelt liefern (fühlen), erfolgt die *Integration* sensorischer Erfahrungen als Resultat einer Aktivität oder einer motorischen Leistung als Reaktion auf sensorische Signale (machen). Die Steuerung motorischer Fähigkeiten wird durch die Körperhaltung unterstützt, und eine gute Haltungskontrolle ist das Produkt eines integrierten Reflexsystems. Auf diese Weise fungiert das Reflexsystem als Grundlage, auf der höhere posturale und von Bewegung abhängige Fähigkeiten aufgebaut werden. Der Sehsinn ist ein Beispiel dafür, wie eng sensorische und motorische Funktionen miteinander verflochten sind.

„Nichts, was man sieht, wird allein durch den Sehsinn verstanden" [63]. Mit anderen Worten: Was wir als Erwachsene durch das Sehen erleben, ist eigentlich das Produkt jahrelanger multisensorischer Erfahrungen. Der Sehsinn ist ein hochgradig komplexer Sinn, der sich als Folge des Sehens in Verbindung mit Bewegungen, Berührungen und propriozeptiven Rückmeldungen der Muskeln, Sehnen und Gelenke des Körpers als Reaktion auf die Bewegung des Körpers durch den Raum entwickelt hat. Ein Neugeborenes weiß nichts über Entfernung, Geschwindigkeit oder Tiefe. Seine visuelle Wahrnehmung ist auf eine Entfernung von etwa 17 cm vom Gesicht aus begrenzt und die weiteren Eigenschaften von Gegenständen haben wenig Bedeutung, solange sie nicht auch mit den anderen Sinnen erlebt wurden. Die Stimme der Mutter und der Geschmack ihrer Milch sind einem Neugeborenen in den ersten Lebenstagen vertrauter als ihr Aussehen, aber die Geruchs-, Schall- und Tastsinne helfen dem Baby, sie innerhalb weniger Tage visuell zu erkennen.

Der Suchreflex wurde bereits als ein allseits bekanntes Beispiel für einen primitiven Reflex beim Neugeborenen erwähnt. Er dient auch als Beispiel dafür, wie ein Sinnessystem in Kombination mit Bewegungserfahrung hilft, einen anderen Sinn zu trainieren. Der Suchreflex sorgt dafür, dass sich der Mund des Neugeborenen nach seitlicher Berührung öffnet, der Kopf sich dreht und das Baby auf der Suche nach der Brust sich an ein Objekt zu schmiegen versucht. (Katzen tun etwas Ähnliches, wenn sie hungrig sind.) Wenn das Baby Befriedigung für seine Suchanstrengungen findet, wird innerhalb weniger Wochen der Anblick der Brust oder des Fläschchens allein ausreichen, um Saugbewegungen auszulösen.

Auch interessant ist, dass die Fokussierungsdistanz eines Babys bei der Geburt ungefähr gleich dem Abstand zwischen der Brust und dem Gesicht der Mutter ist. Wenn ein Baby saugt, tendieren seine Augen dazu, in der Nahdistanz zu konvergieren, was dazu beiträgt, die Augenmuskeln zu trainieren, damit sie sich darauf ausrichten, das Objekt in der Nahdistanz zu fokussieren und die beiden getrennten Objekte, die jedes Auge sieht, zu einem klaren Bild anstelle von zweien zu „fusionieren". Das Saugen unterstützt daher einen okulomotorischen Trainingsprozess, der in der Folge die komplexeren visuellen Wahrnehmungsfähigkeiten unterstützen wird, die später für das Lesen, Schreiben und die Einschätzung der Geschwindigkeit sich bewegender Objekte in anspruchsvollerer Weise erforderlich sind. Die Augen sind lediglich ein Fenster für das Gehirn. Um das Gesehene „sinnvoll" zu erfassen, muss das Gehirn zusätzliche Informationen von anderen Sinnen in Kombination mit motorischer Erfahrung erhalten. Das Reflexprofil eines Kindes kann zusätzliche Informationen über die motorische Kompetenz bezüglich des chronologischen Alters liefern und helfen zu erklären, warum beispielsweise die okulomotorischen Fähigkeiten eines Kindes unreif sind.

1.14 Theorien motorischer Kontrolle

Das Gehirn besteht aus vielen separaten Entitäten, die alle miteinander verbunden und voneinander abhängig sind. Zum Zeitpunkt der Geburt sind die Verbindungen zur obersten Schicht der Hirnrinde nur schwach ausgebildet; doch in den ersten Lebensmonaten und -jahren bildet das sich entwickelnde Nervensystem Millionen neuer Verbindungen zwischen den Nervenzellen, die ein Kommunikationsnetz oder neuronale Schaltkreise von fast unvorstellbarer Komplexität darstellen. Auf diesen neuronalen Schaltkreisen – Schaltkreise, die sich während des ganzen Lebens anpassen und verändern werden – basieren Verhalten und Lernen. Die Anordnung der Verbindungen zwischen den motorischen Bereichen wird manchmal als eine Hierarchie von Systemen angesehen. Diese umfasst mehrere Ebenen der Kontrolle und ist offen für Veränderungen, die durch viele Einflüsse – entwicklungsbedingt, biochemisch und umweltbedingt – hervorgerufen werden. Eine Methode, um die Reife dieser hierarchisch aufgebauten Funktionsweise zu beurteilen, ist die Überprüfung der Reflexe.

Während des normalen Entwicklungsprozesses verläuft die funktionelle Steuerung und organisierte Kontrolle der Bewegung von den untersten Regionen des Gehirns (dem Hirnstamm) bis zur höchsten Ebene des ZNS, dem Kortex. Dieser Prozess der Kortikalisierung ist gekennzeichnet durch die Entstehung von Verhaltensweisen, die auf sequenziell höheren Ebenen im ZNS organisiert sind, wobei niedrigere Ebenen im Laufe der Reifung in den Dienst höherer Funktionen gestellt werden. Jede Ebene des Nervensystems kann auf andere Ebenen wirken, höhere und niedrigere, in beide Richtungen, je nach Aufgabe. Der Reflexstatus kann daher Hinweise geben, wie es um eine Integration bezüglich der Funktionstüchtigkeit des Gehirns bestellt ist, und auf spezifische Rezeptoren hinweisen, die an einer bestehenden Problematik beteiligt sein können. Um zu verstehen, was uns primitive Reflexe und posturale Reaktionen sagen können, ist es notwendig zu wissen, was sie sowohl einzeln als auch gemeinsam in der frühen Entwicklung bewirken, wann sie gehemmt werden, welche Wechselbeziehung zwischen der Hemmung und der Entwicklung neuer Fähigkeiten besteht, und welche Auswirkungen es haben kann, wenn primitive Reflexe nicht gehemmt werden oder wenn sich die posturalen Reaktionen nicht vollständig entwickeln. In **Kap. 2** bis **Kap. 5** werden wir die Reflexe nach ihren wichtigsten Sinnesrezeptoren untersuchen: den Moro-Reflex, einen multisensorischen Reflex, Reflexe der Kopfposition, taktile Reflexe und posturale Reaktionen.

Referenzen

1. Bobath K, Bobath B. Tonic reflexes and righting reflexes in diagnosis and assessment of cerebral palsy. Cerebral Palsy Review. 1955;16(5):3–10, 26.
2. Bobath K. A neurophysiological basis for the treatment of cerebral palsy. Oxford: Blackwell Scientific Publications; 1980.
3. Illingworth RS. An introduction to developmental assessment in the first year. National Spastics Society. London: William Heinemann (Medical Books); 1962.
4. Capute AJ, Accardo PJ. Cerebral palsy. The spectrum of motor dysfunction. In: Capute AJ, Accardo PJ, Hrsg. Developmental disabilities in infancy and early childhood. Baltimore: Paul Brookes; 1991.
5. Fiorentino MR. Reflex testing methods for evaluating C.N.S. development. Springfield, IL: Charles C Thomas; 1981.
6. Levitt S. Treatment of cerebral palsy and motor delay. Oxford: Blackwell Scientific Publications; 1977.
7. Brunnström S. Movement therapy in hemiplegia: a neuro-physiological approach. New York: Harper and Row; 1970.
8. Levinson HN. Smart but feeling dumb. New York: Warner Books; 1984.

9. Frank J, Levinson HN. Compensatory mechanisms in cerebellar- vestibular dysfunction, dysmetric dyslexia and dyspraxia. Academic Therapy. 1976;12:1–14.
10. Leiner HC, et al. Cognitive and language functions of the human cerebellum. Trends in Neuroscience. 1993;16:444–7. https://doi.org/10.1016/0166-2236(93)90072-T
11. Bobath B. Abnormal postural reflex activity caused by brain lesions. 3. Aufl. London: William Heinemann Medical Books; 1978.
12. Walshe FMR. On certain tonic or postural reflexes in hemiplegia with special reference to the so-called associated movements. Brain Part 1. 1923;46/2(14):16–23. https://doi.org/10.1093/brain/46.1.1
13. Halleck RP. Education of the nervous system. New York: Macmillan; 1898.
14. Gustafsson D. A comparison of basis reflexes with the subtests of the Purdue-Perceptual-Motor Survey Unveröffentlichte Masterarbeit, University of Kansas. 1971.
15. Rider B. Relationship of postural reflexes to learning disabilities. American Journal of Occupational Therapy. 1976;26(5):239–43.
16. Bender ML. Bender-Purdue reflex test and training manual. San Rafael, CA: Academic Publications; 1976.
17. Blythe P, McGlown DJ. An organic basis for neuroses and educational difficulties. Chester: Insight Publications; 1979.
18. Wilkinson G. The relationship of primitive and postural reflexes to learning difficulty and under-achievement Unveröffentlichte MEd-Arbeit, University of Newcastle-upon-Tyne. 1994.
19. Goddard Blythe S. Neurological dysfunction as a significant factor in children diagnosed with dyslexia. In: Proceedings of The 5th International British Dyslexia Association Conference. 04.2001; University of York. 2001.
20. Taylor M, et al. Primitive reflexes and attention-deficit/ hyperactivity disorder: developmental origins of classroom dysfunction. International Journal of Special Education. 2004;19(1):23–37.
21. McPhillips M, Sheehy N. Prevalence of persistent primary reflexes and motor problems in children with reading difficulties. Dyslexia. 2004;10(4):316–38. https://doi.org/10.1002/dys.282
22. Goddard Blythe SA. Releasing educational potential through movement. A summary of individual studies carried out using the INPP Test Battery and Developmental Exercise Programme for use in schools with children with special needs. Child Care in Practice. 2005;11 (4):415–32.
23. Bobath K, Bobath B. Abnormal postural reflex activity caused by brain lesions. London: William Heinemann; 1965.
24. Ayres AJ. Improving academic scores through sensory integration. Journal of Learning Disabilities. 1972;5:338–43. https://doi.org/10.1177/002221947200500605
25. Fiorentino MR. Reflex testing methods for evaluating C.N.S. development. Springfield, IL: Charles C Thomas; 1981.
26. Levitt S. Treatment of cerebral palsy and motor delay. Oxford: Blackwell Scientific Publications; 1984.
27. Bender ML. Bender-Purdue reflex test and training manual. San Rafael, CA: Academic Publications; 1976.
28. Blythe P, McGlown DJ. An organic basis for neuroses and educational difficulties. Chester: Insight Publications; 1979.
29. Rosen GD, et al. Dyslexia and brain pathology: experimental animal models. In: Galaburda AM, Hrsg. Dyslexia and development. Neurobiological aspects of extraordinary brains. Cambridge, MA: Harvard University Press; 1993.
30. Kohen-Raz R. Learning disabilities and postural control. London: Freund Publishing House; 1986.
31. World Federation of Neurology. Report of research group on developmental dyslexia and world illiteracy. Bulletin of the Orton Society. 1968;18:21–2.
32. Rose J. Identifying and teaching children and young people with dyslexia and literacy difficulties. An independent report from Sir Jim Rose to the Secretary of State for Children, Schools and Families in the United Kingdom. Nottingham: DCSF Publications; 2009.
33. Ott P. How to detect and manage dyslexia. A resource manual. Oxford: Heinemann; 1997.
34. Galaburda AM, Kemper TL. Cytoarchitectonic abnormalities in developmental dyslexia: a case study. Annals of Neurology. 1979;6:94–100. https://doi.org/10.1002/ana.410060203
35. Galaburda AM, et al. Developmental dyslexia: four consecutive patients with cortical anomalies. Annals of Neurology. 1985;18:222–33. https://doi.org/10.1002/ana.410180210
36. Humphreys P, et al. Developmental dyslexia in women: neuropathological findings in three ca-

ses. Annals of Neurology. 1990;28:727–38. https://doi.org/10.1002/ana.410280602

37. Levinson HN. Dyslexia: Does this unusual childhood syndrome begin as an ear infection? Infectious Diseases. 1974;15:15.
38. De Quirós JB, Schrager OL. Neurological fundamentals in learning disabilities. Novato, CA: Academic Therapy Publications; 1978.
39. Nicolson RI, Fawcett AJ. A new framework for dyslexia research? Cognition. 1990;35:159–82. https://doi.org/10.1016/0010-0277(90)90013-A
40. Fawcett AJ, et al. Impaired performance of children with dyslexia on a range of cerebellar tests. Annals of Dyslexia. 1996;46:259–83. https://doi.org/10.1007/BF02648179
41. Blythe P, McGlown DJ. An organic basis for neuroses and educational difficulties. Chester: Insight Publications; 1979.
42. Augur J. Guidelines for teachers, parents and learners. In: Snowling M, Hrsg. Children's written language difficulties. Windsor: NFER Nelson; 1985.
43. Denckla MB, et al. Motor performance in dyslexic children with and without attentional disorders. Archives of Neurology. 1985;42:228–31. https://doi.org/10.1001/archneur.1985.04060030042008
44. Goddard SA. A teacher's window into the child's mind. Eugene, OR: Fern Ridge Press; 1996.
45. Goddard Blythe SA. Neurological dysfunction as a significant factor in children diagnosed with dyslexia. In: The 5th BDA International Conference. 04.2001; University of York. 2001.
46. Geschwind N, Levitsky W. Left-right asymmetries in the temporal speech region. Science. 1968;161:186–7. https://doi.org/10.1126/science.161.3837.186
47. Tallal P, Piercy M. Developmental aphasia: rate of auditory processing and selective impairment of consonant perception. Neuropsychologia. 1974;12:83–98. https://doi.org/10.1016/0028-3932(74)90030-X
48. Geschwind N, Galaburda AM. Cerebral lateralisation. Cambridge, MA: MIT Press; 1985.
49. Dalby MA. Aspects in reading processes. In: Troudhjem K, Hrsg. 12th Danavox Symposium. Danavox, Denmark. 1986.
50. Johansen KV. Nordisk tidsskrift for spesialpedagogikk. Sensory deprivation – a possible cause of dyslexia. Oslo: Scandinavian University Press; 1988.
51. Shaywitz SE. Dyslexia. Scientific American. 1996;275(5):98–104. https://doi.org/10.1038/scientificamerican1196-98
52. Tallal P. Language learning impairment: integrating research and remediation. In: Orton Dyslexia Society 47th Annual Conference Commemorative Booklet. Boston, MA: Orton Dyslexia Society; 1996.
53. Galaburda AM, et al. Histological asymmetry in the primary visual cortex of the rat: implications for mechanisms of cerebral asymmetry. Cortex. 1986;22:151–60. https://doi.org/10.1016/S0010-9452(86)80039-9
54. Pavlidis G, Miles T. Dyslexia research and its applications to education. Chichester: Wiley; 1987.
55. Chase C, Jenner A. Magnocellular visual deficits affect temporal processing of dyslexics. In: Tallal P, et al., Hrsg. Temporal information processing in the nervous system, with special reference to dyslexia and dysphasia. New York: New York Academy of Sciences; 1993.
56. Galaburda AL. Dyslexia and the brain. In: The 5th International BDA Conference Proceedings. 04.2001; University of York. 2001.
57. Nopola-Hemmi J, et al. A dominant gene for developmental dyslexia on chromosome 3. Journal of Medical Genetics. 2001;38:658–64. https://doi.org/10.1136/jmg.38.10.658
58. American Psychiatric Association, Hrsg. Diagnostic and statistical manual of mental disorders. Fifth edition (DSM-5). Washington, DC: American Psychiatric Association; 2013. https://doi.org/10.1176/appi.books.9780890425596
59. Bower B. Images of obsession. Science News. 1987;131:236–7. https://doi.org/10.2307/3971467
60. Jenike MA, et al. Obsessive compulsive disorder: a double blind, placebo controlled trial of clomiprimine in 27 patients. American Journal of Psychiatry. 1989;146:1328–30. https://doi.org/10.1176/ajp.146.10.1328
61. Barkley RA. Taking charge of ADHD: the complete, authoritative guide for parents. New York: Guilford; 1995.
62. Schaughnecy EA, Hynd GW. Attention and impulse control in attention deficit disorders (ADD). Learning and Individual Differences. 1989;1:423–49. https://doi.org/10.1016/1041-6080(89)90022-8
63. Alhazen, B.C. Zitiert in: Arnheim, R. Visual thinking. Berkeley, CA: University of California Press; 1969.

2
Die Bedeutung primitiver Reflexe und posturaler Reaktionen

Bereits im 17. Jahrhundert wurden Reflexe von dem Arzt Thomas Willis beschrieben, der die lateinischen Begriffe *motus reflexus* und *reflexio* verwendete, um zu erklären, wie die Impulse der Lebensgeister (entspricht bei Willis lat. *spiritus animales*) in den Nerven hin zum ZNS wieder zurück zu den Muskeln „reflektiert" werden konnten. Er beschrieb die unwillkürliche Muskelkontraktion als vergleichbar mit Licht, welches von einem Spiegel zurückgeworfen wird.

Es gibt viele verschiedene Arten von Reflexen. Obwohl sie sich in vielerlei Hinsicht unterscheiden, haben alle gemeinsam, dass sie stereotyp und konstant sind, „weil derselbe Reiz immer die gleiche Art von Antwort gibt. [1]". Einige Reflexe wie der Lidschlussreflex sind einfach; andere wie der Schluckreflex sind komplexer und erfordern die Zusammenarbeit vieler Strukturen. Einige Reflexe betreffen nur die unteren Regionen des ZNS, wie das Rückenmark und den Hirnstamm, während andere, wie die Augen-Kopfstellreaktionen, höhere Regionen des Nervensystems einschließlich des Kortex involvieren. „Viele der Aufgaben des Nervensystems werden reflexiv, d.h. unabhängig von unserem Bewusstsein ausgeführt. Das befreit natürlich die höheren Ebenen des Gehirns von der Bewältigung zahlreicher alltäglicher, trivialer Aufgaben [1]". Obwohl die Reflexe weitgehend willensunabhängig funktionieren, können einige, wie die Reflexe zur Entleerung von Blase und Enddarm, willkürlich unterdrückt werden; andere, wie die Reflexe, die an der Kontrolle *viszeraler* Funktionen beteiligt sind, laufen vollständig unterbewusst ab. Die primitiven und posturalen Reflexe sind nützliche Instrumente zur Beurteilung des ZNS, da sie *entwicklungsbezogen* sind, was den Zeitpunkt ihrer Aktivität betrifft, und *hierarchisch*, was die Ebene des beteiligten Nervensystems anbelangt.

Die *Viszera* (Eingeweide) sind die weichen inneren Organe des Körpers, darunter die Lunge, das Herz und die Organe des Verdauungssystems. Viszerale Funktionen sind Funktionen, an denen diese Systeme beteiligt sind.

2.1 Was sind primitive Reflexe und posturale Reaktionen?

Primitive Reflexe bilden sich intrauterin aus, sind bei der Geburt eines vollausgetragenen Säuglings präsent und werden in den ersten 6 Monaten des postnatalen Lebens durch höhere Zentren im sich entwickelnden Gehirn gehemmt.

Posturale Reaktionen treten nach der Geburt auf und brauchen bis zu dreieinhalb Jahre, um sich voll zu entwickeln. Wenn ein Kind das Schulalter erreicht, sollten zumindest der Theorie nach die posturalen Reaktionen entwickelt sein und Anzeichen einer fortgesetzten primitiven Reflexaktivität nicht mehr zu erkennen sein.

2.2 Was sagen uns die primitiven Reflexe und posturalen Reaktionen?

1) Eine Überprüfung der primitiven Reflexe und posturalen Reaktionen in Schlüsselphasen der Entwicklung kann dazu dienen, Anzeichen von *Unreife* in der Funktionsweise des Nervensystems zu erkennen (Identifikation). Viele der primitiven Reflexe werden routinemäßig bei der Geburt im Rahmen der neurologischen Untersuchung des Neugeborenen getestet. Dies wird aber später in der Entwicklung nur selten wiederholt, es sei denn, es besteht der Verdacht auf ein neurologisches Problem.

2) Reflextests können auch später bei Kindern im Schulalter wieder eingesetzt werden. Bei älteren Kindern sucht die testende Person dann nach Anzeichen von noch vorhandener *Restaktivität* primitiver Reflexe und *unterentwickelter* posturaler Reaktionen (Assessment).

3) Die Auswertung der Reflextests kann auch Hinweise auf die Art und die Interventionsebene liefern, die zur Integration der aberranten Reflexe erforderlich ist (Behandlung).

4) Reflextests können auch während und nach einem Interventionsprogramm eingesetzt werden, um die Veränderungen zu messen, die durch das Förderprogramm entstanden sind (Evaluation).

Um die Einsatzmöglichkeiten der Reflexprüfung zu verstehen, ist es erforderlich, die Reflexentwicklung im breiteren Kontext der allgemeinen Entwicklung und auch im Einzelnen detaillierter zu untersuchen.

2.3 Das sich entwickelnde Gehirn

Das Nervensystem beginnt sich schon im frühen Embryonalstadium zu entwickeln. Tatsächlich verdickt sich bereits 3 Wochen nach der Befruchtung das Ektoderm, die äußere Schicht der drei Keimblätter, aus denen der Embryo in diesem sehr frühen Stadium besteht, und bildet eine Neuralplatte. Die Neuralplatte bildet dann eine Neuralrinne aus; Neuralleistenzellen entstehen und die Neuralrinne vertieft sich, um die Neuralfalten zu bilden. Eine Woche später verbinden sich die Neuralfalten zu einem Neuralrohr, das sich zu den Ansätzen von Vorderhirn, Mittelhirn und Hinterhirn ausdehnt, während sich der Rest des Rohrs zum späteren Rückenmark verlängert. Nach 5 Wochen teilen sich das Vorder- und das Hinterhirn (Vesikel), und die Gehirnhälften beginnen sich zu entfalten. Nach 6 Wochen sind der Thalamus, der später als zentrale „Relais"- und Verarbeitungsstation für alle sensorischen Informationen mit Ausnahme des Geruchs fungieren wird, und das Zerebellum oder „kleine Hirn", das an der Koordination der Bewegung und der Automatisierung der motorischen Abläufe beteiligt sein wird, an Ort und Stelle (**Abbildung 2-1**).

Ab der 8. Woche beginnt das Gehirn wie ein menschliches Gehirn auszusehen und der erste Reflexbogen wird funktionsfähig. Die von Sherrington [2] Anfang 1900 beschriebenen Reflexaktionen sind eine funktionelle Einheit, die aus einem Effektor (Sinnesorgan), einem Leiter

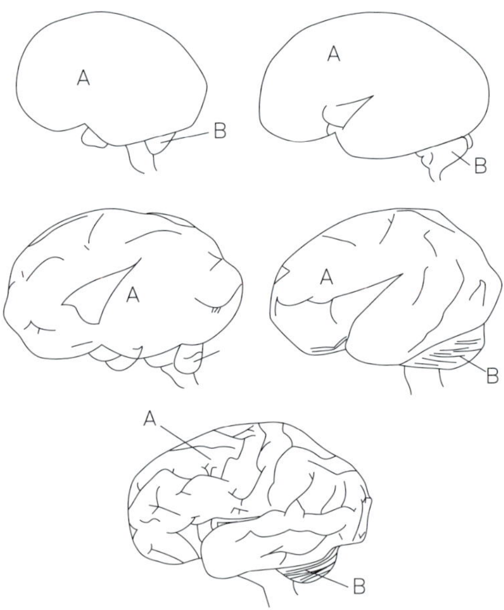

Abbildung 2-1: Das reifende Gehirn vom 4. bis 8. Schwangerschaftsmonat.

(mindestens zwei oder mehr Nervenzellen) und einem Rezeptor besteht. Diese Komponenten bilden den Reflexbogen:

- Ein *Rezeptor*, der den Stimulus registriert und den Stimulus in Aktionspotenziale übersetzt.
- Eine *afferente* Verbindung, die aus einem sensorischen Neuron besteht, das das Aktionspotenzial zum Nervensystem leitet.
- Ein *Reflexzentrum*, in dem die Signale vom Rezeptor durch Signale von anderen Rezeptoren und von Teilen des ZNS modifiziert (erhöht oder verringert) werden können, bevor diese Signale an die Effektoren weitergeleitet werden.
- Eine *efferente* Verbindung mit Neuronen, die aus dem ZNS *aus*treten und die Aktionspotenziale zu dem Organ leiten, das die Reaktion erzeugt.
- Ein *Effektor*, also der/die reagierende(n) Muskel(n) oder Drüsen.

Aktionspotenzial – die Veränderung des Membranpotenzials, die bei Erregung in Nerven-, Muskel- oder anderem erregbaren Gewebe auftritt.

Eine der Funktionen des *Rezeptors* besteht darin, die Schwelle für einen bestimmten Reiztyp zu senken, während die Schwelle für alle anderen erhöht wird. Auf diese Weise sind die Reflexe Antworten auf bestimmte Arten von Reizen. Da sie weitgehend unterhalb der Ebene der bewussten Wahrnehmung ausgeführt werden, liefern die Reflexe Informationen über die Intaktheit des Nervensystems, ohne von psychischen Vorgängen beeinflusst zu sein.

2.4 Die Herausbildung der spinalen Reflexe

Reflexe sind lediglich ein Typ von Bewegungen, die während des Lebens im Mutterleib entstehen. Die früheste reflexartige Antwort tritt 5 bis 7,5 Wochen nach der Konzeption als Reaktion auf eine taktile Stimulation des Areals auf, das später die Oberlippe bilden wird. Das Berühren mit einem feinen Haar führt zum Zurückziehen von Kopf, Hals und Rumpf [3], [4]. Im Laufe der folgenden Wochen breitet sich die taktile Sensibilität und Reaktivität von der Oberlippe spiralförmig nach außen aus, um einen größeren Bereich um den Mund, dann die Handflächen und die Fußsohlen zu erfassen, bis schließlich 13 bis 14 Wochen nach der Konzeption die gesamte Körperoberfläche auf Berührung reagiert. Die anfängliche Reaktion auf diese Art der Stimulation ist eine Rückzugsreaktion und ist ein Beispiel für einen *spinalen Reflex*.

Die spinalen Reflexe laufen an der Basis des hierarchischen Kontrollsystems ab. Es sind somatische Reflexe, die über das Rückenmark ausgelöst werden, doch können sie auch höhere Hirnzentren einbeziehen. Bei Auslösung eines spinalen Reflexes wird die Information gleichzeitig an das Rückenmark und das Gehirn gesendet, aber die Reaktion selber findet auf der Ebene des Rückenmarks statt, ohne auf eine Analyse höherer Hirnareale zu warten. Rückzugsreflexe wie der *Flexoren-Rückzugsreflex* und der *gekreuzte Streckreflex* sind weitere Beispiele für spinale Reflexe.

2.5 Reflexe, die auf der Ebene des Rückenmarks verschaltet werden

2.5.1 Der Flexoren-Rückzugsreflex

Der Flexoren-Rückzugsreflex wird manchmal auch „Fluchtreflex“ oder Abwehrreflex genannt. Eine Reflexbewegung auf dieser Ebene wird als schützende Abwehr gegen einen bedrohlichen Stimulus eingesetzt, und zwar auf der einzigen Ebene, die dem Kind zu dem Zeitpunkt zur Verfügung steht – Rückzug. Er kann bei einem in Rückenlage liegenden Neugeborenen durch Stimulation der Fußsohle mit einem scharfen Instrument (Nadelstich) ausgelöst werden. Die Reaktion besteht aus einer Extension der Zehen, der Dorsalflexion des Fußes und Beugung von Knie und Hüfte (Rückzug). Auch das gegenüberliegende Bein kann an der Reaktion beteiligt sein. Der Flexoren-Rückzugsreflex ist bei der Geburt präsent und kann aktiv bleiben, bis sich das freie Laufen etabliert hat [5].

2.5.2 Der gekreuzte Streckreflex

Der gekreuzte Streckreflex tritt in der 28. SSW auf und wird im 4. Lebensmonat gehemmt.

Er wird durch Druck auf den Ballen des einen Fußes ausgelöst, was zu einer Streckung (Kicken) des Beines auf der anderen Seite führt. Dieser Reflex wird in Rückenlage mit dem Kopf in Mittelposition getestet. Ein Bein wird gestreckt und am Knie gehalten, während auf den Fußballen fester Druck ausgeübt wird. Die Reflexantwort besteht zunächst aus der Beugung des gegenüberliegenden Beins, gefolgt von Adduktion und dann Extension. Die Hemmung erfolgt in der Regel im 4. Lebensmonat, wenn sich die Abfolge der Reaktion zu Adduktion-Extension-Flexion ändert. Der gekreuzte Streckreflex kann jedoch bei Erwachsenen als Abwehrreaktion wieder auftreten, wenn sie auf unebenem Gelände gehen, wie z.B. beim Barfußgehen über Kies. Bleibt er über den 4. Lebensmonat hinaus aktiv, ist er mit erhöhter Instabilität im Stand aufgrund einer ungewöhnlich schmalen Stützbasis verbunden und kann sich in fehlenden reziproken Strampelbewegungen des Babys zeigen.

2.6 Reflexe, die auf Hirnstammebene verschaltet werden

Zwischen der 9. und 12. Woche tritt der erste der *primitiven* Reflexe auf, aber es dauert viele Wochen, bis jeder dieser Reflexe herangereift ist. Der erste primitive Reflex – der Moro-Reflex – ist zunächst eine Rückzugsreaktion. Doch im Laufe der weiteren Entwicklung beginnt sich die Art der Reaktion von einer anfänglichen Rückzugsphase zu einer „Umarmungsphase“ zu verändern.

In der Vergangenheit beschränkte sich die Beobachtung von Frühgeborenen auf die Untersuchung lebensfähiger Frühgeborener oder nicht lebensfähiger abgetriebener Embryonen, die für den Rest ihres kurzen extrauterinen Lebens in ein körperwarmes Salzbad gelegt wurden [3]. In den 1970er Jahren ermöglichte die Entwicklung von Ultraschalltechniken eine weniger invasive und direktere Beobachtung des fötalen Verhaltens durch systematische Untersuchungen. Der vierdimensionale Ultraschall hat eine genaue Beobachtung der pränatalen Entwicklung ermöglicht, einschließlich der Bewegungen von Augen, Hand und Fingern sowie der fetalen Atembewegungen.

Der Herausbildung des Moro-Reflexes 9 bis 12 Wochen nach der Konzeption folgt die Entwicklung von Reflexen, die mit dem Greifen und der Nahrungsaufnahme zusammenhängen [3], [4], [6]. Die Greifreflexe der Hände zeigen sich nach 10,5 Wochen und bewirken das Schließen der Finger bei Berührung der Handfläche. Nach 11,5 Wochen beugen sich die Zehen als Reaktion auf die Stimulation der Fußsohle (plantarer Greifreflex). Die Fütterungsreflexe treten erstmals auf, wenn sich nach 9,5 Wochen der Mund öffnet und wenn sich nach 11,5 Wochen als Reaktion auf die Stimulation des äußeren Mundwinkels auf einer Seite der Kopf sich zur selben Seite dreht. Ein kurzzeitiger Lippenschluss und Schlucken als Reaktion auf die Stimulation der Lippe kann nach 12,5 Wochen beobachtet werden. Anzeichen des Babkin-Reflexes und des Palmomentalreflexes (Einzelheiten dazu später) können mit 13 Wochen, Zungenbewegungen mit 14 Wochen, der Würgereflex mit 18 Wochen und Vorwölbung und Schürzen der Lippen mit 20 bis 22 Wochen hervorgerufen werden. Saugbewegungen entwickeln sich zwischen der 20. und 24. Woche [7]. Ein Merkmal sowohl der Greif- als auch der Fütterungsreflexe ist, dass sie mit zunehmender Reife versuchen, den Stimulus „festzuhalten". Mit anderen Worten: Während die frühesten Reflexreaktionen Vermeidungsreaktionen (Rückzug) waren, überlagern die primitiven Reflexe mit zunehmender Reife die frühere Reaktion (es sei denn, der Stimulus ist schädlich), und die *Art* der Reaktion ändert sich. Das Entstehen einzelner primitiver Reflexe kündigt die Entwicklung einer Zunahme von Verbindungen innerhalb des sich entwickelnden Nervensystems an.

Sherrington [2] schrieb jedem Reflex eine integrative Funktion zu, eine Koordination, die sich aus der inneren Verbindung der einzelnen Reflexe ergibt. Obwohl dies heute als eine zu vereinfachende und mechanistische Sichtweise der Funktionsweise des Nervensystems angesehen wird, hat sie dennoch eine theoretische und praktische Grundlage für die Überprüfung von Reflexen als „Marker" der Entwicklung und als Hinweis auf die hierarchische Integrität in der Funktionsweise des Nervensystems geliefert.

Sobald die Hauptorgane im ersten Trimester der Schwangerschaft gebildet sind, findet ab Mitte der Schwangerschaft ein Wachstumsschub des fetalen Gehirns statt – jedoch wächst das Hirn zu 85 % *postnatal*. Man nimmt an, dass dies das Ergebnis einer Kombination aus dem für den Menschen einzigartigen Bipedalismus (aufrechter Gang auf zwei Füßen) und der Größenzunahme des Schädels ist, die für die Unterbringung des menschlichen Gehirns notwendig ist. „Das ist der Preis, den wir für das menschliche Gehirn und die Intelligenz zahlen. Menschen haben im Verhältnis zur Größe ihres Körpers außergewöhnlich große Köpfe, und die Öffnung im weiblichen menschlichen Becken, durch die das Baby hindurch passen muss, ist durch unsere aufrechte Haltung in ihrer Größe begrenzt [8]." Im Vergleich zu anderen Säugetierarten wird der menschliche Säugling in einem unreifen Entwicklungsstadium geboren. Er ist in den ersten Lebenswochen völlig abhängig von der Mutter, dass sie alle seine Bedürfnisse erfüllt. Erst gegen Ende des ersten Lebensjahres wird er in der Lage sein zu stehen oder zu gehen. Dies hat einige Autoren dazu veranlasst, die ersten 9 Lebensmonate als die verlängerte Phase einer extrauterinen Schwangerschaft zu beschreiben.

Das Wachstum schwankt in den einzelnen Entwicklungsphasen. In Zeiten *raschen* Wachstums und schnell fortschreitender Entwicklung ist das Gehirn besonders empfindlich gegenüber äußeren und inneren Einflüssen. Äußere Einflussfaktoren können bei schnellem Wachstum zu Veränderungen oder Abweichungen in der sich entwickelnden Architektur des Gehirns führen. Diese neuronale „Plastizität" kann positive oder negative Auswirkungen haben und erinnert daran, dass die Entwicklung eines Kindes als Ergebnis des Zusammenwirkens von Anlage und Umwelt, von Reifung und Umwelteinflüssen sowie von Wachstum und Interaktion erfolgt.

Bei der Geburt sind einige Bereiche des Gehirns in ihrer Entwicklung unterschiedlich weit fortgeschritten. Die Großhirnrinde des Neugeborenen hat erst 50 % ihrer späteren Stärke erreicht, wobei die posterioren Regionen weiter entwickelt sind als die anterioren. Die Zunahme der Dicke der Hirnrinde, die in den nächsten Jahren erfolgt, ist das Ergebnis größer werdender Nervenzellen und des Aussprossens zahlreicher Verbindungen zwischen den Nervenzellen (*dendritisches* Wachstum). Die unteren Hirnregionen sind zum Zeitpunkt der Geburt stärker entwickelt als die höheren. Da sich die Verbindungen zwischen den höheren und unteren Zentren im Gehirn aber in den ersten 6 bis 12 Monaten des postnatalen Lebens rasch entwickeln, geben die unteren Zentren die zunehmende Kontrolle an die höheren ab und übernehmen gleichzeitig viele Funktionen des Unterbewusstseins. Auf diese Weise spiegelt das Vorhandensein oder Fehlen primitiver Reflexe und posturaler Reaktionen in Schlüsselstadien der Entwicklung die Reife in der hierarchischen Kontrolle wider.

Dendrit – verzweigte Verlängerung einer Nervenzelle (eines Neurons), die (das) elektrische Signale von anderen Neuronen empfängt und diese an den Zellkörper weiterleitet.

2.7 Reflexe als Ausdruck hierarchischer Entwicklung

Capute [7] teilt die Reflexe, die in den ersten 3,5 Lebensjahren präsent sind, in drei Gruppen ein:

1. intrauterin (Rückenmark),
2. primitiv (Hirnstamm) und
3. postural (Mittelhirn und Kortex).

Anzumerken ist, dass frühkindliche Reflexe nie verschwinden. Sie werden „gehemmt", wenn sich höhere Zentren und reifere Reflexsysteme entwickeln. Sie können „enthemmt" werden, wenn es ein Trauma oder eine Schädigung der höheren Zentren gibt oder wenn sich spätere Reaktionen nicht entwickeln (s. **Abbildung 2-2**).

2.7.1 Intrauterine Reflexe

Wie oben beschrieben, bilden sich die intrauterinen Reflexe 5 bis 7,5 Wochen nach der Konzeption aus. Capute [7] vertrat die Meinung, dass diese frühen Reflexe, die manchmal als „kutane Massenreflexe" bezeichnet werden, in der Gebärmutter modifiziert und weitgehend gehemmt werden sollten, da sie von den sich entwickelnden primitiven Reflexen überlagert werden. Charakteristisch für diese intrauterinen Reflexe ist ihr Rückzugsmuster, in das der gesamte Körper einbezogen ist. Dies steht im Gegensatz zu den sich entwickelnden primitiven Reflexen, die, mit Ausnahme des Moro-Reflexes, durch eine *differenzierte* Reaktion eines einzelnen Körperteils oder mehrerer gekennzeichnet sind. Spezifische taktile primitive Reflexe wie der Saug-, der palmare und der plantare Greifreflex lösen eine Greifreaktion aus (**Abbildung 2-2**).

2.7.2 Primitive Reflexe

Primitive Reflexe bilden sich im Mutterleib heraus, beginnend mit dem Moro-Reflex 9 bis 12 Wochen nach der Empfängnis. Bei einem gesunden, voll ausgetragenen Säugling sind sie bei der Geburt vollständig präsent und werden

Entwicklung des Reflexsystems

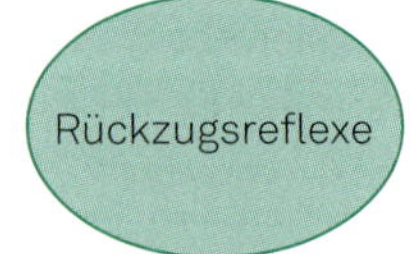

Vulnerabilität gegenüber jeglichen invasiven äußeren Reizen. Automatische Reaktion mit Einbeziehung des ganzen Körpers.

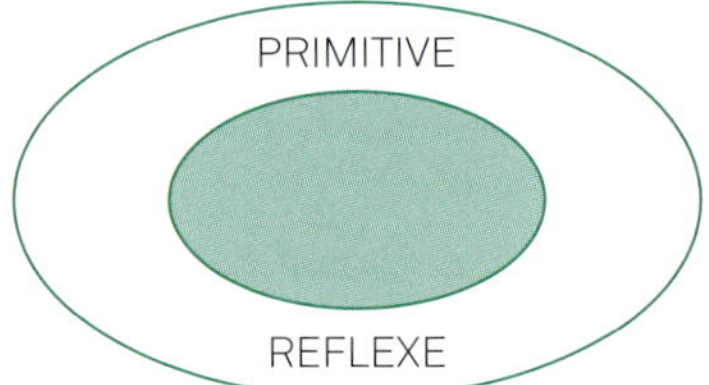

Unwillkürliche Reaktionen auf äußere Reize oder motorische Aktivität.

Automatische stereotype Reaktion – lässt keinen Spielraum für Variation oder Handlungswahl.

Vulnerabilität und Überreaktion – begrenzte Reaktionsmechanismen

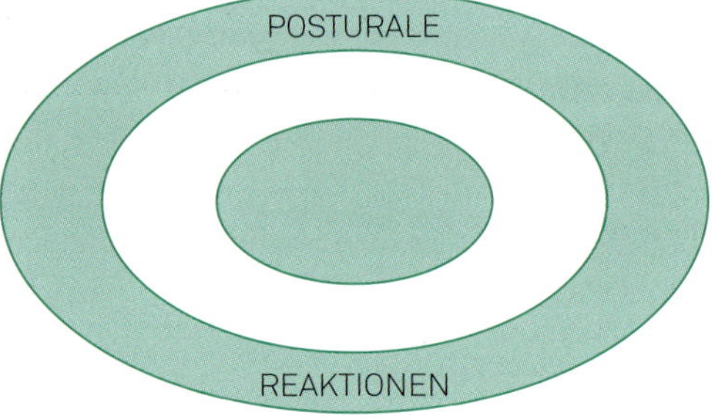

Automatische Reaktionen zur Aufrechterhaltung des Gleichgewichts, der Stabilität und der Flexibilität des gesamten Körpers.

Bereitstellung der Grundlagen für willkürliche, anpassungsfähige Reaktionen auf Umweltveränderungen

Abbildung 2-2: Modell zur Veranschaulichung des Zusammenhangs zwischen verschiedenen Reflexen in der Entwicklung. Während sich jeweils eine nachfolgende Gruppe von Reflexen entwickelt, bildet sie eine schützende äußere Zone, die dazu beiträgt, eine unangemessene Aktivierung der primitiveren Reaktion zu verhindern. Wenn es jedoch zu einem Bruch in der Entwicklung der äußeren Schicht(en) kommt, dann können bestimmte Arten oder Intensitäten von Reizen eine tiefere und weniger reife Reaktion hervorrufen [15].

dann in den ersten 6 Monaten des postnatalen Lebens durch das sich entwickelnde Gehirn allmählich gehemmt. Ihr Fortbestehen beim älteren Individuum ist ein anerkanntes Zeichen für eine Pathologie, z.B. einer Zerebralparese, wenn eine Schädigung höherer Zentren im Gehirn eine vollständige Hemmung verhindert. Später werden sie als Zeichen einer fortschreitenden Pathologie bei demyelinisierenden Erkrankungen wie Multipler Sklerose und Alzheimer angesehen.

Die primitiven Reflexe werden auf Hirnstammebene geschaltet. Sie helfen einem Baby, die ersten Lebensmonate zu überleben, bevor sich Verbindungen zu höheren Zentren im Gehirn etabliert haben. Zudem bieten sie ein rudimentäres Training für viele spätere willkürliche Fähigkeiten. Es handelt sich um unwillkürliche stereotype Reaktionen auf bestimmte Stimuli, die keinen Spielraum für Variation oder Handlungswahl lassen. Wenn sie über die normale Waltezeit hinaus aktiv bleiben, können sie die Entwicklung späterer willkürlicher Fähigkeiten beeinträchtigen.

Frühe Reflexmuster verschwinden nie ganz. Sie können wieder auftauchen, um das Überleben zu unterstützen, wenn höhere Zentren durch Verletzungen oder fortschreitende Erkrankung geschädigt werden. Einmal gehemmt, begeben sie sich gleichsam in einen „Ruhezustand" – um dann wieder erweckt zu werden, wenn höhere Systeme versagen. Im Ruhezustand sollten sie jedoch nicht durch normale Stimuli ausgelöst werden. Primitive Reflexe können jedoch auch absichtlich von höheren Zentren im Gehirn aktiviert werden, um die Ausführung bestimmter Fähigkeiten zu unterstützen. Ein Beispiel für die absichtliche Auslösung eines primitiven Reflexes ist der Basketballspieler, der den asymmetrisch tonischen Nackenreflex (ATNR) beim Werfen eines Korbes ausnutzt, oder die Haltung des Fechters im *En Garde*, der Ausgangsstellung. Der Unterschied zwischen diesen Beispielen, bei denen ein Reflex absichtlich für einen bestimmten Zweck eingesetzt wird, und dem Kind, das ein Cluster persistierender Reflexe hat, besteht darin, dass der Sportler der *Herr* seiner Reflexe ist, während das Kind mit NMU ihr *Diener* ist.

2.7.3 Posturale Reaktionen

Die posturalen Reaktionen entwickeln sich nach der Geburt, meist im Laufe der ersten 12 Lebensmonate; aber einige brauchen bis zu dreieinhalb Jahre bis zu ihrer vollen Entwicklung. Dies liegt daran, dass jedes Mal, wenn ein Kind eine neue posturale und damit verbundene motorische Fähigkeit erlernt (Sitzen, Vierfüßlerstand, Stehen, Gehen, Laufen, Springen usw.), die posturalen Reaktionen neu kalibriert werden müssen, um eine neue posturale Beziehung zur Schwerkraft aufzunehmen und das neue Bewegungsmuster zu unterstützen. Die posturalen Reaktionen entstehen, wenn Verbindungen zu höheren Zentren im Gehirn hergestellt werden, um die Grundlage für die automatische (unbewusste) Kontrolle von Haltung und Bewegung in einer auf der Schwerkraft basierenden Umwelt zu schaffen. Die Entwicklung der posturalen Reaktionen beginnt mit der Kopfkontrolle.

Die Entwicklung der Haltung folgt einem allgemeinen Muster: zephalokaudal (von Kopf bis Fuß) und proximal-distal (von der Mitte nach außen), obwohl nach den ersten Lebenswochen die Entwicklung der Haltung und der koordinierten Bewegung auch vom kaudalen Ende aus (von unten nach oben) voranschreitet. Die Integration erfolgt über den Rumpf gegen Mitte des ersten Lebensjahres. Die posturalen Reaktionen werden mit Ausnahme der Augen-Kopfstellreaktionen, die von der Großhirnrinde aus gesteuert werden und von visuellen Informationen abhängig sind, weitgehend auf der Ebene des Mittelhirns geschaltet.

Viele motorische Trainingsprogramme zielen auf eine Verbesserung der posturalen Reaktionen ab (auch wenn dies denjenigen, die sie anwenden, nicht immer bewusst ist). Die Theorie geht davon aus, dass durch die Stimulierung der posturalen Reaktionen durch bestimmte

Übungen und körperliches Training diese dann auf natürliche Weise frühere primitive Reflexe überlagern oder hemmen. Motorische Trainingsprogramme dieser Art haben in der Regel einen eher gemischten Erfolg. Durchaus positive Ergebnisse haben sie bei Kindern mit schlechtem Gleichgewicht, schlechter Haltungskontrolle und schlechten motorischen Fähigkeiten, die aber wenig oder keine Anzeichen einer auffallenden primitiven Reflexaktivität aufweisen. Diese Gruppe zeigt im Laufe des Programms häufig Verbesserungen im Gleichgewicht und in der Koordination. Doch diese Verbesserungen wirken sich nicht unbedingt auch auf höhere kognitive Fähigkeiten (z. B. schulische Leistungen) aus, solange die primitiven Reflexe darunter noch fortbestehen. Liegt bei einem Kind im Schulalter ein Cluster primitiver Reflexe vor, kann ein Trainingsprogramm nur dann optimal wirken, wenn die Übungen auf die früheste Entwicklungs- und Haltungsebene der Reflexanomalität ausgerichtet sind und man nicht versucht, höhere Fähigkeiten direkt zu trainieren. Hierin unterscheiden sich die INPP-Programme von anderen motorischen Trainingsprogrammen: Wichtig ist die *Entwicklungsstufe*, auf der die Förderung beginnt (**Tabelle 2-1**).

2.8 Hirnareale, die an der Verschaltung primitiver Reflexe und posturaler Reaktionen beteiligt sind

2.8.1 Hirnstamm

Der Hirnstamm verbindet das Rückenmark mit dem Rest des Gehirns. Er besteht aus drei Teilen: *Medulla*, *Pons* (Brücke) und *Mittelhirn*.

Der Hirnstamm enthält die zum Überleben notwendige Anzahl von Nervenzellen, die außerhalb der bewussten Kontrolle oder des Bewusstseins funktionieren, um Atmung, Herzfrequenz, Blutdruck und Verdauungsprozesse zu regulieren. Der Hirnstamm empfängt alle sensorischen Inputs des Körpers, einschließlich des Schmerzempfindens, der Stellung der Gelenke und des motorischen Outputs aus der Hirnrinde. Diese Bahnen sind in getrennten, straff organisierten Bündeln von Nervenfasern gruppiert, die durch die Schädelbasis zum Rückenmark hinunterführen (**Abbildung 2-3**).

Oberhalb des Rückenmarks befindet sich die *Medulla oblongata*, die einen Teil des Hirnstamms bildet und die Nervenzellkörper der 9. bis 12. Hirnnerven enthält. Diese Nerven empfangen und leiten Geschmacksempfindungen von der Zunge zu den Sprechmuskeln weiter und steuern das Schlucken und die Bewegungen der Zunge und des Nackens. Das Rückenmark ist der Bereich, in dem die motorischen und sensorischen Bahnen auf die gegenüberliegende Körperseite kreuzen (Dekussation). Das Rückenmark enthält auch die Gruppe von Nervenzellen, die die automatischen Aktivitäten von Herzschlag, Atmung, Blutdruck und Verdauung steuern und über den *Nervus vagus* Informationen über diese automatischen Funktionen senden und empfangen [9]. Auch die *Pyramiden*, spezielle Bündel von Nervenfasern, welche die für geschickte, kontrollierte Bewegungen notwendigen Botschaften aus der Großhirnrinde übertragen, kreuzen sich in der

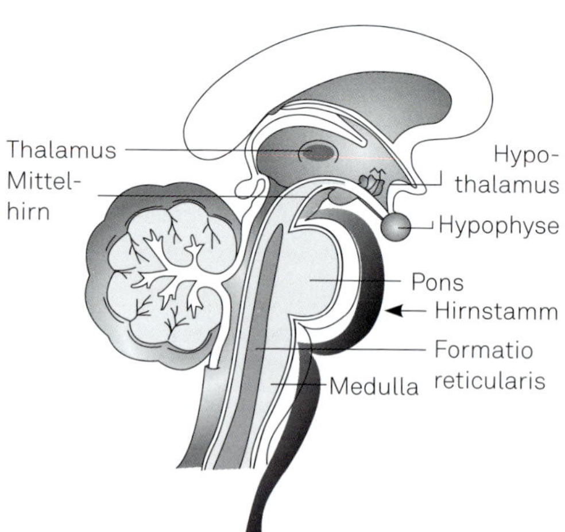

Abbildung 2-3: Hirnstamm, Mittelhirn und Teile des limbischen Systems.

Tabelle 2-1: Entwicklung und Merkmale früher Reflexe

Entwicklung	Intrauterin	Primitive Reflexe	Posturale Reaktionen
Herausbildung	5 bis 7,5 Wochen nach Konzeption	9 bis 12 Wochen nach Konzeption	postnatal
Hemmung		6. Lebensmonat	bleiben lebenslang
Transformation	Pränatal und bei der Geburt	6. Lebensmonat	Geburt bis 3,5 Lebensjahre
Merkmal	unwillkürlicher Rückzug	Unwillkürlich; taktile Reflexe suchen den Kontakt aufrecht zu erhalten	Adaptive Stell-Gleichgewichts- und Fortbewegungsreaktionen – Basis für willkürliche Bewegungssteuerung
Hirnebene	Rückenmark	Hinrstamm	Mittelhirn und Kortex (Augen-Kopfstellreaktionen)

Medulla. Hier verläuft auch die *Formatio reticularis* - auch als das retikuläre Aktivierungssystem (RAS) bezeichnet -, ein kompliziertes Netzwerk von Nervenfasern, das durch den hinteren Teil des Hirnstamms verläuft und sich nach oben zur Hirnrinde erstreckt.

Vagusnerv – der 10. Hirnnerv, abgeleitet von dem lateinischen Wort *Vagant* (‚Vagabund', ‚Herumstreifer'), ist der längste aller Hirnnerven und beeinflusst viele lebenswichtige Funktionen, einschließlich der Innervation des Parasympathikus. Blythe [9] vermutete, dass die Stimulation des Nervus vagus als Folge einer vestibulären Dysfunktion wahrscheinlich eine Rolle bei den physiologischen Veränderungen spielt, die bei Panikattacken auftreten (s. **Kap. 9**).

Das RAS ist wie ein gehirneigener Wecker. Es überwacht die eingehenden sensorischen Signale und leitet sie weiter, um entweder zu alarmieren oder zu beruhigen. Dabei beeinflusst es die Erregungsintensität der Informationen, die von den sensorischen, motorischen und autonomen Nervensystemen (ANS) übertragen werden, bevor sie weitergeleitet werden. Das RAS spielt auch eine wichtige Rolle bei der Aufrechterhaltung des Bewusstseins, bei der Regulierung des Schlaf-Wach-Zyklus und bei der Frage, wie viele Empfindungen, insbesondere Schmerzen, in höhere Hirnregionen zugelassen werden. Die efferenten (absteigenden) Bahnen führen durch das Rückenmark und beeinflussen bestimmte Aspekte der Bewegung, einschließlich der Sensitivität der spinalen Reflexe. Die afferenten (aufsteigenden) Bahnen beeinflussen den Erregungslevel und das Bewusstsein und halten das Gehirn wach. Das RAS fungiert auch als Filter für die Intensität der sensorischen Informationen, die Zugang zu höheren Zentren im Gehirn erhalten. Auf diese Weise werden 99 % der Informationen, die das Bewusstsein erreichen, zunächst durch die retikuläre Formation gefiltert, weswegen sie auch als „Pförtner" des Bewusstseins bezeichnet wird. Sie spielt eine wichtige Rolle bei der Aufrechterhaltung der Aufmerksamkeit, sowohl durch die Regulierung des Erregungsniveaus als auch durch die Ausblendung ablenkender Informationen. Dadurch wird es möglich, die Aufmerksamkeit auf jeweils einen Aspekt einer Aufgabe zu lenken. Wir werden später darauf zurückkommen, wenn wir in den folgenden Kapiteln Probleme der Aufmerksamkeit, der Ablenkbarkeit und der sensorischen Überladung untersuchen.

Der *Pons* (Brücke) verbindet die Medulla mit dem Mittelhirn und besteht hauptsächlich aus Nervenbahnen, die die Großhirnrinde mit dem Rückenmark und dem Kleinhirn verbinden. Er ist an der Kontrolle von Schlaf und Träumen beteiligt und enthält auch ein Zentrum für diejenigen Hirnnerven, die das Gesicht mit Empfindungen und Bewegungen versorgen.

Das *Mittelhirn* weist die höchste Anzahl motorischer Neuronen im ZNS auf. Es ist der Ort, an dem die großen efferenten (absteigenden) motorischen Bahnen, die kortikospinalen Bahnen, in den Hirnstamm übergehen. Es koordiniert die Kopf- und Augenbewegungen und bestimmte posturale Reaktionen, insbesondere die Labyrinth-Kopfstellreaktionen, die entscheidend dazu beitragen, dass das Mittelhirn diese Funktionen effektiv ausführen kann.

Der *Kortex* (abgeleitet vom lateinischen Wort für Baumrinde) ist der am höchsten entwickelte Bereich des menschlichen Gehirns. Es ist die Ausgestaltung und Komplexität der Großhirnrinde wie auch der Kleinhirnrinde, die den Menschen von anderen Wirbeltierarten, sogar von unseren engsten Vettern, den Affen, unterscheidet und ihn in die Lage versetzt, eine ganze Reihe von Fähigkeiten zu entwickeln, die für den Menschen einzigartig sind. Dazu zählen die Fähigkeit, Werkzeuge herzustellen und zu benutzen, die Sprache, der Gebrauch von Symbolsprache und abstraktes Denken.

2.9 Der multisensorische Reflex – der Moro-Reflex

Moro war Professor für Kinderheilkunde in Heidelberg, der 1918 das heute als Moro-Reflex bekannte Reaktionsmuster ausführlich beschrieb. Moro glaubte, dass der Reflex *phylogenetisch* ein Klammerreflex sei, das frühe menschliche Äquivalent des Greifreflexes bei jungen Affen, die sich an das Fell ihrer Mutter klammern. Moro gab dem Reflex den Namen Umklammerungsreflex, aber heute ist er allgemein unter seinem Namen bekannt (**Abbildung 2-4**).

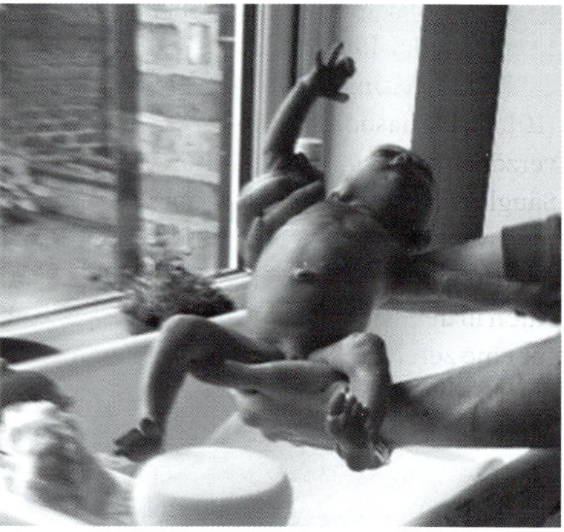

Abbildung 2-4: Der Moro-Reflex. Hinweis: Der Moro-Reflex ist in Abbildung 2-4 oben asymmetrisch, weil der Kopf des Babys zur Seite gedreht ist. Wenn sich der Kopf auf der Mittellinie befindet, ist die Reflexreaktion symmetrisch.

Phylogenese – die stammesgeschichtliche Entwicklung einer Art, einer Gattung oder einer Gruppe im Gegensatz zur Entwicklung eines Individuums.
Ontogenese – die Entwicklung eines Individuums von einer befruchteten Eizelle bis zur Reife.

Der Moro-Reflex ist bei einem gesunden, voll ausgetragenen Neugeborenen präsent. Die Überprüfung des Moro-Reflexes ist Teil der pädiatrischen Untersuchung des Neugeborenen, die kurz nach der Geburt durchgeführt wird. Ein schwacher oder fehlender Moro-Reflex wird bei Läsionen des oberen Motoneurons beobachtet. Ein asymmetrischer Moro-Reflex bei der Geburt kann auf eine Fraktur des Schlüsselbeins oder eine *Erb'sche Lähmung* hinweisen.

Bei der *Erb'schen Lähmung* werden der fünfte und sechste Hirnnerv beim Durchgang durch den Plexus brachialis unterschiedlich stark verletzt. Der Plexus brachialis ist ein Nervengeflecht, dessen Äste den Arm und Teile der Schulter innervieren. (Anm. d. Übers.)

Persistiert der Moro-Reflex über den 4. bis 6. Lebensmonat hinaus, gilt er als Hinweis auf eine Verzögerung der neurologischen Reifung [10], [11]. Chasnoff und Burns [12] stellten eine verzögerte Hemmung des Moro-Reflexes bei Säuglingen von drogenabhängigen Müttern fest, was darauf hindeutet, dass eine allgemeine Irritabilität des ZNS infolge der Drogenexposition in der Gebärmutter ein frühes Anzeichen für eine zerebrale Schädigung sein könnte. Auf einer anderen Ebene kann eine Persistenz des Moro-Reflexes auch die Etablierung der Kopfkontrolle, des freien Sitzens und das Erreichen weiterer motorischer Meilensteine verzögern.

Noch bedeutsamer als die Persistenz des Moro-Reflexes über die ersten 4 bis 6 Lebensmonate hinaus ist sein Fehlen in den ersten Lebenswochen. Säuglinge, die stark sediert sind oder die pränatal oder während der Geburt eine schwere zerebrale Schädigung erlitten haben, zeigen im Allgemeinen keinen Moro-Reflex. Wenn der Reflex präsent ist und dann wieder verschwindet, kann das auf einen *Kernikterus* hinweisen. Das Ausbleiben der Reaktion beim Neugeborenen muss nicht unbedingt auf eine Hirnerkrankung hindeuten, und bei Frühgeborenen kann es auch schwierig sein, den Reflex auszulösen [13]. „Die Reaktion wird im Allgemeinen als Massenreflex angesehen, der auftritt, wenn normale retikuläre Hirnstammmechanismen noch nicht unter signifikanter hemmender Kontrolle durch höhere Zentren stehen [13].“

Der *Kernikterus* ist eine Schädigung des Gehirns bei Neugeborenen, ausgelöst durch einen übermäßigen Anstieg von Bilirubin im Blut (Neugeborenengelbsucht).

Der Moro-Reflex wird normalerweise getestet, indem die Handfläche unter den Kopf des Babys gelegt und der Kopf unter das Niveau der Wirbelsäule gesenkt wird. Eine unerwartete vestibuläre Stimulation wie z.B. das schnelle Absenken des gesamten Körpers oder das Schlagen auf die Auflagefläche des Babys aktiviert ebenfalls den Moro-Reflex. Wenn der Kopf abgesenkt wird, öffnen sich die Arme und strecken sich aus (abduzieren), die Beine werden in geringerem Ausmaß abduziert. Es folgt ein plötzliches Einatmen, das Neugeborene „friert“ kurzzeitig in dieser Position ein, bevor die Arme über den Körper zurückkehren (adduzieren) und es gewöhnlich zu wimmern oder zu schreien beginnt (s. **Abbildung 2-4**).

Obwohl der Moro-Reflex in den ersten Lebenstagen am empfindlichsten auf vestibuläre Stimulation reagiert, kann er doch auch durch alle anderen plötzlichen oder unerwarteten sensorischen Vorkommnisse aktiviert werden. Er kann durch ein plötzliches lautes Geräusch, einen Lichtwechsel, eine schmerzhafte taktile Stimulation, eine Temperaturänderung oder durch die eigenen heftigen Bewegungen des Babys wie Kopfschütteln, Treten, Husten und Niesen ausgelöst werden. Mit anderen Worten: Er hat multisensorische Rezeptoren. Einige reflexauslösende Stimuli werden im Verlauf der Entwicklung etwas früher als andere gehemmt.

Der Moro-Reflex wird in den ersten 4 Monaten nach der Geburt gehemmt und dann allmählich durch eine reifere „Schreck“-Reaktion (Startle) ersetzt. Ist der Moro-Reflex in erster Linie eine Streckbewegung (Rückzug), gefolgt von einer Beugungs- oder Klammerphase, besteht die reife Schreckreaktion aus einem kurzen Erschrecken, gefolgt von *Einatmen,* Blinzeln und Hochziehen der Schultern. Kurz wird die Umgebung abgescannt, der auslösende Reiz geortet und dann entschieden, ob auf den Reiz reagiert wird oder ob er ignoriert werden soll. Während die reifere Schreckreaktion höhere Zentren im Gehirn in Bezug auf Aufmerksamkeit, Orientierung und gezielte Reaktion einschließt, wirkt der Moro-Reflex wie eine primitive Alarmreaktion, wobei zunächst die Reaktion einsetzt und erst einige Sekunden später das Gewahrwerden des Kontextes das Bewusstsein erreicht.

Alle Reflexe erfüllen vermutlich eine Funktion während der Entwicklungsphase, in der sie aktiv sind. So wird Daumenlutschen oder Bettnässen in einer frühen Lebensphase als normal angesehen, gilt aber in späteren Lebensphasen als unpassend. Haben die primitiven Reflexe in den ersten 6 Lebensmonaten einen positiven Einfluss, so wird ihr Einfluss zunehmend negativ, wenn sie über ihre normale Waltezeit hinaus aktiv bleiben.

In den ersten Lebensmonaten fungiert der Moro-Reflex als Alarmreflex, um das schutzlose Kind zu schützen, bevor es die posturale Kontrolle entwickelt, um entweder vor der Bedrohung zu seiner Bezugsperson zu fliehen oder um zu kämpfen.[2] Die erste Phase des Rückzugs ist eine Phase des Vermeidens. Die zweite Phase des „Festhaltens“ wird als Rückfall in eine frühere Zeit der Evolution aufgefasst, in der das Kind sich mit Hilfe des Greifreflexes Schutz suchend an seine Mutter klammern konnte. Der auf die Klammerphase gewöhnlich folgende verzweifelte Schrei stellt ein wirksames Mittel dar, um die sofortige Aufmerksamkeit der Mutter zu gewinnen. Die Rückzugsphase (Abduktion) versetzt den Säugling in einen Zustand extremer Muskelschwäche und momentanen „Einfrierens“; in der Umklammerungsphase (Adduktion) nimmt der Muskeltonus wieder zu. Emotional gesehen ist der Moro-Reflex eine Alarmreaktion, die mit Hilflosigkeit verbunden ist. Dies hat potenzielle Auswirkungen auf die emotionale Entwicklung, wenn er bis in spätere Lebensphasen persistiert.

Der Prozess einer normalen Entbindung hilft dem Baby dabei, sich auf die Atmung nach der Geburt vorzubereiten. Einige der damit verbundenen Mechanismen werden in **Kap. 6** weiter erörtert, wenn die Entwicklungsindikatoren für NMU, insbesondere die Ereignisse rund um die Geburt, genauer untersucht werden. Nicht alle Säuglinge beginnen jedoch bei der Geburt spontan zu atmen und bedürfen möglicherweise zusätzlicher Stimulation, um die Atmung in Gang zu setzen. Einige der Techniken, die zur Stimulation der Atmung bei der Geburt eingesetzt werden, wie z. B. Lageveränderung (Inversion), taktile Stimulation, Licht- oder Temperaturwechsel, lösen ebenfalls den Moro-Reflex aus. Die erste Phase des Moro-Reflexes besteht in einer raschen *Einatmung*, auf die in der zweiten Phase die *Ausatmung* folgt. Mit dem Moro-Reflex hat die Natur einen zweiten, zuverlässigen Mechanismus zur Stimulation der Atmung vorgesehen, wenn diese infolge einer Kombination aus leichter Hypoxie und dem Nachlassen der Thoraxkompression bei der Geburt nicht spontan begonnen hat.

Der Moro-Reflex ist auch mit einer erhöhten physiologischen Erregung verbunden, was zu einer Stimulation des sympathischen Teils des ANS führt, der an allen elementaren Überlebensfunktionen wie Atmung, Herzfrequenz, Blutdruck und Verdauung beteiligt ist. Das ANS hat zwei Hauptäste – den Sympathikus und den Parasympathikus.

Wenn der sympathische Teil des ANS stimuliert wird, führt dies zu einer erhöhten Aktivität, die den Körper auf Kampf oder Flucht vorbereitet, wobei Adrenalin als wichtigster chemischer

---

2 Die bedeutsamen Langzeitwirkungen der Flucht *zu* einer Bezugsperson sind im Zusammenhang mit der Bindungstheorie diskutiert worden. „Säuglinge und Kleinkinder neigen dazu, in der Gegenwart zu leben, und wenn sie keinen Zugang zu einer bekannten und vertrauenswürdigen Bezugsperson haben, protestieren sie gewöhnlich (wenn auch nicht immer) und werden hochgradig erregt. Wenn ihnen dann die Flucht zu einer Bezugsperson verwehrt wird, können sie versuchen um sich zu schlagen (fight)und anfangen zu schreien – einige vielleicht kurz und andere länger. Einige werden jedoch sichtlich verstört und schreien laut und anhaltend. Wenn Kampf- und Fluchtverhalten erfolglos sind, neigen Säuglinge und Kleinkinder zum Erstarren oder zur Dissoziation als psychologische Flucht. Der Grad der Dissoziation hängt von der Intensität und Dauer der wirklichen oder wahrgenommenen Bedrohung ab und kann bei Säuglingen vorübergehend die Bindungssuche deaktivieren. Ihre Sinne werden abgestumpft oder betäubt, so dass sie wieder funktionieren können, jedoch auf einem gedämpften Niveau“ [14]. Dies ist ein psychologisches Beispiel für die Stadien der Enthemmung, die als Folge sowohl physischer als auch emotionaler Ereignisse auftreten können: Steht also eine regulatorische Reaktion nicht zur Verfügung, ist das Individuum gezwungen, nach einer tieferen, primitiveren Reaktion zu suchen. Dies hat auch Auswirkungen auf emotionale Traumata im späteren Leben.

Botenstoff eingesetzt wird. Die Stimulation des Sympathikus führt zu sofortigen physiologischen Veränderungen, einschließlich der Erhöhung der Herzfrequenz, der Verengung der Blutgefäße zur Erhöhung des Blutdrucks und der Umlenkung des Blutes von der Verdauung zu den Muskeln. Die zweite Abteilung des ANS, das parasympathische Nervensystem, ist an der Erhaltung der Energieressourcen, der Aufrechterhaltung des Blutflusses zum Verdauungssystem zur Sicherung der Energieaufnahme aus der Nahrung, der Verlangsamung der Herz- und Atemfrequenz und der Senkung des Blutdrucks beteiligt. Die beiden Äste des ANS arbeiten in gegenseitiger Ergänzung, um die Homöostase in den physiologischen Funktionen aufrechtzuerhalten. Bei Stress verstärkt jedoch eine Abteilung ihren Einfluss und stimmt die physiologischen Prozesse auf die unmittelbaren Anforderungen der Umwelt ab.

Eine der Auswirkungen des Moro-Reflexes besteht darin, die Erregbarkeit als Reaktion auf bestimmte Reize zu erhöhen, indem die sympathische Aktivität gesteigert wird. Man nimmt an, dass dies eine Schutzfunktion in den ersten Lebensmonaten hat, wenn das unreife Nervensystem kaum in der Lage ist, sich selbst zu regulieren, insbesondere während des Schlafs. Es wurde vermutet [15], dass der Moro-Reflex der Erregungssteigerung dient, wenn sich die Atmung vermindert. Lipsitt vertrat die Auffassung, dass unterentwickelte Reflexe in den ersten Lebensmonaten mit dem plötzlichen Kindstod (*Sudden Infant Death Syndrome*, SIDS) in Verbindung gebracht werden könnten. Säuglinge zeigen in der Regel in den ersten 2 bis 4 Lebensmonaten eine „Wutreaktion", wenn die Atmung bedroht ist. „Tritt eine Atemblockade beim Essen oder z. B. durch Nasenschleim auf, zeigt das Kind nützliche Gegenreaktionen: Es zieht den Kopf zurück, schüttelt ihn hin und her und fuchtelt mit Armen und Beinen herum, als wolle es einen störenden Gegenstand entfernen. Eine solche reflexartige Abwehr gegen Atemblockaden entwickelt sich allmählich zu einem gezielteren, geschickteren Verhalten [...] Säuglinge, die aus irgendeinem Grund keine so starken Reflexaktionen zeigen, lernen mit geringerer Wahrscheinlichkeit reifere Abwehrmechanismen [16]." Andere haben vermutet, dass der Moro-Reflex bei Babys, die am SIDS sterben, zu schwach entwickelt sein könnte [17]. Goddard [18] vertrat die Ansicht, dass es eine Wechselbeziehung zwischen dem Moro-Reflex und dem Furcht-Lähmungsreflex in den ersten 4 Lebensmonaten geben könnte. Wenn der Moro-Reflex schwach ist oder aus irgendeinem Grund nicht ausgelöst wird, dann ist es der Furcht-Lähmungsreflex, zuerst von Kaada [19] im Zusammenhang mit dem SIDS diskutiert, der auf bedrohliche Ereignisse wie eine Atemblockade reagiert, bevor „höhere" Systeme aktiviert werden können. Dies ist wichtig, weil der Moro-Reflex und die Furcht-Lähmungsreaktion *entgegengesetzte* physiologische Reaktionen auf Stress auslösen, insbesondere in Bezug auf Atmung und kardiovaskuläre Reaktionen.

Hier ist auch der *ATNR* involviert (s. **Kap. 3**).

2.9.1 Der Furcht-Lähmungsreflex

Der Furcht-Lähmungsreflex wurde von Kaada als „ein angeborener atavistischer Furcht-Lähmungsreflex" [19] beschrieben, der im gesamten Tierreich als Reaktion auf Situationen, die extreme Angst hervorrufen, vorhanden ist. Wenn ein Tier einer Gefahr ausgesetzt ist, wie z. B. einem potenziellen Fressfeind, kann es mit Kampf oder Flucht (aktives Ausweichen) reagieren, oder „wenn keine Aktionen möglich sind, mit einem plötzlichen und lang anhaltenden Zustand der Unbeweglichkeit (passives Ausweichen). Dies kann entweder als Einfrieren bei Annäherung des Raubtiers oder als Angststarre (Tierhypnose) beobachtet werden [17]."

Die Furchtlähmungsreaktion kann bei einigen Tieren (z. B. Kaninchen) beobachtet werden, wenn sie nachts unerwartet in das Scheinwerferlicht eines Autos geraten. Anstatt wegzulaufen, um dem herannahenden Fahrzeug auszuweichen, erstarrt das aufgeschreckte Tier und bleibt wie angewurzelt an Ort und Stelle. Während das Totstellen wirksam sein kann, um der Entdeckung durch lebende Fressfeinde zu entgehen, hat sich dieser Mechanismus nicht an die Erfindung des modernen Automobils angepasst. Eine ähnliche Reaktion kann in der Tierhypnose beobachtet werden. Wenn eine Kreidelinie über den Boden gezogen und ein Huhn mit seinem Schnabel auf die Linie gesetzt wird, ist das Huhn nicht in der Lage, sich zu bewegen. (P. Blythe, persönliche Mitteilung) Entertainer wie Bühnenmagier nutzen den Reflex, um Tauben aus dem Nichts zu „zaubern". Einer der Auslöser für den Furcht-Lähmungsreflex bei Tieren ist die Inversion. Vögel können in einen Zustand vorübergehender Bewegungsunfähigkeit versetzt werden, indem man sie kopfüber an Haken aufhängt, die im Mantel des Magiers verborgen sind. Dreht der Magier den Vogel mit einer flamboyanten Handbewegung in die aufrechte Position zurück, wird der Vogel aus dem vorübergehenden Zustand der Unbeweglichkeit befreit und scheint wie aus dem Nichts in die Luft zu fliegen.

Potenzielle Auslöser des Furcht-Lähmungsreflexes sind sowohl multisensorisch und psychologisch wie auch physisch. Kaada vermutete, dass der Reflex eine Kettenreaktion in Gang setzen könnte, an der andere Reflexe beteiligt sind, die „die Atemwege und den Magen-Darm-Trakt sowie die Chemo- und Baro-Rezeptoren betreffen, die alle in die gleiche Richtung wirken und zu einer übermäßigen vagalen Herzinnervation beitragen." [19] Obwohl der Reflex sowohl durch Gedanken als auch durch äußere Ereignisse aktiviert werden und daher von jeder Ebene im Gehirn ausgelöst werden kann, sind seine Auswirkungen auf das spätere Verhalten signifikant, da er langfristig zu einer *verringerten* neokortikalen Kontrolle mit größerer Anfälligkeit für weniger reife Reaktionsmuster zu führen scheint, die sich bei der Aktivierung unangemessener „Schreck"-Reaktionen wechselseitig verstärken.

Die unterschiedlichen Phasen der Schreckreaktion sind gut bekannt:

- Einfrieren,
- Kampf oder Flucht (entweder weg von der Bedrohung oder hin zu einer Sicherheitsquelle),
- bewusstes Reagieren, einschließlich der Fähigkeit, sich zu orientieren, zu fokussieren, zu analysieren und zu entscheiden, wie auf den Stimulus zu reagieren ist.

Jede Phase oder Ebene der Reaktion hat eine entsprechende emotionale Verknüpfung und bewirkt charakteristische *Veränderungen* in der Funktionsweise des ANS.

Diese Phasen können auch im Entwicklungskontext der intrauterinen und postnatalen Reflexentwicklung betrachtet werden, wobei primitive Schreckreaktionen in reifere Reaktionen umgewandelt werden, wenn sich das Gehirn von der frühesten Rückzugsreaktion bis zur reifen Schreckreaktion entwickelt. Der Moro-Reflex mit seinen charakteristischen Merkmalen von Erregung und Reaktion fungiert als Vermittler zwischen der primitiven Rückzugsreaktion und einer reiferen Schreckreaktion [20]. Alle Ebenen bleiben potenziell ein Leben lang innerhalb des Systems aktiv, so dass bei extremer Gefahr, wenn der Organismus nicht zur Selbstverteidigung in der Lage ist, die Furcht-Lähmungsreaktion ausgelöst werden kann. Wird die Bedrohung so groß, dass eine aggressive Abwehrreaktion (Kampf) oder Flucht angebracht ist, kann der Moro-Reflex ausgelöst werden, aber die meiste Zeit ist der reife Erwachsene in der Lage, eine bewusste, durchdachte Entscheidung darüber zu treffen, wie auf Ereignisse in der Umwelt zu reagieren ist – es sei denn, die frühe Entwicklungssequenz ist gestört und die primitiven Reaktionen bleiben dominant (s. **Tabelle 2-2**).

Jede Phase der Entwicklung sollte die Widerstandskraft des Organismus gegenüber Schocks erhöhen, wenn höhere Strukturen reifen, doch bleiben alle Ebenen im System potenziell aktiv.

Tabelle 2-2: Entwicklung und Merkmale der Schreckreflexe

Reflexkategorie	Entstehungs-zeit	Charakteristische Bewegungs- oder Verhaltensreaktion	Ebene der Verschaltung	Schreckreflex –Typ
Intrauterin	5 bis 7,5 Wochen nach Konzeption	Rückzug und vorübergehendes Einfrieren	Rückenmark	Furcht-Lähmungsreflex
Primitiv (taktil)	9 bis 12 Wochen nach Konzeption	Entwicklung der vestibulären, Klammer- und Greifreflexe	Hirnstamm	Moro-Reflex
Postural	Von der Geburt bis zum Alter von 3,5 Jahren	Vorbewusste Kontrolle und Anpassung der Körperhaltung, Förderung der Kontrolle der Willkürmotorik	Mittelhirn	Reife Schreckreaktion (Strauss-Reflex)

Lipsitt [16] verwies auf frühere Arbeiten von Myrtle McGraw [21], die in den 1940er Jahren Studien über die neuromuskuläre Reifung von Säuglingen durchgeführt hat, die zeigten, dass „während der Zeit, in der ein Säugling von rein reflexiven zu willkürlichen Reaktionen übergeht, sein neurologisches System weitgehend desorganisiert ist. Dies gilt sogar für völlig normale Säuglinge, aber diejenigen, die gefährdet sind, am SIDS zu sterben (was am häufigsten in dieser Übergangszeit auftritt - 2 bis 4 Monate nach der Geburt), haben ein zusätzliches Handicap: Sie können um die Zeit der Geburt herum minimale Hirnschäden erlitten haben, wahrscheinlich durch einen vorübergehenden Sauerstoffverlust. Durch einen solchen Vorfall ist ihr Zentrales Nervensystem nicht ganz auf den kritischen Übergang von der reflexiven zur willkürlichen Kontrolle vorbereitet. Wenn ein solches Kind mit einer Atemblockade konfrontiert wird, kann es möglicherweise seinen Kopf nicht bewegen, nicht weinen oder sonstwie aktiv werden, bevor der Sauerstoffmangel zu Bewusstlosigkeit oder sogar zum Tod führt [15]“. Dies ist wichtig, weil die Aktivierung des primitiveren Furcht-Lähmungreflexes eine Reihe unmittelbarer physiologischer Veränderungen auslöst.

2.10 Merkmale des Furcht-Lähmungreflexes

Der Furcht-Lähmungsreflex wird als ein hochgradig wacher, aber unbeweglicher Zustand beschrieben, der eine oder mehrere nachfolgende körperliche Veränderungen umfasst:

- Immobilität wie „auf der Stelle angefroren“
- Atemstillstand
- schlaffer Muskeltonus
- Unfähigkeit, trotz hoher interner Erregung auf externe Ereignisse zu reagieren
- sofortige Verlangsamung der Herzfrequenz, die zu Herzrhythmusstörungen führt
- Blässe
- Blutdruckabfall
- abgesenkte Anfallsschwelle (Schock)
- Schluckbeschwerden, vorübergehende Lähmung der für das Sprechen notwendigen Muskeln von Pharynx und Larynx

Der Furcht-Lähmungsreflex erfüllt in *extremen* Situationen sowohl bei Menschen als auch bei Tieren eine Überlebensfunktion (s. **Tabelle 2-3**). Zum Beispiel macht es die Reaktion der „motorischen Ruhigstellung schwierig, die Beute zu entdecken, die *Antinozizeption* ist im Falle einer Verletzung von Vorteil und die *Bra-*

Tabelle 2-3: Auslösende Ereignisse und Stimulus für den Furcht-Lähmungsreflex

Auslösende Ereignisse	Art des Stimulus
Annäherung eines Fressfeindes	Furcht
Bewegungseinschränkung	Reaktionsunfähigkeit
Trennung	Hilflosigkeit
Inversion (Kopf nach unten)	Vestibulär
Plötzliches Geräusch/Tonfrequenz	Auditiv
Entfernte Bewegung oder Schatten	Peripheres Sehen
Schmerz	Gefühl von Gefährdung
Rauch	Olfaktorisch
Plötzliche Temperaturveränderung	Thermorezeptoren
Opiate	Biochemisch
Hilflosigkeit oder Hoffnungslosigkeit	Emotional
Unfähigkeit zu reagieren	Niederlage

dykardie ist Teil einer komplexen sauerstofferhaltenden kardiovaskulären Reaktion. Diese umfasst regionale Verlagerungen der Blutversorgung mit Verengung der meisten Gefäße, die Aufrechterhaltung des zentralen arteriellen Perfusionsdrucks und die Reservierung der begrenzten Sauerstoffspeicher für die lebenswichtigen Organe, wie bei spontan auftretenden längeren apnoischen Anfällen“. Kaada [19] vertrat die Ansicht, dass der Furcht-Lähmungsreflex eine Kettenreaktion auslöst, die „andere Reflexe mit demselben Endweg einschließt, so z.B. Reflexe, die die Atemwege und den Magen-Darm-Trakt betreffen, Chemo- und Barorezeptoren, die alle in die gleiche Richtung wirken und zu einer übermäßigen vagalen Herzinnervation beitragen.“ Dieser Auslösemechanismus kann nach oben oder nach unten verlaufen, d.h. vom Rückenmark hoch zum Kortex oder vom Kortex nach unten. Er vermutete auch, dass die beteiligten respiratorischen und kardiovaskulären Reaktionen mit den Tauch- und Rauchreflexen der Säugetiere zusammenhängen, die „anscheinend dieselben Hirnstammmechanismen und dieselben peripheren efferenten Pfade nutzen wie erstere.“

Antinozizeption – eine Verminderung der Schmerzempfindlichkeit, die innerhalb der Nervenzellen erzeugt wird, wenn sich ein Endorphin oder eine ähnliche opiumhaltige Substanz, z.B. ein Opioid, mit einem Rezeptor verbindet und damit die Wahrnehmung und die Reaktion auf nozizeptive (schädliche) Stimuli verringert.
Bradykardie – Verlangsamung der Herzfrequenz, bei einem Erwachsenen in der Regel weniger als 60 Schläge pro Minute.

Der Tauchreflex ist bei Wassersäugetieren wie Robben, Ottern und Delfinen vorhanden und existiert in schwächerer Form auch beim Menschen. Er wird ausgelöst, wenn kaltes Wasser mit dem Gesicht in Kontakt kommt oder wenn das Gesicht untergetaucht wird, und dann Rezeptoren in der Nasenhöhle und in den vom Trigeminusnerv versorgten Bereichen des Gesichts

Informationen an das Gehirn weiterleiten, die den Vagusnerv aktivieren. Dies führt zu einer sofortigen Bradykardie oder Verlangsamung der Herzfrequenz, wodurch der Bedarf an Sauerstoff im Blutkreislauf sinkt, sowie zu einer peripheren Vasokonstriktion der Blutgefäße, bei der Blut aus den Gliedmaßen und aus allen Organen mit Ausnahme des Herzens und des Gehirns gepumpt/abgezogen wird. Dadurch werden die lebenswichtigen Strukturen des Herzens und des Gehirns vor Schäden geschützt, so dass es möglich ist, längere Zeiträume unter Wasser ohne Schädigung des Gehirns zu überstehen. Der Tauchreflex kann auch „in Antizipation des Eintauchens, während des Untertauchens und bei beängstigenden Reizen“ auftreten. [19]

Man nimmt an, dass der fetale Tauchreflex, der auch eine Reaktion auf Stress ist, das Baby während der Geburt vor einer Hypoxie schützt. Bei Wassertieren wird durch das Tieftauchen eine Verlagerung der Blutversorgung in Gang gesetzt, bei der Organ- und Kreislaufmechanismen Plasma oder Wasser frei durch die Brusthöhle fließen lassen, so dass der Druck konstant bleibt und die Organe nicht zusammengedrückt werden. Blutplasma wird wieder resorbiert, wenn das Tier das unter Druck stehende Milieu verlässt. Obwohl dieses Stadium des Tauchreflexes beim Menschen nach der Geburt nicht auftritt, kann es dazu beitragen, dass der Fötus dem Druck der Wehen während der Geburt standhalten kann.

Während des uterinen Lebens ist der Tauchreflex von Natur aus inhibitorisch. Dies ist jedoch im postnatalen Leben nicht der Fall. Während der Erwachsene in der Regel auf Angst- oder Stressreize mit einer Kampf- und Fluchtreaktion reagiert, die durch erhöhten muskulären Blutfluss, verstärkte Atmung und Tachykardie (schnelle Herzfrequenz) gekennzeichnet ist, wird der Fötus mit vermindertem muskulärem Blutfluss gelähmt; die Atmung wird unterdrückt und wird bradykard. Diese sogenannte fetale Tauchreaktion ist wahrscheinlich eine sehr adäquate Reaktion, um während des Geburtsvorgangs Sauerstoff zu sparen. Normalerweise wird sie bei der Geburt umgekehrt, wahrscheinlich als Folge des Hormonschubs (des *Katecholaminschubs*), der kurz vor der Geburt bei einer vaginalen Entbindung auftritt [22].

Katecholaminschub – Plötzlicher Anstieg des Katecholaminspiegels, insbesondere des Adrenalinspiegels, der kurz vor der Geburt auftritt. Man nimmt an, dass dieser Hormonschub den Fötus-Ejektionsreflex aktiviert – die letzte starke Kontraktion, die das Kind bei der Geburt austreibt und es auf den Wechsel von einem Zustand der Hemmung vor der Geburt zu einer Erregung nach der Geburt vorbereitet.

In einer Reihe von (unveröffentlichten) Arbeiten, die Ende der 1980er und Anfang der 1990er Jahre auf der Grundlage von Kaadas Originalarbeiten verfasst wurden, vertrat ich die Meinung, dass ein schwacher Moro-Reflex das Kind im Schlaf, bei Trennung oder Stress anfälliger für den Furcht-Lähmungsreflex machen könnte [23]. Wie McGraw schon viele Jahre zuvor angedeutet hatte, neigt das Kind besonders in der Entwicklungsstufe zum Furcht-Lähmungsreflex, in der eine Verlagerung von rein reflexartigen zu willkürlich gesteuerten Reaktionen stattfindet. Der Moro-Reflex wird normalerweise zwischen dem 2. und 4. Lebensmonat gehemmt – die Zeit, in der die höchste Inzidenz von Fällen von SIDS verzeichnet wird. Der Moro-Reflex kann leicht aktiviert werden, wenn ein Baby auf dem Rücken liegt. Hingegen kann er gehemmt oder vorübergehend unterdrückt werden, wenn das Baby auf dem Bauch liegt und dabei seine Arme nicht bewegen kann. Seit Beginn der Kampagne „Back to Sleep“, bei der den Eltern geraten wird, Kleinkinder zum Schlafen immer auf den Rücken (back) zu legen, sind die Fälle von SIDS signifikant zurückgegangen. Beim Schlafen in Rückenlage ist der Moro-Reflex leichter auslösbar, um das Kind zu mobilisieren und die Atmung wiederherzustellen, sollte es zu einer Apnoe kommen.

2.11 Auslöser des Moro-Reflexes

- plötzliches, unerwartetes Ereignis jeglicher Art
- Stimulation des Labyrinths (vestibulär)
- Lärm (auditiv)
- plötzliche Bewegung oder Lichtwechsel (visuell)
- Schmerz, plötzliche Temperaturveränderung, grobe Behandlung (taktil)

2.12 Funktionen des Moro-Reflexes

- (Hemmung und Integration von Rückzugsreaktionen) Hypothese;
- bewirkt eine primitive Reaktion auf Positionsveränderungen,
- löst Alarm aus,
- stimuliert das sympathischen Nervensystem,
- kann dabei helfen, den ersten Atemzug zu initiieren,
- versetzt das Kind in Alarmbereitschaft, um Hilfe herbeirufen zu können.

2.13 Physiologische Reaktion auf den Moro-Reflex

- sofortige Erregung
- rasches Einatmen – Luft anhalten – Ausatmen, oft begleitet von einem Schrei
- Abduktion der Arme und – in geringerem Maße – der Beine, gefolgt von Adduktion
- Pupillenerweiterung
- Alarmierung des sympathischen Nervensystems und dadurch
  - Freisetzung von Adrenalin und Kortisol (Stresshormone)
  - Erhöhung der Atemfrequenz
  - Anstieg der Herzfrequenz
  - Anstieg des Blutdrucks
  - Rötung der Haut
  - evtl. Gefühlsausbruch (z. B. Schreien)

2.14 Auswirkungen eines persistierenden Moro-Reflexes

Wenn der Moro-Reflex über die ersten 4. bis 6. Lebensmonate hinaus aktiv bleibt, geht dies mit einer Überempfindlichkeit gegenüber vestibulärer Stimulation und anderen unerwarteten Ausprägungen sensorischer Erregung einher. Der Moro-Reflex ist ausgelöst und ausgeführt, *bevor* höhere Zentren im Gehirn unerwünschte sensorische Reize aus dem Bewusstsein filtern oder relevante sensorische Informationen verarbeiten und daraufhin eine Reaktion steuern können. Infolgedessen kann das Kind leicht durch konkurrierende Sinnesreize „überladen" werden und reagiert, ohne dass die Hirnrinde an der Entscheidung darüber beteiligt ist, ob die Reaktion angemessen ist – ein Fall von: Handle erst, denke später.

Sensorische Überladung als Folge eines persistierenden Moro-Reflexes kann aus verschiedenen Gründen erfolgen: Einerseits führt die Persistenz des Moro-Reflexes häufig zu Hypersensitivität, übermäßiger Wachsamkeit gegenüber zuvor als unangenehm erlebten Reizen und zu Überreaktion auf bestimmte sensorische Stimuli. Andererseits kann der Moro-Reflex als sekundärer Schutzmechanismus infolge einer primären Unreife oder Beeinträchtigung bestimmter sensorischer Systeme fortbestehen, etwa wenn ein Problem auf der Ebene der Sinnesorgane (Rezeptoren) besteht, wie z. B. ein visuelles Problem, eine Überempfindlichkeit gegenüber Geräuschen oder eine Unreife in den posturalen Mechanismen.

Sehen, Hören und Haltung geben Beispiele dafür, wie der Moro-Reflex als Folge einer spezifischen Beeinträchtigung ausgelöst und/oder beibehalten werden kann. Kurzsichtige Patienten, die Gegenstände und Personen in größeren Entfernungen nicht scharf sehen können, sind leichter zu erschrecken und zu verunsichern, wenn sie keine korrigierende Brille oder Kontaktlinsen tragen. Das liegt daran, dass sie mögliche sich nähernde Gefahren erst dann erkennen können, wenn die Bedrohung fast schon über sie hereingebrochen ist. Der Kortex hat nicht genügend Zeit, um eine Reaktion zu planen, so dass der Hirnstamm als „Verteidigungsreaktion" zuerst eingreift. In ähnlicher Weise haben Patienten mit einer Hörbeeinträchtigung ein reduziertes Entfernungsbewusstsein, so dass auch hier der Kortex weniger Zeit hat, sich gegen unangenehme oder unerwartete Geräusche zu verteidigen. Ältere Kinder oder Erwachsene mit unterentwickelten Halte-, Stell- und Gleichgewichtsreaktionen sind anfälliger für Gleichgewichtsprobleme, weshalb bei ihnen der Moro-Reflex leichter ausgelöst werden kann.

Auch physiologische Prozesse und emotionales Verhalten kann eine Persistenz des Moro-Reflexes beeinflussen. Aufgrund seiner Wirkung auf den inneren Erregungslevel kann nicht nur die Reaktion selbst, sondern schließlich auch die Antizipation einer unangenehmen Reaktion zu erhöhter Wachsamkeit führen. Persistiert der Moro-Reflex, so senkt er häufig die Reaktionsschwelle auf potenziell beängstigende Situationen. In einem unveröffentlichten Aufsatz über die Beziehung zwischen dem Moro-Reflex und Asthma beschrieb Cottrell [24], wie „dies durch eine Senkung der Reizschwelle geschieht, wodurch ein sehr verängstigtes Individuum entsteht, das auf potenzielle Bedrohungen[3] überreagiert und hypersensitiv ist. Dies trifft insbesondere auf die auditive Modalität zu." Es gilt aber auch für vestibuläre und visuelle Stimuli, wenn die posturale Kontrolle unreif ist. Auf diese Weise wird ein Teufelskreis von Überempfindlichkeit – Überreaktion – erhöhter Empfindlichkeit in Gang gesetzt.

Ein älteres Kind mit einem persistierenden Moro-Reflex neigt nicht nur zu Überreaktionen auf bestimmte Reize, sondern auch zur Überempfindlichkeit gegenüber Ereignissen und Situationen, die diese Reaktion auslösen *könnten*. Obwohl es lernen kann, die *äußeren* Anzeichen des Reflexes in den meisten Situationen zu überspielen, neigt es dazu, eine sekundäre Angst vor der Angst oder eine *antizipierende Ängstlichkeit* vor jeder Situation zu entwickeln, die – oft auf einer unterbewussten Ebene – Gefühle im Zusammenhang mit der Moro-Reaktion hervorrufen könnte. Dies kann zu Verhaltensweisen führen, die unreif und unangemessen erscheinen, die aber eine adaptive Funktion erfüllen, im alltäglichen Leben mit dem Reflex klar zu kommen. Diese Kinder sind paradoxerweise einerseits hochgradig sensibel, einfühlsam und phantasievoll, andererseits aber auch unreif, fordernd und manipulativ. Dabei stehen ihnen zwei gegensätzliche Strategien zur Bewältigung ihres alltäglichen Lebens zur Verfügung:

1. Es entwickelt sich zu einem ängstlichen Kind, das vor neuen Menschen und Erfahrungen zurückscheut (sich zurückzieht), gröbere körperliche Aktivitäten wie Kontaktsportarten ablehnt, es schwierig findet, Beziehungen zu Gleichaltrigen aufzubauen, während es scheinbar gut mit Erwachsenen auskommt, und Schwierigkeiten hat, körperliche Zuneigung zu akzeptieren oder zu zeigen.
2. Es entwickelt sich zu einem hyperaktiven, leicht erregbaren Kind, das die Körpersprache anderer nicht deuten kann und das Situationen dominieren muss, um diese an seine Bedürfnisse anzupassen.

Bei jeder dieser beiden Strategien wird ein Kind dazu tendieren, Situationen zu manipulieren, weil es ihm nicht gelingt, seine Erregung auf bestimmte Reize hin angemessen zu regulieren.

So entwickeln sich Kinder, die dazu neigen, sich an Vertrautes zu klammern und Veränderungen abzulehnen, und die versuchen, Menschen und Situationen zu manipulieren, um ihre eigenen Reaktionen auf neue Situationen besser unter Kontrolle zu halten. Denn neue Situationen erfordern in der Regel die Fähigkeit, spontan auf flexible Weise zu reagieren (Anpassungsfähigkeit). Häufig besteht eine Diskrepanz zwischen verbalem, emotionalem und sozialem Verhalten, was zu Problemen bei der sozialen Integration führt, insbesondere bei Beziehungen

3 Die Autorin hat die Formulierung „jede Bedrohung" in „potenzielle Bedrohung" geändert.

mit Gleichaltrigen. Das vom Moro-Reflex getriebene Kind kann in sozialen Situationen zurückgezogen und ängstlich erscheinen oder zu Überheblichkeit und Kontrollverhalten neigen. Es sind häufig die Kinder, die auf dem Spielplatz „gehänselt" werden, weil andere Kinder erkennen, dass sie „anders" sind und dass sie auf Provokationen leicht überreagieren. Die Verhaltensmerkmale und längerfristigen Auswirkungen eines persistierenden Moro-Reflexes sind nicht auf Kinder beschränkt. Sie können auch bei Erwachsenen vorhanden sein, die unter Angst- und Panikstörungen leiden [25]. Es gibt auch Hinweise auf einen Zusammenhang zwischen einem persistierenden Moro-Reflex und einer Vorgeschichte von Allergien und einer beeinträchtigten Immunabwehr. Der Moro-Reflex muss hierfür nicht notwendigerweise die primäre Ursache sein, obwohl die Biochemie der Angst – ein Merkmal eines persistierenden Moro-Reflexes – die Funktion des Immunsystems im Laufe der Zeit beeinflussen kann. Umgekehrt können Störungen in der Funktion des biochemischen Systems, wie z. B. eine erhöhte Durchlässigkeit der Darmschleimhaut (Leaky-Gut-Syndrom), Nahrungsmittelunverträglichkeiten und hormonelle Störungen die Funktionsfähigkeit des ZNS beeinträchtigen. Obwohl sich der Moro-Reflex manchmal zurückbildet, wenn biochemische Probleme behoben werden, so ist dies ja ein Hinweis darauf, dass der primitive Reflex persistiert hat oder wieder *enthemmt* wurde, um eine Schutzfunktion zu erfüllen, da andere Systeme (in diesem Fall das biochemische Botenstoffsystem) mit Auswirkungen auf die Funktionstüchtigkeit des ZNS ausfielen.

Andere langfristige Auswirkungen des Moro-Reflexes stehen im Zusammenhang mit seiner Rolle bei der Stimulierung des sympathischen Nervensystems, was nicht nur zu Erregung, sondern auch zur Ausschüttung von Adrenalin und Kortisol führt – von Hormonen also, die aufs engste mit Stressreaktionen in Verbindung gebracht werden. Eine dauerhafte Überstimulation der Stresshormone kann auch zu einer Adrenal Fatigue (Ermüdung) führen, die die Immunabwehr entweder durch Erschöpfung oder durch Überstimulation beeinträchtigt, wobei erstere die Infektabwehr beeinflusst und letztere mit der Entwicklung allergischer Reaktionen assoziiert wird.

Eine Persistenz primitiver Reflexe wird auch mit einem Entwicklungsrückstand in Verbindung gebracht: Bestimmte Fähigkeiten werden auf dem Niveau eines viel jüngeren Kindes „zurückgehalten", trotz normaler Entwicklung in anderen Bereichen und trotz einer durchschnittlichen oder überdurchschnittlichen Intelligenz. Ein Beispiel dafür ist der Effekt der „visuellen Stimulusgebundenheit". Dieser beschreibt die Unfähigkeit, irrelevante visuelle Reize innerhalb eines bestimmten Gesichtsfeldes zu ignorieren. Bezogen auf sein Entwicklungsalter ist ein Baby in den ersten 2 Lebensmonaten, in denen das unreife visuelle System noch lernen muss, visuelle Informationen wie ein Erwachsener zu verarbeiten, natürlicherweise noch reizgebunden. In den ersten Lebenswochen werden die Augen eines Babys auf Kosten der zentralen Fokussierung an die Peripherie von Objekten gezogen. „Ohne einen Kortex, der seinen Blick lenkt, beobachtet das Baby den Teil eines Objekts, der ihm jeweils gerade ins Auge fällt, und denkt nicht daran, andere Bereiche zu untersuchen. Die Umrisse der Dinge sind größer als die Elemente im Inneren und kontrastieren oft stärker mit den Hintergründen, so dass sie die Aufmerksamkeit des Babys gänzlich auf sich ziehen [26]." Das bedeutet, dass ein Baby die Konturen der Frisur seiner Mutter in den ersten Lebenswochen besser erkennt als das Gesamt-„Bild" ihres Gesichts. Die Augen des Babys richten sich eher auf alles, was heller oder glänzender ist oder sich in seinem Gesichtsfeld bewegt. Sie fixieren sich auf einen Punkt am Rand, wobei es die Welt in kleinen Stücken und nicht als Ganzes sieht (*fragmentierte visuelle Wahrnehmung*). Im Alter von 4 Monaten, wenn der Moro-Reflex gehemmt ist, verbessert sich auch die Fähigkeit des Babys, eine zentrierte, fokussierte Aufmerksamkeit aufrechtzuerhalten.

Fragmentierte visuelle Wahrnehmung ist ein Merkmal einiger Autismus-Spektrum-Störungen (ASS).

Eine weitere Auswirkung des Moro-Reflexes betrifft das Licht. Licht gelangt durch die Pupille ins Auge. Die Pupille ist eine winzige Blende, die sich verengt oder erweitert, damit das Licht auf die dahinter liegende Linse gebündelt trifft. Normalerweise passt sich die Größe der Pupille der Lichtintensität an, indem sie sich entsprechend verengt oder erweitert; aber wenn der Moro-Reflex ausgelöst wird, kommt es zu einer vorübergehenden Erweiterung der Pupille, so dass mehr Licht in das Auge eindringt. Im Inneren des Augapfels befindet sich eine Schicht lichtempfindlicher Zellen – die Netzhaut –, die wiederum zwei Typen lichtempfindlicher Zellen enthält: lange, dünne, stabförmige Zellen, die als Reaktion auf Licht elektrische Impulse erzeugen, und zapfenförmige Zellen, die auf Farbe und feine Details reagieren. Die farbempfindlichen Zapfenzellen sind in der Mitte der Netzhaut – der *Fovea* oder Makula – konzentriert und hier auf der Fovea wird der Großteil des Lichts gebündelt.

Fovea – eine kleine Grube oder zentrale Vertiefung in der Makula der Netzhaut, dort, wo sie sehr dünn ist, so dass die Lichtstrahlen freien Durchgang zur Schicht der Fotorezeptoren, meist Zapfen, haben. Dies ist der Bereich des schärfsten Sehens, auf den die Sehachse gerichtet ist.

Die Fovea ist bei der Geburt noch unreif. Dies ist deshalb von Bedeutung, weil sie der Teil der Netzhaut ist, der die höchste Bildauflösung und Dichte an zapfenförmigen (farbempfindlichen) Zellen aufweist. Außerdem befindet sich der Bereich des schärfsten Sehens im Zentrum der Fovea. Die peripheren Stäbchenzellen funktionieren unter schlechten Lichtbedingungen besser, aber das Bild ist nicht so scharf. Erwachsene, die mit der Fovea nicht sehen können (ähnlich dem Sehvermögen eines Babys in den ersten 2 bis 4 Lebensmonaten), sind empfindlicher gegenüber blauem Licht im Farbspektrum.

Eine Studie, die die spektrale Empfindlichkeit von 28 Babys weiblichen Geschlechts untersuchte [27], ergab, dass Babys bis zum Alter von 4 Monaten vergleichsweise empfindlich auf blaues Licht reagieren. Diese Empfindlichkeit verschiebt sich jedoch ab dem 4. Monat zu gelbem Licht, was auch eher dem reifen Sehen wie auch der Farbe entspricht, die in vielen Blendschutzvorrichtungen verwendet wird. Licht, das viele Blauanteile enthält, scheint übermäßig stark zu sein und hat den Effekt, die Helligkeit des ultravioletten Lichts noch zu erhöhen. Daphne und Charles Maurer erklären in ihrem Buch über die Sinneswelt des Neugeborenen [26], wie bei einer relativen Empfindlichkeit gegenüber blauem Licht „Weißes oft heller aussieht; denn weiße Farben, weiße Papiere und weiße Stoffe enthalten üblicherweise fluoreszierende Aufheller, die durch Widerspiegelung ultravioletten Lichts wirken."

Die Empfindlichkeit gegenüber hellen und dunklen Kontrasten ist ein Merkmal des *skotopischen Sensitivitätssyndroms* (SSS). Das SSS beschreibt ein Syndrom, das auf der von Helen Irlen Anfang der 1980er Jahre erstmals untersuchten Theorie beruht, dass bestimmte Wellenlängen des Lichts die Sehbahnen zwischen Auge und Gehirn stören. Irlen beobachtete, dass einige Menschen mit schlechter Lesefähigkeit eine deutliche und sofortige Verbesserung zeigten, wenn sie die Buchseiten einfach mit Farbfiltern oder Folien überdeckten. Durch die Zwischenschaltung von Farbe zwischen dem Auge und dem Schwarz-Weiß-Kontrast auf der Seite wurden die visuelle Schärfe, der Figur-Grund-Effekt (die Fähigkeit, Vorder- und Hintergrund zu trennen) und die Stabilität des Bildes auf der Seite verbessert. Das Bild wird präziser auf das Zentrum der Fovea fokussiert, wo die Dichte der Farbrezeptoren höher ist.

2.15 Symptome von SSS

Lichtempfindlichkeit, verursacht durch:

- helles Sonnenlicht oder helle Beleuchtung
- Neonröhren (die eine hohe Konzentration ultravioletten (blauen) Lichts enthalten)
- Blendung durch Lichter, z. B. entgegenkommende Scheinwerfer, die das Fahren bei Nacht erschweren.

Kontrastempfindlichkeit, verursacht durch

- schwarzen Druck auf weißem Papier; der Druck oder der Hintergrund kann sich zu bewegen scheinen, was das Lesen beeinträchtigt
- gestreifte, auffällige oder plakative Muster auf Möbeln, Kleidung usw.; die Muster scheinen sich zu bewegen oder ihre Form zu verändern
- vertikale oder horizontale Fensterjalousien, bei denen das Licht durch die Lücken scheint
- Wechsel von Licht und Schatten, wie beim Fahren durch eine Baumallee an einem sonnigen Tag (manchmal auch als Pappel-Effekt bekannt)

Eingeschränktes Sichtfeld:

- Es erscheinen nur einige Buchstaben eines Wortes oder einer Seite klar, während der Rest unscharf ist. Dies kann das Lesen und die Rechtschreibung beeinträchtigen.

Schlechte Tiefenwahrnehmung mit Auswirkung auf:

- die räumliche Wahrnehmung
- Beurteilung der Geschwindigkeit, Zeit und Entfernung sich bewegender Objekte, wie z. B. beim Fangen eines Balls und beim Fahren von Rolltreppen
- Figur-Grund-Effekt, z. B. beim Überqueren einer Brücke
- Objekt-Schwindel (Gefühl, dass die Außenwelt sich dreht)

Schlechte Aufmerksamkeit und Konzentration:

- Schwierigkeiten bei der visuellen Verarbeitung beeinträchtigen Konzentration und Aufmerksamkeit, das Bei-der-Sache-bleiben und das Aufrechterhalten der Aufmerksamkeit bei visuellen Aufgaben
- visuelle Verarbeitungsprobleme, auch mit erhöhter Ängstlichkeit verbunden

Somatische Symptome:

- Kopfschmerzen
- Migräne
- Ermüdung

> Nicht alle Menschen mit SSS haben einen persistierenden Moro-Reflex; ebenso wenig leiden alle Menschen mit Anzeichen eines Moro-Reflexes an SSS. Wenn beide Zustände nebeneinander bestehen, wird in einigen Fällen die Hemmung des Moro-Reflexes die Lichtempfindlichkeit verringern und die Verwendung von farbigen Filtern überflüssig machen.

Empirische Befunde aus der klinischen Beobachtung haben gezeigt, dass ältere Kinder und Erwachsene, die Spuren eines *Moro-Reflexes* aufweisen, dazu neigen, überempfindlich auf Licht (photosensitiv) zu reagieren. Obwohl nicht behauptet werden kann, dass die Persistenz des Moro-Reflexes die *Ursache* für Lichtempfindlichkeit ist, haben in einigen Fällen Kinder, die zum Überwinden ihrer Leseprobleme (verschwommener Text, Buchstaben, die sich zu bewegen scheinen) zuvor farbige Folien oder getönte Linsen gebrauchten, nach der Durchführung eines Programms zur Ausreifung und Hemmung der Reflexe[4] festgestellt, dass sie auf diese Hilfsmittel verzichten konnten. Mit anderen Worten: Es scheint einen Zusammenhang zu geben zwischen Lichtempfindlichkeit, visueller Stimulusgebundenheit, Unreife in den Sehfunktionen und in einigen Fällen einem persistierenden Moro-Reflex.

---

4 Das INPP-Programm.

2.16 Allgemeine Symptome, die mit einem persistierenden Moro-Reflex assoziiert werden

- Hypersensitivität und Überreaktion auf plötzliche Reize;
- Vestibulär bedingte Probleme wie Reisekrankheit, die über die Pubertät hinaus andauert, Schwerkraftverunsicherung;
- Beeinträchtigung von Gleichgewicht und Koordination;
- Schwierigkeit, einen Ball zu fangen oder sich schnell nähernde visuelle Reize zu berechnen;
- unreife Augenbewegungen und visuelle Wahrnehmungsfähigkeiten, insbesondere Stimulusgebundenheit (die Unfähigkeit, irrelevante visuelle Informationen innerhalb eines gegebenen Gesichtsfeldes zu ignorieren); dies kann zu Schwierigkeiten bei der Aufrechterhaltung der visuellen Aufmerksamkeit und zu erhöhter Ablenkbarkeit führen;
- Überempfindlichkeit auf bestimmte sensorische Reize;
- verzögerte Pupillenverengung bei hellem Licht mit der Folge von Lichtempfindlichkeit;
- Nebennierenschwäche als Folge leicht auszulösender Kampf-/Fluchtreaktionen;
- Konzentrationsprobleme.

2.16.1 Verbindungen zur auditiven Verarbeitung

Viele Kinder und Erwachsene mit einem persistierenden Moro-Reflex neigen ebenfalls verstärkt zu einer Überempfindlichkeit gegenüber Geräuschen, z. B. lautem Lärm, unerwarteten Geräuschen oder bestimmten Tonfrequenzen. Letzter Punkt trifft besonders auf einige Kinder mit einer diagnostizierten ASS zu. Eine spezifische Form der Klangtherapie, das sogenannte Auditive Integrations-Training (AIT), bei dem bestimmte Klangfrequenzen ausgewählt werden und die Stimulation für jedes Ohr randomisiert wird, hat sich in einigen Fällen als nützlich erwiesen, um auditive Überempfindlichkeit zu reduzieren. Warum könnte dies der Fall sein? Und was ist die mögliche Verbindung zum Moro-Reflex?

Randomisierung bei AIT – Klänge werden in zufälligen Abständen von einem zum anderen Ohr geleitet.

Um diese Fragen zu beantworten, ist es notwendig, sich die Theorie erneut in Erinnerung zu rufen, dass die Persistenz primitiver Reflexe über das 1. Lebensjahr hinaus mit einem Entwicklungsrückstand in mehreren Funktionen verbunden ist. Dies veranschaulicht die Tatsache, dass die Hemmung des Moro-Reflexes im Alter von etwa 4 Monaten nach der Geburt und die parallele Entwicklung eines anderen Reflexes, des akustischen Stapediusreflexes (der das Ohr vor lauten Geräuschen schützt), normalerweise die Fähigkeit verbessert, irrelevante oder unangenehme Geräusche herauszufiltern oder auszublenden.

Der akustische Stapediusreflex entwickelt sich zwischen dem 2. und 4. Lebensmonat und besteht aus einer Kontraktion des Stapediusmuskels des Mittelohrs als Reaktion auf laute Geräusche. Der Stapediusmuskel, der kleinste Muskel des menschlichen Körpers, ist am Steigbügelknochen befestigt. Wenn das Ohr lauten Geräuschen ausgesetzt ist, bewirkt der akustische Stapediusreflex eine unwillkürliche Kontraktion des Steigbügelmuskels innerhalb von 30 ms nach der Geräuschexposition. Diese Kontraktion des Steigbügelmuskels reduziert die Bewegung des Steigbügels, wodurch die Intensität der auf die *Cochlea* übertragenen Schwingungen verringert wird. Wenn die Kontraktion eintritt, reduziert sie die Intensität des an das Innenohr übertragenen Schalls faktisch um bis zu 20 Dezibel. Auch kurz bevor eine Person zum Sprechen ansetzt, sollte dieser Reflex ausgelöst werden, um Interferenzen durch den Klang der eigenen Stimme zu vermeiden.

(Wenn wir Geräusche von außen hören, werden sie hauptsächlich über die Luftleitung empfangen, aber wenn wir die Stimme benutzen, empfängt das Ohr Schwingungen von innen über die Knochenleitung *und*, etwas später, von außen über die Luftleitung). Zusammenfassend lässt sich sagen, dass die Hauptfunktion des akustischen Stapediusreflexes darin besteht, das Ohr vor lauten und störenden Geräuschen und vor Interferenzen durch die Laute der eigenen Stimme zu schützen.

Cochlea – ein Teil des Innenohrs, der an die Form eines Schneckengehäuses erinnert. Er umfasst das Corti-Organ, die Stria vascularis, sowie Endolymphe und Perilymphe. Die Cochlea ist der Sitz der eigentlichen Schallempfindung.

Ist der akustische Stapediusreflex nicht gut entwickelt, kann das Kind überempfindlich auf laute Geräusche, auf bestimmte Tonfrequenzen oder auf den Klang seiner eigenen Stimme reagieren. Dafür kann es viele Gründe geben: Die Entwicklung des Reflexes kann durch eine Vorgeschichte von häufigen *HNO-Infektionen* (HNO = Hals-Nasen-Ohren) in den ersten 3 Lebensjahren beeinträchtigt worden sein, was zu Phasen wiederkehrender Hörbeeinträchtigungen führen kann. In Phasen verminderten Hörvermögens wird der Reflex nicht an der normalen Reizschwelle ausgelöst, was zur Folge hat, dass bei Wiederherstellung des Hörvermögens der Reflex in seiner Intensität nachlässt. In Ermangelung eines adäquaten Schutzmechanismus gegen laute oder unerwünschte Geräusche kann der Moro-Reflex dann leicht durch akustische Stimuli ausgelöst werden. Wichtig ist zudem, dass der akustische Stapediusreflex nicht vor extrem lauten Geräuschen, wie z. B. einem Gewehrschuss, schützen kann. Denn solche Geräusche breiten sich schneller aus als die Zeit, die der Reflex benötigt, um eine vollständige Kontraktion des Stapediusmuskels zu bewirken (100–200 ms). Unter den meisten anderen Bedingungen sollte er aber funktionieren. Cantrell et al. [28] berichteten über Anomalien bei neurologischen Störungen. Die Verarbeitung von Schall durch das Gehirn kann auch als Stressfaktor für Menschen wahrgenommen werden. Die auditive Orientierung, der reife Schreckreflex und der Schutzmechanismus wandeln Schallreize in Aktion um und durch neuronale Mechanismen wie „Kampf-oder-Flucht" manchmal auch in stressinduzierte körperliche Veränderungen [29], die den Moro-Reflex auslösen können.

Das Hörvermögen kann noch bis zu 8 Wochen nach Abklingen der akuten Phase einer Mittelohrentzündung (Otitis media) beeinträchtigt sein.

Die als AIT bekannte Methode des auditiven Trainings trägt wahrscheinlich dazu bei, die Überempfindlichkeit gegenüber Geräuschen zu reduzieren, indem der akustische Stapediusreflex durch randomisierte Stimulation jedes Ohres „trainiert" wird. Andere Formen von Klangtherapie können helfen, indem sie die Toleranz gegenüber bestimmten Schallfrequenzen verbessern (Habituation), die laterale Verarbeitung verbessern (kortikale Selektivität) und die Fähigkeit zur Geräuschlokalisierung entwickeln. Die Fähigkeit, die Geräuschquelle zu lokalisieren, ist wichtig, da dies der erste Schritt zu einer bewussten Entscheidung ist, entweder weiterhin auf das Geräusch zu achten oder es zu ignorieren. Spezifische Probleme bei der auditiven Verarbeitung werden in **Kap. 11** ausführlich behandelt und es wird der Frage nachgegangen, welche anderen Interventionsmethoden zusätzlich zu einem spezifischen Programm zur Ausreifung und Hemmung primitiver Reflexe Veränderungen im Reflexprofil einer Person bewirken können.

2.16.2 Auswirkungen auf das Verhalten

Cottrell [24] beschrieb, wie „alle primitiven Reflexe (im Falle ihrer Persistenz) einen Kompensationsmechanismus von höheren Zentren des Gehirns benötigen. Der Moro-Reflex als Schreckreflex fordert eine zwingende Wirkung ein. Dies bedarf mehrerer unterschiedlicher Arten der Kompensation. Die erste ist der normale Mechanismus, die muskuläre Reaktion unter Kontrolle zu bringen. Da die typische Reaktion des Moros auf einen Schreck darin besteht, die Arme weit auszubreiten und tief einzuatmen, muss dies unterbunden werden. Dies geschieht durch ein beträchtliches Maß an Anspannung und eine rigide Kontrolle des Muskeltonus." Die Persistenz primitiver Reflexe führt also dazu, dass ein hohes Maß an Kompensation durch fortwährende mentale und körperliche Anstrengung eingesetzt werden muss, um die Auswirkungen des/der Reflexe(s) im alltäglichen Leben zu kontrollieren. Dies kann sich in unterschiedlichen charakteristischen Verhaltensmustern zeigen, wobei nicht alle damit verbundenen Probleme immer bei einer Person auftreten müssen. Die Ausprägung der jeweiligen Verhaltensmuster variiert je nach Altersgruppe und individuellen Umständen. Auf die Auswirkungen eines persistierenden Moro-Reflexes auf Erwachsene wird in **Kap. 9** eingegangen.

2.17 Auswirkungen eines persistierenden Moro-Reflexes auf das Verhalten

- Unsicherheit
- generalisierte Angst und/oder Furchtsamkeit
- Abneigung gegen plötzliche unerwartete Ereignisse, z. B. laute Geräusche, helles Licht
- mangelnde Anpassungsfähigkeit und Abneigung gegen Veränderungen
- leichte Ablenkbarkeit
- körperliche Ängstlichkeit – Ablehnung oder Vermeidung rauer Kontaktsportarten
- unter Stress Neigung zum Hyperventilieren
- schlechte Regulierung des Energielevels – Tendenz, entweder ständig „auf dem Sprung" oder erschöpft zu sein

2.17.1 Mögliche sekundäre psychologische Auswirkungen

Zu den möglichen sekundären psychologischen Auswirkungen gehören [15], [30], [31]:

- generalisierte Angststörung
- übermäßige Reaktion auf Reize:
  1. schlechte Regulierung des emotionalen Befindens, was zu emotionaler Labilität und Stimmungsschwankungen führt;
  2. verspannter Muskeltonus (Körperpanzerung) mit einer Tendenz, Gefühle zu unterdrücken, was manchmal zu emotionalen Ausbrüchen führt (kann die Emotionen nicht mehr eindämmen) oder zur Entwicklung somatischer Symptome wie Kopfschmerzen, Verdauungsprobleme oder anderer psychosomatischer Beschwerden.
- mangelndes Selbstbewusstsein, das zu einem schwachen Ego und geringem Selbstwertgefühl führt mit den möglichen Folgen von
  1. Unsicherheit und/oder Abhängigkeit sowie Notwendigkeit, in einer sicheren „kontrollierten" Umgebung zu bleiben;
  2. Notwendigkeit, Ereignisse zu kontrollieren oder zu manipulieren.
- Neigung zu sensorischer Überladung in belebten oder neuartigen Umgebungen

Der Moro-Reflex ist der einzige der primitiven Reflexe, der multisensorische Effektoren hat. Andere reagieren nur auf einen einzigen Typ eines sensorischen Stimulus. In **Kap. 3** und **Kap. 4** werden wir die Rolle anderer Reflexe in der Entwicklung betrachten, die spezifisch auf Lageveränderungen und auf Berührung reagieren.

Referenzen

1. Brodal P. The central nervous system. Structure and function. Oxford: Oxford University Press; 1998.
2. Sherrington C. The integrative function of the nervous system. Cambridge: Cambridge University Press; 1906.
3. Hooker D. The prenatal origin of behaviour. Lawrence, KS: University of Kansas Press; 1952.

4. Humphrey T. Some correlations between the appearance of human fetal reflexes and the development of the nervous system. Progress in Brain Research. 1964;4:93–135. https://doi.org/10.1016/S0079-6123(08)61273-X
5. Towen B. Neurological development in infancy. London:William Heinemann Medical Books;1976.
6. Hooker D, Hare C. Early human fetal behaviour with a preliminary note on double simultaneous fetal stimulation. Research Publications – Association for Research in Nervous and Mental Disease. 1954;33:98–113.
7. Capute AJ, Accardo PJ. Developmental disabilities in infancy and childhood. Baltimore, MD: Paul H. Brookes Publishing; 1991.
8. Rosenberg K, Trevathen WR. The evolution of human birth. Scientific American. 2001;285(5): 77–81. https://doi.org/10.1038/scientificamerican1101-72
9. Blythe P. Paper presented to the 4th European Conference of Neuro-developmental Delay in Children with Specific Learning Difficulties. 09.1990; Guernsey. 1990.
10. Mitchell RG. The Moro reflex. Cerebral Palsy Bulletin. 1960;2:135–41.
11. Parmelee AH. A critical evaluation of the Moro reflex. Pediatrics. 1964;33:773–88.
12. Chasnoff IL, Burns WJ. The Moro reaction: a scoring system for neonatal narcotic withdrawal. Developmental Medicine and Child Neurology. 1984;26:484–9.
13. Van Allen MW, Rodnitzky RL. Pictorial manual of neurological tests. Chicago, IL: Year Book Medical Publishers; 1981.
14. Bowlby R. 2008. Säuglinge und Kleinkinder in nicht elterlicher Tagesbetreuung können Stress und Ängste vermeiden, wenn sie eine dauerhafte sekundäre Bindungsbeziehung zu einer Pflegeperson entwickeln, die durchweg für sie zugänglich ist. Bindung und menschliche Entwicklung 9/4:307–319.
15. Goddard SA. Reflexes, learning and behavior. Eugene, OR: Fern Ridge Press; 2002.
16. Lipsitt LP. Conditioning the rage to live. Psychology Today. 1980;1980(February):124.
17. Pucher G, et al. Quantitative assessment of the Moro reflex: an attempt to identify infants at risk for SIDS? Biomedizinische Technik Biomedical Engineering. 1987;32(5):112–7. https://doi.org/10.1515/bmte.1987.32.5.112
18. Goddard SA. INPP monograph series. Bd. 1, The fear paralysis and its interaction with the primitive reflexes. Chester: INPP; 1989.
19. Kaada B. Sudden infant death syndrome. The possible role of the fear paralysis reflex. Oslo: Scandinavian University Press; 1986. https://doi.org/10.1016/0306-9877(87)90029-6
20. Strauss H. Das Zusammenschrecken: Experimentell-kinematographische Studie zur Physiologie und Pathophysiologie der Reaktivbewegungen. J f Psychol u Neurol. 1929;39:111.
21. McGraw M. The neuromuscular maturation of the human infant. New York: Hafner Press; 1945.
22. Lagercrantz H. Neurochemical modulation of fetal behaviour and excitation at birth. In: Euler E, et al., Hrsg. Wenner-Gren international symposium series. Bd. 55, Neurobiology of early infant behaviour. New York: Stockton Press; 1989. https://doi.org/10.1007/978-1-349-10735-3_3
23. Goddard SA. INPP Monograph Series. Bd. 2, Developmental milestones: a blueprint for survival. Chester: INPP; 1990.
24. Cottrell S. Etiology, diagnosis and treatment of asthma through primitive reflex inhibition. In: 2nd International Conference of Neurological Dysfunction. 10.1988; Stockholm. 1988. Paper.
25. Blythe P. Somatogenic neuroses and the effect upon health. Chester: Institute of Psychosomatic Therapy; 1974. Monograph.
26. Maurer D, Maurer C. The world of the newborn. London: Viking; 1988.
27. Moscowitz-Cook A. The development of photopic spectral sensitivity in human infants. Vision Research. 1979;19:1133–42. https://doi.org/10.1016/0042-6989(79)90009-9
28. Cantrell RW, et al. Stapedius muscle function tests in the diagnosis of neuromuscular disorders. Otolaryngology and Head and Neck Surgery. 1979;87:261–5. https://doi.org/10.1177/019459987908700218
29. Westman JC, Walters JR. Noise and stress: a comparative approach. Environmental Health Perspectives. 1981;41:291–309. https://doi.org/10.1289/ehp.8141291
30. Goddard SA. A teacher's window into the child's mind. Eugene, OR: Fern Ridge Press; 1996.
31. Goddard SA. Elective mutism; the unchosen silence. Paper presented at the 5th European Conference of Neuro-Developmental Delay in Children with Specific Learning Difficulties. March 1991. In: Goddard SA, Hrsg. A teacher's window into the child's mind. Eugene, OR: Fern Ridge Press; 1996.

3 Primitive Reflexe der (Kopf-)Position

Einige der Reflexe reagieren direkt auf die Stimulation des Gleichgewichtsmechanismus, wenn nämlich die Position des Kopfes durch seitliche Drehung, Neigung, Beugung oder Streckung verändert wird. Reflexe in Abhängigkeit von der Kopfposition sind direkt verbunden mit den Gleichgewichtsfunktionen und haben Auswirkungen auf Körperhaltung und Muskeltonus.

3.1 Tonischer Labyrinthreflex

Der tonische Labyrinthreflex (TLR) ist ein Reflex, der seinen Ursprung (Rezeptor) in den Otolithen des Innenohrs hat. Durch Vorwärts- oder Rückwärtsbewegung des Kopfes wird das Labyrinth und in der Folge die Neuronen des Vestibulums (des knöchernen Vorraums zu den Bogengängen) stimuliert, woraufhin ein Signal an die Streck- bzw. Beugemuskeln (Extensoren und Flexoren) erfolgt. Sowohl der TLR als auch der symmetrisch tonische Nackenreflex (STNR) wurden ab etwa der 30. SSW bei gesunden Frühgeborenen als präsent beobachtet [1].

Otolith – das griechische Wort für „Ohrstein". Otolithen sind mikroskopisch kleine Kristalle („Steine") aus Kalziumkarbonat. Sie werden mit den Neuromastenzellen im Labyrinth (sekundäre Sinneszellen in den Seitenlinienorganen von Fischen und im Wasser lebenden Amphibien) in Verbindung gebracht. Die „Steine" verformen die Stereozilien der Haarzellen als Reaktion auf Veränderungen der Orientierung im Gravitationsfeld.
Labyrinth – ein komplex gestaltetes System aus kleinen Knochenhohlräumen im Innenohr; es lässt sich nach seiner Funktion in zwei Abschnitte teilen: das Schneckenlabyrinth (Labyrinthus cochlearis) mit dem eigentlichen Hörorgan (Corti-Organ) und das Vorhoflabyrinth (Labyrinthus vestibularis) mit dem Gleichgewichtsorgan (Ergänzung zu *Labyrinth* von der Übersetzerin).

Bei einem voll ausgetragenen Säugling kann der TLR durch Absenken des Kopfes unter die Wirbelsäulenebene ausgelöst werden. Dies führt zu einer verstärkten Retraktion der Schultern und Adduktion der nach außen gedrehten Arme, die an den Schultern gebeugt werden, so dass die Fäuste sich in Höhe der Ohren befinden. Die Beine kommen in Streckung und Adduktion bis gelegentlich hin zur Überkreuzung. [2] Capute et al. [3] beschreiben die Streckhaltung als Folge des ausglösten TLR als „Nachahmung einer Kapitulationsposition". Die Beschreibungen des TLR in Extension variieren, wobei einige Autoren von Extension von Armen und Beinen bei Retraktion des Kopfes sprechen (s. **Abbildung 3-1**).

Der TLR kann auch getestet werden, indem der Kopf über die Wirbelsäulenebene angehoben oder das Kind in Bauchlage gebracht wird.

Jede dieser Positionsänderungen führt zu einer deutlichen Zunahme des Beugetonus, insbesondere an den Hüften und Knien des Kindes. Die Muskeln der Arme und Beine werden gebeugt und das Neugeborene kommt in die charakteristische fetale Beugehaltung (s. **Abbildung 3-2**).

Man geht davon aus, dass die normale Beugehaltung eines Babys im Mutterleib ein früher Ausdruck des TLR in Beugung ist. Die volle Streckung kann erst nach der Geburt erfolgen. Einige Aspekte des TLR in Beugung unterstützen wahrscheinlich den Geburtsvorgang, indem sie helfen, Veränderungen in der Präsentation des Babys zu erleichtern. Die Präsentation beschreibt die Lage, also die Einstellung des Fötus in der Gebärmutter. Der Teil des Fötus, der dem Gebärmutterhals am nächsten liegt, ist der präsentierende Teil. Es gibt verschiedene Arten der Präsentation, die den Verlauf der Wehen beeinflussen. Die häufigste und sicherste Geburtsposition wird als Scheitel- oder Kopflage beschrieben, bei welcher der Kopf des Babys der präsentierende Teil ist. Hierbei ist der Kopf nach vorne gebeugt und das Kinn liegt auf der Brust [4]. In dieser Position unterstützt der Druck des fetalen Kopfes auf den Gebärmutterhals dessen Weitung, so dass der Kopf in den Geburtskanal gelangen kann.

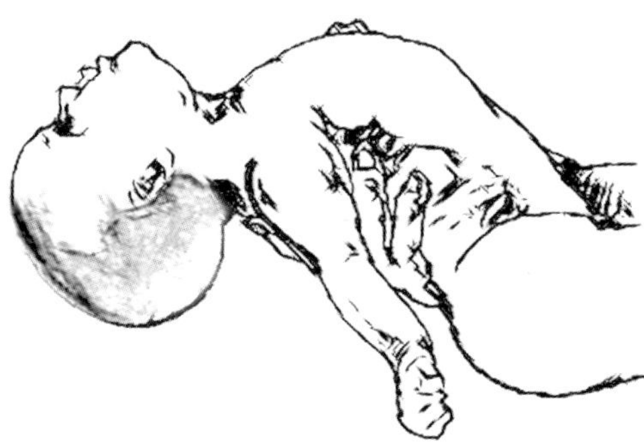

Abbildung 3-1: TLR in Streckung (zeigt Streckung in Armen und Beinen). Quelle: Fern Ridge Press, Eugene, OR. Nachdruck mit Genehmigung von Svea Gold.

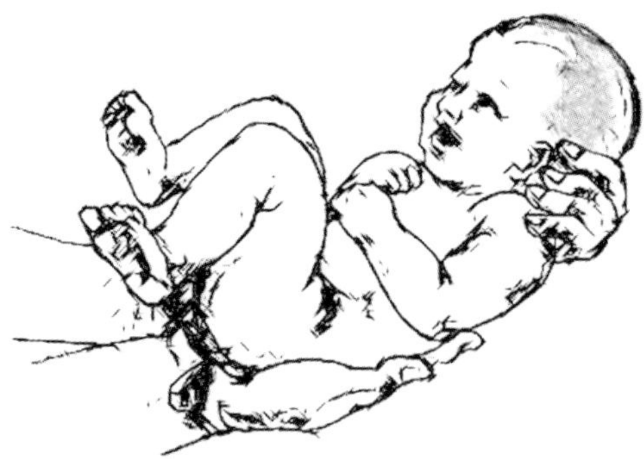

Abbildung 3-2: TLR in Beugung Quelle: Fern Ridge Press, Eugene, OR. Nachdruck mit Genehmigung von Svea Gold.

Eine aufrechte Körperhaltung hat zwar für den Menschen viele Vorteile, aber bezüglich der Form des Geburtskanals ist sie ungünstig. Um sicher durch den Kanal zu gelangen, muss ein Baby zwei 90°-Drehungen vollziehen. Diese Drehbewegungen umfassen Beugung, Innenrotation, Streckung und Außenrotation des Kopfes. Man geht davon aus, dass einige der primitiven Reflexe (TLR, ATNR, Pulgar-Marx-Reflex) nicht nur Reaktionen auf vestibuläre Stimulationen *nach* der Geburt sind, sondern wahrscheinlich auch Mutter und Kind im Geburtsprozess unterstützen.

Zu Beginn der Wehen sollte der Kopf gut gebeugt sein, wenn er bei Eintritt in das Becken den hinteren Scheitelknochen präsentiert. Die Lateralflexion des Kopfes zum Hals (TLR in Beugung) ermöglicht das Absenken des Kopfes und die Einbindung in den weiteren Verlauf. Eine weitere Lateralflexion erleichtert das Absenken des Kopfes an der Schambeinfuge vorbei. Das Kind muss dann eine 90°-anteriore Drehung des Okziputs (Hinterkopfs) und eine 45°-Drehung nach vorne vollziehen, gefolgt von den Schultern (ATNR). Mit fortschreitendem Abstieg muss der Kopf dann gestreckt werden und die Geburt des Kopfes erfolgt durch Kopfstreckung, wobei die Schambeinfuge als Hebelpunkt fungiert. Auf die Geburt des Kopfes folgt eine 45°-Drehung zurück (Restitution), die durch die Aufhebung der durch die Innenrotation ausgeübten Drehung des Nackens erfolgt. Die Außenrotation des Kopfes nach der Geburt ist auf die Innenrotation der Schultern in einem früheren Stadium zurückzuführen.

Die größte Herausforderung für das Baby bei der Geburt besteht wohl darin, der vollen Wucht der Schwerkraft erstmalig ausgesetzt zu sein. Im Mutterleib wird der Fötus durch das Fruchtwasser und den mütterlichen Körper geschützt. In den ersten Wochen nach der Geburt hat das Neugeborene noch nicht genügend Muskeltonus, um seine eigene Körperhaltung gegen die Schwerkraft aufrecht zu erhalten. Das vestibuläre System fungiert als Schwerkraftrezeptor, und vestibuläre und labyrinthische Reflexe sorgen für erste Reaktionsmöglichkeiten auf die Schwerkraft, da diese den Muskeltonus beeinflussen.

Das vestibuläre System reagiert sowohl auf langsame Bewegungen des Kopfes – wenn er gebeugt, gestreckt oder gedreht wird – (Positionsänderung) als auch auf langsame Bewegungen des Kopfes und des Körpers, die als Folge externer Bewegungen auftreten, die den ganzen Körper betreffen. Der Muskeltonus ist Ausdruck der Ausgewogenheit oder des Grads der Spannung zwischen Beuge- und Streckmuskeln. Mit anderen Worten: Er steht für die „Bereitschaft" zur Haltungsbewahrung und zur Umsetzung des Bewegungspotenzials.

Als *primitive Reaktion auf die Schwerkraft* ist der TLR im frühen Kindesalter vorhanden, *bevor* sich höhere, weiterentwickelte Systeme ausgebildet haben, die an der posturalen Kontrolle und dem damit verbundenen Muskeltonus beteiligt sind. Die Hemmung des TLR ist ein allmählicher Prozess, welcher mit der Herausbildung mehrerer Stell-, Schutz- und Gleichgewichtsreaktionen einhergeht, die sich im Laufe des ersten Lebensjahres bzw. der ersten Lebensjahre entwickeln. Die vollständige Hemmung des TLR kann bis zu dreieinhalb Jahre dauern.

Bobath [5] bestritt dies und konstatierte, dass „es sich nicht um eine primitive Reaktion handelt und nicht bei normalen Babys gesehen wird, wie in der amerikanischen Literatur (Snell 1976) oder der deutschen (Flehmig 1970, 1979) behauptet. Da die Labyrinthe innerhalb des Kopfes fixiert sind, sei es die Position des Kopfes selbst, die die Verteilung des Hypertonus in den betroffenen Bereichen bestimmt."

3.2 Entwicklung der Kopfkontrolle

Die Entwicklung der Kopfkontrolle ist ein Beispiel für die kontinuierliche Interaktion zwischen Reflexentwicklung und posturaler Kontrolle. Bei der Geburt hat ein Baby keine Kopfkontrolle: Wenn es in Bauchlage gehalten wird, fällt der Kopf nach vorne. Wird es in der Rückenlage gehalten, kippt der Kopf nach hinten, wenn er nicht gestützt wird. Auch beim Hochziehen zum Sitzen aus der Rückenlage kommt der Kopf nicht mit. Die Kopfkontrolle ist der Ausgangspunkt für die Haltungsstabilität und macht mit der Entwicklung der Labyrinth-Kopfstellreaktionen weitere Fortschritte. Labyrinth-Kopfstellreaktionen beginnen sich zwischen der vierten und sechsten Lebenswoche zu entwickeln, wenn das Baby beginnt, den Kopf in Bauchlage anzuheben. In der 12. Woche sollte das Baby in der Lage sein, den Kopf so weit anzuheben und zu halten, dass es in Bauchlage sein Gewicht auf den Unterarmen tragen kann. Die Kontrolle des Kopfes aus der Rückenlage dauert etwas länger. Das Hängenbleiben des Kopfes beim Hochziehen in eine sitzende Position verschwindet nach 20 Wochen. Nach 28 Wochen wird das Baby in Antizipation des Hochhebens spontan den Kopf heben und möglicherweise sogar in der Lage sein, einige Sekunden lang mit Unterstützung zu sitzen. Um frei sitzen zu können, muss das Baby die Schutzreaktionen ausführen können, die eine Streckung der Arme als Reaktion auf den Verlust des Gleichgewichts bewirken. Diese entwickeln sich ab etwa der 30. Woche, müssen aber gefestigt und geübt werden, bevor das Baby die Sitzposition aus eigener Kraft einnehmen kann.

Beim Erlernen jeder neuen posturalen Fähigkeit sollten höhere posturale Reaktionen ins Spiel kommen. Aber oft tritt dann eine Phase ein, in der eine frühere Reaktion für kurze Zeit wieder vorkommt, bis die neue Fertigkeit gesichert ist. Zwischen der Geburt und dem Alter von dreieinhalb Jahren entwickeln Kinder ein breites Spektrum an Bewegungsfähigkeiten in der aufrechten Haltung: vom Stehen bis zum Gehen, vom Gehen bis zum Laufen, vom Hüpfen zum Seilspringen, Klettern, Springen. Obwohl der TLR in seiner elementaren Form über die ersten Lebenswochen hinaus nicht mehr zu erkennen sein sollte, kann er bei normalen Kindern bis zum Alter von dreieinhalb Jahren noch Spuren hinterlassen, wenn das Gleichgewicht oder die Körperhaltung unter Stress gesetzt sind oder wenn das Kind eine Fähigkeit gerade erst neu erlernt.

Ist der TLR bis zum Alter von dreieinhalb Jahren nicht vollständig gehemmt, liefert er einen Hinweis auf Unreife in der Funktionsfähigkeit des Gleichgewichtsapparates und der damit verbundenen Bahnen. Wenn er z. B. in Beugung oder Streckung noch präsent ist, wirkt sich die Bewegung des Kopfes nach vorne oder hinten nicht nur auf den Muskeltonus aus, sondern führt auch zu einem „Missverhältnis" zwischen den Botschaften, die vom vestibulären System an den Körper weitergeleitet werden, und der Reaktion des Körpers darauf *(propriozeptives Feedback)*, also einer Diskrepanz zwischen beabsichtigter Bewegung und tatsächlicher Ausführung. Dies liegt daran, dass der Nacken die Verbindungsstelle darstellt, durch die Signale vom Gleichgewichtssystem zum Körper gelangen und Informationen vom Körper zurückgesendet werden. Die Nackenpropriozeptoren sind wichtige Vermittler bei posturalen Reaktionen. „Wenn Druck auf die Nackenmuskeln ausgeübt wird, ist es möglich, eine größere Hemmung vestibulärer Reaktionen zu erzeugen" [6].

Propriozeption – Feedback von Muskeln, Sehnen und Gelenken bezüglich Position, Bewegung oder Gleichgewicht des Körpers oder jedes seiner Teile. Propriozeption und Gleichgewicht liefern interne Informationen über den Zustand des Körpers in Bezug auf Gleichgewicht und Raumlage (Interozeptoren). Berührung, Sehen, Hören und Riechen informieren uns über die äußere Umgebung (Exterozeptoren).

Wenn normale Stellreaktionen vorhanden sind, sollte ein Kind seine Körperhaltung beherrschen und den Muskeltonus kontrollieren können, ohne dass eine veränderte Kopfhaltung dies beeinflusst. Wenn ein „Missverhältnis" auftritt, stimmen die Aktionen des Körpers nicht mit der Zielsetzung des vestibulären Systems oder des motorischen Kortex überein. Das kann auch die Steuerung der Augenbewegungen beeinträchtigen, die für eine stabile visuelle Wahrnehmung notwendig ist. Das Ergebnis sieht dann so aus, als ob der Körper kurzzeitig einen eigenen Willen hätte.

Die Synchronität in der zeitlichen Abfolge von Botschaften, die vom vestibulären, propriozeptiven und visuellen System an andere Zentren im Gehirn weitergeleitet werden, wird durch das Kleinhirn moduliert und bildet die Grundlage für die räumliche Wahrnehmungsstabilität. Wenn es eine Diskrepanz oder Dissoziation in der Funktionsweise dieser Systeme gibt (sensorischer Konflikt), treten Wahrnehmungs- und/oder körperliche Symptome wie Reisekrankheit, Schwindel und visuelle Wahrnehmungsstörungen auf. Probleme bei der Integration der sensorischen Wahrnehmung beeinträchtigen dann die Fähigkeit des Gehirns, Informationen richtig zu entschlüsseln und zu interpretieren. Eine stabile Wahrnehmung ist ein wichtiger Vorläufer für kognitives Verstehen (Konzeption, Vorstellungsvermögen) und der weiter fortgeschrittenen Fähigkeit, Informationen zu abstrahieren (Konzepte zu visualisieren, die auf früheren konkreten Erfahrungen beruhen), und kann sowohl das Lern- als auch das emotionale Verhalten beeinflussen.

Eine stabile Wahrnehmung hängt zum Teil auch von der Kongruenz in der funktionalen Beziehung zwischen den drei folgenden miteinander verbundenen Feedbackschleifen ab:

1. vestibulospinales System,
2. vestibulookularer Reflexbogen,
3. vestibulozerebelläres System.

Die Informationen werden von den drei Bogengängen und den Otolithen des vestibulären Systems über den 8. vestibulär-akustischen Hirnnerv an die sich im Hirnstamm befindlichen vestibulären Kerne weitergeleitet (**Abbildung 3-3**). Die vestibulären Kerne wirken eher wie eine Durchgangsstation, über die Botschaften aus dem vestibulären System gesendet werden:

1. zum und vom Körper (vestibulospinales System),
2. zu und von den Zentren, die an der Steuerung der Augenbewegungen beteiligt sind (vestibulookularer Reflexbogen), und
3. Regulierung und Modifikation der motorischen Leistung auf der Grundlage der empfangenen Signale und angepasst an die kortikale Zielsetzung (vestibulozerebelläres System).

Das Kleinhirn nutzt die *posturalen Reaktionen*, um seine Funktionen effizient zu erfüllen. Wenn primitive Reflexe, die durch Flexion, Extension oder Rotation des Kopfes ausgelöst werden, aktiv bleiben oder nachfolgende posturale Reaktionen sich entweder nicht vollständig entwickeln oder nicht unter allen Bedingungen effektiv ablaufen, wird die Funktionstüchtigkeit des Kleinhirns beeinträchtigt. In dieser Hinsicht stellen die posturalen Reaktionen Hilfsmittel zur Verfügung, auf die das Kleinhirn angewiesen ist, um seine Aufgaben im Zusammenhang mit Körperhaltung und motorischer Steuerung erfolg-

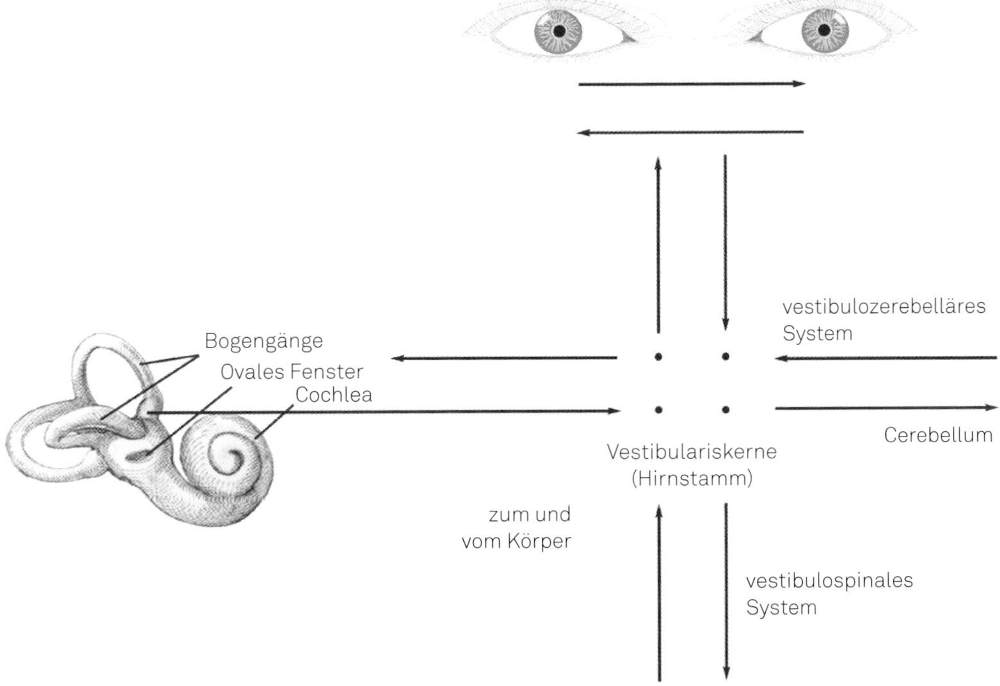

Abbildung 3-3: Funktionale Verbindungen zum und vom vestibulären System. Quelle: Goddard S.A. 2001, Fern Ridge Press, Eugene, OR.

reich zu erfüllen. Persistierende primitive Reflexe der Kopfposition können je nach Kopfhaltung den Zugang zu diesen Hilfsmitteln vorübergehend blockieren.

Zerebelläre Dysfunktion (Funktionsstörung) im Gegensatz zu zerebellärer Schädigung.

Neuronale Zentren, die an der Steuerung von Augenbewegungen beteiligt sind, bedürfen in Hinblick auf die posturale Kontrolle einer stabilen Basis, von der aus sie agieren können. Ein persistierender TLR und fehlende Labyrinth-Kopfstellreaktionen führen zu einer *instabilen* Basis, die dann die Funktion höherer Zentren, die an der Steuerung der Augenbewegungen beteiligt sind, stören kann. Der Effekt ähnelt dem Versuch zu lesen, während man in einem Boot auf rauer See sitzt oder auf dem Rücksitz eines Autos, das mit hoher Geschwindigkeit durch unwegsames Gelände fährt. „Um Körperhaltung, Stellungen, ein zweckdienliches Gleichgewicht und schließlich Fortbewegung und motorische Geschicklichkeit zu erreichen und auch um die Fähigkeit zum Lernen zu entwickeln, müssen gesunde Menschen über vestibuläre Impulse verfügen, die in die motorische Aktivität des Rückenmarks integriert sind“ [7] oder es muss eine Kongruenz zwischen dem vestibulären und dem spinalen System bestehen. Eine Persistenz des TLR beim älteren Kind kann zu einer Störung dieser Beziehung führen, wenn sich der Kopf durch die Medianebene bewegt oder unmittelbar nach dieser Bewegung.

3.3 Warum ist eine Kopfkontrolle so wichtig?

Bei einer Zerebralparese werden primitive Reflexe als direkte Folge einer Schädigung höherer Zentren im Gehirn nicht gehemmt. „Die Hirnschädigung führt zu Störungen der Motorik und des Muskeltonus, was sich in Spastizität, Rigidität, Schlaffheit, Athetose und Ataxie äußert. Diese Kinder zeigen eine verlangsamte bis verzögerte motorische Entwicklung mit mangelhaft entwickelten posturalen Reaktionsmechanismen und behalten vielfach die primitiven Massenbewegungen der frühen Kindheit bei.“ [8] Der Mangel an posturaler Regulierung und der Einfluss der persistierenden primitiven Reflexe als Reaktion auf die Kopfposition haben Auswirkungen auf Kopfkontrolle und Muskeltonus. Dies wirkt sich wiederum auf die Entwicklung nachfolgender motorischer Meilensteine aus. „Die Kopfkontrolle ist eine wichtige Voraussetzung für die Entwicklung aller Funktionen. Solange die Position des Kopfes im Raum und gegen die Schwerkraft nicht etabliert ist, kann das kleine Baby keine Augen-Hand-Kontrolle, keine Sehschärfe und kein Gleichgewicht gegen die Schwerkraft entwickeln. Es kann sich nicht drehen, in den Sitz kommen oder die Hand zum Mund nehmen. Es kann nicht richtig hören oder erfolgreich lautieren.“ [7]

Die Auswirkungen von Restreaktionen eines TLR bei einem Kind, das nicht an Zerebralparese leidet, sind weniger schwerwiegend und möglicherweise nicht sofort auszumachen. Meistens lernt es zu sitzen, sich vom Rücken auf den Bauch zu drehen, zu stehen, zu gehen und zu balancieren, aber dennoch kann der TLR weitere Phasen der motorischen Entwicklung beeinträchtigen und damit bestimmte höhere Funktionen unterminieren.

3.4 Der TLR und frühes Füttern

Capute et al. [8] beschrieb ein zusätzliches Merkmal des TLR in Extension, wenn er bei Schädigungen des ZNS vorliegt. Die Extension des Kopfes bis 45° löst schlangenartige oder stoßende Bewegungen der Zunge aus. „Ein Zungenstoß ist das kräftige Vorschieben der Zunge über die Lippen hinaus [...]. Ein Zungenstoß behindert die Aufnahme der Brustwarze und das Einleiten des normalen Saug- und

Schluckmusters." [8] Er beschrieb ferner, wie die Ausprägung des TLR in Rückenlage die Position der Extremitäten bestimmt. Mit der Retraktion der Schultern und der Extension von Rumpf und Beinen geht oftmals die Bildung eines Hohlkreuzes einher. Wenn dies beim Füttern auftritt, kann es so aussehen, als würde der Säugling die Mutter zurückweisen, was das Füttern erschwert. Viele Mütter kennen es, dass einige Säuglinge in der gebräuchlichsten Stillposition, bei der sich der Kopf des Säuglings in die Armbeuge der Mutter schmiegt, sich nicht gut stillen lassen, die jedoch gierig saugen, wenn der Kopf in die Handfläche der Mutter gelegt wird, mit dem Gesicht zur Brust, den Körper unter ihrem Arm verstaut und den Kopf des Säuglings leicht angehoben. Durch die Veränderung der Position und das Anheben des Kopfes kann ein Hohlkreuz und jede Neigung zum Zungenstoß vermieden werden. Frühe Fütterungsmuster sind wichtig, weil sie zusätzlich zu ihrer offensichtlichen Rolle für das Überleben in den ersten Lebensmonaten die Entwicklung der Form des Mundes und motorische Aspekte der Sprache wie Zungenposition und Schluckmuster beeinflussen.

3.4.1 Symptome, die auf eine Restaktivität des TLR hinweisen

1. TLR in Beugung:
   - unsicheres Gleichgewicht
   - schlechte Haltung
   - schwacher Muskeltonus (hypoton)
   - Gleichgewichtsprobleme wie
     - Schwerkraftverunsicherung
     - Reiseübelkeit
     - Schwindel
     - visuelle Wahrnehmungsstörungen
     - räumliche Probleme
   - visuelle Probleme wie
     - fehlende Nahpunkt-Konvergenz
     - Figur-Grund-Effekt
   - vestibulär-zerebelläre Probleme wie
     - Probleme mit Abfolgen
     - (Uhr)zeit
2. TLR in Streckung:
   - unsicheres Gleichgewicht
   - posturale Probleme
   - Koordinationsprobleme
   - hoher Muskeltonus (vorherrschender Strecktonus bei in den Nacken gelegtem Kopf)
   - vestibuläre, visuelle, und zerebelläre Probleme (s.o.)
   - Zehenspitzengang
   - Artikulationsprobleme

3.5 ATNR (Fechterhaltung)

Der ATNR tritt als Reaktion auf eine *Rotation* (im Gegensatz zur Flexion oder Extension) des Kopfes auf. Er bildet sich ungefähr in der 18. SSW heraus, etwa zu dem Zeitpunkt, wenn die Mutter die ersten Bewegungen ihres Babys spürt. Eine Kopfdrehung zur Seite löst auf dieser Seite Streckung von Arm und Bein aus und Beugung von Arm und Bein auf der anderen Seite. Dieser Reflex nimmt im weiteren Verlauf der Schwangerschaft an Stärke zu und sollte zum Geburtszeitpunkt eines voll ausgetragenen Babys vollständig entwickelt sein (s. **Abbildung 3-4**).

Im Mutterleib hilft der ATNR dem Fötus, sich zu bewegen, sich zu drehen und seine Position als Reaktion auf Haltungsänderungen der Mutter anzupassen, es sich ‚gemütlich zu machen', Muskeln zu trainieren und seine winzige Welt zu erkunden. Er hilft auch dabei mit, unabhängige Bewegungen auf beiden Seiten des Körpers auszuführen und kann das Baby unterstützen, eine aktive Rolle bei seiner eigenen Geburt zu übernehmen.

Wie oben (**Kap. 3.1**) bereits erwähnt, muss das Baby bei einer normalen vaginalen Entbindung zwei 90°-Drehungen vollführen, um den Geburtskanal zu passieren. Die mütterlichen Wehen allein reichen nicht aus, um dem Baby eine Drehung zu ermöglichen. Der Druck jedoch, der auf den Kopf oder den Nacken des Babys ausgeübt wird, begünstigt die Drehung des

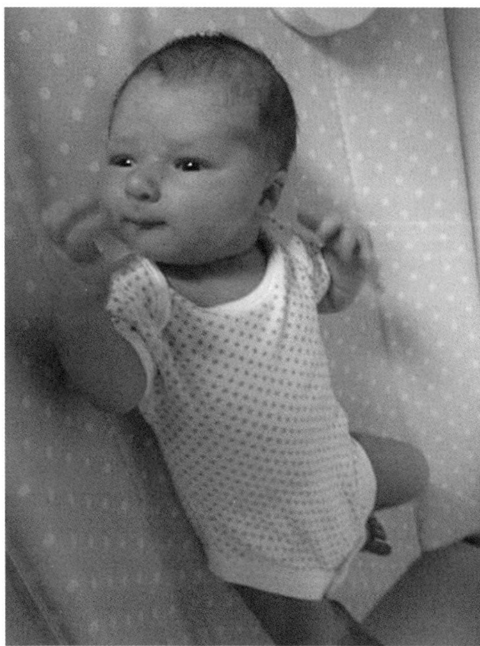

Abbildung 3-4: Der asymmetrisch tonische Nackenreflex (ATNR).

Kopfes, wodurch wahrscheinlich teilweise der ATNR aktiviert wird und somit zur Justierung der Schultern beiträgt. Dies kann eine Rolle in der Abfolge des Geburtsprozesses spielen: Innenrotation des Kopfes, gefolgt von Rotation der Schultern in die entgegengesetzte Richtung. Dieser Mechanismus wird nach der Geburt des Kopfes erneut für die Bewegungsumkehr eingesetzt. Auf diese Weise arbeiten Mutter und Baby als Kooperationspartner im Geburtsprozess zusammen, wobei der Körper der Mutter Bewegungsantworten im Baby stimuliert und umgekehrt. Darüber hinaus wird vermutet, dass eine normale vaginale Entbindung die Reflexe in den ersten Lebenswochen stärkt, dass aber *Interventionen* während des Geburtsvorgangs wie Zange, Saugglocke oder Kaiserschnitt den Ablauf der Reflexintegration stören können. Wir werden später auf dieses Thema zurückkommen, wenn wir frühe Entwicklungsindikatoren für neurologische Funktionsstörungen und den Einsatz des Screening-Fragebogens des INPP untersuchen.

Umgekehrt kann die Notwendigkeit eines medizinischen Eingriffs bei der Geburt teilweise darauf zurückzuführen sein, dass die Reflexe nicht in der Lage sind, den Geburtsvorgang zu unterstützen. Dies könnte auf die Lage des Fötus, die Reife des Fötus und andere Faktoren zurückzuführen sein.

Nach der Geburt kann der ATNR ausgelöst werden, wenn das Baby auf den Bauch gelegt wird, wobei darauf zu achten ist, dass der Kopf zur Seite gedreht ist, damit die Atemwege frei sind und das Baby atmen kann (s. **Abbildung 3-5**).

Wie in **Kap. 2** erörtert, nimmt die Inzidenz für einen SIDS ab, wenn den Eltern empfohlen wird, ihre Babys *nicht* auf den Bauch schlafen zu legen. Der aktuelle Ratschlag lautet, Säuglinge zum Schlafen auf den Rücken zu legen, um das SIDS-Risiko zu minimieren. Bis die Forschung das Gegenteil beweist, sollte diese Empfehlung auch befolgt werden. Es stellt sich jedoch die Frage, ob Babys, die an SIDS sterben, einen unterentwickelten ATNR genau zu dem Zeitpunkt haben, zu dem er voll ausgereift sein sollte, um eine Schutz- und Überlebensfunktion zu erfüllen. Bei anderen Aspekten der weiteren Entwicklung werden die Auswirkungen der Kampagne „back to sleep“ nochmals aufgegriffen.

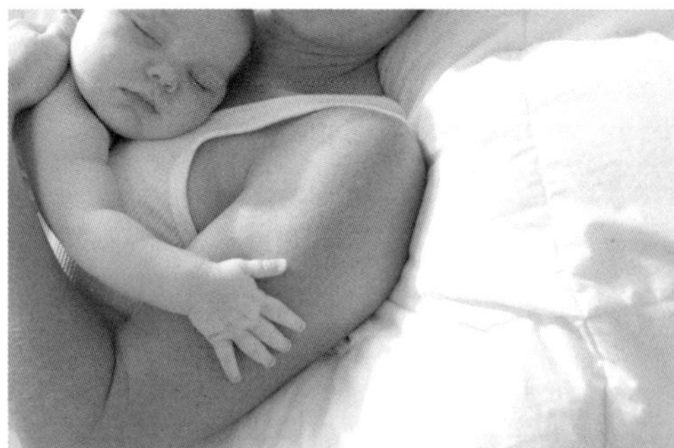

Abbildung 3-5: Baby, jünger als 6 Monate, in Bauchlage in der Position des asymmetrisch tonischen Nackenreflexes (ATNR) liegend. Quelle: Jerry Tobias/Corbis.

3.5.1 Frühes Training der Hand-Auge-Koordination

Der ATNR hilft nicht nur bei der Entwicklung differenzierter Bewegungen auf beiden Körperseiten, sondern ermöglicht ein erstes Training der frühen Hand-Auge-Koordination. Das visuelle System eines Babys ist bei der Geburt noch unreif und kann nur in einer Entfernung von etwa 17 cm vom Gesicht aus scharf sehen (dieselbe visuelle Entfernung, die für die meisten Interaktionen zwischen Mutter und Baby in den ersten Lebenswochen, insbesondere beim Stillen, erforderlich ist). Selbst in dieser Entfernung sind Details nicht klar, und das Baby nimmt mehr von den Umrissen eines Objekts wahr als von den zentralen Merkmalen. Säuglinge müssen *lernen*, ihr Sehvermögen effektiv zu nutzen, und *Bewegung* ist in dieser Hinsicht die Grundschule.

In den ersten Lebenswochen weiß ein Baby z. B. nicht, dass seine Hände Teil seines eigenen Körpers sind. Diese beweglichen „Spielzeuge" kommen und gehen aus seinem Blickfeld und tauchen wieder als Objekte auf, die es beobachten und verfolgen kann. In diesem frühen Entwicklungsstadium wird durch die Aktivierung des ATNR bewirkt, dass beim Drehen des Kopfes nicht nur der Arm der gleichen Seite ausgestreckt wird, sondern auch die Augen sich in die gleiche Richtung wie Kopf und Arm bewegen. Auf diese Weise wird die Fokussierungsentfernung eines Babys vom Nahpunkt, wenn sich der Kopf in der Mitte befindet und die Hände vor dem Gesicht sind, bis zur Armlänge ausgedehnt, wenn der Kopf gedreht wird und die Augen der Richtung des ausgestreckten Arms und der Hand folgen (s. **Abbildung 3-6**).

Demyer zufolge „können wir den ATNR als Vorläufer der Hand-Auge-Koordination deuten, da der Kopf und die Augen zur Seite der sich ausstreckenden Hand schauen. Die Augen entdecken, dass sich die Hand im Raum bewegt, und lernen, visuelle Ziele zu erfassen." [9]

Es ist ebenso wahrscheinlich, dass der ATNR auch Einfluss auf die Entwicklung sowohl des

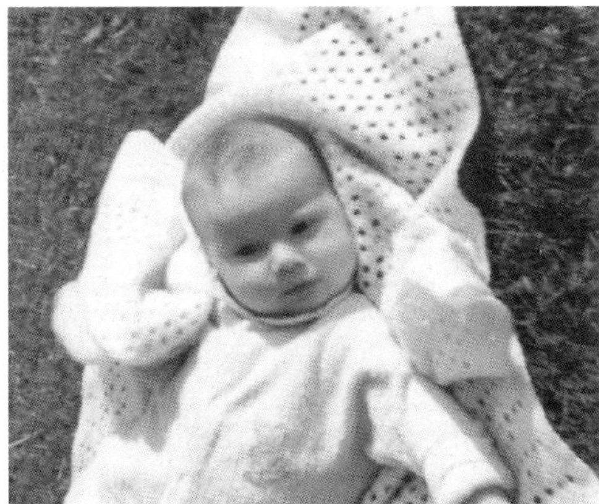

Abbildung 3-6: Der asymmetrisch tonische Nackenreflex (ATNR) bei einem 3 Wochen alten Baby mit visueller Konvergenz kurz vor der Armstreckung. Der ATNR wird aktiviert, wenn sich sein Kopf dreht, sein Arm sich austreckt und seine Augen versuchen, sich von der Nah-Punkt-Konvergenz zu lösen, um dem Arm zu folgen. Quelle: Blythe 2008. Reproduziert mit Erlaubnis von Hawthorn Press Ltd; www. hawthornpress.com.

zentralen als auch des peripheren Sehens hat. In einer Studie wurden 14 Kleinkinder innerhalb der ersten 12 Lebenswochen 7-mal auf Video aufgenommen, um zu untersuchen, ob der ATNR eine Rolle dabei spielt, dass sie Blickkontakt zu ihren Händen aufnehmen. Man fand heraus, dass sich die Hände eher im Bereich des peripheren Sehens befanden, wenn die Babys nicht in der ATNR-Reflexposition lagen, was insgesamt häufiger der Fall war, oder wenn die Hände gänzlich außerhalb des Sichtfeldes waren. Lagen sie aber in der Reflexposition – und dies variierte je nach Vorhandensein oder Stärke des Reflexes – kamen die Hände eher in das zentrale Blickfeld und konnten fokussiert beobachtet werden. Dies zeigte sich in den ersten sechs der sieben Videosessions. Diese Studie bestätigte Folgendes: „Wenn sich die Säuglinge in der ATNR-Position befinden, sind ihre Hände mit größerer Wahrscheinlichkeit in einer Position, in der sie wahrgenommen oder fokussiert werden können." [10] Die Aktivierung des Reflexes trägt daher wahrscheinlich dazu bei, die Augen zu trainieren, und begünstigt somit die Entwicklung vom peripheren zum zentralen, fokussierten Sehen.

Im Laufe der nächsten 2 bis 4 Monate nimmt der ATNR allmählich ab, da die Nackenmuskeln stärker werden, die Kopfkontrolle sich verbessert, die visuellen Fähigkeiten sich weiterentwickeln und der Kortex immer mehr Kontrolle über die unteren Zentren ausübt. Der Säugling kann nun sowohl besser fokussieren als auch in der Ferne sehen. Im Alter von vier Monaten kann er unterschiedliche Distanzen genauso gut fokussieren wie ein Erwachsener [11]. Dies ist ein bemerkenswerter Fortschritt gegenüber der Sehfähigkeit des Neugeborenen, dessen unreife Hirnrinde noch nicht in der Lage war, seine Augenmuskeln mit dem gesehenen Gegenstand willkürlich zu koordinieren. Stattdessen wurde jeder Teil eines Gegenstandes oder einer Bewegung, der ihm ins Auge fiel, betrachtet *(Stimulusgebundenheit)*. Beobachtungen von Neugeborenen und einen Monat alten Babys, die unterschiedliche Gegenstände beobachteten, zeigten, dass ihre Augen die meiste Zeit auf einem Punkt der Umrisslinie verharrten.

Stimulusgebundenheit, visuelle – die Unfähigkeit, irrelevante visuelle Stimuli innerhalb eines gegebenen Blickfeldes zu ignorieren.

Etwa im Alter von 2 Monaten haben die Augen des Säuglings schon eine große Reichweite [12], [13]. Im Alter von 4 Monaten kann er stereoskopisch (räumlich) sehen, sein Sehvermögen ist schärfer, und im Alter von 6 bis 8 Monaten ist es scharf genug, um Texturen (Oberflächenstrukturen) zu sehen. Während diese visuellen Fähigkeiten aus der Entwicklung des Kortex resultieren, spielen Bewegung und sensorische Erfahrung eine wichtige Rolle als Trainer in diesem Prozess. Sie stellen Mechanismen zur Verfügung, durch welche motorische und visuelle Fähigkeiten lernen, zusammenzuarbeiten und das Gehirn zu trainieren, so dass aus dem Gesehenen sich „ein Sinn ergibt“. In gleicher Weise wird auch das visuelle Verständnis für die Oberflächenbeschaffenheit von Gegenständen entwickelt, und zwar durch eine Kombination von Berührung und Wahrnehmung mit dem Mund.

Die erste Entdeckungsreise eines Babys beginnt im Mund. Durch Saugen, Kauen und Beißen lernt das Baby zunächst Oberflächenbeschaffenheit und Form kennen. In der 2. Hälfte des 1. Lebensjahres nimmt es jeden Gegenstand, der klein genug und in Reichweite ist, in den Mund. Dies ist nur möglich, wenn sich der ATNR abschwächt und die Hand problemlos zur Körpermittellinie gebracht werden kann, selbst wenn der Kopf zur Seite gedreht wird. Solange der ATNR aktiv ist, will sich der Arm ausstrecken, wenn der Kopf zur Seite gedreht wird, was es schwierig macht, die Hand zum Mund oder zur Mittellinie zu bringen, es sei denn, die Hand befindet sich bereits *vor* dem Drehen des Kopfes im Mund. Das Daumennuckeln hat einen hemmenden Effekt auf den ATNR, so dass das Kind weiterhin an seinem Daumen oder seinen Fingern saugen kann, auch wenn der Kopf zur gleichen Seite gedreht wird. Doch verhindert der ATNR, dass das Kind einen Gegenstand zum Mund führt, wenn der Kopf bereits gedreht ist. Die einfachen Aktivitäten im Säuglingsalter wie das Greifen nach Gegenständen und das In-den-Mund-stecken dieser sind wichtig für die Entwicklung der Körperwahrnehmung und des Körperbildes sowie für den Erwerb von Alltagskompetenzen wie der eigenständigen Nahrungsaufnahme und des Anziehens [14].

3.5.2 Funktionen des ATNR (ab der 18. SSW bis zum 4. bis 6. Lebensmonat)

- Förderung von Bewegung im Uterus;
- Unterstützung ipsilateraler Bewegungen;
- evtl. Unterstützung des Geburtsvorgangs;
- Gewährleistung freier Atemwege, wenn das Neugeborene in Bauchlage gebracht wird und es seinen Kopf zur Seite dreht;
- Ermöglichung eines frühen Trainings der Hand-Auge-Koordination.

Der ATNR wird normalerweise zwischen dem 4. und 6. Lebensmonat gehemmt und integriert.

Eine Persistenz des ATNR über das Alter von 4 bis 6 Monaten hinaus kann in der Folge die Entwicklung motorischer Fähigkeiten beeinträchtigen, wie z. B. das Drehen vom Rücken auf den Bauch, das Kriechen im Kreuzmuster, die Beibehaltung des Gleichgewichts im Stand beim Drehen des Kopfes und die Fähigkeit, die Mittellinie des Körpers zu überqueren. Das hat dann auch nachteilige Auswirkungen auf die bilaterale Integration, die Augenbewegungen und die Hand-Auge-Koordination. Direkt verantwortlich dafür ist die Zunahme des Strecktonus, wenn der Kopf zur Seite gedreht wird. Um sich beispielsweise umdrehen zu können, muss ein Baby in der Lage sein, den Kopf zu drehen und Arm und Bein auf *derselben* Seite zu beugen, wie in **Abbildung 3-7** dargestellt.

Das Kriechen im Kreuzmuster erfordert die Fähigkeit des Babys, den Kopf zu drehen, den Arm auf derselben Seite auszustrecken, ihn auf dem Boden abzulegen und dann den Arm zu *beugen*, um den Körper nach vorne zu ziehen, während es sich mit dem gegenüberliegenden Bein abstößt. Wenn der ATNR zum Zeitpunkt der Kriechbereitschaft noch stark vorhanden ist, verhindert er, dass sich der Arm beugt, wodurch es schwierig wird, den Körper nach vorne zu ziehen. Das Baby kann mit *homologen Bewegungen* versuchen, sich voran zu bringen, oder es lässt einfach die Kriechphase aus. Kinder, die als Babys nie gekrochen sind, können es schwierig finden, die entsprechenden Kreuzmusterbewegungen beim Kriechen auszuführen, wenn sie später dazu aufgefordert werden, so als hätte das Gehirn die erforderlichen Bewegungsmuster nie assimiliert. Dieselben Kinder können Schwierigkeiten mit Aktivitäten haben, die den gleichen Bewegungsablauf erfordern, wenn sie älter sind (z. B. Kraulen beim Schwimmen, Marschieren im Kreuzmuster).

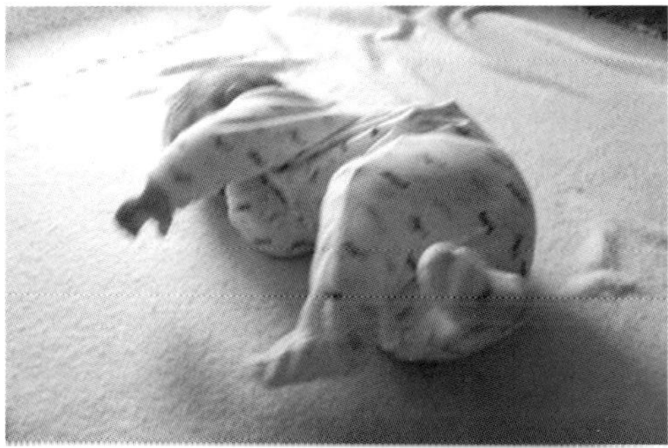

Abbildung 3-7: Der asymmetrisch tonische Nackenreflex (ATNR) gehemmt in Rückenlage bei einem 6 Monate alten Säugling. Der ATNR ist weitgehend gehemmt, so dass das Baby den Kopf drehen und Arm und Bein auf derselben Seite beugen kann. Die Amphibienreaktion in Rückenlage ist vorhanden. Segmentale Rollreaktionen sind in diesem Beispiel noch nicht entwickelt. Quelle: Mother & Baby Picture Library.

Homologe Bewegungen – Einsatz beider Arme, um sich nach vorne zu ziehen, während entweder die Beine mitgezogen werden oder versucht wird, mit beiden Füßen gleichzeitig abzustoßen. Dies ist eine sehr primitive Methode des Kriechens.

Die Kontrolle des Gleichgewichts im Stand kann beeinträchtigt sein, weil die Kopfdrehung zur Streckung des Beins auf derselben Seite und zur Beugung des gegenüberliegenden Beins führen kann, was die Beibehaltung des Gleichgewichts erschwert. Genauso wie der TLR eine destabilisierende Wirkung auf das Gleichgewicht haben kann, wenn der Kopf durch die Mittelebene bewegt wird, führt der ATNR zu einer „Inkongruenz" zwischen Absicht (der motorischen Planung) und Körperreaktion, wenn der Kopf auf die betreffende(n) Seite(n) gedreht wird. Das Gleichgewicht ist sicher, solange der Kopf mittig gehalten wird *(statisches Gleichgewicht)*, bei seitlichen Kopfbewegungen ist es jedoch beeinträchtigt. Aus diesem Grund reicht einer der Standardtests zur Beurteilung des statischen Gleichgewichts, der Romberg-Test, nicht aus, um das Gleichgewicht eines Kindes zu beurteilen, wenn er isoliert verwendet wird. Zusätzliche Tests für das *dynamische Gleichgewicht* sollten ebenfalls einbezogen werden.

Statisches Gleichgewicht – Fähigkeit, eine eingenommene Haltung beizubehalten. Wenn die Kontrolle des statischen Gleichgewichts nicht sicher gelingt, sind andere Körperteile durch mehr Bewegung an der Aufrechterhaltung der Stabilität beteiligt. *Dynamisches Gleichgewicht* – die Fähigkeit, das Gleichgewicht während der Bewegung aufrechtzuerhalten. Kinder mit schlechter Kontrolle des statischen Gleichgewichts müssen sich mehr bewegen, um eine Haltung beizubehalten. Es ist möglich, ein schlechtes statisches Gleichgewicht zu haben, aber ein einigermaßen gut entwickeltes dynamisches Gleichgewicht. Dabei handelt es sich um Kinder, die sich in der Bewegung gut koordinieren können, die aber möglicherweise Schwierigkeiten haben, sich beim Stillsitzen zu konzentrieren. Sie sind z.B. gut auf dem Sportplatz, aber zeigen im Unterricht nicht ihrer Intelligenz entsprechende Leistungen.

Die Fähigkeit, die Mittellinie zu kreuzen, kann ebenfalls beeinträchtigt sein. Das Bein, der Arm und/oder die Augen können betroffen sein, wenn der Kopf zur Seite gedreht wird. Ayres [15] stellte fest, dass Kinder mit persistierendem ATNR eine eingeschränkte motorische Planungsfähigkeit und einen Mangel an bilateraler Integration aufweisen. Telleus [16] beobachtete bei einer Stichprobe von Kindern über 8 Jahren eine Korrelation zwischen einem persistierenden ATNR und gekreuzter Lateralität.

Die Schwierigkeit, die Mittellinie zu kreuzen, hat Auswirkungen auf Schreiben und Lesen:

- Schreiben, weil es für ein rechtshändiges Kind schwierig sein kann, die Körpermittellinie mit der Hand zu überqueren, um auf der linken Blattseite zu schreiben, und
- Lesen, weil die Augen nicht mühelos über die Mittellinie gleiten.

Die meisten Kinder lernen, sich dem Problem „anzupassen", indem sie es auf verschiedene Weise kompensieren: Sie können ihre Sitzhaltung anpassen, indem sie den Stuhl zurückschieben oder sich im Stuhl zurücklehnen, so dass sie weiter schreiben können, ohne den Arm beugen zu müssen, wie in **Abbildung 3-8** dargestellt.

Kinder können ihren Körper verdrehen oder die zu beschreibende Seite um bis zu 90° drehen, so dass sie mit ausgestrecktem Arm weiter schreiben können; sie können einen merkwürdigen oder sehr verkrampften Stiftgriff verwenden, um den Stift festzuhalten und unter Kontrolle zu halten (s. **Abbildung 3-9**). Unabhängig von der verwendeten Strategie wird die physische Aktion des Schreibens jedoch nicht zu einer automatisierten Tätigkeit. Dann muss zusätzliche kognitive Energie für die Ausführung der motorischen Aufgabe aufgewendet werden, was die Durchführung der Tätigkeit bei gleichzeitiger kognitiver Informationsverarbeitung beeinträchtigen kann.

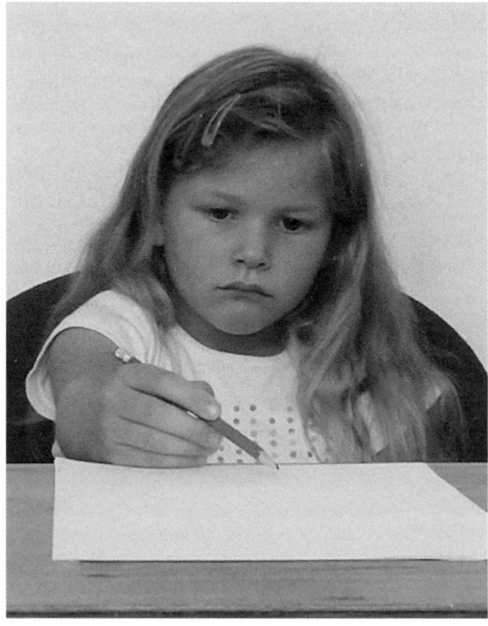

Abbildung 3-8: Beispiel einer Sitzhaltung und einer Stifthaltung, um mit einem persistierenden asymmetrisch tonischen Nackenreflex (ATNR) „klarzukommen". Quelle: Sammlung der Autorin.

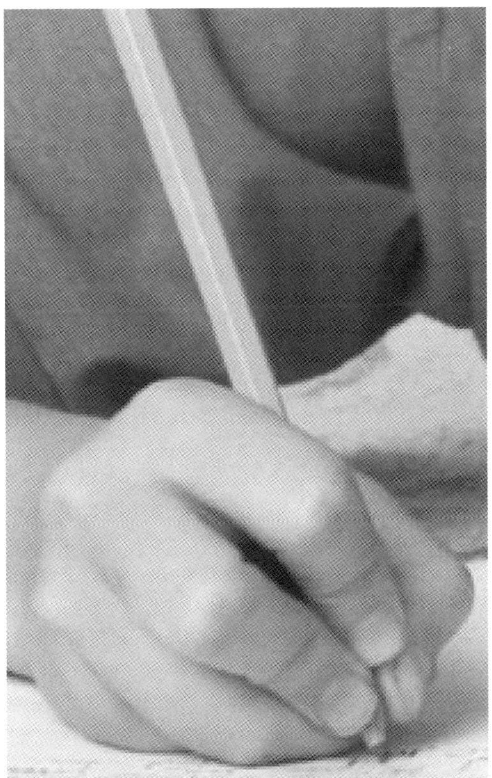

Abbildung 3-9: Beispiel einer Stifthaltung, die zur „Kontrolle" der Auswirkung des asymmetrisch tonischen Nackenreflexes (ATNR) beim Schreiben verwendet wird. Quelle: Sammlung der Autorin.

Nach dem Schreibenlernen von Buchstaben erfordert der Bildungsprozess die Fähigkeit, gleichzeitig denken und schreiben zu können. Die Auswirkungen eines persistierenden ATNR auf die Graphomotorik können unabhängig von der Intelligenz auftreten. Je intelligenter und redegewandter das Kind ist, desto wahrscheinlicher wird es der Faulheit beschuldigt und es wird ihm gesagt, „Du könntest es besser machen, wenn du dich nur mehr anstrengen würdest!", „Du könntest es besser machen, wenn du dir nur mehr Mühe geben würdest!" usw. Doch es wird sein Potenzial nicht voll ausnutzen können. Wenn der ATNR nur der einzige aberrante primitive Reflex ist, kann ein Kind in der Regel durchaus lesen lernen (und es schaffen, die mangelhafte Steuerung der Augenbewegungen zu kompensieren), aber die Handschrift wird weiterhin ein Problem darstellen, weil das Schreiben die Kontrolle der Augen- *und* Handbewegungen erfordert (visuomotorische Integration, VMI). Die Augenbewegungen sind überdies eingeschränkt, wenn zusätzlich unterentwickelte Kopfstellreaktionen *in Kombination* mit einem ATNR vorliegen. „Ein Kind mit einem vorherrschenden ATNR-Bewegungsmuster wird Schwierigkeiten haben, ein Objekt über einen Radius von 180° visuell zu verfolgen. Es ist zwar in der Lage, ein Objekt zu fokussieren und zu beginnen, ihm visuell bis zur Körpermittellinie zu folgen, aber bekommt Schwierigkeiten, es über die Mittellinie hinaus zu verfolgen. Der Mangel an visueller Aufmerksamkeit und Verfolgung kann nicht nur beim jüngeren Kind das Ausstrecken der Hand und Ergreifen eines Gegenstandes erschweren, sondern auch beim älteren Kind das Lesen und Schreiben quer über die Seitenmitte. Gesell erwähnte ebenfalls die Unfähigkeit normaler Kleinkinder, Objekten visuell über die Mittellinie hinaus zu folgen, wenn ein ATNR präsent war" [14].

Auch das Leseverständnis kann beeinträchtigt sein [17], da zum physischen Aspekt des Lesens zusätzlich kognitive Leistungen erforderlich sind, insbesondere bei der Steuerung der Augenbewegungen. Blythe und McGlown [18] fanden bei Kindern mit Lese- und Schreibproblemen Hinweise auf einen präsenten ATNR. In einer von der Autorin durchgeführten Studie, die den Reflexstatus von 54 Kindern im Alter von 8 bis 15 Jahren mit diagnostizierter Legasthenie untersuchte, wurde bei allen Teilnehmenden ein Rest- oder persistierender ATNR zusammen mit Schwierigkeiten bei der VMI festgestellt [19]. McPhillips und Sheehy [20] beobachteten, dass in einer Gruppe von Kindern mit Leseschwierigkeiten diejenigen die schlechtesten Leseleistungen zeigten, die einen signifikant höheren Durchschnittswert eines persistierenden ATNR aufwiesen (obwohl der ATNR in geringerem Maße auch in der Allgemeinbevölkerung gefunden wurde).

3.6 Der STNR

Der STNR wurde bei Frühgeborenen bereits in der 30. SSW beobachtet [21]. Bei der Geburt ist er für kurze Zeit präsent, schwächt sich ab und tritt dann erneut zwischen dem 6. und 8. Lebensmonat auf. Um den 11. Monat sollte er gehemmt sein.

Der STNR kehrt zurück, wenn das Baby versucht, sich in Vorbereitung auf das Krabbeln aus der Bauchlage vom Boden hochzudrücken. Wenn der Kopf angehoben wird (Streckung), kommt es auch in den oberen Gliedmaßen zu einer Streckung, begleitet von einer Beugung in den unteren Gliedmaßen. Wenn der Kopf gesenkt wird (Beugung), beugen sich auch die Gliedmaßen des Oberkörpers, während sich die unteren Gliedmaßen strecken (**Abbildung 3-10**).

Während der TLR entweder zur Beugung oder Streckung des *gesamten* Körpers als Reaktion auf eine veränderte Kopfposition führt, hilft der STNR, diese auf den ganzen Körper wirkende Tonusveränderung in der *Körpermitte* aufzubrechen, was zu *gegensätzlichen* Reaktionen im oberen und unteren Teil des Körpers führt. Es wird angenommen, dass der STNR dadurch eine Rolle bei der Integration und Hemmung des TLR spielt. Zudem schafft er wohl die Vorraussetzung für stabile Positionen gegen die Schwerkraft in der Bauchlage (im Ellenbogenstütz) und die Fähigkeit, das Gewicht des Oberkörpers zu tragen (Voraussetzung für das Krabbeln) (**Abbildung 3-11**).

Solange der STNR persistiert, verfügt ein Baby nicht über die für das Krabbeln erforderliche Koordination von Ober- und Unterkörper. Es kann nur sein Körpergewicht mit gestreckten

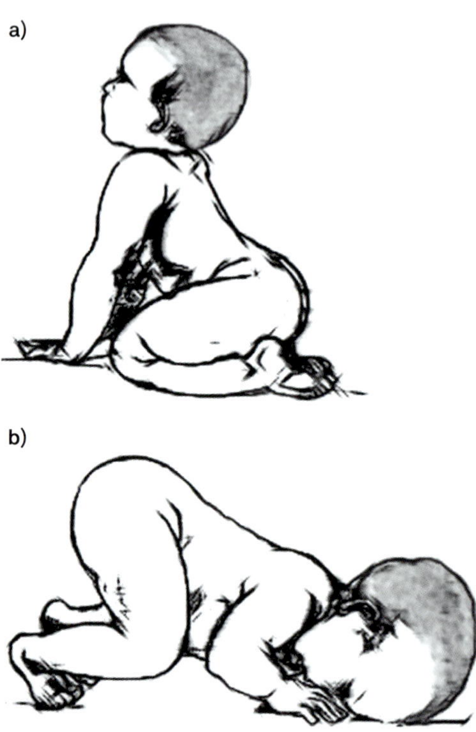

Abbildung 3-10: (a) Symmetrisch tonischer Nackenreflex (STNR) in Streckung und (b) STNR in Beugung. Quelle: Fern Ridge Press, Eugene, OR. Nachdruck mit Genehmigung von Svea Gold.

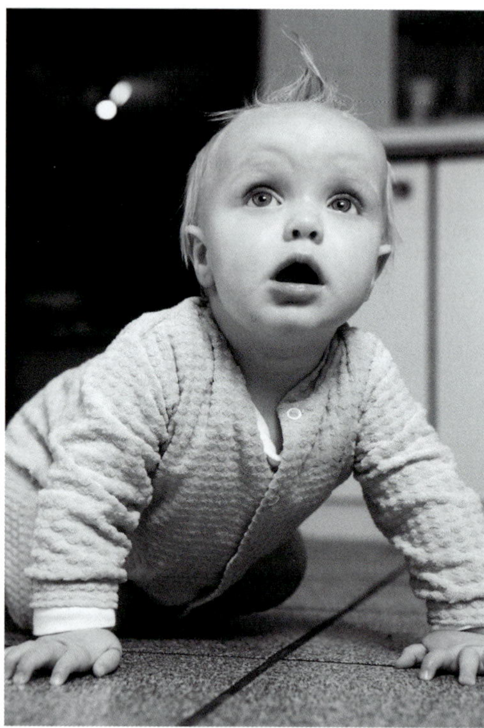

Abbildung 3-11: Baby mit symmetrisch tonischem Nackenreflex (STNR) in Bauchlage (Ganzarmstreckung) in Vorbereitung auf das Krabbeln. Quelle: Don Bayley/istockphoto.

Armen tragen, wenn sein Kopf ebenfalls gestreckt ist. Diese Entwicklungsproblematik umgehen einige Babys, indem sie beginnen, sich als „Po-Rutscher“ (**Abbildung 3-12**) oder auch im „Häschengalopp“ fortzubewegen.

Wenn der Kopf gebeugt wird, geben die Arme nach. Sie können das Gewicht des Oberkörpers nicht mehr halten. Die meisten Babys durchlaufen zur Integration des Reflexes eine Phase des Hin- und Herschaukelns auf Händen und Knien, bevor sie schließlich das Krabbeln lernen.

Eine weitere Funktion des STNR besteht darin, dass er dem Kind dabei hilft, von der Vierfüßlerposition in den Stand zu kommen. „Das Kind greift nach oben, um die obere Kante seines Kinderbettes oder Laufstalls zu greifen. Wenn es sich nach oben zieht, beugen sich seine Ellbogen. Die Reflexantwort zieht seinen Kopf nach unten und erhöht gleichzeitig stark die Streckung seiner Hüften und Knie, wodurch es in die aufrechte Position gedrückt wird. Solange es den Kopf nach unten hält und sich an der oberen Kante festhält, werden seine Beine weiterhin mit Hilfe des Reflexes Unterstützung geben. Doch lass ihn hochschauen und nach seiner Mutter greifen wollen – seine Beine werden unter ihm nachgeben [22]“ (**Abbildung 3-13**).

3.6.1 Funktionen des STNR

Man geht davon aus, dass der STNR eine Reihe von Funktionen erfüllt: Wenn Babys, deren Mütter während der Wehen keine Schmerzmittel oder andere Medikamente erhalten hatten, unmittelbar nach der Geburt auf den Bauch der Mutter gelegt wurden, begannen diese sich spontan zur Brust hinaufarbeiteten, nach der Brustwarze zu suchen und innerhalb einer Stun-

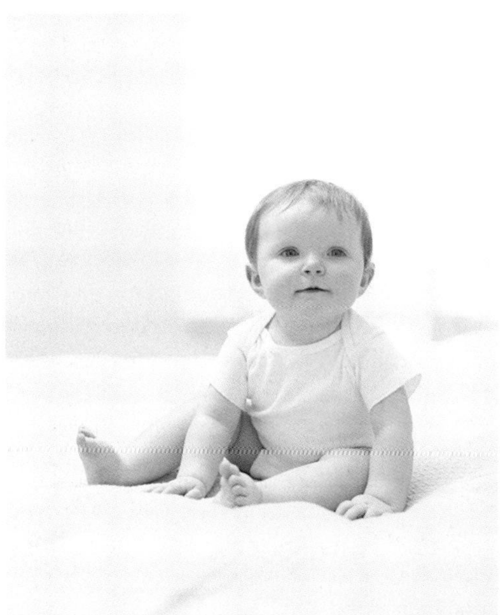

Abbildung 3-12: Baby noch unter dem Einfluss des symmetrisch tonischen Nackenreflexes (STNR) vor der Krabbelphase. Quelle: Laura Doss/Corbis.

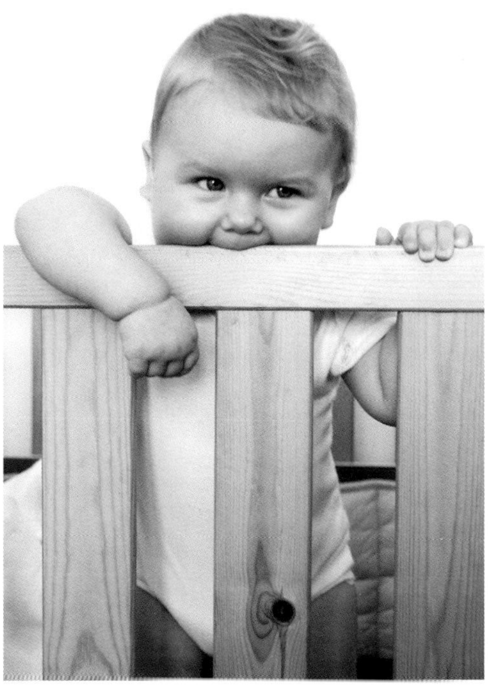

Abbildung 3-13: Kleinkind im Alter von 10 Monaten. Es kann im Stand mit Hilfe des symmetrisch tonischen Nackenreflexes (STNR) in Beugung das Gewicht seines Oberkörpers übernehmen –mit nach vorn gebeugtem Kopf und gebeugten Armen und erhöhtem Strecktonus in den Beinen, die aber ohne Unterstützung von Armen und Händen noch nicht das ganze Körpergewicht tragen können. Quelle: Lisa Valder/Imagestopshop/Alamy Images.

de nach der Geburt zu saugen. Dies konnten Righard und Alade [23] anhand von Videoaufnahmen von Babys belegen. Um zur Brust zu gelangen, nutzten die Säuglinge eine Kombination aus Schreit- und Kriechreflex (und STNR). Säuglinge von Müttern, die während der Wehen Medikamente erhalten hatten, waren zu müde, um nach der Brust zu suchen und an der Brustwarze anzudocken. Selbst wenn sie an die Brust gelegt wurden, konnten sie nur mit Mühe andocken und saugen.

Wenn der Kopf gebeugt wird, schiebt sich der Unterkörper nach oben. Wenn die Zehen den Bauch der Mutter berühren, wird der eine Fuß gestreckt und der andere zurückgezogen. In Kombination mit der Beugung von Armen und Beinen kann sich das Neugeborene auf diese Weise nach und nach zur Brust hochbewegen.

Das Kriechen des Neugeborenen ist in Wirklichkeit ein „falscher" Kriechreflex und bleibt, ähnlich wie der Schreitreflex, nur für kurze Zeit um die Geburt herum präsent. Wird das Neugeborene auf den Bauch gelegt, beginnt es, die Arme und Beine zu beugen und dem Kriechen ähnlich sich zu bewegen. Dies ist zum Teil auf die frühere fötale Beugeposition des Neugeborenen zurückzuführen, die sich nach und nach abschwächt, sobald das Baby ausgestreckter liegen kann. Falsches Kriechen wird in der Regel nach etwa einer Woche immer seltener beobachtet. Der Schreitreflex zeigt sich, wenn das Kind aufrecht gehalten wird und die Füße eine flache Oberfläche berühren. Das Baby scheint zu „laufen", indem es einen Fuß vor den anderen setzt. Dies ist nicht Laufen im eigentlichen Sinne, da das Neugeborene noch keinen ausreichenden Muskeltonus gegen die Schwerkraft aufgebaut hat, um sein Körpergewicht zu tragen. Der Reflex verschwindet im Alter von etwa 4 Monaten und tritt zwischen dem 11. und 16. Monat wieder auf, wenn das richtige Laufen gelernt wird. In den frühen Stadien des Laufenlernens ist der frühkindliche Schreitreflex präsent und das Kind neigt dann häufig vorübergehend dazu, auf Zehenspitzen zu gehen.

Es wird auch angenommen, dass der STNR eine Rolle bei der Ausrichtung der okzipitalen und sakralen Regionen der Wirbelsäule als Vorbereitung auf die Skelettausrichtung in aufrechter Haltung spielt, die für das Stehen und Gehen erforderlich ist. In diesem Zusammenhang sprechen Chiropraktoren von „primären" und „sekundären" Krümmungen der Wirbelsäule. Die primäre Krümmung entwickelt sich ab der 4. SSW und bildet einen einfachen Bogen. Die erste sekundäre Krümmung (zervikale *Lordose*) tritt nach 3 bis 4 Monaten postnatalen Lebens auf und fällt mit der Entwicklung der Stellreaktionen und der Fähigkeit zu fokussieren zusammen. Die zweite sekundäre Krümmung tritt zwischen dem 12. und 18. Lebensmonat auf, wenn der Säugling den Übergang vom Krabbeln auf Händen und Knien zum Gehen vollzieht. Dies ist der Zeitpunkt, an dem sich die Lendenlordose ausbildet.

Lordose – eine Krümmung (Biegung) der Wirbelsäule nach vorne. Bei starker Ausprägung entsteht ein Hohlkreuz.

Die Differenzierung zwischen oberen und unteren Körperregionen, die Vierfüßlerposition und die Beweglichkeit auf allen Vieren können bei der Entwicklung der sekundären Krümmung eine Rolle spielen (s. **Abbildung 3-14**), so dass sich bis zu dem Zeitpunkt, an dem das Kleinkind lernt, auf zwei Füßen zu stehen, eine primäre und zwei sekundäre Krümmungen gebildet haben, um eine aufrechte Haltung und differenzierte Bewegungen zu unterstützen.

3.6.2 Unterstützung des Trainings visueller Fähigkeiten

Blythe [24] vermutete, dass der STNR zu der Zeit seiner höchsten Aktivität (8. bis 11. Monat) eine Rolle bei der Entwicklung der visuellen Akkommodation spielen könnte. Denn wenn ein

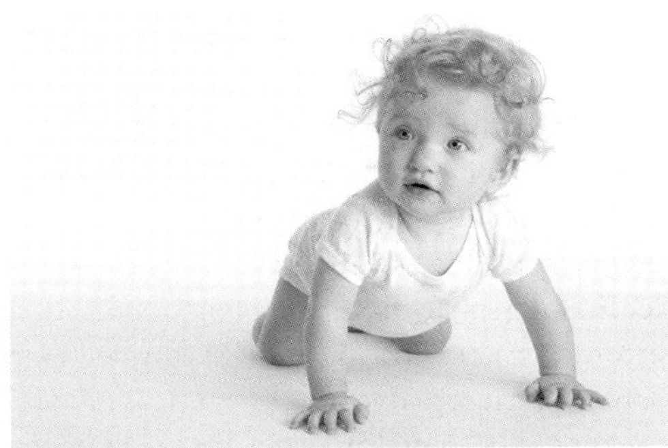

Abbildung 3-14: Kleinkind (etwa 10 Monate alt), das auf Händen und Knien krabbelt. Der symmetrisch tonische Nackenreflex (STNR) und der asymmetrisch tonische Nackenreflex (ATNR) sind gehemmt, so dass das Kind den Kopf heben und drehen und dabei weiterhin den Oberkörper mit beiden Armen stabil abstützen kann. Quelle: Picture Partners/Alamy Bilder.

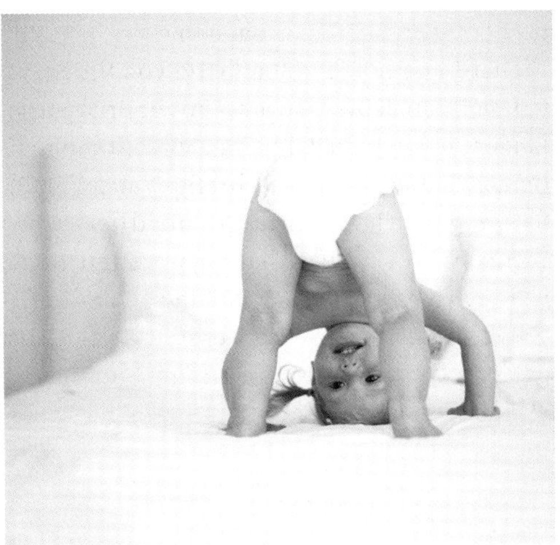

Abbildung 3-15: Der symmetrisch tonische Nackenreflex (STNR) in Beugung, noch aktiv bei einem Kleinkind kurz vor der Krabbelphase. Quelle: Pete Leonard/Zefa/Corbis.

Baby im Vierfüßlerstand den Kopf senkt und damit ein Beugen der Arme bewirkt, fokussieren die Augen zwangsläufig in der Nahdistanz (**Abbildung 3-15**).

Wird der Kopf angehoben, wodurch die Arme sich strecken und die Knie sich beugen, verlagert sich der visuelle Fokus zwangsläufig in die Ferne (**Abbildung 3-16**).

Die Phase der Integration (das Schaukeln auf Händen und Knien, gefolgt vom Krabbeln) trägt wahrscheinlich dazu bei, die Fähigkeit zur Verlagerung des visuellen Fokus von Nah- auf Fernsicht und umgekehrt zu fördern.

In diesem Zusammenhang ist es von Interesse, dass das Entwicklungsstadium, in dem ein Baby zu krabbeln lernt, mit dem Zeitpunkt zusammenfällt, an dem es beginnt, Tiefe wahrzunehmen. Walk und Gibson [25] führten Untersuchungen mit einer „visuellen Klippe" *(visual cliff)* durch, wobei sie Babys im Alter zwischen 6 und 14 Monaten in die Mitte eines Tisches setzten, dessen Platte aus durchsichtigem Glas bestand. Die eine Hälfte der Tischplatte war mit einem Schachbrettmuster unterlegt. Bei der anderen Hälfte wurde dieses Muster auf dem Boden fortgesetzt, also etwa einen Meter unterhalb der Platte. Die Tiefe war somit deutlich erkennbar. Nun sollten die Mütter ihre Babys zu sich locken – und zwar über die vermeintliche Klippe. Das Ergebnis war, dass kaum ein Kind sich über die Klippe traute, weil es Angst vor der vermeintlichen Tiefe hatte.

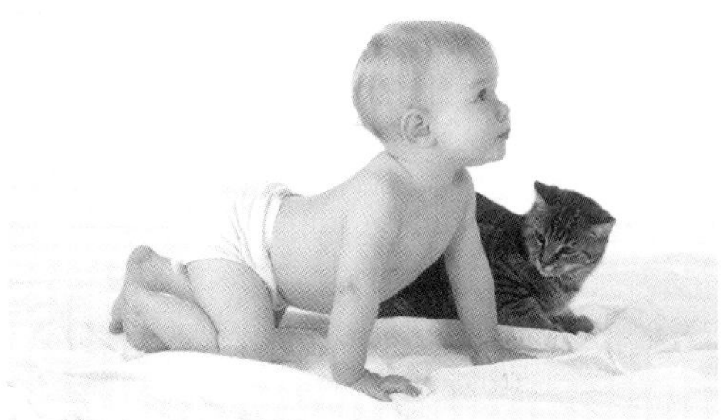

Abbildung 3-16: Restaktivität des symmetrisch tonischen Nackenreflexes (STNR) in Streckung. Die visuelle Aufmerksamkeit ist in die Ferne gerichtet. Quelle: Junioren Bildarchiv/Corbis.

Das Krabbeln auf Händen und Knien trägt auch dazu bei, Sehen, Propriozeption und Gleichgewicht in einer neuen Beziehung zur Schwerkraft zu integrieren. Damit wird eine weitere Trainingsstufe für die reibungslose Zusammenarbeit dieser drei Systeme erreicht.

Dies könnte ein Grund dafür sein, dass bei Kindern, die die Entwicklungsstadien des Kriechens und Krabbelns im ersten Lebensjahr nicht durchlaufen haben, häufiger SpLS auftreten. Dies bedeutet nicht, dass alle Kinder, die diese beiden Stadien übersprungen haben, später unweigerlich auch Lernschwierigkeiten zeigen. Vielmehr ist davon auszugehen, dass ein Kind, welches aufgrund einer verzögerten Reflexintegration nicht zum erwarteten Zeitpunkt *in der Lage* war zu kriechen oder zu krabbeln, später Probleme mit Gleichgewicht, Körperhaltung und visuelle Wahrnehmung haben könnte, da diese Fähigkeiten mit dem Kriechen und Krabbeln verknüpft sind.

3.6.3 Funktionen des STNR

- kann dem Neugeborenen dabei helfen, gleich nach der Geburt zur mütterlichen Brust zu gelangen.
- hilft, den TLR zu modifizieren und zu hemmen.
- unterstützt die Oberkörperposition in der Bauchlage.
- kann bei der Bildung einer sekundären Wirbelsäulenkrümmung helfen.
- unterstützt das Training der visuellen Akkommodation.
- hilft dem Säugling, sich vom Sitzen zum Stand hochzuziehen.

Was passiert, wenn der STNR bis zum Ende des 1. Lebensjahres nicht gehemmt oder vollständig integriert ist?

3.6.4 Auswirkungen eines persistierenden STNR

Ein persistierender STNR kann sich zuerst einmal auf die Körperhaltung auswirken. Das liegt daran, dass die Kopfhaltung weiterhin den Muskeltonus im oberen und unteren Teil des Körpers beeinflusst. Wenn der Kopf gebeugt wird, besteht die Tendenz, dass die Schultern retroflektiert werden und der Unterkörper sich streckt, was zu einer Veranlagung führt, mit nach vorne geneigtem Kopf und Rundrücken zu stehen (**Abbildung 3-17**).

Die Kopfhaltung ist das A und O, wenn es um die Körperhaltung geht, und die Körperhaltung beeinflusst wiederum die Gangart. Bei älteren Menschen können Skelett-, Gelenk- und Muskelprobleme Auswirkungen auf die Körperhaltung haben. Der erste Reflex, der im Alter als Folge einer strukturellen *oder* ZNS-Degeneration wieder auftritt, ist der STNR (**Abbildung 3-18**).

Während die Struktur die Funktion bestimmt, kann sich eine über einen längeren Zeitraum eingenommene schlechte Körperhaltung auch auf die Struktur auswirken, ins-

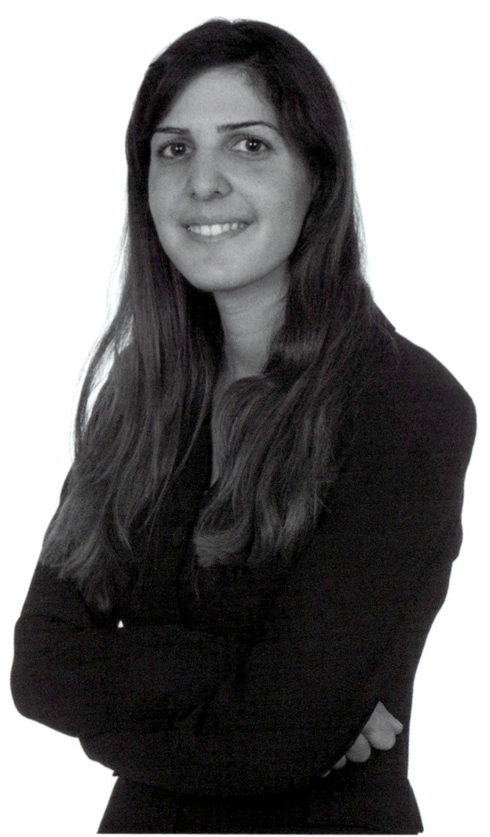

Abbildung 3-17: Typische Stehhaltung eines Erwachsenen mit Restaktivität eines symmetrisch tonischen Nackenreflexes (STNR). Quelle: Itali/Alamy Bilder.

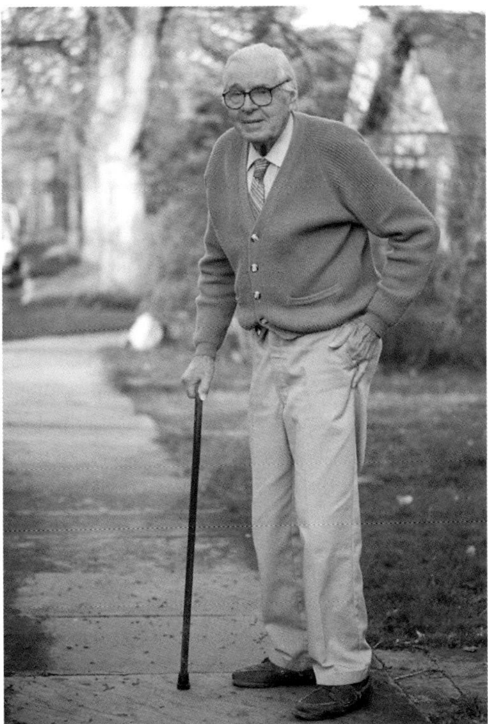

Abbildung 3-18: Auswirkungen eines wieder enthemmten symmetrisch tonischen Nackenreflexes (STNR) auf die Stehhaltung bei älteren Menschen. Quelle: Anne W. Krause/Corbis.

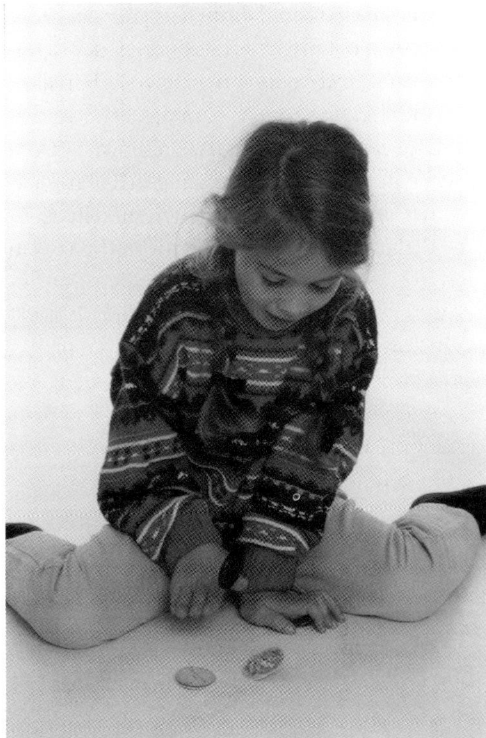

Abbildung 3-19: Beispiel für die Auswirkungen des symmetrisch tonischen Nackenreflexes (STNR) auf die Sitzhaltung bei älteren Kindern. Zwischenfersensitz (W-Sitz) – charakteristisch für einen persistierenden STNR. Quelle: Olivia Baumgartner/Sygma/Corbis.

besondere beim sich entwickelnden Kind in Zeiten schnellen Wachstums wie in der Pubertät und im Jugendalter. Ein persistierender STNR kann sowohl Auswirkungen auf die Haltung als auch auf den Gang haben. Auch die Sitzhaltung ist betroffen, da ein beibehaltener STNR die Integration von Ober- und Unterkörper behindert.

Jüngere Kinder, insbesondere Mädchen mit einem persistierenden STNR, deren Hüften flexibler sind als die von Jungen, sitzen häufig im Zwischenfersensitz, wie in **Abbildung 3-19** dargestellt. Sie empfinden es oft als ungemütlich, im Schneidersitz auf dem Boden zu sitzen. Häufig sind sie in Stillarbeitsphasen unruhig und zappeln herum. Beim Vorlesen liegen sie lieber auf dem Boden statt auf einem Stuhl zu sitzen. Das liegt daran, dass sich bei gesenktem Kopf die Arme beugen und die Beine strecken wollen, so dass es fast unmöglich ist, mit angewinkelten Beinen im Schneidersitz zu sitzen. Sobald das Kind am Schreibtisch den Kopf beugt, um mit dem Schreiben zu beginnen, wollen sich auch die Arme beugen, was es schwierig macht, eine gute Kontrolle über den Oberkörper zu behalten (s. **Abbildung 3-20**). Werden diese Kinder älter, ziehen sie es vor, ihre Hausaufgaben auf dem Boden liegend zu machen oder auch in dieser Haltung fernzusehen. Mit angewinkelten Beinen und Armen zu sitzen, ist für sie unbequem. Eine weitere Kompensation der Auswirkungen des STNR besteht darin, sich auf die Füße zu setzen oder die Beine um die Stuhlbeine zu wickeln, um den Unterkörper in einer Position zu fixieren.

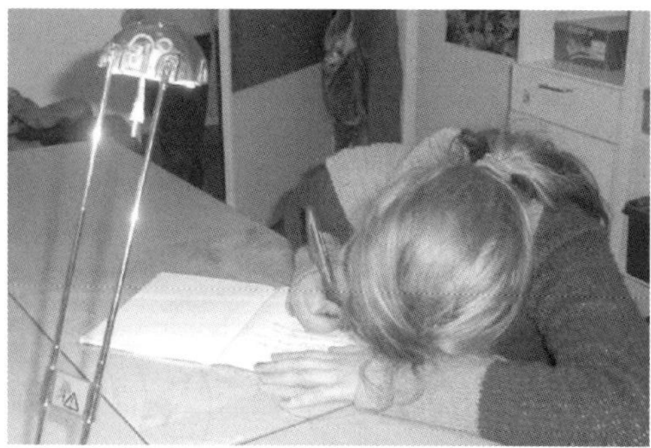

Abbildung 3-20: Beispiel für die Auswirkungen des symmetrisch tonischen Nackenreflexes (STNR) auf die Sitzhaltung – hier des Oberkörpers – bei älteren Kindern: Wenn der Kopf gebeugt ist, beugen sich die Arme, bis das Kind fast ganz auf der Schreibfläche liegt. Quelle: Sammlung der Autorin.

Als ich Mitte der 1980er Jahre begann, mit Reflexintegrationsprogrammen zu arbeiten, wurde der STNR vorrangig bei Kindern mit primärer neurologischer Dysfunktion beobachtet. In den letzten Jahren scheint die Zahl älterer Kinder zuzunehmen, bei denen sich der STNR noch im Oberkörper zeigt, und zwar so stark, dass sie Schwierigkeiten haben, die einfachsten Reflexintegrationsübungen durchzuführen. Die Gründe für diesen Anstieg sind nicht erforscht worden, aber eine Erklärung, die sich aus empirischen Beobachtungen ableiten lässt, könnte darin bestehen, dass Veränderungen in der heutigen Kindererziehungspraxis, bei der Kinder von klein auf in Kindersitze gesetzt werden, auf dem Rücken schlafen und weniger Zeit im freien Spiel in Bauchlage verbringen, zur Persistenz des STNR beigetragen haben. Hierbei spielen also weniger primäre neurologische Dysfunktionen eine Rolle, sondern Umweltfaktoren.

Da der STNR die Steuerung von Arm- und Handbewegungen beeinträchtigt, wenn der Kopf nach vorn oder nach unten bewegt wird, hat er auch Auswirkungen auf die Nahrungsaufnahme, wenn z. B. die Hand zum Mund geführt wird. „Kleckerfritzen" – dies sind die Kinder, die dazu neigen, ihre Kleidung und den Boden fast genauso effektiv zu füttern wie sich selber. Ein ähnliches Problem wird bei älteren Menschen beobachtet, wenn der STNR wieder reaktiviert ist. Sie werden zunehmend ungeschickter darin, den Löffel, die Gabel oder die Tasse zum Mund zu führen. Folglich wird der Mund eventuell verfehlt oder Häppchen werden falsch platziert.

Man kann sagen, dass Kinder mit einem persistierenden STNR sich in ihrem eigenen Körper unwohl fühlen. Dieses unbehagliche Körpergefühl macht es für sie schwierig, still zu sitzen und koordinierte Aktivitäten durchzuführen. Eine schlechte Haltung wirkt sich auf den Muskeltonus aus und umgekehrt, so dass die Beibehaltung des STNR in Beugung zu einem schwachen Muskeltonus im Oberkörper führen kann. Unter Umständen wurde das Kind bereits von einem Ergotherapeuten oder Physiotherapeuten als hypoton bezeichnet.

Koordinations-, Aufmerksamkeits- und Konzentrationsprobleme können allesamt sekundäre Folgen eines persistierenden STNR beim älteren Kind sein. Zwei emeritierte Professorinnen der Universität von Indianapolis, O'Dell und Cook [26], die mehr als 30 Jahre lang mit dem von Miriam Bender entwickelten speziellen Übungsprogramm zur Hemmung des STNR gearbeitet hatten, stellten fest, dass in den USA ein hoher Prozentsatz der Kinder mit einer diagnostizierten ADHS immer noch einen aktiven STNR hatte. Als der STNR mit Hilfe eines motorischen Programms, bei dem die Kinder u. a. gegen Widerstand krabbeln und kriechen mussten, gehemmt worden konnte, begannen sich viele der „Symptome" von ADHS zu verringern. Mit anderen Worten: Eine schlechte Körperkontrolle kann die Fähigkeit beeinträchtigen, still zu sitzen und sich zu konzentrieren.

Von einer schlechten Integration von Ober- und Unterkörper sind viele grobmotorische Fähigkeiten betroffen wie z. B. Hochklettern eines Seiles, Sprung über einen Kasten, Handstand und Brustschwimmen. Brustschwimmen wird dadurch beeinträchtigt, dass jedes Mal, wenn der Kopf angehoben wird, um ihn über dem

Wasser zu halten, die Füße nach unten zu sinken beginnen. Das macht es sehr schwierig, den Körper parallel zur Wasseroberfläche zu halten. Einige Kinder mit einem STNR finden es leichter, unter Wasser zu schwimmen, weil beim Absenken des Kopfes die Füße wieder hochkommen und das Gewicht des Wassers dazu beiträgt, den Körper parallel zur Wasseroberfläche zu halten.

Spitzensportler bedienen sich manchmal vorübergehend bestimmter Reflexe wie des STNR oder des ATNR, um besonders herausfordernde Aktionen auszuführen, speziell solche, in denen der Bezug zur Schwerkraft aufgehoben oder verändert ist wie z.B. beim Basketball beim Sprung, um den Ball in den Korb zu werfen (ATNR), oder beim Sprung von einem Sprungbrett (STNR) (**Abbildung 3-21** und **Abbildung 3-22**).

Wenn, wie Blythe vermutete [24], der STNR im ersten Lebensjahr das Training der visuellen Akkommodation unterstützt, so tendiert er wie andere Reflexe auch, wenn sie nicht gehemmt werden, dazu, mit dem Reflex im Zusammenhang stehende Fähigkeiten auf einem frühen Entwicklungsstadium zu belassen. In Bezug auf visuelle Fähigkeiten wird ein persistierender STNR oft mit einer langsameren visuellen Akkommodation verbunden. Dies hat Auswirkungen auf Aktivitäten, die eine schnelle visuelle

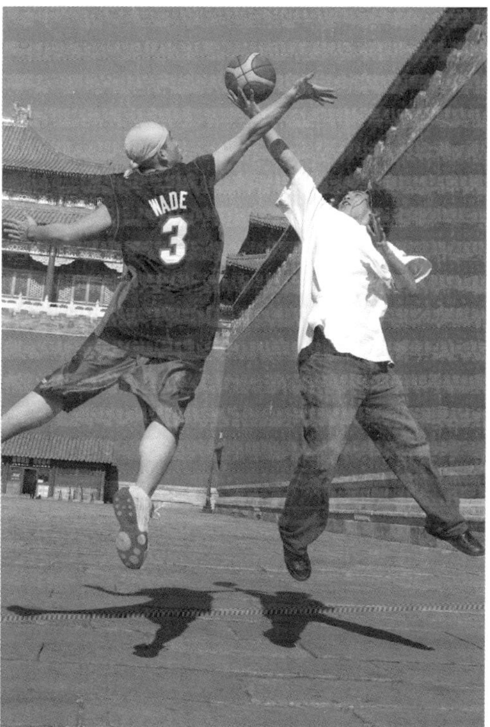

Abbildung 3-21: Basketballspieler, die den asymmetrisch tonischen Nackenreflex (ATNR) nutzen, um den Ball zu fangen und/oder nach ihm zu greifen. Quelle: Black 100/Getty-Bilder.

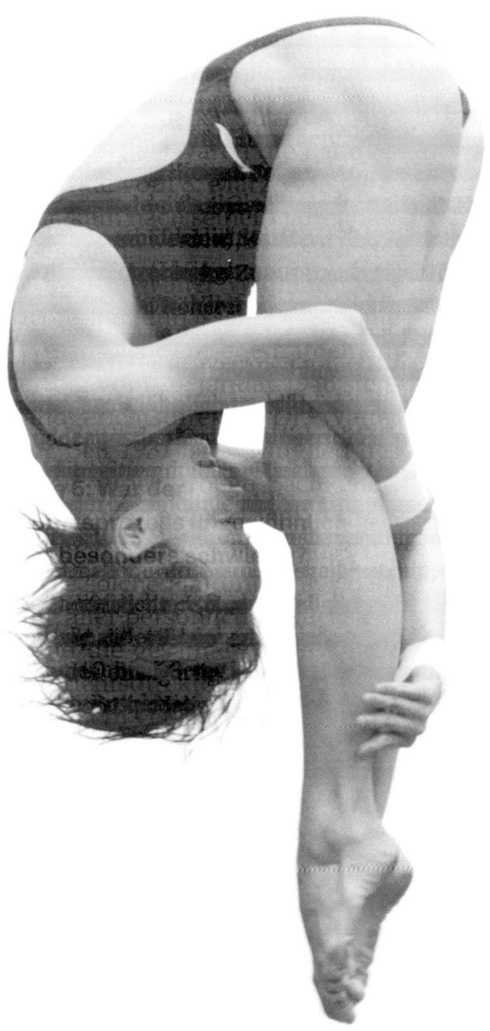

Abbildung 3-22: Kunstspringerin, den symmetrisch tonischen Nackenreflex (STNR) in Beugung nutzend. Quelle: Erich Schlegel/New Sport/Corbis.

Akkommodation erfordern, wie z. B. ein sich schnell näherndes Objekt verfolgen zu können – wichtig um einen Ball zu fangen – oder mühelos von der Tafel oder aus einem Buch abzuschreiben.

Liegt eine Kombination aus einem persistierenden ATNR und fehlenden Kopfstellreaktionen vor, so wird dies in Zusammenhang mit beeinträchtigten horizontalen Augenfolgebewegungen (für Lesen und Schreiben erforderlich) gebracht. Eine Studie zu den Auswirkungen aberranter Reflexe auf spezifische Augenbewegungen und den Möglichkeiten eines darauf abzielenden Reflexintegrationsprogramms ergab, dass es eine Wechselbeziehung zwischen einem persistierenden STNR und beeinträchtigten *vertikalen* Augenfolgebewegungen gibt [27]. Vertikale Augenfolgebewegungen sind erforderlich für die korrekte Ausrichtung von Zahlenreihen in der Mathematik, für die Beurteilung von Höhen, z. B. beim Stehen am Rand einer Klippe oder beim Betreten einer abwärts fahrenden Rolltreppe.

3.6.5 Auf folgende Bereiche kann sich ein persistierender STNR auswirken

- Integration von Ober- und Unterkörper
- Aufmerksamkeit/Konzentration (indirekt)
- Schwimmen
- Hand-Auge-Koordination
- visuelle Akkommodation – Abschreiben, Fangen eines Balls
- vertikale Augenfolgebewegungen

Alle primitiven Reflexe, die durch Positionsänderungen des Kopfes ausgelöst werden, können das Gleichgewicht, die Körperhaltung und die Koordination beeinflussen – Bereiche, die kollektiv die höheren Zentren unterstützen, die an der Steuerung der Augenbewegungen und an der visuellen Wahrnehmung beteiligt sind mit Auswirkungen auf bestimmte Aspekte des Lernens. Aber diese Reflexgruppe ist nur ein Teil der Story. Andere primitive Reflexe reagieren auf taktile Stimulation mit Folgen für die Feinmotorik sowie das Gleichgewicht, für die Körperwahrnehmung, die Sensitivität und das räumliche Vorstellungsvermögen. Dies sind die Themen des nächsten Kapitels.

Referenzen

1. Allen MC. The symmetric tonic neck reflex (STNR) as a normal finding in premature infants prior to term. Pediatric Research. 1987;20:208A. https://doi.org/10.1203/00006450-198704010-00254
2. Drillien CM, Drummond MB. Neurodevelopmental problems in early childhood. Oxford: Blackwell Scientific Publications; 1977.
3. Capute AJ, et al. Primitive reflex profile. Baltimore, MD: University Park Press; 1980.
4. Goddard Blythe SA. What babies and children really need. How mothers and fathers can nurture children's growth for health and well being. Stroud: Hawthorn Press; 2008.
5. Bobath K. A neurophysiological basis for the treatment of cerebral palsy. Cambridge: Cambridge University Press; 1991.
6. De Quirós JB, Schrager OL. Neuropsychological fundamentals in learning disabilities. Novato, CA: Academic Therapy Publications; 1978.
7. Shepherd R. Physiotherapy in paediatrics. Oxford: Butterworth-Heinemann; 1980.
8. Capute AJ, et al. Primitive reflexes: a factor in non-verbal language in early infancy. In: Stark RE, Hrsg. Language behaviour in infancy and early childhood. New York: Elsevier, North-Holland; 1981.
9. Demyer W. Technique of the neurological examination. New York: McGraw-Hill; 1980.
10. Coryell J, Henderson A. Role of the asymmetrical tonic neck reflex in hand visualization in normal infants. American Journal of Occupational Therapy. 1979;33(4):255–60.
11. Maurer D, Maurer C. The world of the newborn. London: Viking; 1988.
12. Aslin RN. Oculo-motor measures of visual development. In: Gottlieb G, Krasnegor N, Hrsg. Measurement of audition and vision during the first year of life: a methodological overview. Norwood, NJ: Ablex; 1985. S. 391–417.
13. Maurer D. The scanning of compound figures by young infants. Journal of Experimental Child Psychology. 1983;35:437–48. https://doi.org/10.1016/0022-0965(83)90019-X

14. Crutchfield CA, Barnes MR. Motor control and motor learning in rehabilitation. Atlanta, GA: Stokesville Publishing; 1993.
15. Ayres AJ. Sensory integration and learning disorders. Los Angeles, CA: Western Psychological Services; 1973.
16. Telleus C. En kompararіv studie av neurologisk skillnader hos barn med och utan läs och skrivsvarigheter Unveröffentlichte Masterarbeit, Göteborg Universitet Psychologisk Institution. 1980.
17. Parmenter C. The asymmetric tonic neck reflex in normal first and third grade children. The American Journal of Occupational Therapy. 1975;29:463–8.
18. Blythe P, McGlown DJ. An organic basis for neuroses and educational difficulties. Chester: Insight Publications; 1979.
19. Goddard Blythe SA. Neurological dysfunction as a significant factor in children diagnosed with dyslexia. In: The 5th International British Dyslexia Association Conference Proceedings. 04.2001; University of York. 2001.
20. McPhillips M, Sheehy N. Prevalence of primary reflexes and motor problems in children reading difficulties. Dyslexia. 2004;10(4):316–338(23). https://doi.org/10.1002/dys.282
21. Capute AJ, Accardo PJ. Developmental disabilities in infancy and childhood. Baltimore, MD: Paul H Brookes Publishing; 1991.
22. Bender ML. Bender-Purdue reflex test. San Rafael, CA: Academic Therapy Publications; 1976.
23. Righard L, Alade MO. Effect of delivery room routine on success of first breast-feed. Lancet. 1990;336(8723):1105–7. https://doi.org/10.1016/0140-6736(90)92579-7
24. Blythe P. Lecture for INPP supervision. 10.1990; Chester. 1990.
25. Walk RD, Gibson EJ. A comparative and analytical study of visual depth perception. Psychological Monographs. 1961;75(15):1–44. https://doi.org/10.1037/h0093827
26. O'Dell NE, Cook PA. Stopping ADHD. A unique and proven drug-free program for treating ADHD in children and adults. New York: Avery; 2004.
27. Bein-Wierzbinski W. Persistent primitive reflexes in elementary school children. Effect on oculomotor and visual perception. In: 13th European Conference of Neuro-Developmental Delay in Children with Specific Learning Difficulties. Chester, UK. 2001. Paper.

4
Primitive taktile Reflexe

4.1 Palmarer Greifreflex (Palmarreflex)

Erstmals 1891 von Robinson [1] als „Klammerreaktion“ beschrieben, wird der palmare Greifreflex ausgelöst, wenn ein Gegenstand, z.B. ein Finger, quer in die Handfläche eines Neugeborenen gelegt wird. Das Neugeborene ergreift den Gegenstand, indem es seine Finger nacheinander um den Stimulus herum legt, beginnend mit dem Mittelfinger, gefolgt von Ring- und kleinem Finger, Zeigefinger und Daumen [2]. Der Daumen liegt dabei meist unter dem Zeigefinger. Greifbewegungen können auch spontan auftreten, ohne dass ein Gegenstand in die Hand gelegt wird, wie in **Abbildung 4-1** dargestellt. In den ersten Tagen nach der Geburt ist der Reflex stark genug, um das Gewicht des Kindes zu tragen, wenn es z.B. an ein Seil gehängt wird.

Der Reflex besteht aus zwei Phasen:

1. der Greif- oder „Fang“-Phase, die aus einer schnellen Beugung und Adduktion der Finger einschließlich des Daumens besteht;
2. der Haltephase, in der eine anhaltende Beugung der Finger durch Zug an den Beugesehnen aufrechterhalten wird [3].

Die Greifphase lässt sich einfach durch leichte Berührung auslösen, aber die Haltephase erfordert mehr propriozeptiven Input, wie z.B. Widerstand vom Gegenstand oder Zug wie bei der Gewichtsaufhängung.

Giordano [4] untersuchte 282 Säuglinge und stellte fest, dass der palmare Greifreflex bei gesunden Säuglingen bis zum 5 Lebensmonat durchgängig präsent war. Er scheint in den ersten 12 Tagen am stärksten zu sein [5], wird zwischen dem 4. und 6. Monat immer schwächer und ist in der Regel gegen Ende des 1. Lebensjahres gehemmt.

Man nimmt an, dass sowohl der palmare Greifreflex als auch ein ähnlicher Reflex an den Füßen – der plantare Greifreflex – die Fortsetzung eines früheren Stadiums der Evolution sind, als es für die Tierbabys notwendig war, sich am Fell der Mutter festzuhalten. Dies kann bei Babys bestimmter Affenarten beobachtet werden, die den Greifreflex bei der Geburt nutzen, indem sie sich am Fell der Mutter festhalten und auf ihren Bauch kriechen. Bis heute wird die Greifphase des Reflexes beim Men-

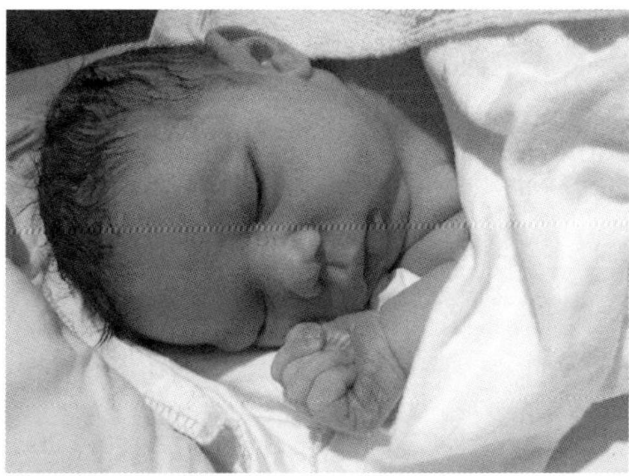

Abbildung 4-1: Palmarer Greifreflex bei einem Neugeborenen. Quelle: Sammlung der Autorin.

schen am leichtesten durch den Kontakt mit Haar ausgelöst.

Entwicklungsgeschichtlich bildet sich der palmare Greifreflex in der 11. Schwangerschaftswoche (SSW) heraus. Er wurde von Hooker [6] in seinen Studien über Föten beschrieben, die aus der Gebärmutter entfernt wurden. Das Schließen der Finger (ohne Daumen) tritt in der 11. Woche auf. Etwa ab der 16. Woche löst die taktile Stimulation der Hand das Schließen zur Faust aus, aber die Finger greifen das Objekt noch nicht. Ab der 20. Woche halten sich die Finger schwach an einem dünnen Glasstab fest und ab der 22. Woche nimmt die Stärke des Greifens zu. Hookers frühe Befunde wurden inzwischen durch den Einsatz von Ultraschall bestätigt. Nach der Geburt variiert die Stärke des palmaren Greifens je nach dem Zeitpunkt der Nahrungsaufnahme. Sie ist ausgeprägter, wenn der Reflex vor der Nahrungsaufnahme getestet wird als danach.

Der palmare Greifreflex ist auch mit Bewegungen bei der Nahrungsaufnahme in den ersten 4 Lebensmonaten verbunden. Prechtl [2] stellte fest, dass der tonische palmare Greifreflex mit Saugbewegungen in den ersten 4 Monaten gekoppelt ist. In diesem Entwicklungsstadium besteht ein Zusammenhang zwischen der Erregung des Saugzentrums und dem Hirnareal, das am palmaren Greifreflex beteiligt ist. Sollte dies bis in die spätere Kindheit andauern, kommt es zu Auswirkungen auf die Sprachentwicklung und den unabhängigen Gebrauch der Finger. Saugbewegungen können in diesem frühen Stadium auch durch Stimulation des Greifreflexes ausgelöst werden. Das liegt daran, dass es aufgrund des Babkin-Reflexes, der die Bewegungen der Hände mit denen des Mundes verbindet, wechselseitige Bewegungen zwischen Saugen und Greifen gibt. Der Babkin-Reflex wird manchmal dazu genutzt, das Saugen bei einem Baby mit Fütterungsstörung zu stimulieren, indem ein sanfter Druck auf die Handflächen ausgeübt wird, wodurch Saugbewegungen ausgelöst werden.

Der *Babkin-Reflex* wird manchmal auch als palmar-mandibulärer Reflex bezeichnet und ist von der Geburt bis zum Alter von etwa 4 Monaten aktiv. Er wird durch schnellen Druck auf die Handflächen ausgelöst. Die Reaktion besteht in der Drehung des Kopfes zur Mittellinie, der Kopf wird nach vorn gebeugt und der Mund wird geöffnet [7]. Wenn die Brustwarze oder der Sauger in den Mund genommen wird, stimuliert der Kontakt mit der Innenseite des Mundes – dem vorderen Bereich des Gaumens – die Saugbewegungen. Der Babkin-Reflex ist ein Beispiel für eine sensomotorische Hand-zu-Mund-Verbindung in den ersten Lebensmonaten. Eine ähnliche Reaktion in umgekehrter Richtung kann bei jungen Säugetieren beobachtet werden, insbesondere bei von Hand aufgezogenen Katzenbabys, die ihre Mutter verloren haben. Beim Saugen aus einer Flasche können gleichzeitige Knetbewegungen der Pfoten beobachtet werden.

André Thomas et al. [8] fanden heraus, dass der Greifreflex die Wirkung des Moro-Reflexes modifiziert, wenn er auf einer Seite vor dem Auslösen des Moro-Reflexes stimuliert wurde. Wurde ein Gegenstand in eine Hand gelegt, trat die Moro-Reaktion nur im Arm auf der Gegenseite auf. Wurde ein Gegenstand in beide Hände gelegt und damit zunächst der palmare Greifreflex ausgelöst, dann wurde die Moro-Reaktion in beiden Armen gehemmt. Dieses Beispiel der Interaktion zwischen Reflexen im ersten Lebensjahr liefert die Grundlagen für die therapeutische Vorgehensweise, die in den Programmen des INPP angewandt wird.

Als Erwachsene nutzen wir diese Verbindung manchmal, wenn wir unter Stress stehen. Kurz bevor wir uns an eine unangenehme oder schwierige Aufgabe machen, schließen und öffnen wir oft unsere Hände. Stressbälle können aufgrund desselben Prinzips wirksam sein.

4.1.1 Funktionen des palmaren Greifreflexes

- hilft bei Primaten dem Säugling, sich an seine Mutter zu klammern;
- unterstützt vermutlich die Entwicklung der Reaktion auf Zug;
- hat eine hemmende Wirkung auf den Moro-Reflex, wenn er kurz vor dem Auslösen des Moro-Reflexes stimuliert wird;
- ist mit Bewegungen im Zusammenhang der Nahrungsaufnahme verbunden;
- trägt vermutlich dazu bei, die Myelinisierung der bei den Hand- und Mundbewegungen involvierten Nervenbahnen in der frühen Entwicklungsphase zu stimulieren.

Der palmare Greifreflex wird im Laufe der ersten 3 bis 6 Lebensmonate allmählich gehemmt. Ab dem 5. Monat ist ein Säugling in der Lage, einen Gegenstand willentlich loszulassen, obwohl dies oft ebenso aus Versehen wie mit Absicht geschieht. Dies ist die Phase, in der das Baby beginnt, sein Spielzeug oder seine Nahrung fallen zu lassen. Da es motorisch noch nicht in der Lage ist, den Gegenstand selbst zurückzuholen, folgt auf die Wegwerfphase oft ein Jammern oder ein lauter Protest, bis der Gegenstand von einem Erwachsenen in der Nähe zurückgegeben wird – um einige Sekunden später wieder fallen gelassen zu werden. Diese Fähigkeit des „Loslassens“ aus dem Palmar-Griff ist ein wichtiger Vorläufer für die Entwicklung geschickter Hand- und Fingerbewegungen.

Schwierigkeiten bei der Ausführung feiner Fingerbewegungen (Dysdiadochokinese) treten häufig bei Kindern auf, die eine Vorgeschichte von Sprachstörungen oder Sprachverzögerungen haben, was darauf hinweist, dass dieselben motorischen Zentren, die an unabhängigen Fingerbewegungen beteiligt sind, auch für motorische Aspekte der Sprache erforderlich sind.

Sobald es möglich wird, einen Gegenstand loszulassen, werden Daumen und Finger in Form eines radialen (daumenseitigen) Greifens beteiligt. Bald ist das Baby dann in der Lage, kleine Gegenstände mit seinen Fingerspitzen aufzunehmen. Die Fingerkoordination verbessert sich und es ist zunehmend in der Lage, eine Hand ohne spiegelnde Mitbewegung der anderen Hand zu benutzen. Ab dem 9. Monat beginnt es, den Pinzettengriff mit Daumen und Zeigefinger einzusetzen und darin bis zum Ende des 1. Lebensjahres immer geschickter zu werden. Diese Zunahme der manuellen Geschicklichkeit hängt mit der Reifung der *Pyramidenbahn* zusammen, einem der Areale des Gehirns, das die auffälligsten Unterschiede zwischen Erwachsenen und Neugeborenen aufweist [9].

Pyramidenbahn – leitet die motorischen Befehle vom motorischen Kortex des Großhirns zu den Muskeln im Körper. Ihre Hauptfunktion ist die Aktivierung von Motoneuronen zur Durchführung von Bewegungen, vor allem der Willkürmotorik.

Feinmotorische Aufgaben, wie das Halten eines Stifts zum Schreiben, beginnen mit der Wiederholung früherer Muster. Anfänglich „ist der erste Griff des Kindes nach einem Schreibgerät ein palmarer Quergriff. Die ganze Hand umgreift die Kreide oder den Stift und gewöhnlich wird der Arm nach innen gedreht. Der Arm wird nicht auf dem Tisch abgestützt, so dass das Kind mit eher grobmotorischen Bewegungen malt. Etwas später wird fast der gleiche Griff verwendet, aber das Kind merkt, dass es den Stift besser führen kann, wenn es den Zeigefinger ausstreckt“ [10]. Irgendwann lernt das Kind, den Stift mit einem Dreifinger-Zangengriff zu halten, wobei der Mittelfinger den Stift stützt und der Unterarm auf der Schreibfläche aufliegt. Dadurch kann der Arm nach außen statt nach innen gedreht werden, was den Hand- und Armbewegungen mehr Flexibilität, Spielraum und Steuerung verleiht.

Die Fähigkeit, Besteck richtig zu halten und zu handhaben, folgt einem ähnlichen Muster. Im Alter zwischen 2 und 2,5 Jahren verwenden Kinder, die eigenständig essen wollen, normalerweise einen einwärts gedrehten Quergriff. Ihre frühen „Selbstversorgungs"-Versuche sind ungeschickt und verfehlen oft das Ziel, verbessern sich aber, wenn sie lernen, den Griff und die Armposition anzupassen. Die gleichzeitige Verwendung von zwei Besteckteilen (Löffel und Gabel) dauert viel länger und das Schneiden (für das ein geschickter Umgang von Messer und Gabel erforderlich ist) erfordert eine noch höhere Koordinationsleistung.

Wie sehen die Auswirkungen eines persistierenden palmaren Greifreflexes beim älteren Kind aus? Diese werden im nächsten Unterabschnitt erörtert.

4.1.2 Auswirkungen eines persistierenden palmaren Greifreflexes

- geringe manuelle Geschicklichkeit
- schlecht entwickelter Pinzettengriff, der feinmotorische Fähigkeiten beeinträchtigen kann wie z. B. die Handhabung von Besteck, Scheren und die Stifthaltung beim Malen und Schreiben;
- Handfläche kann auf taktile Reize überempfindlich bleiben;
- Mund- und Handbewegungen bleiben miteinander verkoppelt. Dies kann Auswirkungen sowohl auf die Sprache als auch auf manuelle Tätigkeiten haben. Es kann zu assoziierten Bewegungen („Overflow") zwischen Hand und Mund kommen, so dass sich der Mund bewegt, wenn die Hände mit einer Aufgabe beschäftigt sind, oder umgekehrt, so dass die Hände sich beim Sprechen unwillkürlich mitbewegen (**Abbildung 4-2**).

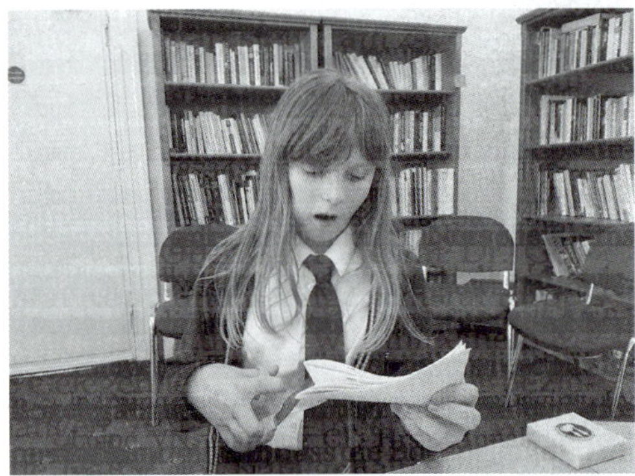

Abbildung 4-2: Ein Beispiel für einen „Overflow" zwischen Hand- und Mundbewegungen bei einem älteren Kind. Quelle: Reproduziert mit Erlaubnis von Jenny Egan.

4.2 Plantarer Greifreflex (Plantarreflex)

Der plantare Greifreflex wurde erstmals 1912 von van Woerkom [11] beschrieben. Er bildet sich um die 11. SSW heraus und wird ab dem 7. bis 9. Lebensmonat gehemmt. Er sollte im Alter von einem Jahr integriert sein, dann, wenn das Baby in den aufrechten Stand kommt.

Der plantare und der palmare Greifreflex sind insofern miteinander verwandt, als beide zu einer Greifreaktion auf Berührung oder Druck auf Fußsohle oder Handfläche führen. Der plantare Greifreflex wird durch Druck auf den Fußballen ausgelöst, was zu einer *Beugung* der Zehen führt. Obwohl das plantare Greifen in der Regel nicht so stark ist wie das palmare Greifen, ist es doch stark genug, um mit den Zehen einen dünnen Gegenstand zu umfassen (**Abbildung 4-3**).

Man geht davon aus, dass der plantare Greifreflex eine Rolle bei der Integration des *Babinski-Reflexes* im ersten Lebensjahr spielt. Der Babinski-Reflex, der ebenfalls schon bei der Geburt vorhanden ist, wird ausgelöst, indem man von der Außenseite der Fußsohle nach oben und von unterhalb der kleinen Zehe quer zur großen Zehe streicht. Das Babinski-Zeichen besteht in einer Überextension der Großzehe, die mit einem Auffächern der ande-

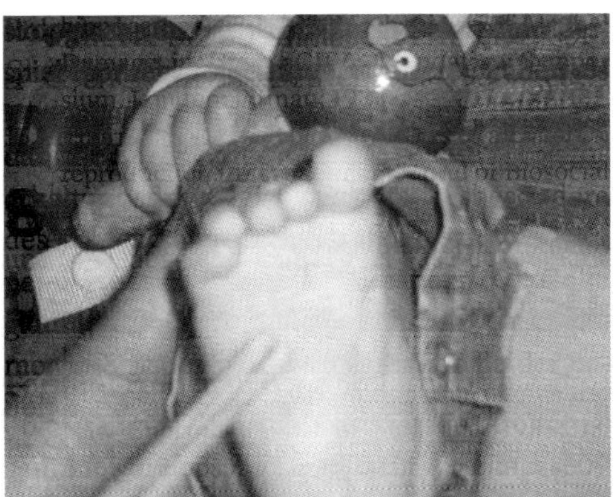

Abbildung 4-3: Plantarer Greifreflex. Quelle: Sammlung der Autorin.

ren Zehen einhergehen kann. Es wird manchmal auch als *Extensor Plantar Response* bezeichnet (**Abbildung 4-4**).

Babinski war der Ansicht, dass die Extension der Zehen als Folge einer Unreife im pyramidalen (kortikospinalen) Trakt auftritt. Der kortikospinale Trakt enthält Nervenbahnen, die das Rückenmark mit dem Gehirn verbinden. Da dieser Trakt rechts- und linksseitig verläuft, kann ein Babinski-Reflex nur auf einer Seite oder auch auf beiden Seiten präsent sein. Damit liefert der Babinski-Reflex Hinweise auf den Funktionszustand des kortikospinalen Traktes auf beiden Seiten.

Die Myelinisierung der kortikospinalen Fasern verläuft in folgender generellen Reihenfolge: der Kopf zuerst, gefolgt von den Armen, dem Oberkörper und dann den Beinen. Da der kortikospinale Trakt einige der längsten Nervenfasern des Körpers enthält, dauert der Prozess der Myelinisierung und der anschließenden willkürlichen Kontrolle über die Füße länger. Wenn die Pyramidenbahn und die damit verbundenen neuromuskulären Systeme reifen, geht als Reaktion auf den auf die laterale Fußsohle ausgeübten Druck die Dorsalextension der Großzehe in eine Flexion über. Dies vollzieht sich allmählich im Laufe der 2. Hälfte des 1. Lebensjahres. Gallahue und Ozmun [12] gehen davon aus, dass der Babinski -Reflex „um den vierten Lebensmonat

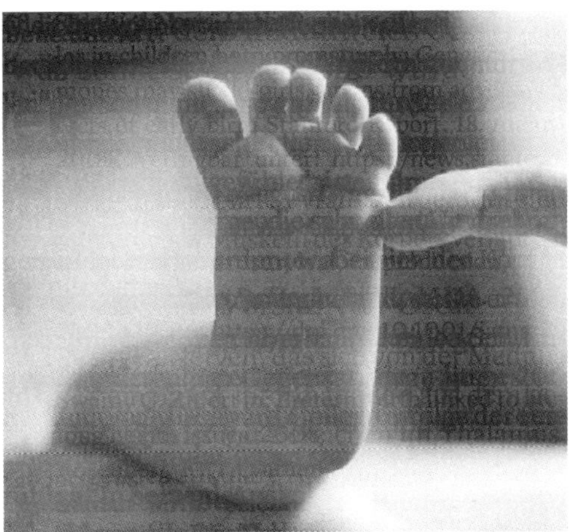

Abbildung 4-4: Babinski-Reflex bei einem Säugling. Quelle: Jim Craigmyle/Corbis.

herum dem plantaren Greifreflex Platz macht, der bis etwa zum zwölften Monat fortbestehen kann."

In der 2. Hälfte des 1. Lebensjahres kann man ein normales Baby dabei beobachten, wie es ohne einen Druckreiz auf die Fußsohle *beide* Reflexe spontan trainiert. Setzt man es in einen Stuhl oder Buggy, führt es spielerisch wiederholte Extensions- und Flexionsbewegungen seiner Zehen aus. Tatsächlich scheinen die Zehen in diesem Entwicklungsstadium eine Art „Unterhaltung" zu führen, die umso aktiver wird, je mehr das Kind durch etwas erregt wird oder kurz bevor es vokalisiert. Es scheint so, als ob die motorischen Bahnen an der Vorbereitung der Lall- und Brabbelphase in der Sprachentwicklung beteiligt sind, die dem verständlichen Sprechen vorausgeht. Wahrscheinlich trägt die kontinuierliche Übung der beteiligten Bahnen auch zur Entwicklung von Verbindungen innerhalb des kortikospinalen (pyramidalen) Trakts bei.

Der Babinski- Reflex wird auch dann genutzt, wenn das Baby beginnt, in Bauchlage zu kriechen. Durch die Extension der Großzehe und das Eindrücken der Zehen in den Boden ist das Kind in der Lage, sich mit einem Fuß „abzustoßen", während es sich mit einem oder beiden Armen nach vorne zieht.

4.2.1 Funktionen des Babinski-Reflexes

- an der Hemmung des plantaren Greifreflexes beteiligt
- unterstützt das Kriechen
- trainiert/entwickelt den kortikospinalen Trakt
- ist wahrscheinlich an der Entwicklung präverbaler motorischer Aspekte der Sprache beteiligt

4.2.2 Auswirkungen eines persistierenden Babinski-Reflexes

Eine Persistenz des Babinski-Reflexes über die Zeit hinaus, in der ein Kind stehen und gehen lernt, wirkt sich auf den Muskeltonus der Beinrückseiten und den Gang aus. Dies zeigt sich in Fällen von Multipler Sklerose, wenn der Babinski-Reflex infolge einer Demyelinisierung wieder enthemmt wird. Es kommt zu einer Anhebung der Großzehe und zu einem charakteristischen Schlurfen beim Gehen. Eine fehlende Hemmung des Babinski-Reflexes nach dem 24. Lebensmonat wird in der Regel als pathologisches Zeichen angesehen, das aus einer Reihe von Gründen auf eine funktionelle Störung oder strukturelle Läsion im Nervensystem hinweist.

Zu erwähnen ist zudem, dass ein anomaler Babinski-Reflex beim älteren Kind vorübergehend oder dauerhaft sein kann. So ist er z. B. ein sensibler Indikator für einen abnorm niedrigen Blutzuckerspiegel (Hypoglykämie) und kann positiv werden (wieder auftreten), wenn der Blutzuckerspiegel sinkt, um sich dann etwa 15 Minuten nach der intravenösen Gabe von Glukose wieder zurückzubilden [13].

Wahrscheinlich wirken der plantare Greifreflex und der Babinski-Reflex im ersten Lebensjahr zusammen, wobei der eine die kortikospinalen Bahnen trainiert und der andere hilft, die Reaktion zu hemmen. Keiner von beiden sollte präsent sein, wenn das Kind stehen und gehen lernt. Manchmal wird jedoch noch später Flexorenaktivität der Zehen beobachtet, wenn es barfuß über unebene Oberflächen wie Kopfsteinpflaster oder Kieselsteine läuft. Babinski [14] betrachtete den plantaren Streckreflex als einen *réflexe de défense* (‚Fluchtreflex'). Wartenberg [15] sah die Überstreckung der Großzehe als Teil einer größeren Flexorenreaktion verbunden mit Verkürzung des Beines und einer Vermeidungsaktion, wobei der Fuß die empfindlichste Komponente darstelle. In der deutschen Fachliteratur wird in Bezug auf den plantaren Streckreflex auch von einer „Verkürzungsreaktion des Beines" oder auch vom „Beuge-Fluchtreflex" gesprochen [16]. Wenn der frühkindliche Reflex beim älteren Kind noch präsent ist, liefert er einen Hinweis auf eine Unreife in der Funktionstüchtigkeit des kortikospinalen Traktes.

4.2.3 Auswirkungen eines persistierenden Babinski-Reflexes

- Indikator für Probleme in der oberen Pyramidenbahn (motorisches Areal 4);
- bei Hypoglykämie vorübergehend auslösbar – verschwindet wieder innerhalb von 15 Minuten nach Gabe von Glukose;
- Auswirkungen auf Muskeltonus und Koordination der Beine.

4.2.4 Funktionen des plantaren Greifreflexes

- Spontanes Training der Zehen und der damit verbundenen Nervenbahnen;
- kontinuierliche Aktivierung etwa im 6. bis 7. Lebensmonat – geht vielen größeren Bewegungen des sich entwickelnden Säuglings voraus oder führt zu ihnen hin.

Bleibt der plantare Greifreflex über das erste Lebensjahr hinaus aktiv, verändert er die Fußstellung und die Platzierung des Fußes auf dem Boden. Wenn die Zehen als Reaktion auf den Druck, der auf die Fußsohle ausgeübt wird, greifen, wölbt sich die Sohle und verändert so die Teile des Fußes, die als Stützbasis dienen. Dies kann zu Schwerkraftverunsicherung führen und die propriozeptive Rückkopplung vom Fuß zu den an der Steuerung des Gleichgewichts, der Körperhaltung und der Fortbewegung beteiligten Hirnzentren verändern. Bestenfalls kann das Kind beim Gehen auf unebenen Oberflächen überempfindlich sein. Im schlimmsten Fall werden Gleichgewicht, Körperhaltung, Gehen und Laufen beeinträchtigt. In einigen Fällen kann das Kind versuchen, den Schwerpunkt nach vorne zu verlagern, indem es den Druckpunkt am Fuß verändert und auf den Zehen läuft.

4.2.5 Auswirkungen eines persistierenden plantaren Greifreflexes

- Schwerkraftverunsicherung von der Basis aus;
- Veränderung des propriozeptiven Feedbacks von der Stützbasis an andere Zentren, die an der Kontrolle von Haltung und Gleichgewicht beteiligt sind;
- „Auf-den-Zehen-Laufen" bei manchen Kindern.

4.3 Suchreflex (Rooting-Reflex)

Such-, Saug- und Schluckbewegungen entwickeln sich alle bereits im Mutterleib, beginnend mit dem pharyngealen Schlucken in ungefähr der 10. bis 12. SSW [17]. Die Entwicklung des Schluckens im Uterus ist wichtig, weil sie dazu beiträgt, das Fruchtwasservolumen auszugleichen. Wenn das Schlucken ausbleibt, entwickelt sich ein *Hydramnion*. Echte Saugbewegungen entstehen etwa ab der 18. bis 24. Woche [17] durch Vorwärts- und Rückwärtsbewegungen der Zunge. Da aber in diesem frühen Stadium die Zunge die Mundhöhle ausfüllt, ist eine anspruchsvollere orale Motorik noch eingeschränkt.

Hydramnion – das Vorhandensein einer für ein bestimmtes Schwangerschaftsstadium ungewöhnlich großen Menge an Fruchtwasser. Häufig verbunden mit fetalen Anomalien, insbesondere neuromuskulären Störungen intrauterinen Ursprungs.

Der Suchreflex bildet sich zwischen der 24. und 28. SSW heraus. Die Stimulation des Suchreflexes führt zur Drehung des Kopfes und zur Öffnung des Mundes (gewöhnlich als Reaktion auf einen Berührungsreiz). Nach der Geburt leitet dieser Reflex zum Saugreflex über, so dass die Lippen gespitzt werden und der dadurch berührte Gegenstand in den Mund gezogen wird. Der letzte Teil des Fütterungsreflexe-*Trios* ist eine Reaktion auf Kontakt des Gegenstandes mit dem Gaumen, wodurch rhythmische Saugbewegungen aktiviert werden. Es ist in erster Linie der Tastsinn in Verbindung mit Geruch und Hunger, der zu den motorischen Aktivitäten des Suchens, Saugens und Schluckens führt. Es ist aber das Üben der mit der Nahrungsaufnahme verbundenen motorischen Aktivitäten, die die muskulären Systeme koordinieren, die Integration des ZNS verbessern und die für die Verdauung notwendigen gastro-intestinalen Funktionen anregen. Während Berührungsreize den Zugang zur Nahrungsaufnahme eröffnen, führt die motorische Aktivität dann zur Interaktion mit anderen sensorischen Systemen wie Sehen und Hören (**Abbildung 4-5**).

Das *Trio* besteht aus Suchen, Öffnen des Mundes und Berühren des Gaumens.

Der Suchreflex wird durch eine leichte Berührung der Wange oder des Bereichs um den Mundwinkel ausgelöst und wird manchmal auch als *Kardinalpunkte*-Reflex bezeichnet, da die sensitiven Areale in einem Muster um den Mund herum ähnlich den Kardinalpunkten angeordnet sind. Der Reflex signalisiert den Beginn einer Umwandlung der anfänglich elemen-

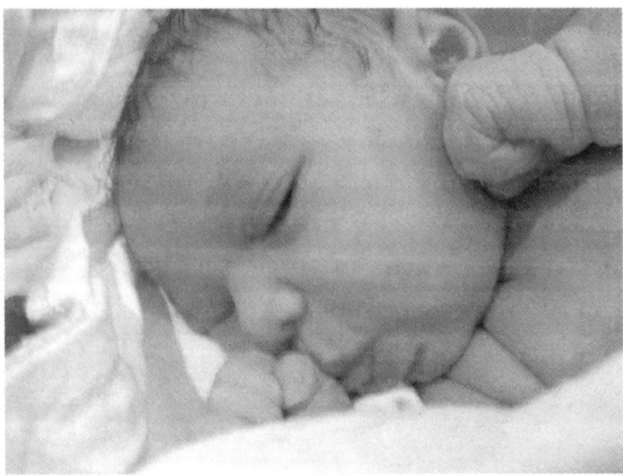

Abbildung 4-5: Frühkindlicher Suchreflex, der zum Saugreflex überleitet. Die Stimulation der Mundseite durch die Faust des Neugeborenen hat zu einer Öffnung des Mundes auf derselben Seite und zu einem Zungenvorstoß geführt. Der palmare Greifreflex kann hier ebenfalls in beiden Händen gesehen werden. Quelle: Sammlung der Autorin.

taren Rückzugsreaktion auf taktile Reize hin (die erste Reaktion des Embryos auf die Berührung um den Mund herum). Ultraschalluntersuchungen haben Babys im Mutterleib gezeigt, wie sie eine Seite ihres Gesichts berühren, den Mund öffnen und am Daumen lutschen [18].

Kardinalpunkte – Die 16 Kompasspunkte umfassen die 4 Kardinalpunkte (Norden, Süden, Osten und Westen), die Ordinalrichtungen (z.B. Nordosten und Südwesten) und die Interordinalen (Nord-Nordwesten, Ost-Südosten usw.) = die sensitiven Punkte um den Mund. (Anm. d. Übers.)

Ist der Rooting-Reflex in erster Linie ein „Suchen“, leitet er zum Saugen über, wenn das Suchen durch Einführen der Brustwarze oder des Saugers in den Mund des Babys belohnt wird. Wenn das Kind aus irgendeinem Grund die Brust oder den Sauger nicht sofort findet, kann es den Reflex weiter aktivieren, indem es suchend sein Gesichtchen gegen alles reibt, was es finden kann. Odent [19] beschrieb, wie der Suchreflex in den ersten Stunden nach der Geburt am stärksten ist, wenn das Neugeborene dafür gerüstet ist, die Brust zu finden. Wenn das Neugeborene, aus welchem Grund auch immer von der Mutter getrennt wird, sucht es noch einige Tage lang weiter, aber wenn es für seine „Rooting“-Versuche keine Befriedigung erhält, beginnt der Reflex schwächer zu werden, wodurch es schwieriger wird, das Stillen auch noch zu einem späteren Zeitpunkt zu etablieren. Dies kann ein Problem bei kranken oder frühgeborenen Babys sein, die bei der Geburt von der Mutter getrennt werden, um die notwendige medizinische Behandlung zu erhalten. Die relative Stärke des Reflexes schwankt je nach Hunger. Ein gesundes, hungriges Neugeborenes wird gierig suchen, aber es kann schwierig sein, den Reflex kurz nach dem Füttern bei demselben Neugeborenen auszulösen. Erst nach einer Weile ist dies wieder möglich.

Sowohl der Palmar- als auch der Suchreflex sind Beispiele dafür, wie durch den Tastsinn ausgelöste Reflexe in das Training weiterer sensorischer Systeme münden können. Das Umklammerungsverhalten bei Säugetieren wird nicht nur im Zusammenhang mit dem Nahrungserwerb gesehen, sondern auch als Befriedigung eines emotionalen Bedürfnisses. Peiper [16] beschrieb, wie im Fall des Suchreflexes „beim Berühren der Mundregion des Säuglings Reflexe ausgelöst werden, die den Kopf drehen und die Lippen bewegen, so dass das berührende Objekt in den Mund gezogen wird. Diese lebenserhaltende Funktion ist angeboren, nicht aber die Fähigkeit, sich der Brust oder der Flasche zuzuwenden, wenn diese im Blickfeld erscheint. Dies ist aber schnell erlernt. Aus dem Suchreflex entwickelt sich ein konditionierter Reflex, der beim Anblick der Brust oder der Flasche den Kopf in die richtige räumliche Position dreht.“

Im ersten Lebensjahr benutzt ein Baby vorrangig seinen Mund, um die Außenwelt zu erkunden. Beginnend mit dem Instinkt zur Nahrungsaufnahme wird der Mund später zu einem wichtigen Wahrnehmungskanal für das Verstehen und Erkunden der Welt um es herum – durch Schmecken, Erfühlen der Oberflächenbeschaffenheit von Gegenständen und später durch das Aufnehmen und In-den-Mund-Stecken von Objekten. Es bekommt eine Vorstellung von Größe, indem es die orale Erfahrung eines Gegenstandes mit seinem Aussehen (Sehsinn) und wie es sich anfühlt (Tastsinn) abgleicht.

„Die erste Region des Neokortex, die sich beim Fötus entwickelt, ist der Teil, der im somatosensorischen und motorischen Kortex Mund und Zunge repräsentieren wird. Der Neokortex entwickelt sich dann in konzentrischen Schichten, die sich von dieser äußeren Kernregion aus erstrecken" [20]. Aktivitäten wie z. B. Daumenlutschen, die im Ultraschall erkennbar sind, stimulieren wahrscheinlich die Bildung kortikaler Karten des Mundes und der Hand, was sich nach der Geburt durch Pflege- und Fütterungspraktiken fortsetzt.

Fütterungspraktiken sind auch eine wechselseitige Quelle des Wohlgefühls und der sozialen Kommunikation. Wolff [21] beschrieb zwei Saugmuster, und zwar das nutritive Saugen, das bei allen Tieren vorkommt und das eine kontinuierliche und gleichzeitige Koordination von Saugen, Schlucken und Atmung kennzeichnet, und dann das nichtnutritive Saugen, das ausschließlich beim Menschen vorkommt und sich vom nutritiven Saugen dadurch unterscheidet, dass es durch abwechselnde Schübe und Pausen gekennzeichnet ist. Kaye [22] vertrat die Ansicht, dass das Saugen einen Dialog zwischen Mutter und Kind in Gang setzt. „Das Baby saugt, während die Mutter passiv bleibt; das Baby hält inne und die Mutter wird aktiv; das Baby saugt wieder, die Mutter hört auf, sich zu bewegen" [23]. Dieses Muster ähnelt einem normalen Gespräch. Das nicht nutritive Saugen ermöglicht es dem Baby, seine Umgebung passiv zu beobachten, während es durch orale Stimulation getröstet wird. Dies ist eine Art von Selbstregulierung (**Abbildung 4-6**).

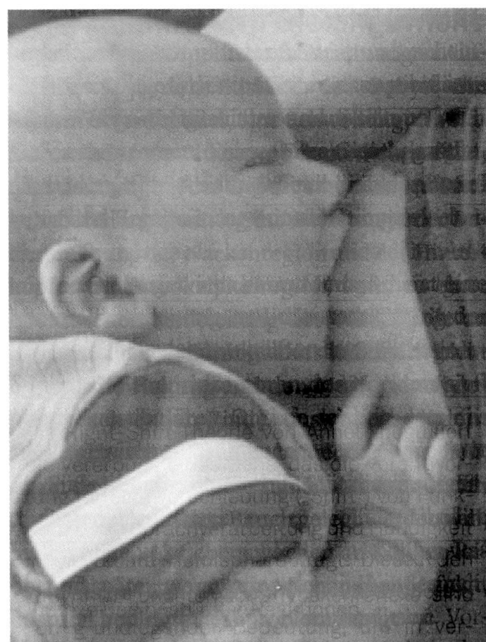

Abbildung 4-6: Saugreflex. Quelle: Peter Widman/Alamy.

In Gesellschaften, in denen ein Säugling in ständigem Körperkontakt mit der Mutter ist, weil er auf der Hüfte oder in einem Tuch getragen wird, muss er nicht warten und weinen, um gefüttert zu werden. Die Babys von Müttern, die in engem Körperkontakt gehalten werden, weinen weniger und die Mütter sind stärker auf die Bedürfnisse ihres Babys ausgerichtet. Mütter sind in der Lage, den Hunger ihres Babys durch seine vermehrte Unruhe und veränderte Atmung im Voraus zu erkennen, so dass die Mutter die Brust anbietet, bevor das Baby durch Zappeln und Schreien Unbehagen signalisieren muss. Innerhalb weniger Monate kann der Säugling selbstständig nach der Brust greifen und saugen, wobei er in der Lage ist, seine eigenen Bedürfnisse zu regulieren und Geborgenheit zu finden.[5] Wie Peiper ausführte, führen Berührung und Geruch zum visuell gesteuerten Suchen, Hinlangen und Saugen, unterstützt durch zunehmende Haltungskontrolle und Auge-Hand-Koordination. Suchen und Saugen sind nur der Beginn dieses Prozesses.

5 Dies hat Auswirkungen auf die emotionale Regulierung. Die Zusammenhänge zwischen früher körperlicher und späterer emotionaler Regulation werden in folgendem Buch untersucht: *Was Babys und Kinder wirklich brauchen. Wie Mütter und Väter das Wachstum von Kindern in Bezug auf Gesundheit und Wohlbefinden fördern können.* Goddard Blythe S. A. 2008. Hawthorn Press, Stroud.

4.3.1 Funktionen des Suchreflexes

- initiiert das Suchen, Saugen und Schlucken (Saugreflex)
- ruft eine Reaktion auf Berührung hervor, die sich im weiteren Verlauf zu einer visuellen Reaktion auf Brust oder Flasche umwandelt
- trägt zur Entwicklung der am Lächeln beteiligten Gesichtsmuskulatur bei

Was passiert, wenn der Suchreflex nach dem 3. bis 4. Lebensmonat nicht gehemmt ist?

> Der Suchreflex persistiert bei gestillten Babys etwas länger.

Der Suchreflex ist mit einer erhöhten Empfindlichkeit des Bereichs um den Mund herum verbunden, oft kombiniert mit einer unreifen Steuerung der Muskulatur im Mundbereich, die nicht nur für die Nahrungsaufnahme, sondern auch für den Prozess des Sprechens erforderlich ist. Such- und Saugreflexe haben Einfluss auf die Position der Zunge im Mund. Die Zunge verbleibt zu weit vorne im Mund, was sich auf die Entwicklung eines reiferen Schluckmusters auswirkt. Dies kann bei der Einführung fester Nahrung die Fähigkeit beeinträchtigen, diese zu kauen und zu zerkleinern, so dass das ältere Baby Nahrung mit der Zunge herausschiebt oder Nahrung im Mundraum „einlagert“ und nur ungern schluckt. Später kann dies zu einem „pingeligen“ oder wählerischen Esser führen, der auf Nahrungsmittel besteht, die nur wenig gekaut werden müssen und leicht zu schlucken sind.

Persistierende Such- und Saugreflexe können auch die Fähigkeit beeinträchtigen, den Mund vollständig zu verschließen (Lippenschluss), so dass sich Speichel ansammelt und vorne im Mund „staut“. Dies führt in Kombination mit einem unreifen Schluckmuster zu Speichelfluss – manchmal so reichlich und kontinuierlich, dass das Kind ein ständig nasses Kinn und feuchte Flecken vorne an seiner Kleidung hat.

Persistieren die oralen Reflexe, sind sie oft in Kombination mit anderen taktilen Reflexen wie dem Palmar- und dem Babkin-Reflex präsent. Diese neurologische Verbindung bedeutet, dass es Probleme bei der Entwicklung unabhängiger Hand- und Mundbewegungen geben kann, die zu einem „Overflow“ wie in Abbildung 4-2 führen. Weiterhin kann eine unausgereifte sensomotorische Verbindung beobachtet werden, wenn ein Kind versucht, zu schreiben, zu malen oder andere manuelle Tätigkeiten auszuführen. Handbewegungen werden von unwillkürlichen Mundbewegungen wie Kauen, Saugen oder auf die Zunge beißen begleitet. Beim Sprechen oder Essen fällt es dem Kind möglicherweise schwer, die Hände ruhig zu halten.

4.3.2 Auswirkungen eines persistierenden Suchreflexes

- Hypersensitivität gegenüber taktilen Reizen um die Lippen und den Mund herum
- Vorverlagerung der Zunge im Mund, wodurch das Kauen und Schlucken bestimmter Nahrungsmittel erschwert wird
- Speichelfluss
- unreife Kontrolle der Muskeln der Lippen, der Zunge und des Kiefers, was wiederum Artikulationsprobleme zur Folge hat
- fortgesetzte Hand-Mund-Verbindungen, die zu einer Beeinträchtigung unabhängiger Hand- und Mundbewegungen führen können

4.4 Saugreflexe[6]

Die Geschmacksknospen sind 7 Wochen nach Konzeption und die reifen Geschmacksrezeptoren nach 12 Wochen sichtbar. Das früheste koordinierte Verhalten, das ein Fötus zeigt, hängt

6 Die Autorin differenziert im Folgenden zwischen zwei entwicklungsmäßig unterschiedlichen Phasen des Saugens nach der Geburt. Das Saugen in den ersten Wochen bezeichnet sie als „Suckling“, die sich anschließende reifere Phase als „Sucking“. (Anm. d. Übers.)

mit dem Saugen zusammen [24]. Saugbewegungen werden im Uterus ab etwa der 18. SSW beobachtet. Die Häufigkeit der Saugbewegungen wird durch den Geschmack beeinflusst, da der Fötus Geschmacksunterschiede, die sich aus der Ernährung der Mutter ergeben, im umgebenden Fruchtwasser wahrnehmen kann. Der Einsatz von seriellem Ultraschall [18] hat gezeigt, dass die Häufigkeit der Saugbewegungen in den späteren Schwangerschaftsmonaten zunimmt, obwohl die Koordination von Saugen *und* Schlucken erst ab der 23. bis 34. SSW möglich ist. Ein Frühgeborenes, das in der 34. Woche geboren wird, besitzt zu diesem Zeitpunkt zwar schon die Fähigkeit zum Saugen und Schlucken, kann aber möglicherweise erst ab der 36. Woche effizient von der Brust trinken. Den Saug- und Schluckbewegungen in der Gebärmutter geht in der Regel eine orale Gesichtsstimulation (rooting) voraus.

Es besteht ein Unterschied zwischen dem frühen Saugen (*suckling*) und dem reiferen Saugen (*sucking*), obwohl der letztere Begriff oft als der Oberbegriff für beide Tätigkeiten verwendet wird. *Suckling* bezeichnet Bewegungen bei der Nahrungsaufnahme in den ersten Lebensmonaten, bei denen der Säugling (=suckling) eine rhythmische Auf- und Abwärtsbewegung des Kiefers in Kombination mit einer Vor-und Rückwärtsbewegung der Zunge ausführt. In der Ausführung sind Unterschiede zu beobachten, je nachdem, ob das Baby gestillt oder mit der Flasche gefüttert wird.

Gestillte Säuglinge nehmen einen überraschend großen Teil der Brustwarze in den Mund, so dass die Brustwarze im hinteren Teil des Rachens liegt. Die Zunge des Babys presst dann die Brustwarze gegen den Gaumen, der mit einer Reihe von Rillen ausgestattet ist, die die Brustwarze besser an Ort und Stelle halten. Anstatt die Milch einfach herauszusaugen, wird sie durch rhythmischen Druck aus den Milchkanälen herausgedrückt.

Bei der Flaschennahrung wird ein anderer Mechanismus verwendet. Das Saugen findet weiter vorne im Mund statt, wobei Druck auf den vorderen Teil des Gaumens ausgeübt wird. Man nimmt an, dass sich dies auf die nachfolgende Entwicklung des Gaumens und die Stellung der Zähne sowie auf das Schluckmuster auswirken kann. Gestillte Säuglinge müssen härter arbeiten, um Milch zu gewinnen. Dies trägt zur Stärkung des Kiefers und der dazugehörigen Muskeln bei und födert das Wachstum von geraden, gesunden Zähnen. Die Entwicklung des Kiefers und der Muskeln an der Mundvorderseite beeinflusst die späteren Fütterungsmuster des Kauens und Zerkleinerns bei der Einführung fester Nahrung. Die Mechanismen, die bei der Nahrungsaufnahme eine Rolle spielen, trainieren auch viele der feinen Muskeln, die später für eine klare Sprache und Artikulation benötigt werden [25].

Das reife Saugen involviert weiterentwickelte Aktivitäten und entwickelt sich im Allgemeinen ab dem 6. bis 8. Lebensmonat [26]. Dieses reifere Saugen zeichnet sich durch weniger Kieferbewegungen, unabhängigere Auf- und Abbewegungen der Zunge und eine festeren Lippenschluss aus, wodurch ein stärkerer Unterdruck in der Mundhöhle entsteht [27].

Arvedson [24] stellt fest, dass „orale Ernährung, die Saugen, Schlucken und Atemkoordination erfordert, der komplexeste sensomotorische Prozess ist, den das Neugeborene vollzieht“. Sie weist weiter darauf hin, dass „die Entwicklung eigenständiger, sozial akzeptierter Prozesse der Nahrungsaufnahme bei der Geburt beginnt und sich über die ersten Jahre der Kindheit fortsetzt. Die orale Sensomotorik verbessert sich im Rahmen der allgemeinen neurologischen Entwicklung und des Erwerbs muskulärer Kontrolle, eine Entwicklung, die Haltung und Tonus, Kognition und Sprache sowie psychosoziale Fähigkeiten einschließt.“ „Erfolgreiche zufriedenstellende Stillerfahrungen begünstigen eine effiziente Kontrolle über die Brustwarze, das Greifen, Lächeln und das soziale Spiel. So wird das Füttern allmählich zu einem sozialen Ereignis.“ Crutchfield und Barnes [28] beschreiben das Füttern als „den einzigen notwendigen Faktor der Verbindlichkeit zwischen dem Säugling und der Umgebung für das biologische Überleben des Kindes".

Montagu [29] erklärt, dass „das Saugen die Hauptaktivität des Babys im ersten Lebensjahr ist und dass seine Lippen, die die nach außen gestülpte Ausdehnung der Mundschleimhaut darstellen, Instrumente sind, mit denen es seine ersten sensitiven Kontakte knüpft und so viel von der äußeren Welt aufnimmt, was für ihn lebenswichtig ist. Lippen, Zunge, Geruchssinn, Sehen und Hören sind eng miteinander und mit der Erfahrung des Saugens verbunden."

Das Saugen an der Brust *(suckling)* hat auch unabhängig von der Kopfhaltung eine hemmende Wirkung auf den ATNR [30], so dass der Säugling auch mit seitwärts gedrehtem Kopf trinken kann, obwohl er noch unter dem Einfluss des ATNR steht.

Delacato [31] vertritt die Ansicht, dass der *Prozess* des Saugens während des Stillens ein Training für monokulares Sehen ermöglicht. „Wenn der Säugling an der linken Brust saugt, wird sein rechtes Auge durch die Brust verschlossen und seine rechte Hand durch die Stillposition eingeschränkt. Während er an der linken Brust säugt, ist er auf die linksseitige Funktion ausgerichtet." Diese Ausrichtung kehrt sich beim Saugen an der rechten Brust um. „Wenn wir diese natürliche Situation ändern und das Kind mit der Flasche ernähren, sehen wir ausnahmslos, wie die rechtshändige Mutter das Baby im linken Arm hält und die Flasche in der rechten Hand hält." Delacato führt weiter aus, dass eine regelmäßige einseitige Ausrichtung beim Füttern die neurologische Organisation des Säuglings in Bezug auf Augen- und Handpräferenz beeinflussen könnte. Wenn ein Säugling saugt, neigen die Augen dazu, zu konvergieren, ein wichtiger Mechanismus bei der Entwicklung des stereoskopischen Sehens. Bis vor kurzem gab es kaum Forschungsarbeiten, die Delacatos Theorie untermauerten. Doch 2007 fand man in einer Studie heraus, dass Kleinkinder, die gestillt wurden, besser stereoskopisch sehen konnten [32].

4.4.1 Funktionen des Saugreflexes

- unterstützt das Stillen und Füttern
- hat hemmenden Einfluss auf den ATNR während des Stillvorganges
- trainiert und stärkt die Kiefermuskulatur und Zungenbewegungen, die für das spätere Sprechen notwendig sind
- fördert die Fähigkeit, die Augen in der Nahdistanz zu konvergieren, eine Voraussetzung für die spätere visuelle Fusion

4.4.2 Auswirkungen eines persistierenden Saugreflexes

- Abneigung oder Vermeidung von Nahrung, die gekaut werden muss
- fortgesetztes Bedürfnis nach oraler Stimulation, z.B. an Fingern oder Kleidung zu lutschen
- fehlender Mundschluss
- unreife Schluckmuster, die zur Bildung eines gewölbten Gaumens führen können
- schlechte Kontrolle über die orofaziale Muskulatur mit Auswirkungen auf die Artikulation
- in Kombination mit Palmar- oder Babkin-Reflex können Hand- und Mundbewegungen miteinander „verkoppelt" bleiben

4.5 Spinaler Galant-Reflex

Im Jahr 1904 beschrieb Bertolotti [33] einen „réflexe dorsolombaire", zu beobachten bei Neugeborenen, bei denen die Haut der Lendenregion auf einer Seite stimuliert wurde. Die Stimulation führte zu einer Rotation der Hüfte derselben Seite bis zu 45°. Noica [34] erwähnte 1912 den Reflex erneut und bezeichnete ihn als „réflexe de la masse musculaire sacrolombaire". Er stellte fest, dass dieser bei Säuglingen, jedoch nicht mehr bei Erwachsenen auftritt. Fünf Jahre später beschrieb Veraguth [35] die gleiche Reaktion, die er bei gesunden Säuglingen und bei kranken Erwachsenen fand. Galant [36] kennzeichnete die Reaktion wie folgt: „Wenn die Haut am Rücken dicht entlang der Wirbelsäule bestrichen wird, krümmt das Kind seinen Körper bogenförmig zur Seite; die konkave Seite des Bogens weist zum stimulierten Bereich, und indem es sich in die entgegengesetzte Seite krümmt, weicht das Kind dem Stimulus aus."

Der Galant-Reflex ist eine Abwehr- oder Vermeidungsreaktion. Die Sensitivität kann über den Lendenbereich hinausgehen und sich auch auf den Brust- und den Bauchbereich ausdehnen [16]. Isbert und Peiper [37] stellten fest, dass „bei Ausführung des Stimulus das Becken nach hinten gebeugt wird und das ipsilaterale Bein am Knie- und Hüftgelenk gestreckt und das andere gebeugt wird." Sie fanden auch heraus, dass die Position des Kopfes durch die Stimulation der Vorderseite des Rumpfes verändert werden kann. Wenn dieser auf einer Seite stimuliert wird, führt dies zu einer Drehung des Gesichts zur stimulierten Seite. Die Veränderung der Kopfposition deutet darauf hin, dass der spinale Galant-Reflex den Beginn einer Kettenreaktion bilden könnte, die in eine asymmetrisch tonische Nackenreaktion übergeht (**Abbildung 4-7**).

Es wird angenommen, dass der Galant-Reflex ein spinaler Reflex ist [7]. Seine Hemmung beginnt in den ersten 2 bis 3 Lebensmonaten, er kann aber bis etwa zum 6. Monat physiologisch präsent bleiben. Ist er in höherem Alter präsent, wird er immer als pathologisch angesehen.

Wenn beide Seiten der Wirbelsäule gleichzeitig *aufwärts* vom Becken bis zum Nacken stimuliert werden, wird der Perez del Pulgar Marx-Reflex ausgelöst. Bei dieser Reaktion kommt es auf beiden Seiten des Körpers zu „Beugung beider Beine, Lordose der Wirbelsäule, Anheben des Beckens, Beugung der Arme, Anheben des Kopfes, lautes Schreien bis hin zu Apnoe und Zyanose, Entleerung der Blase mit anschließender Entspannung und Anregung der Verdauung. Nach vollständigem Ablauf des Reflexes besteht für wenige Sekunden eine allgemeine Hypotonie [38]". Eine ähnliche Reaktion läst sich beobachten, wenn man beide Seiten der Wirbelsäule einer Katze fest nach unten streicht. Nicht alle Reflexmerkmale sind bei jeder Aktivierung präsent. Der Perez del Pulgar Marx-Reflex sollte zwischen dem 2. und 3. Lebensmonat gehemmt sein. Carbonell und Perez [39] beschreiben, wie in einigen Fällen das Streichen beider Seiten der Wirbelsäule nach oben ein reflexartiges Urinieren verursacht.

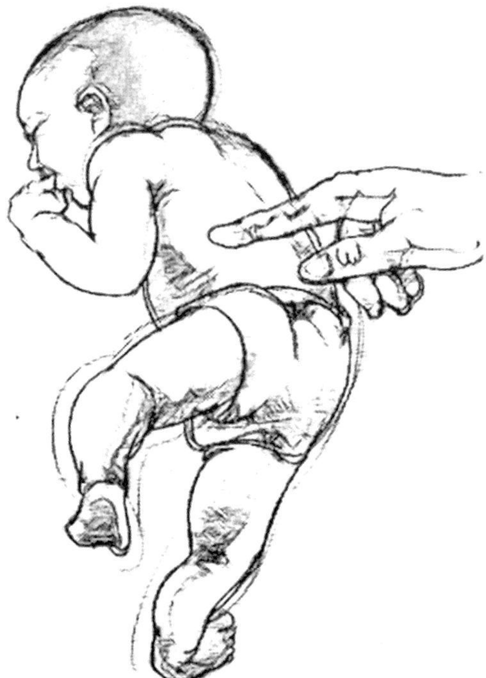

Abbildung 4-7: Spinaler Galant-Reflex. Quelle: Fern Ridge Press, Eugene, OR. Nachdruck mit Genehmigung von Svea Gold.

Die Funktionen des spinalen Galant-Reflexes während seiner physiologischen Waltezeit sind nicht vollständig geklärt, obwohl eine Reihe von Vermutungen angestellt wurden, z.B. die, dass der spinale Galant-Reflex als primitiver Schallleiter im Mutterleib fungieren könnte. Man weiß, dass der Fötus ab dem 4. Schwangerschaftsmonat auf bestimmte Geräusche reagiert, aber im umschlossenen und aquatischen Milieu der Gebärmutter ist der Fötus nur in der Lage, Geräusche zu hören, die über die Knochenleitung übertragen werden. Nach der Geburt hören wir primär über die vom Außen- zum Innenohr weiterleitende Luftleitung Schallfrequenzen im Bereich von etwa 20 bis 20 000 Hz. Im Laufe der ersten 3 Lebensjahre lernt ein Kind, sich auf die Töne seiner Muttersprache „einzustellen", wodurch das Spektrum der Frequenzen, die es wahrnimmt, allmählich verengt wird. Dadurch verliert es die Fähigkeit, irrelevante Töne zu erkennen, und richtet seine Wahrnehmung verstärkt auf die spezifischen Laute seiner Muttersprache aus. Bei den meisten Sprachen fällt die Mehrzahl der Laute in den sehr engen Bereich von 125 bis 8000 Hz. Der Frequenzbereich der menschlichen Stimme und der meisten Musikinstrumente liegt zwischen 80 und 4000 Hz. (Bei der Orgel ist er höher.) Dies entspricht in etwa dem gleichen Frequenzbereich, auf den der Fötus in der zweiten Hälfte der Schwangerschaft reagiert (200 bis 4000 Hz).

Hz – Hertz – Einheit der Frequenz. Die SI-Einheit der Frequenz[7] entspricht einem Hertz pro Sekunde. Eine tiefe Frequenz wie 100 Hz wird als tiefer Ton, eine hohe Frequenz wie 12 000 wird als hoher Ton wahrgenommen. Einzelheiten zum Frequenzbereich von Gesang und Musikinstrumenten finden sich in Anhang 2.

„Ton ist nicht gleich Ton [40]." Töne entstehen als Folge von Schwingungen und werden von Rezeptoren erfasst, die auf bestimmte Geschwindigkeiten oder Frequenzen von Schwingungen reagieren. Diese befinden sich meist in der Cochlea des Innenohrs, aber es gibt auch Schwingungsrezeptoren in der Haut und den Propriozeptoren. Daher können wir einen sehr tiefen Ton als Schwingung „fühlen" und extrem hohe Töne in den Haaren auf der Haut wahrnehmen. Eine Hypothese ist, dass in der letzten Phase des uterinen Lebens Schwingungen die Haut stimulieren und die Kombination von Galant- und Pulgar-Marx-Reflexen dabei hilft, die Schwingungen durch eine Verbindung von Haut- und Knochenleitung von der Haut auf das Ohr zu übertragen [41].

Es wird auch vermutet, dass der spinale Galant-Reflex und die mit ihm verbundenen Reflexe während des Geburtsvorgangs dazu beitragen könnten, die Hüften und die Schultern des Babys flexibel zu machen, während es sich durch den Geburtskanal arbeitet. Dies kann wichtig sein für die Innenrotation während der zweiten Wehenphase, die Gegenbewegung bei der Geburt und die Lordose der Wirbelsäule, die den finalen fetalen Auswurfreflex zum Zeitpunkt der Geburt unterstützt. Der Druck, der bei jeder Wehenkontraktion auf die Lendenregion ausgeübt wird, kann auch die Nieren in Vorbereitung auf das Wasserlassen nach der Geburt vorbereiten.

Drittens fördert der spinale Galant-Reflex nach der Geburt die Beweglichkeit des Rumpfes und hilft so, die spätere Amphibienreaktion einzuleiten, die für die Hüftrotation beim Kriechen, Krabbeln und später beim Gehen erforderlich ist.

Man geht davon aus, dass dieser Reflex eine Hinterlassenschaft unseres evolutionären Erbes ist. Endeckt wurde er bei Amphibien und Reptilien und ist ursprünglich ein tonischer Hautreflex der Wirbelsäule. Bei Vierbeinern fungiert die dorsale Haut als wichtiges Sinnesorgan, das an der Regulierung der für die Fortbewegung notwendigen Bewegungen der Wirbelsäule beteiligt ist. Dorsale Sinnesorgane verlieren bei der Fortbewegung an Bedeutung, wenn der Übergang zur aufrechten Haltung stattfindet (wenn das Kind lernt, auf zwei Füßen zu stehen) und sich die Sinnesorgane, die wesentlich an Haltung und Fortbewegung beteiligt sind, auf die Körpervorderseite verlagern.

Die Mitwirkung des Galant- und verwandter spinaler Reflexe in den frühen Stadien der Fortbewegung beim menschlichen Säugling und bei

7 SI kürzt den französischen Begriff Système international d'unités ab und ist das am weitesten verbreitete Einheitensystem für physikalische Größen. (Anm. d. Übers.)

anderen Spezies steht wahrscheinlich im Zusammenhang mit dem Vorhandensein eines Schwanzes bei schwimmenden und quadrupeden (vierfüßigen) Arten. So erzeugen beispielsweise aquatische Lebewesen mit Schwingungen des Schwanzes Vortriebskraft zum Schwimmen, der Schwanz wirkt als Ruder, aber bei semiaquatischen *Tetrapoden* behindert der Schwanz eher ein schnelles Fortbewegen an Land. Hier erfüllt der Schwanz andere Funktionen, da er als Gegengewicht zum erhobenen Rumpf eines Zweibeiners wirkt und hilft, die Schrittfrequenz zu regulieren, *außer* beim Menschen, bei dem die Arme die Funktion übernehmen, die früher vom Schwanz ausgeübt wurde. Für Landtiere ist der Schwanz wichtig für das Gleichgewicht. Bei Mäusen z. B. ändern sich die Gleichgewichts- und Fortbewegungsmuster, wenn der Schwanz entfernt wird. Katzen benutzen ihren Schwanz für das Gleichgewicht, indem sie den Schwanz in die entgegengesetzte Richtung zu ihrer Sprungrichtung bewegen [42] und die Anpassung des Schwanzes trägt zur Neuausrichtung der Hüften über der Auflagefläche bei. Primaten besitzen lange Schwänze für das Gleichgewicht und Greifschwänze zum Greifen, wenn sie sich durch Bäume schwingen. Wenn hingegen der menschliche Säugling lernt, frei zu stehen, werden die Arme und Hände zum ersten Mal von der Aufgabe befreit, *Unterstützung* für Haltung und Fortbewegung zu geben. Sie werden zu einem integralen Bestandteil von Haltung und Fortbewegung.

Tetrapod – vierbeiniges Tier

Im Uterus sind viele der Bewegungen des Fötus fischähnlich, ideal an die aquatische und relativ schwerelose Umgebung des Mutterleibs angepasst. Im zweiten Lebenshalbjahr versucht der Säugling zunächst, auf dem Bauch zu kriechen. Dann lernt er, sich vom Boden hochzudrücken, um auf Händen und Knien zu krabbeln. In jeder dieser Phasen der motorischen Entwicklung bleibt der spinale Galant-Reflex aktiv, als ob er die Funktion eines Schwanzes erfüllt. Sobald die aufrechte Haltung erreicht ist, sind die Arme frei und die Kontrolle des Gleichgewichts wird gemeistert. Der spinale Galant-Reflex wird überflüssig, da die Haltungskontrolle auf die Körpervorderseite verlagert sein sollte. Die Kopfstellreaktionen führen zu Haltungsanpassungen und die Arme und Beine übernehmen integrale Funktionen der Fortbewegung. Ein über das Alter von einem Jahr hinaus persistierender spinaler Galant-Reflex kann daher ein Merkmal der Unreife der Mechanismen sein, die an der posturalen Kontrolle beteiligt sind und/oder zu ihr beitragen.

4.5.1 Funktionen des spinalen Galant-Reflexes

- fördert die Beweglichkeit des Rumpfes, bahnt die Amphibienreaktion an, die für das Kriechen, das Krabbeln und die Hüftrotation beim Gehen erforderlich ist
- bewirkt asymmetrische Bewegungen
- unterstützt wahrscheinlich den Geburtsprozess
- bereitet möglicherweise die Nieren für das Wasserlassen nach der Geburt vor
- dient vielleicht als primitiver Schallleiter im Uterus

4.5.2 Auswirkungen eines persistierenden spinalen Galant-Reflexes

Der spinale Galant-Reflex sollte zwischen dem 3. und 9. Lebensmonat gehemmt werden. Eine Persistenz über das erste Jahr hinaus gilt als Zeichen einer Pathologie, doch die Überprüfung von vielen Tausenden von Kindern am INPP in den letzten 30 Jahren hat ergeben, dass er in der Allgemeinbevölkerung persistieren kann, auch wenn keine *identifizierte* Pathologie vorliegt.

Wird der spinale Galant-Reflex im ersten Lebensjahr nicht gehemmt, kann er weiterhin durch taktile Reize im Lendenwirbelbereich ausgelöst werden. Dies kann über den direkten Stimulus hinaus auch durch Kontakt mit Kleidung, einem Hosenbund, durch Anlehnen an die Rückenlehne eines Stuhls oder beim Schlafen in Rückenlage geschehen. Die Reflexreaktion der Hüftbeugung kann es schwierig machen, still zu sitzen. Derart betroffene Kinder neigen dazu, sich in ihren Stühlen zu winden, zu wippen und herumzuzappeln. Es ist ihnen fast unmöglich, ruhig zu sitzen. Wenn sie in der Lage sind, die motorische Unruhe kurzzeitig zu sublimieren, müssen sie die innere Unruhe und Erregung auf andere Weise ausdrücken, in der Regel durch ein Geräusch. Die Autorin vergleicht diese Kinder mit kleinen Brummern im Haus, die wie ebensolche ständig summen und brummen und nicht in der Lage sind, in ihrem eigenen Körper Ruhe zu finden.

Die Unfähigkeit, unerwünschte motorische Aktivität zu bändigen und Körperwahrnehmungen zu ignorieren, kann es schwierig machen, die Aufmerksamkeit auf externe Ereignisse zu lenken. Zusätzlich zu den Problemen, die durch eine schlechte posturale Kontrolle beim Sitzen entstehen, treten bei Kindern mit einem stark ausgeprägten spinalen Galant-Reflex häufig mangelnde Aufmerksamkeit und Konzentration auf. Um die Auswirkungen des Reflexes zu verringern, ziehen sie es manchmal vor, auf dem Boden liegend ihre Hausaufgaben zu machen oder fernzusehen.

Kinder mit einem persistierenden spinalen Galant-Reflex sind in der Regel taktil überempfindlich, insbesondere im Lendenbereich. Manchmal kann beobachtet werden, dass bereits in *Antizipation* einer Berührung ohne einen direkten Stimulus der Reflex ausgelöst wird. Manche Kinder weigern sich strikt, bestimmte Arten von Kleidung, bestimmte Stoffarten oder Kleidung mit Etiketten zu tragen, die die Haut reizen.

Der spinale Galant-Reflex wird auch mit einer erhöhten Häufigkeit von Enuresis nocturna (Bettnässen) bei Kindern im Schulalter in Verbindung gebracht. Allerdings machen nicht alle Kinder mit einem persistierenden Galant-Reflex bis in die spätere Kindheit hinein ins Bett. Ebensowenig zeigen alle Kinder, die ins Bett nässen, noch einen Galant-Reflex. Aber bei der Kombination von persistierendem Galant-Reflex und Bettnässen geht die Hemmung des Galant-Reflexes oft mit einer Verbesserung der Einnässproblematik einher.

4.5.3 Enuresis nocturna

Im Alter von 4 Jahren machen noch 30 % der Kinder gelegentlich ins Bett. Die Inzidenz des Bettnässens nimmt mit zunehmender Reife ab und sinkt von 10 % im Alter von 6 Jahren auf 3 % im Alter von 12 Jahren und auf 1 % im Alter von 18 Jahren. Es kommt bei Jungen häufiger vor als bei Mädchen und ist häufig familiär bedingt. Es wird manchmal mit Schlafstörungen wie Schlafwandeln und Nachtschreck in Verbindung gebracht. Eine organische Ätiologie findet sich derzeit nur in 1 bis 2 % der Fälle. Mögliche Ursachen können Harnwegsinfektionen, Anomalien des Urogenitaltraktes, Diabetes insipidus oder mellitus, Störungen des Beckenbodens, psychische oder emotionale Störungen und auch Mittelohrentzündungen sein [43].

Die Verbindung zwischen dem spinalen Galant-Reflex und einer höheren Inzidenz von Enuresis nocturna könnte mit dem Perez del Pulgar Marx-Reflex in Verbindung gebracht werden, dessen Aktivierung beim Neugeborenen Miktion und bei bestimmten Säugetieren Urinieren und Darmentleerung verursacht [16].

Die Reifung kortikaler Bahnen und Konditionierung führen im Laufe einer normalen Entwicklung zur Hemmung beider Reflexe. Die Persistenz dieser Reflexe bis in die späte Kindheit ist ein Anzeichen für eine Reifungsverzögerung dieser Bahnen. Bettnässen kann als Folge einer unreifen kortikalen Kontrolle während des Schlafs oder einer Aktivierung der Reflexe durch taktile Stimulation des Lendenbereichs z. B. beim Wechsel der Schlafposition auftreten.

Ein Zusammenhang von Mittelohrentzündung und dem spinalen Galant-Reflex wurde in einer von Butler Hall und Hadley [44] durchgeführten Studie angedeutet. Sie untersuchten das Reflexprofil einer Gruppe von Kindern mit

Sprach- und Sprechstörungen. Die Kinder nahmen anschließend an AIT teil. AIT ist eine spezielle Methode der Klangtherapie, die von dem französischen HNO-Arzt Guy Bérard entwickelt wurde, um auditive Hyper- und Hyposensitivität zu behandeln und die auditive Verarbeitung zu verbessern. Das Reflexprofil der Kinder wurde nach Abschluss des AIT-Programms neu bewertet. Der einzige Reflex, der nach dem AIT eine konsistente Veränderung zeigte, war der spinale Galant-Reflex.

Otitis media (Mittelohrentzündung) kommt bei Kleinkindern häufig vor und tritt als Folge einer Infektion auf, die sich von der Nase, dem Rachen oder den Nasennebenhöhlen bis in die Eustachische Röhre ausbreitet. Sie entwickelt sich gewöhnlich als sekundäre Folge einer Erkältung, vergrößerter Mandeln (die die erste Abwehrfront für Keime bilden, die in die oberen Atemwege gelangen), einer Nasennebenhöhlenentzündung oder vergrößerter und infizierter Polypen. Eine Infektion und eine Vergrößerung dieser Strukturen können sich aus verschiedenen Gründen entwickeln. So sind z.B. Nahrungspartikel, die in die Nasen-Rachen-Höhle gelangen, eine häufige Ursache im ersten Lebensjahr. Dies kann als Folge eines unreifen Schluckmusters, einer ungünstigen Position bei der Nahrungsaufnahme oder eines Refluxes auftreten. Flaschengefütterte Säuglinge sind tendenziell anfälliger für Mittelohrentzündungen. Dies kann auf die veränderte Saugtechnik beim Füttern mit der Flasche zurückzuführen sein, und/oder auf Kuhmilch, die tendenziell die Schleimproduktion stärker anregt. Dies trifft besonders auf Kinder mit Allergien zu. Später können persistierende Such- und Saugreflexe die Entwicklung von Kau- und Schluckbewegungen und den Mundschluss beeinträchtigen. Das Mittelohr wird normalerweise 3- bis 4-mal pro Minute durch Schlucken belüftet, wodurch ein normaler Druckzustand aufrechterhalten wird. Eine verstopfte Nase kann den Druckausgleich behindern, eine ungünstige Zungenposition das Schlucken.

Ein persistierender Suchreflex ist z.B. oft mit anhaltendem Speichelfluss bei älteren Kindern verbunden.

Vermutlich besteht ein Zusammenhang zwischen Bettnässen und Verstopfungen von Ohr und Nase teilweise aufgrund deren Auswirkung auf die Atmung. Frühere Studien haben gezeigt, dass bei Kindern, denen die Polypen oder Mandeln entfernt wurden, das Bettnässen aufhörte. Dr. Derek Mahoney [45], ein Kieferorthopäde am Prince of Wales Hospital in Sydney, Australien, berichtete, dass 8 von 10 Kindern, die wegen ihrer Enuresis-Problematik an ihn überwiesen werden, einen zu engen Gaumen hatten. Wenn der Gaumen sehr eng ist, wird die Zunge zurückgeschoben, wodurch die Atemwege während des Schlafs teilweise blockiert werden. Eine Art Zahnspange kann bei diesen Kindern helfen, den Gaumen zu weiten. In einer früheren schwedischen Studie berichteten 7 von 10 Kindern, die auf keine andere Behandlung ansprachen, von Verbesserungen nach der Verwendung einer Zahnspange.

Dr. Dudley Weider vom Dartmouth-Hitchcock Medical Center in Hannover, New Hampshire, beobachtete die Entwicklung von über 300 Kindern mit Enuresis, die wegen einer Atemwegsobstruktion operiert wurden: Das Bettnässen hörte in 25 % der Fälle kurz nach der Operation auf und in 50 % der Fälle innerhalb von 6 Monaten. Weider et al. [46] werteten eine Reihe von Fallstudien aus, in denen 115 Kinder im Alter von 3 bis 19 Jahren untersucht wurden, die nächtliche „Mundatmer“ und Bettnässer waren und Symptome einer Obstruktion der oberen Atemwege aufwiesen. Vor der Operation nässten die Kinder in der Studie 5,6 Nächte pro Woche ein. Alle Kinder in der Studie wurden operiert, um die Obstruktion der oberen Atemwege zu beheben. 111 von 115 hatten eine Tonsillektomie oder Adenoidektomie. Die Kinder wurden nach der Operation 12 Monate lang beobachtet. Nach einem Monat ging die Zahl der Tage pro Woche mit Einnässen um 66 % zurück, nach 6 Monaten um 77 %. Diese Zahl blieb während der gesamten 12-monatigen Nachbeobachtungszeit konstant. Zwölf Kinder mit sekundärer Enuresis, bei denen der Beginn des Bettnässens mit der Entwicklung einer Obstruktion der oberen Atemwege zusammenfiel, hörten nach 6 Monaten mit dem Bettnässen auf, und dieser Erfolg blieb auch nach 12 Monaten konstant [25].

Biologisch könnte aus verschiedenen Gründen ein Zusammenhang zwischen einer Obstruktion der oberen Atemwege und nächtlicher Enuresis bestehen. Die obstruktive Schlafapnoe unterbricht den Schlaf und kann die normale Wachsamkeit und die Selbstregulationsmechanismen einschränken. Als mögliche Faktoren werden hormonelle Veränderungen (obstruktive Schlafapnoe und niedrigere Spiegel des antidiuretischen Hormons (ADH)) und ein erhöhter intraabdominaler Druck angeführt.

Zum Schluss sei erwähnt, dass ein nur auf einer Seite persistierender spinaler Galant-Reflex zur Entwicklung einer Skoliose (Krümmung) der Wirbelsäule führen kann.

4.5.4 Auswirkungen eines persistierenden spinalen Galant-Reflexes

- Sitzunruhe
- allgemeine Bewegungsunruhe
- mangelnde Aufmerksamkeit und Konzentration
- möglich: fortgesetztes Bettnässen bei älteren Kindern
- möglich: Entwicklung einer Skoliose

Referenzen

1. Robinson R. The nineteenth century. 30:831. 1891. Zitiert in: Peiper, A. 1963. Cerebral Function in Infancy and Childhood. Consultants Bureau, New York.
2. Prechtl HFR. Über die Koppelung von Saugen und Greifreflex beim Säugling. Naturwissenschaften. 1953;40(12):347–8. https://doi.org/10.1007/BF00589617
3. Halverson HM. Studies of the grasp response in early infancy. The Journal of Genetic Psychology. 1927;51:371–449.
4. Giordano GG. Acta Neurologica (Neapel). 1953; 8(III):313.
5. Richter CP. The grasping reflex in the new-born monkey. Archives of Neurology and Psychiatry. 1931;26(4):784–90. https://doi.org/10.1001/archneurpsyc.1931.02230100102008
6. Hooker D. The origin of the grasping movement in man. Proceedings of the American Philosophical Society. Psychol Somat Medicine. 1938;79:597;4:199.
7. Fiorentino MR. A basis for sensorimotor development – normal and abnormal. Springfield, IL: Charles C. Thomas; 1981.
8. Thomas A, et al. La Presse Médicale. 1954;14 6:885.
9. Yakoylev A, Lecours AR. Myelogenetic cycles of regional maturation in the brain. In: Minowski A, Hrsg. Regional development of the brain in early life. Philadelphia, PA: Davis FA; 1967. S. 3–70.
10. Holle B. Motor development in children. Normal and retarded. Oxford: Blackwell Scientific Publications; 1981.
11. Van Woerkom W. Sur la signification physiologique des réflexes cutanés des membres inférieurs. Revue Neurologique. 1912;20(II):285.
12. Gallahue DL, Ozmun JC. Understanding motor development. Singapore: McGraw-Hill; 1998.
13. Members of the Department of Neurology and the Department of Physiology and Biophysics, Mayo Clinic and Mayo Foundation for Medical Education and Research, Graduate School, University of Minnesota, Rochester, Minnesota. Clinical examinations in neurology. Philadelphia, PA: WB Saunders; 1976.
14. Babinski I. Réflexes de défense. Revue Neurologique. 1915;28(2):145; 1922;29(8):1049
15. Wartenberg R. Die Untersuchung der Reflexe. Stuttgart: Thieme; 1952. 163.
16. Peiper A. The international behavioral sciences series. Cerebral function in infancy and childhood. New York: Consultants Bureau; 1963. https://doi.org/10.1007/978-1-4899-5139-7
17. Miller JL, et al. Emergence of oropharyngeal, laryngeal and swallowing activity in the developing fetal upper aerodigestive tract: an ultrasound evaluation. Early Human Development. 2003;71(1):61–87. https://doi.org/10.1016/S0378-3782(02)00110-X

18. Devries JIP, et al. The emergence of fetal behavior: II. Quantitative aspects. Early Human Development. 1985;12:99–120.
19. Odent M. The early expression of the rooting reflex. In: European Conference of Neuro-Developmental Delay in Children with Specific Learning Difficulties. Chester, UK. 1991. Paper.
20. Allman J. Evolving brains. New York: Scientific American Library; 2000.
21. Wolff P. Sucking patterns of infant mammals. Brain, Behavior and Evolution. 1968;1:354–67. https://doi.org/10.1159/000125514
22. Kaye K. Toward the origin of dialogue. In: Schaffer HR, Hrsg. Studies in mother-infant interaction. London: Academic Press; 1977.
23. Trevathan WR. Human birth. An evolutionary perspective. New York: Aldine de Gruyter; 1987.
24. Arvedson JC. Swallowing and feeding in infants and young children. GI Motility online. 2006. Verfügbar unter: www.bioinfo.pl/
25. Goddard Blythe SA. What babies and children really need. How mothers and fathers can nurture children's growth for health and well being. Stroud: Hawthorn Press; 2008.
26. Morris SE. Oral motor development: normal and abnormal. In: Wilson JM, Hrsg. Oral motor function and dysfunction in children. Proceedings of a conference on oral-motor dysfunction in children. Chapel Hill, NC: University of North Carolina, Department of Medical Allied Health Professionals, Division of Physical Therapy; 1978. S. 114–206.
27. Allen AC. Preterm development. In: Capute AJ, Accardo PJ, Hrsg. Developmental disabilities in infancy and childhood. Baltimore, MD: Paul H. Brookes Publishing; 1991.
28. Crutchfield CA, Barnes MR. Motor control and motor learning in rehabilitation. Atlanta, GA: Stokesville Publishing; 1993.
29. Montagu A. Touching. The human significance of skin. New York: Columbia University Press; 1971.
30. McPhillips M. The role of movement in early development and long-term implications for educational progress. In: Vision, Basic Skills Development and Bridging the Skills Gap Conference. BABO; 11.2006; University of London. 2006. Paper.
31. Delacato C. The diagnosis and treatment of speech and reading problems. Springfield, IL: Charles C Thomas; 1970.
32. Singhal A, et al. Infant nutrition and stereoacuity at age 4–6 years. American Journal of Clinical Nutrition. 2007;85(1):152–9. https://doi.org/10.1093/ajcn/85.1.152
33. Bertolotti M. Étude sur la diffusion de la zone réflexogène chez les enfants. Revue Neurologique. 1904;12:1160.
34. Noica D. Sur les réflexes cutanés du dos. Revue Neurologique. 1912;20(1):134.
35. Veraguth O. Über die Rückenreflexe des Menschen. Neurologisches Zentralblatt. 1918;37(7):250.
36. Galant S. Der Rückgratreflex: ein neuer Reflex im Säuglingsalter mit besonderer Berücksichtigung der anderen Reflexvorgänge bei den Säuglingen Doctoral Dissertation. Basel: Basler; 1917.
37. Isbert H., Peiper, A. 1963. Zitiert in: Peiper A. The international behavioral sciences series. Cerebral function in infancy and childhood. New York: Consultants Bureau; 1963. https://doi.org/10.1007/978-1-4899-5139-7
38. Pulgar Marx I. Revista Espanola de Pediatria. 1955;11:317, siehe auch Zentralblatt Kinderheilkunde. 1957;58:220.
39. Carbonell J., Perez J. P. M. Zitiert in: O' Doherty N. Neurological examination of the newborn. Lancaster: MTP Press; 1986.
40. Steinbach I. How does sound therapy work? In: 6th European Conference of Neuro-Developmental Delay in Children with Specific Learning Difficulties. Chester, UK. 1994. Paper.
41. Dickson V. Personal communication. Chester; 1989.
42. Walker C, et al. Balance in the cat: role of the tail and effects of sacrocaudal transaction. Behavioral Brain Research. 1998;91(1–2):41–7. https://doi.org/10.1016/S0166-4328(97)00101-0
43. Merck Research Laboratories. The Merck manual of diagnosis and therapy. Whitehouse Station, NJ: Merck Research Laboratories; 1999.
44. Butler Hall B. Discovering the hidden treasures in the ear. In: 10th European Conference of Neuro-Developmental Delay in Children with Specific Learning Difficulties. 03.1998; Chester. 1998. Paper.
45. Mahoney D. Zitiert in: Pediatric News. 31.7.03. 2003.
46. Weider D, et al. Nocturnal enuresis with upper airway obstruction. Otolaryngology Head and Neck Surgery. 1991;105:427–32. https://doi.org/10.1177/019459989110500314

5 Posturale Reaktionen

Während einzelne Reflexe Haltung und Verhalten auf viele unterschiedliche Arten beeinflussen können, sind Haltungskontrolle und Koordination das Ergebnis des Zusammenwirkens *aller* Reflexe. Gemeinsam bilden die posturalen Reaktionen die Grundlage für die automatische (unterhalb der Bewusstseinsebene) Kontrolle von Haltung, Gleichgewicht und Koordination in einer auf Schwerkraft basierenden Umgebung. Anders ausgedrückt ermöglichen sie es dem Menschen, seine eigenen Bewegungen im Raum zu steuern, indem sie den posturalen Rahmen für angepasste, willkürliche und geschickte Bewegungen bilden.

Der Übergang vom primitiven Reflex zur posturalen Reaktion, der in den ersten Lebensjahren stattfindet, vollzieht sich nicht in einem starren, aufeinander folgenden Prozess Schritt für Schritt, sondern er entwickelt sich einerseits durch die Reifungsprozesse innerhalb des ZNS und andererseits durch die Interaktion mit der Umwelt. Es gibt zwar Entwicklungsstadien, in denen man erwartet, dass die primitiven Reflexe gehemmt sind und die posturalen Reaktionen ihren Platz einnehmen, doch können in Übergangsphasen sowohl primitive Reflexe als auch posturale Reaktionen eine Zeit lang koexistieren. Noch aktive primitive Reflexe bei einem älteren Kind haben immer einen Grund. Bei Hirnverletzungen liegt dies daran, dass geschädigte höhere Zentren nicht mehr erfolgreich eine hemmende Kontrolle ausüben können. Doch auch als Folge nicht entwickelter posturaler Raktionen können die primitiven Reflexe persistieren. Die primitive Reflexantwort kann nur gehemmt und integriert werden, wenn die nachfolgenden posturalen Reaktionen stark genug sind, um die Entwicklung eines breiteren Spektrums willkürlicher Bewegungsmuster zu ermöglichen. Mit anderen Worten: Auf jeder Entwicklungsstufe ist die motorische Kompetenz mit der posturalen Kontrolle verbunden und von ihr abhängig.

Die Kontrolle von Haltung und Bewegung ist auf drei verschiedenen hierarchischen Ebenen organisiert: Die höchste dieser Ebenen umfasst den *Assoziationskortex* mit wichtigen Inputs aus dem *limbischen Kortex*. Verschiedene Regionen des Kortex reifen unterschiedlich schnell heran. Zuerst reift der *motorische Bereich*, gefolgt vom *sensorischen Bereich*. Die *Assoziationsbereiche* reifen jedoch als letzte und setzen ihr Wachstum bis zu einem Alter von 20, 30 Jahren fort [1]. Die Motivation, sich zu bewegen, wird mit Wahrnehmung und motorischer Planung kombiniert. Der Input aus dem limbischen System unterstützt den Assoziationskortex bei der Umsetzung von Anforderungen in Ziele [2]. „Pläne und Strategie werden von der höchsten Ebene synthetisiert, unterstützt durch Verbindungen mit dem Nucleus caudatus, um zielorientiertes Verhalten zu erreichen“ [3]. Strategie wird auf der mittleren Ebene in Taktik umgesetzt. Hier wird das „Was“ der Absicht in die Mechanik des „Wie“ der beabsichtigten Bewegungen umgewandelt. Diese Ebene umfasst den *sensomotori-*

schen Kortex, das Kleinhirn, die Basalganglien und die Hirnstammstrukturen: Hier unterstützen die posturalen Reaktionen ein breites Spektrum von Willkürbewegungen.

In diesem Sinne verhalten sich Haltung und motorische Kontrolle eher wie ein Orchester, bei dem die Großhirnrinde als Dirigent fungiert. Der Dirigent weiß, wie die Musik klingen soll, und hat auch eine klare Vorstellung davon, wie das Orchester die Klänge umsetzen soll. Die mittlere Ebene besteht aus den Musikern, die eine beliebige Anzahl von Noten, Rhythmen, Tönen und Interpretationen erzeugen können. Die unterste Ebene bilden die Instrumente, die jeweils eine begrenzte Anzahl von Klängen erzeugen können, über deren Umsetzung die Kunst des einzelnen Musikers entscheidet, der weiß, wie das jeweilige Instrument zu spielen ist. Die Instrumente entsprechen der spinalen Ebene, wo die Intentionen und das Repertoire der höheren Ebenen in Bewegung und Körperhaltung umgesetzt werden. An diesem Punkt endet die Analogie eines Orchesters, weil das Rückenmark durch spinale Reflexe und automatische Bewegungen autonom funktionieren kann. Bei geschickten Bewegungen wird es jedoch von höheren Zentren beeinflusst und sollte die motorische Leistung mit der kortikalen Intention in Einklang bringen.

Die *Sensorische Integrationstherapie* (SI) ist eine Theorie, die in den 1970er Jahren von der Ergotherapeutin A. Jean Ayres entwickelt wurde. Ayres definierte SI als „den neurologischen Prozess, der die Körpereigenwahrnehmung und die Wahrnehmung der Umwelt organisiert und es ermöglicht, den Körper innerhalb dieser Umwelt effektiv zu nutzen." [4]

Diese drei Phasen der Bewegung werden als „Visualisierung", „Ideation" und „Ausführung" einer kontrollierten Handlung bezeichnet [4], [5]. Fiorentino [6] kategorisiert die Bewegungskontrolle nach den Stufen der posturalen Kontrolle – aped (ohne Beine), quadruped (vierbeinig) und biped (zweibeinig) – und ihren entsprechenden Mediationsebenen im Gehirn: Hirnstamm, Mittelhirn und Kortex (**Tabelle 5-1**).

Fay [7] verknüpft verschiedene Ebenen der Gehirnaktivitäten mit der evolutionären Entwicklung, indem er den Bereich der Pathologie spezifischen Symptomen unterschiedlichen Formen der Bewegungsstörung und der Zerebralparese zuordnete (s. **Tabelle 5-2**). Beide Modelle veranschaulichen die Verbindungen zwischen der hierarchischen Entwicklung im Gehirn und den Formen der Fortbewegung.

Daraus ist ersichtlich, dass die Entwicklungsprozesse auf jeder Ebene des Gehirns und die Steuerung von Bewegung untrennbar miteinander verbunden sind. Die Reifung des Gehirns und eine erhöhte hierarchische Kontrolle erleichtern die Entfaltung weiter fortgeschrittener Bewegungsfähigkeiten, aber Bewegungserfahrungen sind auch notwendig, um effiziente neuronale Bahnen zu etablieren. „Das Üben und Wiederholen von Bewegungsmustern führt dazu, dass sie in das Repertoire der Fähigkeiten eines Individuums aufgenommen werden. Wahrscheinlich löst dies auch physiologische Veränderungen in den betroffenen Neuronen aus, so dass die Weiterleitung von Impulsen entlang einer bestimmten Nervenbahn gefördert wird. Übung macht den Meister" [9].

5.1 Kopfstellreaktionen

Eine der ersten Aufgaben, die ein Kind in den ersten Lebenswochen bewältigen muss, ist die Entwicklung von Muskeltonus gegen die Schwerkraft. Die Entwicklung von Tonus und Haltung folgt einer von oben nach unten (zephalo-caudal) und von innen nach außen (proximal-distal) verlaufenden Sequenz, *beginnend* mit der Entwicklung der Kopfkontrolle. Die Kopfkontrolle entwickelt sich zunächst in der Bauchlage und dann etwas später in der Rückenlage, doch jedes Mal, wenn der Säugling einen neuen posturalen Meilenstein erreicht wie

Tabelle 5-1: Entwicklungsebenen

Ebene der Entwicklung	Hierarchische Ebene	Assoziierte Reflexe	Evolutionäre Ebene
0. Spinale Reflexe	Aktiv im Mutterleib; nach der Geburt in der von der Schwerkraft geprägten Umwelt zunehmend von höheren Zentren kontrolliert	kutane Massenreflexe; Flexoren Rückzugsreflexe, gekreuzter Streckreflex	Fisch
1. Aped	Prädominanz der primitiven *Hirnstamm- und spinalen* Reflexe; motorische Entwicklung auf der Ebene eines Lebenswesens in Bauch-oder Rückenlage	Moro-Reflex; tonischer Labyrinthreflex, asymmetrisch tonischer Nacken-Reflex; orale Reflexe: Rooting-, Saug- und Babkin-Reflex, palmarer und plantarer Greifreflex	Reptil
2. Quadruped	Prädominanz von *Mittelhirnstrukturen* unter Einbeziehung der Entwicklung der Stellreaktionen; motorische Entwicklung auf der Ebene eines Kindes, das sich vom Rücken auf Bauch drehen und Kriech-/Krabbelpositionen einnehmen kann	Labyrinth-Kopfstellreaktionen; Halsstellreflex; Amphibienreaktion; segmentale Rollreaktionen; Parachute-Reaktion; spinaler Galant-Reflex; symmetrisch tonischer Nackenreflex; Landau-Reaktion; Babinski-Reflex	Säugetier Primat
3. Biped	Initiiert auf der Ebene des *Kortex*, an dem viele andere Zentren einschließlich der Basalganglien und des Kleinhirns beteiligt sind; Gleichgewichtsreaktionen entwickeln sich, wenn der Muskeltonus normal ist, um die Anpassung des Körpers als Reaktion auf eine Veränderung im Schwerkraftzentrum zu erleichtern	Augen-Kopfstellreaktionen; reife Babinski-Reaktion	Mensch

Quelle: Goddard 2002 [8]. Fern Ridge Press.

Sitzen, Vierfüßlerstand, Stehen, Gehen an Möbeln entlang und schließlich das freie Laufen, müssen Kopfhaltung und Adaption neu ausgerichtet werden, um sich auf die neue Beziehung zur Schwerkraft einzustellen.

Obwohl dies das allgemeine Prinzip ist, verläuft die Entwicklung ebenfalls von unten nach oben.

Vom Moment der Geburt an ist der durch die Schwerkraft erzeugte Reiz eine konstante Stimulationsquelle für das Gehirn. Die Schwerkraft sorgt für eine kontinuierliche Stimulation der Muskeln, Gelenke, des vestibulären Systems und aller damit verbundenen Hirnregionen. Selbst im Schlaf sorgt eine Bewegung oder ein Druck gegen die Schwerkraft für eine kontinuierliche Stimulation. Eine zusätzliche Stimulation erfolgt durch die posturale Muskulatur

Tabelle 5-2: Korrelation von Entwicklungs- und Nervenstrukturebenen mit Bewegungsmustern

Motorische Ebene	Entwicklungsgemäße/charakteristische Bewegungen	Ontogenetisch	Nervenmuster/Hirnebene	Paralytisch	Irritativ	Zerebralparese
1	Fisch (Nerven, Rumpf und Schwanz	Embryonal (sich winden)	Spinal	Poliomyelitis; Rückenmarkstrauma	spinale Epilepsie; Abwehrreaktionen; Myoklonus multiplex; Fibrillation	Oberes Rückenmark
2	Amphibie (Nacken, Rumpf, Schwanz und Extremitäten)	Prä- und postnatal (freies Schwimmen)	Bulbovestibulär		Morbus Menière; Meningitis basilarisch	Friedreich-Ataxie; athetotisch (griechisch: ‚ohne Ort')
3	Säugetier (Rumpf und vier Beine)	Kleinkind (Krabbeln auf Händen und Knien)	Gangliozerebellar	Athetose; Dyskinesie	Chorea (griechisch ‚tanzen'); Myoklonus elektrica; Parkinson-Syndrom	Choreoathetoid
4	Anthropoid (menschenähnlich)- zwei Hände und Füße; Mensch – zwei Füße	Kind (Laufen); Erwachsener (Laufen)	Kortikalstriatal; psychomotorisch	Schlaganfall; geistiger Defekt; Lethargie; Stupor	Konvulsionen; manische Reaktion; toxische Psychose; hyperaggressives Verhalten	Kortikal; spastisch; geistige Retardierung; Sprachfehler

Quelle: Adaptiert nach Fay T. 1948. Neuromuscular reflex therapy for spastic disorders. The Journal of the Florida Medical Association 44:1234–1240.

(der spinalen und Antigravitations-Muskeln) und Gelenke. Diese unbewusste Form von Empfindung, die als Propriozeption bezeichnet wird, ist ebenfalls die direkte Folge von Aktivität gegen die Schwerkraft [10].

Labyrinth-Kopfstellreaktionen beginnen sich bereits wenige Wochen nach der Geburt (um den 2. Lebensmonat herum) zu entwickeln, wenn das Kind lernt, den Kopf in Verlängerung seines Oberkörpers anzuheben. Sie werden ausgelöst, wenn das Kind gehalten und der Körper nach vorne, hinten oder zur Seite gekippt wird, oder auch durch Stimulation der *Otolithen*. Das Kind versucht dann, seinen Kopf zu zentrieren, indem es die Kopfposition entsprechend dem Kippwinkel in entgegengesetzter Richtung einstellt. Die Reaktion besteht aus einer kompensatorischen Kontraktion der Nackenmuskeln, um den Kopf in Verlängerung der Wirbelsäule aufrecht zu halten. Als Ergebnis dieser automatischen Anpassung der Kopfposition bietet die Labyrinth-Kopfstellreaktion dem vestibulären System einen stabilen Referenzpunkt, von dem aus weitere Haltungsanpassungen vorgenommen werden können.

Otolith – ein Bestandteil des Vestibularapparates. Das vestibuläre System, das Gleichgewichtssystem, ist der wichtigste Schwerkraftsensor. Es liefert den Hauptinput über die Bewegung und Orientierung eines Individuums im Raum. Zusammen mit der Cochlea, dem Hörorgan, befindet es sich im Vestibulum im Innenohr. Das vestibuläre System gliedert sich in zwei Komponenten:
1) die *Bogengänge*, die Rotationsbewegungen wahrnehmen und
2) die *Otolithen*, die lineare Translationen erkennen.

Die Labyrinth-Kopfstellreaktion reagiert auf Impulse, die vom Otolithen des Labyrinths ausgehen. In Verbindung mit weiteren Informationen aus Zentren im *Mittelhirn* ist der Säugling in der Lage, ohne Einbeziehung weiterer Sinneskanäle eine korrekte Ausrichtung des Kopfes auf die Umgebung beizubehalten.

Die Entwicklung der Labyrinth-Kopfstellreaktion kann in den ersten 6 Lebensmonaten beobachtet werden, wenn der Säugling aus der Rückenlage in eine sitzende Position gezogen wird. Bei der Geburt gibt es praktisch keine Kopfkontrolle: Der Kopf bleibt schlaff hinten hängen, wenn das Baby sanft hochgezogen wird. Mit zunehmender Kräftigung der Nackenbeugemuskeln wird der Kopf nach und nach immer besser mitgenommen, so dass im Alter von 3 bis 4 Monaten der Kopf beginnt, dem Rumpf zu folgen. Im Alter von 6 bis 7 Monaten hebt dann das Baby in Antizipation, gleich hochgenommen zu werden, den Kopf schon selber an.

Jeder neue posturale Meilenstein, wie z.B. das Sitzen, bringt neue Herausforderungen mit sich. Oft gibt es eine kurze Zeitspanne, in der die primitiven Reflexe wieder aktiv werden, bis sich die Haltungsreaktion an die neue Herausforderung angepasst hat. Dies kann manchmal beobachtet werden, wenn ein Kind zum ersten Mal lernt, sich aufzusetzen. Das Sitzen sollte mit der Entwicklung der Parachute-Reaktion einhergehen, so dass bei Verlust des Gleichgewichts nach vorne oder zur Seite ein oder beide Arme in einer Schutzreaktion ausgestreckt werden. Wenn jedoch die Kopfstellreaktionen, die eine Voraussetzung für die Aktivierung der Parachute-Reaktion sind, in der Sitzposition nicht voll entwickelt sind, dann kann keine Parachute-Reaktion das Kind vor dem Fallen schützen, wenn das Gleichgewicht verloren geht. Möglicherweise wird dann der Moro-Reflex kurzzeitig ausgelöst, weil „höhere" Haltungsmechanismen nicht zur Verfügung stehen (s. **Abbildung 5-1**).

Die Aktivierung des Moro-Reflexes in bestimmten Gleichgewichtssituationen wird manchmal bei normalen Kindern im Schulalter beobachtet, die Reste eines TLR oder unterentwickelte Kopfstellreaktionen aufweisen. Wenn der Kopf nach hinten gestreckt wird, kommt es zu einem vorübergehenden Verlust der Haltungskontrolle und es wird auf einen „niedrigeren" Reflex zugegriffen. Dies kann sich bei Sportarten zeigen, bei denen der Kopf in den Nacken gelegt wird, wie z.B. beim Aufschlag beim Tennis oder beim Auffangen eines Balles hoch aus der Luft.

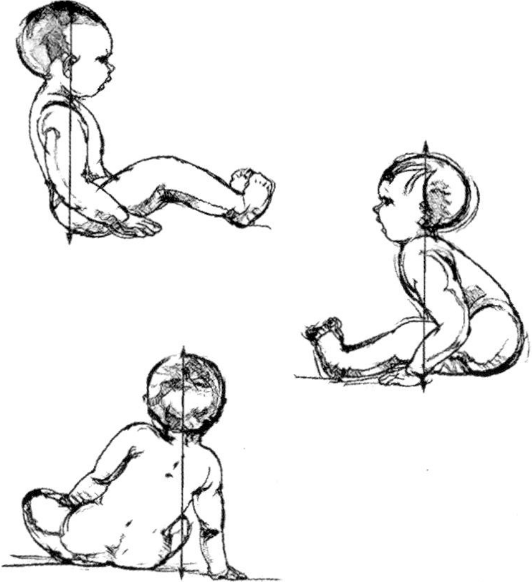

Abbildung 5-1: Vorhandene Kopfstellreaktionen in der Sitzposition. Quelle: Fern Ridge Press, Eugene, OR. Nachdruck mit Genehmigung von Svea Gold.

Es befinden sich zwei otolithische Organe auf jeder Seite:
1) der Utriculus und
2) der Sacculus.
Die *Otolithen* (Ohrsteinchen) sind in die Otolithenmembran, eine zähflüssige Gelschicht, eingebettet und sind schwerer als ihre Umgebung. Bei linearer Beschleunigung werden sie verlagert, so dass sich die Haarzellen biegen. Dadurch wird ein sensorisches Signal erzeugt.
Die meisten utrikulären Signale lösen Augenbewegungen aus, wohingegen die meisten sakkulären Signale zu Muskeln weitergeleitet werden, die unsere Körperhaltung kontrollieren.

Auch einige Erwachsene, die unter Angst- und Panikstörungen leiden, zeigen bei einer Untersuchung ein ähnliches Profil. Unterentwickelte Stellreaktionen beeinträchtigen die Kontrolle des Gleichgewichts und die damit verbundenen Augenbewegungen. Wenn sich eine Person in eine Umgebung mit vielen sich schnell bewegenden Stimuli begibt, kann sie die visuellen Informationen nicht schnell genug verarbeiten, um irrelevante Informationen herauszufiltern und sich im Raum zu orientieren. Während der Zeit der Desorientierung ist der Kortex nicht in der Lage, aus der Fülle von Sinnesreizen „einen Sinn zu machen". Während der Zeit der kortikalen Verwirrtheit alarmieren die unteren Hirnzentren, einschließlich des limbischen Systems, das ANS und lösen biochemische Reaktionen als Folge der wahrgenommenen Bedrohung aus, was zu Angstgefühlen führt.

Das vestibuläre System und die damit verbundenen Bahnen reagieren besonders empfindlich auf irritierende Stimulationen oder Überstimulation oder auf jede Störung in Bezug auf *Timing* und *Synchronität* von Botschaften, die zwischen den Gleichgewichtszentren im Körper, dem vestibulären System, den Augen und dem regulatorischen Einfluss des Kleinhirns ausgetauscht werden. Bei mangelnder Koordination von Signalen, die vom Körper, dem vestibulären System oder den Augen zum Gehirn gelangen, kommt es nicht nur zu einer veränderten Wahrnehmung, sondern auch zu damit verbundenen physiologischen Veränderungen. Wir haben wohl alle schon gelegentlich eine solche verwirrende Situation erlebt.

Man denke beispielweise daran, was passiert, wenn man sich mehrmals sehr schnell um die eigene Achse dreht. Hält man an, scheint sich die Umgebung für einige Sekunden zu bewegen, und das Bild wird verschwommen wahrgenommen. Das liegt daran, dass das vestibuläre System durch die Körperrotation überreizt ist. Flüssigkeit im Innenohr ist noch einige Augenblicke lang in Bewegung, nachdem der Körper aufgehört hat, sich zu drehen. Das visuelle System kann erst dann wieder effizient arbeiten, wenn sich die Flüssigkeit im vestibulären System ebenfalls stabilisiert hat. Während der Phase von *dizziness* (‚Benommenheit'; das entsprechende Adjektiv *dizzy* bedeutet auch ‚wirr im Kopf') kann man auch körperliche Symptome wie Übelkeit, erhöhte Herzfrequenz, Schwitzen und wackelige Beine verspüren. Dies sind die gleichen körperlichen Empfindungen, die auch in Situationen extremer Angstzustände auftreten. Auf diese Weise können die mit der Angst verbundenen körperlichen Empfindungen durch Überreizung oder unangemessene Stimulation des Gleichgewichtssystems und der damit verbundenen Bahnen hervorgerufen werden. Auch Reiseübelkeit tritt als Folge eines ähnlichen Prozesses auf, nämlich wenn Bewegung in einer bestimmten Ebene oder einer Kombination von Bewegungsebenen die normale Beziehung zwischen Körper, Gleichgewicht und Sehen stört.

Die Kopfstellreaktionen sind notwendig, um die Kongruenz zwischen Körperposition, vestibulärer Funktion und den Augenbewegungen bei der Blicksteuerung aufrechtzuerhalten. Wenn der Kopf als Reaktion auf eine Verlagerung des Körpers oder der Umgebung nicht die entsprechende kompensatorische Anpassung vornimmt, ist der Vektor, von dem die Augenbewegungen ausgehen, nicht mehr zentriert, was sich auf die Position des Bildes auf der Fovea auswirkt und auch den Winkel und die Richtung der Augenbewegungen beeinflussen kann.

Tänzer und Tänzerinnen lernen, wie man sich dreht, ohne dass ihnen schwindlig wird, indem sie eine Technik namens *spotting* anwenden. Beim Drehen beginnt sich der Körper zeitlich vor dem Kopf zu drehen, während die Augen auf einen einzelnen Punkt *(spot)* fokussiert bleiben. Wenn es nicht mehr möglich ist, den Kopf an der gleichen Stelle zu halten, dreht sich der Kopf so schnell wie möglich, um denselben Punkt zu refokussieren. Die Aufrechterhaltung eines visuellen Fixationspunktes mit zeitlich verzögerter Bewegung des Kopfes ermöglicht es dem Kortex mit Hilfe der Augen trotz Drehbewegungen des Körpers einen visuellen Referenzpunkt beizubehalten. Die Zielfixierung ermöglicht die visuelle Unterdrückung der vestibulären Stimulation. Beim Diskuswerfen wird das gleiche Prinzip angewendet. Unter normalen Bewegungsbedingungen arbeiten Körper, Gleichgewicht und Augen auf integrierte Weise zusammen. Die Kopfstellreaktionen ermöglichen durch (vorbewusste) Haltungsanpassung die Aufrechterhaltung einer stimmigen Beziehung zur Umwelt, selbst wenn keine visuellen Anhaltspunkte vorhanden sind, z. B. im Dunkeln, bei Rückwärtsbewegungen oder bei verbundenen Augen.

Die *Augenkopfstellreaktion* hingegen reagiert auf *visuelle* Reize und ist von der Funktionsfähigkeit der *Großhirnrinde* abhängig. Sie hält den Kopf in einer stabilen Position und die Augen trotz sonstiger Bewegungen des Körpers auf das visuelle Ziel fixiert. Dies ist notwendig, um das Bild auf der Fovea zu fokussieren und erforderlich für visuelle Fixierung und Aufrechterhaltung der visuellen Aufmerksamkeit, wenn sich der Körper bewegt. Dies geschieht durch neuronale Verbindungen zwischen den Augen und dem vestibulären System.

Das vestibuläre System sendet ebenfalls Signale an die neuronalen Strukturen, welche die Augenbewegungen steuern, sowie an die Muskeln, die uns aufrecht halten. Projektionen auf Zentren, die an der Kontrolle der Augenbewegungen beteiligt sind, bilden die anatomische Grundlage für den *vestibulookularen Reflex (VOR)*, der für ein stabiles Sehen erforderlich ist. Wenn der Kopf bewegt wird, werden über den VOR die Augen mit gleicher Geschwindigkeit in die entgegengesetzte Richtung bewegt. Das Timing der Gegenbewegung ist entscheidend dafür, dass das Objekt weiterhin fixiert wird und somit das Bild scharf und klar bleibt. Kinder mit unterentwickelten Kopfstellreaktionen in Kombination mit einem beibehaltenen tonischen Nackenreflex und einem TLR haben Schwierigkeiten, den Blick zu wechseln, ohne dass sich der Kopf ebenfalls bewegen muss. Dies beeinträchtigt die Schärfe und Stabilität des visuellen Bildes, das vom Gehirn wahrgenommen wird, und kann das Lesen behindern. Wenn zusätzlich ein ATNR aktiv ist, kann das Kind Hand-, Kopf- und Augenbewegungen nicht voneinander trennen, was die Koordination beim Schreiben beeinträchtigen kann.

Die Bedeutung des VOR für das Lesen und Schreiben kann nicht genug betont werden. Schmidt und Lee erklären, dass offenbar „eine ähnliche Beziehung zwischen den Augen, dem Kopf und der Hand besteht, wenn eine manuelle Handlung erforderlich ist.“ Biguer et al. [11] fanden heraus, „dass der Beginn der Augenbewegungen fast gleichzeitig mit der Einleitung der Aktivität der Elektromyogrammsignale in den Armen und im Nacken erfolgt. Diese zeitliche Koordination zwischen den Augen-, Hand-, Kopf- und Gliedmaßenbewegungen ist ziemlich flexibel [...] Zusätzlich zu der zeitlichen Verbindung zwischen Augen-, Kopf- und Gliedmaßenbewegungen gibt es auch eine räumliche Unterstützung, wenn diese Freiheitsgrade interagieren. Die manuelle Zielgenauigkeit ist besser, wenn der Kopf frei beweglich ist, als wenn die Kopfposition fixiert ist“ [12].

Wenn bei Kindern im Schulalter die tonischen Nacken- und Labyrinthreflexe persistieren und die Kopfstellreaktionen unterentwickelt sind, kommt es zu einer „Fehlanpassung" zwischen geplanten Bewegungen und tatsächlich ablaufenden Handlungen. Der Grund dafür ist, dass die Kopfstellreaktionen eine stabile Basis bereitstellen, von der aus die Zentren operieren, die an der Steuerung der Augenbewegungen beteiligt sind, wobei die Kopfposition als Bezugspunkt dient. Wenn die Kopfstellreaktionen nicht präsent oder unterentwickelt sind, haben die Augen keinen stabilen Punkt, von dem aus die *Geschwindigkeit* und der *Grad* der erforderlichen kompensatorischen Bewegungen eingeschätzt werden können. Die Augen haben dann Schwierigkeiten zu konvergieren, zu fixieren, nicht über das anvisierte Ziel hinauszuschießen und sich innerhalb der für die jeweilige Aufgabe erforderlichen Parameter zu bewegen. Die Folgen dieser Probleme sieht man oft, wenn bei Kindern mit Lese- und Schreibschwierigkeiten, die auf vorherige Förderprogramme nicht angesprochen haben, Tests zur Überprüfung von Fixation, Konvergenz, Augenfolgebewegungen, auch mit Einbindung der Hand, durchgeführt werden.

Berthoz [13] beschreibt die Kombination von Anpassungen der Augenbewegungen, die für ein kohärentes visuelles Bild für das Gehirn notwendig sind, als „Blicksteuerung". In einem Vortrag, der für die Konferenz der American Academy of Human Development (AAHD) vorgesehen war, erläutert Svea Gold, warum eine Blicksteuerung für das schulische Lernen und die soziale Interaktion so wichtig ist:

Blickkontrolle ist die Magie, die entsteht, wenn ein Baseballspieler über das Spielfeld läuft, einem Ball nachjagt, der in einem schönen Bogen über ihn hinwegfliegt, und ihn dann tatsächlich fängt. Er verändert ständig seine Körperposition in Bezug auf den Boden und den Ball, und doch bleibt der Ball in seinem Blickfeld ständig im Fokus.

Die Blicksteuerung ist es, die es Ihnen ermöglicht, das Bild auf dem Fernseher auch noch richtig herum sehen, wenn Sie von der Couch aufstehen, um das Telefon zu beantworten. Auch wenn Sie beim Durchqueren des Raumes leicht gebückt sind, sehen Sie die Schauspieler auf dem Bildschirm weiterhin nicht gebeugt, sondern aufgerichtet.

Viele der Kinder, die wir sehen, vor allem Kinder mit Autismus-Spektrum-Störung, haben Probleme mit ihrem Blick. Für sie ist das Sehen so, als ob sie durch ein Fernglas auf ein fahrendes Auto schauen würden. Wir haben es gewusst. Jetzt haben wir einen Namen für ein solches Problem [14].

In dem Buch *The Dreaming Brain* sagt J. Allan Hobson:

„Okulomotorische Bewegungen werden von Hirnstammneuronen beherrscht, die ihre Axone direkt zu den Augenmuskeln senden. Deren hochkomplexe Aktivität, die wir den ‚Blick' nennen, wird durch Interaktionen zwischen drei paarigen Kernen koordiniert: Dem Nucleus nervi oculomotorius (oder Hirnnerv III), der hauptsächlich vertikale Augenbewegungen steuert; dem Nucleus nervi trochlearis (oder Hirnnerv IV), der hauptsächlich diagonale Bewegungen steuert, und dem Nucleus nervi abducentis (oder Hirnnerv VI), der hauptsächlich laterale Bewegungen steuert.

Das vestibuläre System des Hirnstamms ist insbesondere mit der Komplexität der Kopf- und Augensteuerung befasst. Fragen Sie jeden, der unter Schwindelgefühlen oder Vertigo leidet, wie wichtig dieses System ist. Vestibuläre Neuronen erhalten vom Innenohr Informationen über die Kopfhaltung und leiten diese an die okulomotorischen Neuronen weiter. Wenn die Verbindungen zwischen dem vestibulären und dem okulomotorischen System unterbrochen werden, wie es bei Multipler Sklerose vorkommen kann, kommt es zu Blicklähmungen."

Ein brillanter indischer Autist, Tito Mukhopadhyaya, erklärte es so: „Ich kann dich anschauen oder ich kann dich hören. Ich kann nicht beides tun!" Das ist der Zustand eines Neugeborenen – das Baby starrt auf Geräusche. Es wird mehr an neuronaler Entwicklung brauchen, bis das Baby Sie zur gleichen Zeit hören und anschauen kann.

Hobson führt weiter aus, dass „die Kopf- und Augenposition wiederum mit der spinalen Kontrolle der Haltung durch die Formatio reticularis zusammenhängt. Ohne die konstante und präzise Funktion dieser drei Systeme könnten wir weder gehen und sehen noch still sitzen und lesen. Keine der drei beschriebenen Funktionen ist auf eine einzige neuronale Gruppe beschränkt, da alle drei Systeme in der einen oder anderen Weise mit allen drei Funktionen zu tun haben. Zusammen mit dem Kleinhirn ist die gemeinsame Aktivität dieser Hirnstammsysteme dafür verantwortlich, des Sehens fähigen Tieren eine komplexe Kontrolle über ihre Handlungen zu geben."

Formatio reticularis – ein Netzwerk von Nerven, das sich von der *Medulla oblongata* im Hirnstamm bis zum Mittelhirn erstreckt, auch als retikuläres Aktivierungssystem (RAS) bezeichnet Es empfängt Informationen aus dem gesamten Körper.

Pellionisz [15] versucht, die Verbindungen der verschiedenen Areale im Gehirn, die den „Blick" steuern, zu erklären, indem er die Wirkung jedes Systems mathematisch ausdrückt.

„Was ist ein Vektor? Was ist ein Tensor, und was ist ein Eigenvektor? Und vor allem: Was bedeutet das für unsere Kinder?

Ein Vektor stellt ein anderes Konzept der Mathematik dar, die Sie damals in der Schule gelernt haben: nämlich dass 8 und 2 10 ergeben. Das ist eine Summe. Nichts im Gehirn funktioniert jedoch so einfach.

Ein Vektor ist das Symbol, das von Mathematikern und Physikern verwendet wird, um zu beschreiben, was passiert, wenn zwei Kräfte interagieren.

Der Bogen, den der Baseball beim Flug durch die Luft macht, kann als Vektor bezeichnet werden. Der Bogen resultiert aus der Wechselwirkung zwischen zwei Kräften: der Kraft, mit der der Ball geworfen wird und die ihn geradewegs in die Atmosphäre befördern würde, und der Anziehungskraft der Schwerkraft, die den Ball geradewegs nach unten fallen lassen würde.

Ein Tensor ist das mathematische Symbol für die Interaktion, wenn zwei oder mehr Vektoren beteiligt sind. Sie können diese Art der Interaktion sehen, wenn Sie beobachten, wie ein Segelboot von einem erfahrenen Kapitän geschickt angelegt wird. Er berücksichtigt die Kraft des Windes, indem er den Winkel der Segel verändert; er beachtet die Strömung des Wassers, indem er den Winkel des Ruders als Gegenkraft benutzt; er berechnet die Trägheit der Vorwärtsbewegung des Bootes und indem er all diese verschiedenen Komponenten ausbalanciert, navigiert er das Boot vorsichtig und sicher an den Liegeplatz.

Was ist ein Eigenvektor? Der Eigenvektor scheint der mathematische Ort aller Punkte zu sein, an denen alle Kräfte zusammenwirken, um das Boot in Balance zu halten."

Pellionisz versucht zu ergründen, welches die Kräfte sind, die, wenn sie in Balance gehalten werden, es dem Auge ermöglichen, das Bild aufzunehmen, das auf die Netzhaut trifft, und anschließend die Augenmuskeln so zu steuern, dass das Kind dieses Bild im Fokus halten und zugleich den Rest des Körpers ruhig halten kann.

Was uns hier wichtig ist, ist nicht so sehr, dass wir die Mathematik der jeweiligen Situation verstehen, sondern dass Pellionisz über die vereinfachenden Bilder, die zur Veranschaulichung des Gehirns verwendet werden, hinausgeht und versucht, die Bedeutung der Wechselbeziehungen all der unterschiedlichen Systeme zu erklären. Dies ist ein wertvoller Beitrag, denn auch heute noch teilen Neurologen die Probleme von Kindern in verschiedene Bereiche auf. Sie nennen es „Komorbidität" und erstellen eine Liste mit allen möglichen Symptomen, anstatt den Zustand als Ganzes zu betrachten. Das ist es, was Pellionisz zu tun versucht. Das ist es, was Delacato [16] meint, wenn er sagt, man solle das Ganze tun oder nichts tun.

Die Kräfte – die Vektoren, von denen Pellionisz bei der Erklärung visueller Funktionen spricht – stellen die Verbindungen zu und von drei Hauptsystemen dar: dem vestibulären, dem visuellen und dem propriozeptiven System. Jedes System hat ein eigenes Vektorsystem. Stellen Sie es sich so vor: Die Augen empfangen einen sensorischen Input – Licht, dass auf die Netzhaut trifft, deren Lichtsinneszellen dies erst in ein elektrisches und dann weiter in ein chemisches Signal umwandeln – und leiten den Impuls an verschiedene Teile des Gehirns weiter, wo er dann in einen motorischen Ausdruck umgesetzt wird. Motorischer Ausdruck kann bedeuten, die Muskeln zu steuern, die die Augen bewegen, und sogar die Muskeln zu kontrollieren, die den Körper aufrecht halten.

Das vestibuläre System empfängt einen sensorischen Input – Schwerkraft, die auf die Flüssigkeit einwirkt, die dann winzige Partikel entlang der Haare im Inneren der Bogengänge befördert – und interpretiert diese mithilfe des Kortex sowohl hinsichtlich der Position als auch der Bewegungsgeschwindigkeit des Kopfes im Verhältnis zur Bewegung des Körpers. Diese Informationen werden wiederum verwendet, um eine weitere Reihe komplizierter Interaktionen in Gang zu setzen: die Stimulation einzelner Muskelgruppen und die Hemmung anderer, damit das Kind das Gleichgewicht halten kann und nicht hinfällt.

Es gibt ein Beispiel für ein Tensorsystem, bei dem mehrere Vektoren interagieren.

Die Reaktion der Muskeln wird ebenfalls in die Berechnungen von Pellionisz einbezogen: Der Input zum motorischen Kortex schließt die Propriozeption mit ein, welche die Umrisse des Körpers erfasst, und die Kinästhetik, welche die Bewegung der Muskeln misst. Beide wiederum empfangen ebenfalls sensorischen Input: der Druck des Stuhls gegen das Gesäß, der Druck des Gewichts einer Schale gegen die Finger, um den Muskeln des Arms mitzuteilen, wie viel Anstrengung es braucht, um diese anzuheben – all dies sind Vektorfunktionen.

Da nun jedes dieser Systeme mit den anderen zusammenarbeiten muss, wird es, mathematisch gesprochen, zu einem Tensorsystem: Es gibt mehr als einen Vektor, der eine Wirkung erzeugt.

Die Eigenvektoren sind die Symbole jeder einzelnen Gruppe von Systemen – alle miteinander verbundenen Inputs –, welche die Funktionsfähigkeit des Körpers ermöglichen.

Pellionisz vermisst die Funktionen eines normalen Gehirns. Als medizinisches Personal sehen wir Kinder nur dann, wenn etwas bei ihnen nicht funktioniert. Um also auf das Bild des Segelbootes zurückzukommen: Wenn eine der Kräfte, die es dem Kapitän ermöglichen, ein Segelboot zu steuern – der Wind, die Wellen, das Steuerrad, das das Ruder steuert – unberechenbar wird, kentert das Boot, es kippt oder kracht gegen den Anleger.

Was hat das mit unseren Kindern zu tun? Wenn ein Kind blind ist, kann es sich vor dem Hinfallen schützen, indem es sich hin und her bewegt. Es kann seine Augen nicht einsetzen, um zu wissen, dass es aufrecht sitzt, wenn die Wände gerade nach oben und unten stehen und die Decke dazu einen Winkel von 90° hat. Es nutzt die Schwerkraft, die ihm sagt, an welcher Stelle es sich zurückbewegen muss, damit es nicht hinfällt. [14]

Die Funktion des VOR besteht darin, kompensatorische Augenbewegungen zu erzeugen, die in der Amplitude gleich groß, aber in der Richtung entgegengesetzt zu den sie auslösenden Kopfbewegungen sind. Die Blickrichtung ist die Richtung der Sehachse im Raum (Auge im Kopf + Kopf im Raum), und der VOR ist ein System, das den Blick bei Kopfbewegungen stabilisiert. „Die Leistung des VOR wird am häufigsten in Bezug auf seinen Nutzen definiert: (Augengeschwindigkeit)/(Kopfgeschwindigkeit). Damit der Reflex kompensierend wirkt und die Bilder auf der Netzhaut während der Kopfbewegungen stabilisiert, muss der Nutzen nahe dem Faktor 1 sein“ [17].

Mit anderen Worten: Posturale Kopfstellreaktionen, die als Reaktion auf Kopf- oder Körperverlagerungen eine korrekte Ausrichtung des Kopfes auf den Körper gewährleisten (und die unterhalb der Bewusstseinsebene wirken), unterstützen das Zusammenspiel verschiedener Systeme, die an der Blicksteuerung beteiligt sind. Sie bieten auch funktionelle Unterstützung für die wichtigste Verbindung zwischen dem Gleichgewichtsmechanismus im Innenohr und dem Körper in einer auf Schwerkraft basierenden Umwelt – dem Nacken – und gewährleisten so eine Kongruenz in der Beziehung zwischen dem Gleichgewichtssystem und dem Körper. Damit werden die Zentren unterstützt, die an der Steuerung der Augenbewegungen und der VMI beteiligt sind. Abbildung 3-3 zeigt ein Modell, das veranschaulicht, wie diese unterschiedlichen Systeme zusammenwirken.

Vestibuläre Neuronen im Hirnstamm (die Vestibulariskerne) erhalten vom Innenohr und von Propriozeptoren im Nacken (vestibulär-spinales System) Informationen über die Kopfhaltung. Von dort werden diese Informationen an die okulomotorischen Neuronen weitergeleitet (Vestibulookularer Reflexbogen). Kopf- und Augenpositionen sind mit der spinalen Kontrolle der Haltung über die Formatio reticularis (RAS) verbunden, aber alle drei Systeme hängen auch von der modulierenden Funktion des Kleinhirns (vestibulär-zerebellärer Regelkreis) zur Regulierung der aktuellen Kontrolle von Haltung, Augenbewegungen und Koordination (Integration) ab. „Ohne die konstante und präzise Funktion dieser drei Systeme könnten wir weder gehen und sehen noch stillsitzen und lesen" [18]. Die korrekte Ausrichtung des Kopfes bildet den Rahmen für die synchronen Abläufe dieser drei Systeme.

5.2 Stell-, Placing- und Gleichgewichtsreaktionen

Es gibt drei Arten posturaler Reaktionen:

1. Stellreaktionen,
2. Placing-Reaktionen (Steigreflex),
3. Gleichgewichtsreaktionen (kortikal).

5.2.1 Stellreaktionen

Stellreaktionen sind Reaktionen auf die Schwerkraft, die sich aus dem *Zusammenwirken* somatosensorischer, visueller und propriozeptiver Einflüsse ergeben, wenn alle drei Inputs verfügbar sind und angemessen funktionieren. Sie stellen die Fähigkeit des Säuglings dar, Kopf und Körper in Bezug auf den Raum einzustellen und die Beziehung der verschiedenen Körperteile zueinander aufrecht zu erhalten. Wenn die Position eines Körperteils verändert wird, werden andere Körperteile wie bei den Kopfstellreaktionen justiert. Ein weiteres Beispiel für eine Stellreaktion ist die *Landau-Reaktion*.[8]

Die *Landau-Reaktion* bildet sich zwischen dem 3. und 4. Lebensmonat heraus und folgt damit dem Erwerb der Kopfkontrolle in Bauchlage. Während die Kopfstellreaktionen den Kopf aufrichten, erzeugt die Landau-Reaktion einen Strecktonus in der gesamten Muskulatur, ausgehend vom Nacken hinunter zu Rumpf, Hüften, Knien und Fußgelenken. Wird das Baby in *ventraler Suspension* gehalten, hebt es den Kopf und streckt die Wirbelsäule. Im Laufe der nächsten 6 Monate dehnt sich der Strecktonus weiter nach unten bis zu den Beinen aus. Wenn der Kopf nach unten gedrückt (gebeugt) wird, beugen sich auch Rumpf und Beine, bis der Kopf wieder losgelassen wird. Die normale Reaktion auf das Lösen des Drucks auf den Kopf ist die Streckung des Kopfes, des Rumpfes und der Beine (**Abbildung 5-2**).

Ventrale Suspension – unter dem Bauch gestützt

Im Alter von etwa 4 Monaten ermöglicht ein erhöhter Strecktonus im Rücken und in den oberen Gliedmaßen eine verbesserte Gewichtsbelastung in der Bauchlage (Unterarmstütz) und mit 5 Monaten die Fähigkeit, den Rumpf mit

8 Von Landau 1917 als *radiopronator superius Reflex* bezeichnet. Landau E. 1960. Anatomischer Anzeiger 108:10–130, 208–220.

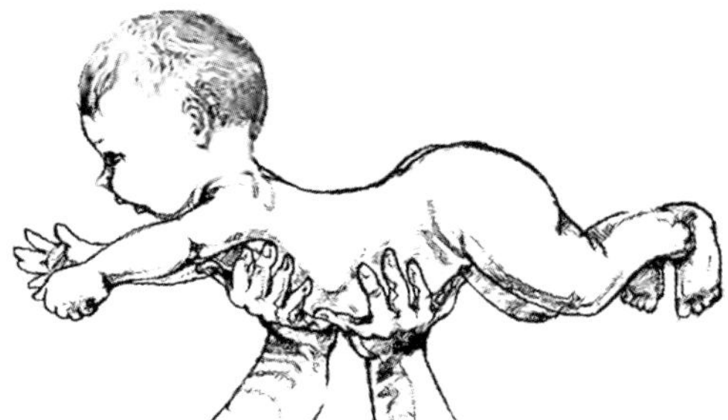

Abbildung 5-2: Die Landau-Reaktion. Quelle: Fern Ridge Press, Eugene, OR. Nachdruck mit Genehmigung von Svea Gold.

nur einem Arm zu stützen (Gartenzwerg-Stellung). Der zunehmende Strecktonus im unteren Rücken fördert das Rollen und im Alter von 6 bis 8 Monaten auch das Sitzen, etwas später dann auch das freie Sitzen.

Die Landau-Reaktion bleibt in der normalen Entwicklung bis zum Alter von 3 bis 3,5 Jahren aktiv, bis sie in weiterentwickelte Muster der posturalen Kontrolle integriert ist. Sie wirkt auch als „Brücken"-Reflex, der zur Entwicklung eines Streckmuskeltonus beiträgt und einen hemmenden Einfluss auf den TLR in Beugung ausübt. Peiper [19] beschrieb die Landau-Reaktion als eine „symmetrische Kettenreaktion in der Bauchlage", die am Kopf beginnt und Hals, Rumpf, Arme und Beine bis hinunter zu den Zehenspitzen beeinflusst. „Diese Kettenreaktion ist wichtig für die Entwicklung des normalen Drehens in Verbindung mit Kopfstell- und derotativen Stellreaktionen. Primitive Kopf-/Nackenreaktionen werden mit der Entwicklung der willkürlichen Kopfstellreaktion gehemmt zu Gunsten einer Stellreaktion der Wirbelsäule (Landau-Reaktion) und der späteren axialen (zentrifugalen) Streckung. (Die derotative Stellreaktion wird kurz vor dem Überrollen im Alter von 4 bis 5 Monaten beobachtet.) [20]" Mit anderen Worten: Sobald posturale Stellreaktionen einmal entwickelt sind, wirken sie bei der Ausführung koordinierter Bewegungen aufeinander folgend zusammen.

Die Amphibienreaktion bildet sich im Alter von 4 bis 6 Monaten nach der Geburt heraus, zunächst in Bauchlage und später in Rückenlage. Im Wasser kann man bei einem Baby bereits im Alter von 4 Monaten eine generalisierte Amphibienreaktion mit rhythmischen Flexions- und Extensionsbewegungen der Arme und Beine beobachten. An Land sollte diese Reaktion dann im Alter von 6 Monaten auftreten, wenn ein sanftes Anheben des Beckens auf einer Seite zu einer automatischen Beugung von Arm, Hüfte und Knie auf derselben Seite führt. Diese Beuge-Reaktion ist eine Vorstufe des Kriechens, weil sie es dem Baby ermöglicht, das Bein auf einer Seite zu beugen, ohne Auswirkungen auf die andere Seite zu haben. Kinder, die in der Bauchlage keine Amphibienreaktion entwickelt haben, kriechen in der Regel auf homologe Weise (**Abbildung 5-3**).

Derotations-Stellreaktionen

Derotations-Stellreaktionen treten in der Rückenlage in zwei Richtungen auf:

1. vom Kopf ausgehend den Körper hinunter wirkend (Körperstellreaktion auf den Kopf) und
2. ausgehend vom unteren Teil des Körpers als Reaktion auf das Kreuzen der Mittellinie (Körperstellreaktion auf den Körper).

Eine *Körperstellreaktion auf den Kopf* läuft ab, wenn das Baby seinen Kopf zu einer Seite dreht und damit eine Derotationsreaktion oder ein spiralförmiges Abrollen auslöst, das vom Nacken zu den Schultern, Hüften und unteren Extremitäten verläuft.

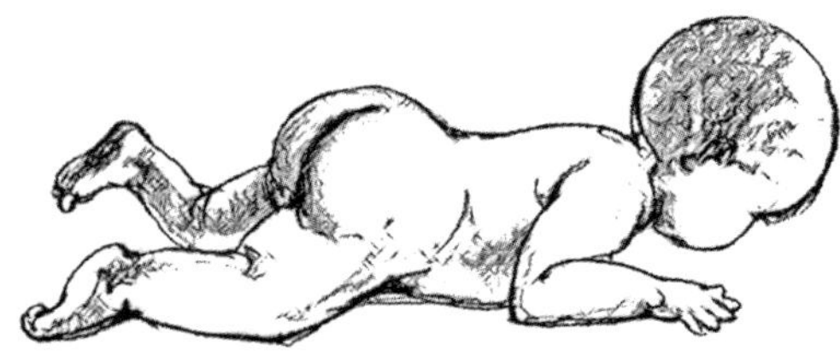

Abbildung 5-3: Amphibienreaktion in Bauchlage. Quelle: Fern Ridge Press, Eugene, OR. Nachdruck mit Genehmigung von Svea Gold.

Eine *Körperstellreaktion auf den Körper* tritt auf, wenn das Baby eine Seite des Unterkörpers über die Mittellinie hinweg bewegt und dabei eine derotative Rolle auslöst, die an den unteren Extremitäten beginnt und spiralförmig nach oben zu Hüften, Rumpf, Schultern und Nacken verläuft. Diese derotativen Stellreaktionen sind Vorläufer für die weiter entwickelten *segmentalen Rollreaktionen* (SRR).

Die SRR sind eine spätere Modifikation der Körperstellreaktion auf den Kopf und der Körperstellreaktion auf den Körper. Während bei den ersteren Kopf und Rumpf ausgerichtet werden, wenn einer von beiden rotiert oder gedreht wird, handelt es sich bei den SRR ausschließlich um Rotationsreaktionen. Diese Reaktionen werden später in der Entwicklung für die fließende Ausführung vieler grobmotorischer Aktivitäten bei Sportarten wie Leichtathletik und Skilaufen u.a. benötigt, denn sie fördern sequenzielle Bewegungen, d.h. Bewegungen, die in einem Teil des Körpers eingeleitet werden, um dann harmonisch koordiniert in weitere Körperregionen überzugehen, mit dem Ziel, maximale Leistung bei minimalem Energieaufwand zu erreichen (s. **Abbildung 5-4**).

Die SRR entwickeln sich von zwei Schlüsselpositionen aus – den Schultern und den Hüften –, so dass eine partielle Rotation entweder des Ober- oder des Unterkörpers eine sequenzielle/segmentale Rolle auslösen kann.

5.2.2 Placing-Reaktionen

Es gibt eine Reihe von Placing-Reaktionen. Crutchfield und Barnes [21] haben sie als visuell, taktil und propriozeptiv aufgelistet: „Als Reaktion auf bestimmte Stimuli beugt der Säugling seine proximalen Gelenke und platziert seine Hände oder Füße auf eine Unterlage. Entwicklungsgeschichtlich ist das propriozeptive Placing mit den Füßen mit spontanem Schreiten verbunden“ und „wird als ein durch die Schwerkraft modifiziertes Überbleibsel fötaler Bewegungsmuster betrachtet“ [22]. Wenn der Fuß des Neugeborenen den Boden berührt, aktiviert er die angeborene „Schreit“-Bewegung, die viele Eltern als erste Geh-Versuche ihres Kindes missdeuten, denn die Fähigkeit zu gehen wird erst viele Monate später erreicht, wenn sich ein ausreichender Muskeltonus entwickelt hat, um das Körpergewicht gegen die Schwerkraft tragen zu können (**Abbildung 5-5**).

Visuelles Placing entwickelt sich später und ist mit dem freien Gehen verbunden. Visuelles

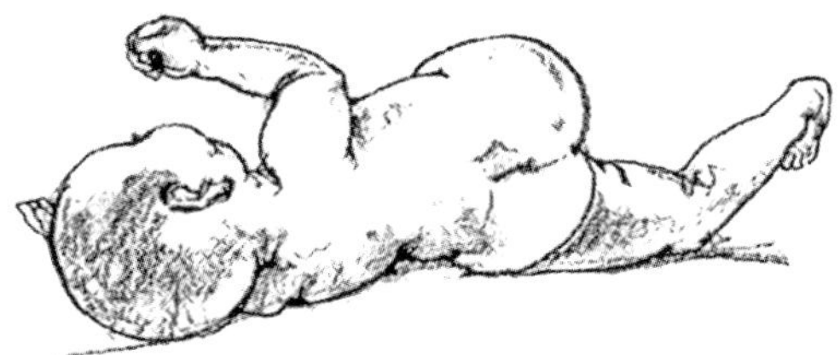

Abbildung 5-4: SRR von der Rückenlage in die Bauchlage. Quelle: Fern Ridge Press, Eugene, OR. Nachdruck mit Genehmigung von Svea Gold.

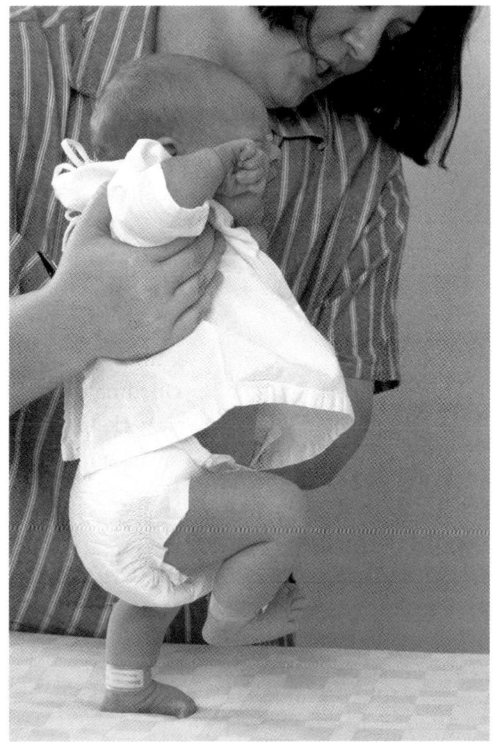

Abbildung 5-5: Frühkindlicher Schreitreflex. Quelle: Jennie Woodcock/Reflexionen/Corbis.

und taktiles Placing zeigt sich beim älteren Säugling zwischen dem 3. und 5. Lebensmonat und sollte lebenslang erhalten bleiben [22].

5.2.3 Gleichgewichtsreaktionen

Gleichgewichtsreaktionen hängen vom Vorhandensein der Stellreaktionen ab und beginnen sich erst in der 2. Hälfte des 1. Lebensjahres herauszubilden. Gleichgewichtsreaktionen werden ebenfalls durch Stimulation der Labyrinthe ausgelöst, haben aber kompensatorischen Charakter. Sie reagieren auf Veränderungen des Schwerkraftzentrums, haben in erster Linie schützenden Charakter und sind darauf ausgerichtet, die Muster der Stellreaktionen zu modifizieren. Sie sind darüber hinaus auf einen visuellen Bezugspunkt angewiesen.

Gleichgewichtsreaktionen treten als Reaktion auf eine plötzliche Positionsveränderung oder bei Verlust des Gleichgewichts auf und können in Bauchlage, Rückenlage, Sitz- und Stehpositionen getestet werden. Um in Bauch- und Rückenlage zu testen, muss ein Balance Board oder ein kippbarer Tisch verwendet werden. Wenn die Oberfläche langsam zur Seite gekippt wird, reagiert das Kind, indem es Rumpf und Kopf entgegen der Schwerkraft seitlich beugt und Arm und Bein abduziert. Beim Testen der Gleichgewichtsreaktionen in sitzender und stehender Position wird der Körper zu beiden Seiten sowie nach vorne und hinten gekippt. Bei Gleichgewichtsverlust setzt das Kind schützende Bewegungen des Rumpfes und der Gliedmaßen ein. Die Gleichgewichtsreaktionen entwickeln sich in Bauch- und Rückenlage mit 6 Monaten, im Sitzen mit 9 Monaten und im Stehen mit etwa 14 Monaten [23]. Die Parachute-Reeaktion ist ein Beispiel für eine Gleichgewichtsreaktion.

5.3 Parachute-Reaktion

Die Parachute-Reaktion ist die letzte der sich in der Regel im Alter von 8 bis 9 Monaten herausbildenden posturalen Reaktionen. Wenn das Kind mit dem Gesicht nach unten zum Boden bewegt wird, strecken sich die Arme aus, um Kopf und Rumpf vor der vollen Wucht des Aufpralls zu schützen. Es sieht so aus, als ob das Kind versucht, sich selbst abzufangen. Bevor sich diese Reaktion entwickelt, zieht das Baby die Arme tatsächlich zurück zum Körper und vom Boden weg. Wenn der Säugling aufrecht gehalten und nach unten auf den Boden fallen gelassen wird, strecken sich die unteren Gliedmaßen zunächst und werden dann abduziert. Dies ist ein weiteres Beispiel für eine Schutzreaktion (**Abbildung 5-6**). (Wenn diese aus irgendeinem Grund ausbleibt und die Gliedmaßen bei Gleichgewichtsverlust nicht zum Schutz vor einem Sturz eingesetzt werden, könnte stattdessen ein Moro-Reflex ausgelöst werden.)

Vier „Säulen" sind es, auf denen spätere motorische Fähigkeiten aufbauen:

1. Kopfkontrolle;
2. ausreichender Strecktonus, um die Körperposition gegen die Schwerkraft aufrechtzuerhalten;
3. Fähigkeit, sich um die Körperachse zu drehen;
4. Gleichgewichtsreaktionen, die das Gleichgewicht unterstützen, sobald das Kind halbauf-

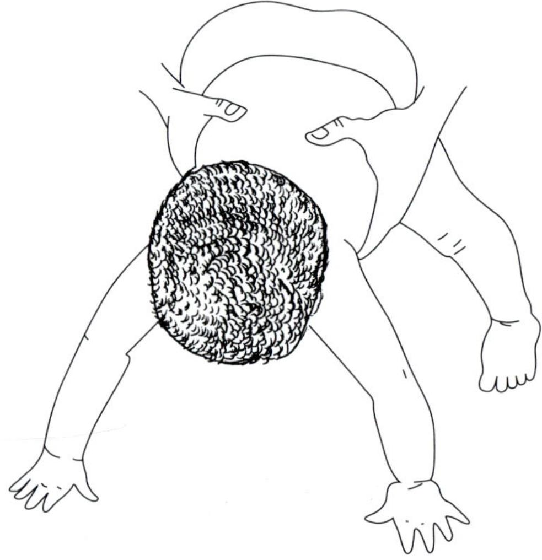

Abbildung 5-6: Beispiel einer Parachute-Reaktion.

rechtes (Sitzen) und aufrechtes Stehen und Bewegen erreicht hat.

Nach der Darstellung einzelner Reflexe und Reflexgruppen wird im nächsten Schritt nun die Rolle der frühen Entwicklung und die Interaktion des sich entwickelnden Kindes mit seiner Umwelt bei der Integration von Reflexen beleuchtet – Voraussetzung zur Förderung von Gleichgewicht, Körperhaltung, Koordination und Lernen für den Rest des Lebens.

Referenzen

1. Rice PF. Human development. A life span approach. London: Prentice-Hall International; 1992.
2. Brooks VB. The neural bases of motor control. New York: Oxford University Press; 1986.
3. Christiansen C, Baum C, Hrsg. Occupational therapy. Overcoming human performance deficits. Thorofare, NJ: Slack; 1991.
4. Ayres AJ. Sensory integration and learning disorders. Los Angeles, CA: Western Psychological Services; 1973.
5. Ayres AJ. Sensory integration and praxis tests. Los Angeles, CA: Western Psychological Services; 1989.
6. Fiorentino MR. Reflex testing methods for evaluating CNS development. Springfield, IL: Charles C Thomas; 1981.
7. Fay T. Neuromuscular reflex therapy for spastic disorders. The Journal of the Florida Medical Association. 1948;44:1234–40.
8. Goddard SA. Reflexes, learning and behavior. Eugene, OR: Fern Ridge Press; 2002.
9. Draper IT. Lecture notes on neurology. Oxford: Blackwell Scientific Publications; 1993.
10. Melillo R, Leisman G. Neurobehavioral disorders of childhood. An evolutionary perspective. New York: Kluwer Academic/Plenum Publishers; 2004.
11. Biguer B, et al. The coordination of eye, head and arm movements during reaching at a single target. Experimental Brain Research. 1982;46:301–4. https://doi.org/10.1007/BF00237188
12. Schmidt RA, Lee TD. Motor control and learning. A behavioural emphasis. Champagne, IL: Human Kinetics; 1999.
13. Berthoz A. Development and function of the balance system in the early years. In: 19th European Conference of Neuro-Developmental Delay in Children with Specific Learning Difficulties. 09.2007; Pisa. 2007.
14. Gold SJ. Using the head righting reflex to check for warning symptoms that something is wrong with the child's "gaze control" and how to proceed from there. In: AAHD conference. 10.2006. 2006. Vortrag.
15. Pellionisz A. Tensorial aspects of the multidimensional approach to the vestibulo-oculo-motor reflex and gaze. In: Berthoz A, Jones M, Hrsg. Adaptive mechanisms in gaze control. Facts and theories. Amsterdam: Elsevier Science Publishers; 1985.
16. Delacato C. A new start for the child with reading problems. New York: David McKay; 1981.
17. Tomlinson DR. Gaze shifts and vestibular-ocular reflex. In: Barber HO, Sharpe JA, Hrsg. Vestibular disorders. Chicago, IL: Year Book Medical Publishers; 1988.
18. Hobson AJ. The dreaming brain. New York: Basic Books; 1988. https://doi.org/10.1007/978-1-4899-6771-8_12
19. Peiper A. The international behavioral sciences series. Cerebral function in infancy and childhood. New York: Consultants Bureau; 1963. https://doi.org/10.1007/978-1-4899-5139-7
20. Capute A, Accardo PJ. Developmental disabilities in infancy and childhood. Baltimore, MD: Paul Brookes Publishing; 1991.
21. Crutchfield CA, Barnes MR. Motor control and motor learning in rehabilitation. Atlanta, GA: Stokesville Publishing; 1993.
22. Milani-Comparetti A. The neurophysiological and clinical implications of studies on fetal motor behaviour. Seminars in Perinatology. 1981; 5:183–9.
23. Shepherd R. Physiotherapy in paediatrics. Oxford: Butterworth Heinemann; 1980.

6 Der Einsatz des INPP Screening-Fragebogens

Spezifische Lernschwierigkeiten sowie Verhaltens- und emotionale Probleme gibt es aus vielen verschiedenen Gründen: mentale Retardierung, sensorische Defizite, Traumata, fehlende Umweltreize, häufiger Schul- oder Lehrerwechsel, häufige Schulabsenzen, schlechter Unterricht und emotionale Probleme zu Hause oder Mobbing in der Schule, um nur einige zu nennen. 1976 entwickelten Peter Blythe und David McGlown eine Reihe von Screening-Fragebögen, um Kinder und Erwachsene zu identifizieren, bei denen neurologische und entwicklungsbedingte Faktoren eine primäre Quelle für sekundäre Symptome in den Bereichen Lernen, Emotionen oder Verhalten waren.

Diese Fragebögen waren nur als Erstscreening-Instrumente gedacht, um Personen zu identifizieren, bei denen eine weitere entwicklungsbezogene Überprüfung der Entwicklung angezeigt ist. Sie sollten nicht für diagnostische Zwecke verwendet werden.

Der Screening-Fragebogen für Kinder von Blythe und McGlown wird seit mehr als 30 Jahren als Erstscreening-Instrument eingesetzt, um Kinder zu identifizieren, bei denen ein „erhöhtes Risiko“ besteht, später Probleme zu entwickeln, und um zugrundeliegende physische Faktoren (unreife primitive Reflexe und posturale Reaktionen) bei Kindern und bei Erwachsenen, die bereits Schwierigkeiten haben, aufzudecken.

Der Fragebogen wurde erstmals 1979 veröffentlicht [1] und wurde 1998 als Teil einer Studie zur Untersuchung seiner Reliabilität erneut publiziert [2]. Er bildet auch die Grundlage für drei Kapitel eines früheren Buches *What Babies and Children Really Need – How Mothers and Vaters Can Nurture Children's Growth for Health and Well Being* („Was Babys und Kinder wirklich brauchen – Wie Mütter und Väter das Wachstum von Kindern für Gesundheit und Wohlbefinden unterstützen können“) [3], in dem der Einfluss der Umwelt auf die körperliche, emotionale und soziale Entwicklung eines Kindes untersucht wird.[9]

Der Kinderfragebogen umfasst eine Reihe von Fragen zur frühen Entwicklung, beginnend mit der familiären Vorgeschichte, dann der Entwicklung des Individuums von der Empfängnis über Schwangerschaft, Geburt, Kleinkindalter, Vorschule und Schule bis in die Gegenwart des/der Befragten. Nach umfassender Recherche in medizinischer und anderer relevanter Literatur nach Faktoren, die entweder spätere Entwicklungsprobleme *verursachen* oder bereits *symptomatisch* für eine Entwicklungsabweichung sein könnten, wurden spezifische Entwicklungskriterien für die Aufnahme in den Fragebogen ausgewählt.

9 Ein Teil der Inhalte von **Kap. 7** und **Kap. 8** wird mit Genehmigung von Hawthorn Press, Stroud, wiedergegeben.

Obwohl bestimmte Faktoren die Entwicklung stärker prägen können als andere, reicht selten ein einzelner Faktor aus, um spätere Probleme vorherzusagen. Der Fragebogen dient dazu, Informationen zu sammeln und ein Profil von Risikofaktoren zu erstellen, die mit Entwicklungsproblemen eines Individuums zusammenhängen.

Im Laufe der vielen Jahre, die der INPP-Fragebogen im Einsatz ist, hat sich gezeigt, dass bei einem Kind mit mehr als sieben Ja-Antworten auf die nummerierten Fragen bis zum Schuleintritt (die Unterfragen nicht eingeschlossen) weitere Untersuchungen wahrscheinlich eine Unreife in der Funktionsweise des ZNS aufdecken, die auf ein früheres Entwicklungsstadium zurückgeführt werden kann. Mit anderen Worten: Nur wenige Menschen erleben nicht irgendwann in den ersten Lebensjahren ein oder zwei kleinere Probleme oder Phasen, aber es ist unwahrscheinlich, dass sich später damit zusammenhängende Probleme ergeben, es sei denn, ein einziges Ereignis war gravierend oder ist in einem besonders vulnerablen Entwicklungsstadium eingetreten. Wenn es jedoch eine Reihe von Faktoren in der frühen Entwicklung gibt (sieben oder mehr), dann lässt die Kompensationsfähigkeit immer weiter nach. Je höher die Punktzahl, desto wahrscheinlicher ist das Auftreten späterer Schwierigkeiten.

> Angeborene Anomalien, schwere Traumata oder Sauerstoffmangel bei der Geburt sind Beispiele möglicher Ausnahmen vom Ein-Faktor-Trend.

Bei Analyse der Fragebögen wird deutlich, dass sich Folgeerscheinungen von Faktoren, die früh in der Entwicklung liegen, nicht unbedingt bei der Geburt oder in den ersten Lebensjahren als größere Anomalien zeigen, sondern möglicherweise erst später in abgewandelter Form als kognitive, emotionale oder Verhaltensprobleme auftreten. **Kap. 7** und **Kap. 8** behandeln einige der Ereignisse vor, um und nach der Geburt, welche die spätere Entwicklung eines Kindes beeinflussen können. Es wird auch erklärt, wie der INPP-Fragebogen zu verwenden und zu interpretieren ist.

6.1 Der INPP Screening-Fragebogen für Kinder

Angelehnt an den ursprünglichen Blythe-McGlown-Fragebogen für Kinder (1979). Entwickelt von Blythe und McGlown. ©1979, 1998. Überarbeitet von Goddard Blythe 2006 [1], [2].

Teil 1 – Neurologisch
Vorgeschichte frühe Kindheit
Was sind die Symptome?
Wurde Ihrem Kind bereits eine Diagnose gestellt wie z. B. Legasthenie, Dyspraxie, AD(H)S? Falls ja, bitte angeben:

a. Diagnose
b. Diagnose erstellt von (Berufsbezeichnung)
c. Datum der Diagnose
d. Bisherige Behandlungen oder Interventionen

Nummerierte Fragen:

1. Gibt es eine familiäre Vorgeschichte von Lernproblemen?
2. War die Konzeption Ihres Kindes das Ergebnis einer In-vitro-Fertilisation (IVF)
3. Hatten Sie während der Schwangerschaft irgendwelche medizinischen Probleme (z. B. hohen Blutdruck, starkes Schwangerschaftserbrechen, drohende Fehlgeburt, eine schwere Virusinfektion, starken emotionalen Stress)? Falls ja, bitte angeben:
   a. Standen Sie während Ihrer Schwangerschaft (besonders im letzten Drittel) unter starkem emotionalem Stress?
   b. Hatten Sie eine starke Virusinfektion in den ersten 13 Wochen Ihrer Schwangerschaft?
   c. Haben Sie während der Schwangerschaft geraucht?
   d. Haben Sie während der Schwangerschaft Alkohol zu sich genommen?

4. Wurde Ihr Kind etwa zum errechneten Termin oder früher oder später geboren? Falls ja, bitte Einzelheiten angeben.
5. War der Geburtsprozess ungewöhnlich oder besonders schwierig? Falls ja, bitte Einzelheiten angeben.
6. War Ihr Kind klein bezogen auf den Geburtszeitpunkt? Geben Sie bitte das Geburtsgewicht an.
7. Gab es irgendwelche Besonderheiten an Ihrem Baby nach der Geburt, z.B. dass der Schädel verformt war, dass es viele blaue Flecken oder die Nabelschnur um den Hals hatte, dass es deutlich blau war, eine schwere Neugeborenengelbsucht hatte, noch Lanugo-Behaarung aufwies oder noch stark mit Käseschmiere bedeckt war? Brauchte es Intensivpflege? Falls ja, bitte Einzelheiten angeben.
8. Hatte Ihr Kind in den ersten 13 Lebenswochen Schwierigkeiten beim Saugen an der Brust oder beim Trinken aus der Flasche? Hat es viel gespuckt? Litt es unter Koliken?
9. War Ihr Kind in den ersten 6 Lebensmonaten ein auffallend ruhiges Baby, so ruhig, dass Sie manchmal befürchteten, es sei in seinem Bettchen gestorben?
10. War Ihr Kind zwischen dem 6. und 18. Lebensmonat sehr aktiv und fordernd? Schlief es wenig und schrie es ständig?
11. Als Ihr Kind alt genug war, in der Karre zu sitzen oder sich im Kinderbett zum Stand hochzuziehen, bewegte es sich dort heftig schaukelnd hin und her, so dass sich Karre oder Bett mitbewegten?
12. War Ihr Kind ein kleiner „Kopfstoßer", d.h. stieß es absichtlich mit dem Kopf gegen feste Gegenstände?
13. Hat Ihr Kind auffallend früh (< 10 Monate) oder spät (> 16 Monate) laufen gelernt?
14. Hat Ihr Kind eine Phase der Bewegungsentwicklung ausgelassen?
    a. Kriechen oder
    b. Krabbeln oder hat es sich auf andere Weise fortbewegt (z.B. rollend oder als „Po-Rutscher")?
15. Hat Ihr Kind spät sprechen gelernt (Zwei- und Dreiwortsätze > 2 Jahre)?
16. Hatte es während der ersten 18 Lebensmonate irgendwelche Krankheiten, die mit hohem Fieber und/oder Krämpfen verbunden waren? Falls ja, bitte Einzelheiten angeben.
17. Litt bzw. leidet Ihr Kind unter Hautproblemen oder Asthma?
    Zeigte es Hinweise auf weitere allergische Reaktionen?
18. Gab es irgendwelche auffälligen Reaktionen nach den Impfungen?
19. Hatte Ihr Kind auffällige Schwierigkeiten, sich selber anziehen zu lernen?
20. Lutschte Ihr Kind bis etwa zum 5. Lebensjahr oder länger am Daumen? Falls ja, an welchem: rechts/links
21. Machte oder macht Ihr Kind auch noch über das Alter von 5 Jahren hinaus gelegentlich ins Bett?
22. Leidet Ihr Kind unter Reiseübelkeit?

Schulzeit

23. Hatte Ihr Kind in den ersten zwei Grundschuljahren Schwierigkeiten beim Lesenlernen?
24. Hatte Ihr Kind in den ersten zwei Grundschuljahren Schwierigkeiten, schreiben zu lernen?
    Falls es zunächst Druckschrift erlernte, hatte es Probleme mit der Schreibschrift?
25. Hatte Ihr Kind Schwierigkeiten, die (analoge) Uhrzeit ablesen zu lernen?
26. Hatte es Schwierigkeiten, Fahrradfahren (ohne Stützräder) zu lernen?
27. War/ist Ihr Kind ein „Hals-Nasen-Ohren"-Kind, d.h. litt/leidet es an häufigen Infektionen im Hals-, Nasen- und Ohrenbereich?
28. Hatte bzw. hat Ihr Kind Schwierigkeiten, einen (kleinen) Ball zu fangen, oder andere Auge-Hand-Koordinationsprobleme?
29. Hat Ihr Kind Schwierigkeiten, still zu sitzen, und wird es deswegen ständig von der Lehrkraft ermahnt?

30. Macht Ihr Kind zahlreiche Fehler, wenn es aus einem Buch oder von der Tafel abschreibt?
31. Wenn Ihr Kind in der Schule einen Aufsatz schreibt, verdreht es dabei gelegentlich Buchstaben oder lässt einzelne Buchstaben oder Wörter aus?
32. Reagiert Ihr Kind bei plötzlichen, unerwarteten Geräuschen oder Bewegungen auffallend stark?

6.2 Hintergrundinformationen zum Fragebogen

Frage 1: Familiäre Vorgeschichte

Es ist allgemein anerkannt, dass für bis zu 50 % der SpLS, für die keine äußere Ursache (also sozial-ökologische Faktoren) festgestellt wurden, eine erbliche Tendenz verantwortlich ist. Tendenz bedeutet nicht Gewissheit. Muster der genetischen Vererbung lassen sich bis zu mindestens vier Generationen zurückverfolgen, so dass eine genetische Prädisposition für eine bestimmte Störung oder ein bestimmtes Syndrom innerhalb einer Familie vorhanden sein und zwei oder drei Generationen lang nicht auftreten kann. Die negativen Auswirkungen einer solchen erblich bedingten Disposition wurden dann entweder unterdrückt oder auf Umwelteinflüsse zurückgeführt.

Die Rolle bestimmter Gene bei der Entstehung von Krankheiten wie Chorea Huntington und bestimmten Arten von Brustkrebs ist hinlänglich bekannt, aber nicht bei jedem/jeder, der/die ein gefährliches Gen in sich trägt, wird die Krankheit ausbrechen. Ursula Anderson erklärt in ihrem Buch *The Psalms of Children*, dass "bestimmte Gene Erinnerungen enthalten, die in unterschiedlichem Maße ins Bewusstsein eindringen. In der Tat sprechen wir im genetischen Sprachgebrauch über den Grad der Penetranz eines Gens. In einigen Fällen ist die Penetranz – ihr Ausprägungsgrad – vollständig und unveränderlich, insbesondere bei jenen, die die Morphologie bestimmen, d.h. das Aussehen, die Form und die Gestalt (physische Merkmale, Familienähnlichkeiten usw.). Aber Gene mutieren auch, wodurch ihre Ausprägung und Wirkung verändert wird.“ [4] Diese Gene beschreibt sie als „Anfälligkeitsgene mit einem komplexen Vererbungsmodus, deren Ausprägung meiner Meinung nach die Lebensqualität des Individuums, das diese Gene besitzt, einbezieht und auch von dieser abhängt. Wandelbare Gene beziehen sich auf den Grad, in dem die Umwelt und die Lebenserfahrungen von der Empfängnis bis zur Adoleszenz ihre Ausprägung entweder fördern, abschwächen oder aufheben.“ [5]

Zu den Einflussfaktoren gehören die Kombination der von beiden Elternteilen bei der Geburt erhaltenen Gene, der Gesundheitszustand beider Elternteile vor und zum Zeitpunkt der Zeugung, der Verlauf von Schwangerschaft, Geburt und Entwicklung in den ersten Lebensjahren sowie der Grad der Stressbelastung in den verschiedenen Lebensphasen und die verfügbaren Möglichkeiten zur Stressbewältigung. Auf diese Weise wird die Roadmap für die Ausprägung der genetischen Vererbung im Voraus festgelegt, aber der individuelle Weg, ob, auf welche Weise und wann diese Ausprägung stattfindet, mag sich ändern.

Erbanlagen, die mit einer Hypersensitivität des Nervensystems verbunden sind, können vordergründig als getrennte Störungen erscheinen, obwohl viele von ihnen grundlegende Schwächen in der Funktionsfähigkeit des ZNS aufweisen.

Dieses Spektrum von Störungen umfasst spezifische Lernbehinderungen, Allergien, emotionale Überempfindlichkeit und psychosomatische Störungen. Dieses Syndrom erblich bedingter Anfälligkeit untersuchte Richard Eustis in einer Studie aus dem Jahr 1947 [6]. Danach wiesen 48 % der Kinder über 6 Jahre, bei denen über vier Generationen hinweg eine oder mehrere der folgenden Erkrankungen auftraten, diese ebenfalls auf: Linkshändigkeit, Beidhändigkeit und körperliche Ungeschicklichkeit sowie spezifische Sprach- und Leseschwächen.

Eustis vermutete, dass es sich bei diesen Störungsbildern um Manifestationen eines erblich bedingten Syndroms handelt, das durch eine langsame neuromuskuläre Reifung gekennzeichnet ist, die wahrscheinlich mit einer langsamen Myelinisierung der motorischen und Assoziationsbahnen einhergeht [3].

Ein Beispiel für eine erbliche Veranlagung für bestimmte Lernprobleme ist eine spezifische Form der Legasthenie, die durch ein Defizit in der phonologischen Verarbeitung gekennzeichnet ist und vor allem das männliche Geschlecht betrifft. In einer Reihe von in den 1970er und 1980er Jahren veröffentlichter Arbeiten legte Annett [7], [8] eine „Right-Shift-Theorie der Händigkeit" vor, in der sie die Vermutung äußerte, dass „die Prävalenz der Rechtshändigkeit und der Spezialisierung der linken Hemisphäre für das Sprechen auf einen einzigen Faktor zurückzuführen ist, der das typische Muster der zerebralen Spezialisierung begünstigt." Dieser Faktor könnte das Vorkommen eines einzigen Gens (rs+) sein. Menschen, die dieses Gen nicht tragen, unterliegen bei der Entwicklung von Sprache und sprachabhängigen Prozessen einem Risiko. Bei Menschen mit spezifischen Defiziten in der phonologischen Verarbeitung ist die Verbindung von der rechten Hand zur linken Hemisphäre schwächer ausgeprägt, wenn sie das rs+-Gen nicht tragen [9]. Der Grund dafür, dass Männer stärker davon betroffen sind als Frauen, kann auf zwei Faktoren zurückzuführen sein: Erstens haben Männer nur ein phonologisches Gen, Frauen hingegen zwei. Wenn Männer das rs+-Gen nicht geerbt haben, verfügen sie bei Problemen mit der phonologischen Verarbeitung über kein sekundäres „Back-up", das unterstützen könnte. Zweitens weist das *Corpus callosum* des weiblichen Gehirns über bis zu 40 % mehr neuronale Verbindungen zwischen den beiden Hirnhälften auf, wodurch die Kommunikation zwischen linker und rechter Gehirnhälfte erleichtert wird. So ist bei Problemen mit der Sprachdekodierung auf der einen Seite des Gehirns der Zugang zu den Sprachzentren auf der anderen Seite flexibler, um die sprachlichen Fähigkeiten zu unterstützen. Es ist wahrscheinlich, dass Jungen, deren Väter diese spezifische Art von Legasthenie haben und die das rs+-Gen nicht erben, eher an einer Form von Legasthenie leiden, die Schwierigkeiten bei der phonologischen Verarbeitung mit sich bringt.

Corpus callosum – das Bündel von Nervenfasern, die den Informationsaustausch zwischen den beiden Hirnhälften ermöglichen.

Die Right-Shift-Theorie von Annett postuliert die Vererbung eines Gens, das die Verantwortung für eine Verschiebung („Shift") von Funktionen wie Sprachverarbeitung und Händigkeit in die rechte Hemisphäre trägt. Dieses Gen wird als „rs+Gen" bezeichnet. (Anm. d. Übers.)

Eine familiäre Vorgeschichte mit Lern- oder emotionalen Problemen verdammt ein Kind nicht dazu, diese zu entwickeln, aber sie erhöht die Wahrscheinlichkeit, dass diese je nach Ursache und Art des familiären Problems auftreten können.

Frage 2: War die Konzeption Ihres Kindes das Ergebnis einer In-vitro-Fertilisation (IVF)?

Seit der Geburt von Louise Brown im Jahr 1978 wurden mehrere Millionen Kinder infolge einer IVF geboren, aber es gibt nur wenige Daten über ihren Gesundheitszustand und ihre Entwicklung über das erste Lebensjahr hinaus [10]. Es wird jedoch vermutet, dass die IVF zu nachteiligen Langzeitfolgen führen kann, zu denen ein schlechteres perinatales Outcome und ein erhöhtes Risiko für angeborene Fehlbildungen gehören.

Bei der Überprüfung der Entwicklungsergebnisse von Kindern, die nach assistierten Reproduktionstechnologien (ART) geboren wurden, kamen die Autoren zu dem Schluss, dass die damals (2007) verfügbaren Studien zeigten, dass die meisten nach ART geborenen Kinder gesunde, sich in typischer Weise entwickelnde Kinder waren [11]. Auch Forscher in Europa und Australien hatten keine signifikanten Unterschiede zwischen Kindern, die nach ART gezeugt wurden, und ihren natürlich gezeugten Altersgenossen in Bezug auf kognitive, motorische und Verhaltensbeurteilungen festgestellt [12], [13], [14]. Es werden jedoch viele Faktoren in Studien zur Untersuchung von ART-Nachkommen vermischt. So zitieren die Autoren im selben Artikel Studien, wonach „mehr als 50 % der IVF-Geburten von Mehrlingsschwangerschaften stammen, was zu einer erheblichen negativen Auswirkung auf die Entwicklungsergebnisse führt" [15].

Eine Recherche zu medizinischen Problemen bei Kindern im Alter von einem Jahr, die als Ergebnis einer IVF-Behandlung gezeugt worden waren, ergab,

> dass bei IVF-Nachkommen potenziell ein Anstieg der Inzidenz erhöhten Blutdrucks, erhöhter Nüchternglukose, einer Zunahme der Zusammensetzung des Gesamtkörperfetts, eines Voranschreitens des Knochenalters und potenziell einer subklinische Schilddrüsenstörung vorliegt. Ob diese potenziellen Begleiterscheinungen mit der IVF-Behandlung an sich, den mit der IVF-Behandlung verbundenen ungünstigen Geburtsverläufen oder mit der genetischen Herkunft der Kinder zusammenhängen, muss noch geklärt werden. [16]

Die Studie kommt zu dem Schluss, dass das Kurzzeitergebnis bei Kindern, die nach einer IVF-Behandlung geboren werden, zwar positiv ist, dass jedoch damit zu rechnen ist, dass die kardiovaskulären und metabolischen Risikofaktoren, die in der Kindheit und auf dem Weg ins Erwachsenenalter zu Tage traten, sich später im Leben noch verschlimmern könnten.

Die Schlussfolgerungen verschiedener Studien werden auch davon beeinflusst, ob die jeweilige Studie darauf abzielte, einen Zusammenhang zwischen der IVF-Behandlung und medizinischen Problemen (Pathologie) oder allgemeineren Entwicklungsstörungen (Dysfunktion) herzustellen. So wird beispielsweise in einer Synopse zweier Studien beschrieben, dass keine Unterschiede zwischen IVF-Kindern und natürlich gezeugten Kindern bei der Inanspruchnahme *medizinischer* Versorgung festgestellt werden konnte. Diese Aussage wird jedoch in Klammern mit „abgesehen von der vermehrten Inanspruchnahme von Physiotherapie aufgrund von Koordinationsproblemen bei den IVF-gezeugten Kindern" [17], [18] ergänzt, was darauf hindeutet, dass es in dieser Gruppe häufiger zu Koordinationsproblemen kommt. Koordinationsprobleme können sich nicht nur auf die motorische Entwicklung auswirken, sondern auch auf die posturale Kontrolle, das Gleichgewicht und die Kontrollzentren der Augenbewegungen, die zur Unterstützung der visuellen Wahrnehmung, des Lesens, Schreibens, Abschreibens, der Fähigkeit, still zu sitzen und sich zu konzentrieren, erforderlich sind.

Beydoun et al. [19] berichteten in einer der längsten Follow-up-Studien von IVF-Kindern im Durchschnittsalter von 21,2 Jahren anhand eines Fragebogens über eine AD(H)S-Diagnose bei 1 von 4 Befragten. Obwohl in einer Studie dieser Art das Risiko einer Verzerrung besteht, stimmen diese Ergebnisse mit den klinischen Beobachtungen überein, die bei einer Reihe von Kindern gemacht wurden, die am INPP auf NMU hin untersucht wurden. Diese Kinder zeichnen sich durch einen reichen Wortschatz und eine Gesprächskompetenz aus, die weit über ihrem chronologischen Alter liegen (was mit älteren Eltern mit höherem Bildungsniveau zusammenhängen kann), aber auch durch eine *unreife* neuromotorische Entwicklung, hohe Ablenkbarkeit und in einigen Fällen durch zusätzliche Auffälligkeiten im Ernährungsstatus, die das Verhalten beeinflussen.

Beide Literaturübersichten schließen mit der Empfehlung, dass „es für zukünftige Studien zwingend geboten ist, die Kausalität dieser Ergebnisse eingehender zu untersuchen" und dass alle Kinder, die als Ergebnis einer ART-Behandlung geboren werden, in ihren Vorschuljahren regelmäßig ein Vorsorge-Screening und eine Entwicklungsdokumentation erhalten sollten, um eine normale Entwicklung ihrer kognitiven, motorischen, sprachlichen und adaptiven Fähigkeiten sicherzustellen [20]. Tatsache ist, dass die längerfristigen Auswirkungen auf künftige Generationen von Kindern, deren Eltern im Rahmen einer IVF-Behandlung gezeugt wurden, einfach nicht bekannt sind.

In dem Maße, wie verbesserte Techniken die Erfolgsquoten einer IVF erhöhen, besteht die Gefahr, dass sie in der öffentlichen Wahrnehmung als sichere Alternative zur natürlichen Empfängnis angesehen wird, wobei die Paare ermutigt werden, die Familiengründung aus sozialen und wirtschaftlichen Gründen hinauszuzögern, ohne sich der möglichen längerfristigen Risiken für die betroffenen Nachkommen bewusst zu sein.

An dieser Stelle sollen einige der Faktoren hervorgehoben werden, die zusammengenommen die langfristigen Ergebnisse der IVF-Behandlung beeinflussen.

Fertilität ist das Produkt einer gesunden Eizelle und eines gesunden Spermas, zweier gesunder Fortpflanzungsorgane sowie des Körpers und des Hormonsystems einer Mutter, die in der Lage ist, eine Schwangerschaft bis zur Geburt erfolgreich aufrechtzuerhalten. Unfruchtbarkeit tritt auf, wenn einer oder mehrere dieser Faktoren geschwächt sind. Während einer natürlichen Empfängnis testet die Natur die Stärke und Lebensfähigkeit der Spermien durch einen gnadenlosen Wettkampf, bei dem nur ein, nämlich das stärkste Spermium unter Millionen das Rennen gewinnt und die Kraft und Ausdauer hat, die schützende äußere Hülle einer reifen, gesunden Eizelle zu durchdringen. Nachdem die Empfängnis stattgefunden hat, muss das mütterliche Immunsystem seine natürliche Reaktion, nämlich die wachsende Zygote als einen eindringenden Fremdkörper abzustoßen, außer Kraft setzen. So kann die Kompatibilität zwischen Mutter, Vater und Kind getestet werden.

Die natürliche Empfängnis jedes Kindes ist ein Beispiel für das Überleben des Stärkeren, aber der Prozess einer IVF ist nicht so rigoros wie die Natur, wenn es darum geht, Eizellen und Spermien zu verwerfen und auszuwählen. Um die Schwangerschaft nach der Einnistung aufrechtzuerhalten, können der Mutter zusätzliche Hormone verschrieben werden, und diese Hormone können subtile Auswirkungen auf Prozesse der neuronalen Entwicklung haben. Mit anderen Worten, es ist nicht nur der Vorgang der IVF an sich, der potenziell zu späteren Problemen beitragen kann, sondern auch das „Terrain", aus dem die Zygote entsteht und in dem sie genährt wird.

Weitere Einflüsse auf die Entwicklung sind: erhöhte Wahrscheinlichkeit einer vertikalen Übertragung genetischer Krankheiten. (In einigen Fällen kann die Unfruchtbarkeit genetischen Ursprungs sein, weshalb zu befürchten ist, dass Kinder, die mit Hilfe dieser Techniken geboren werden, eine größere Anzahl genetischer Anomalien aufweisen werden). „Die Epigenetik kann zu einer anomalen Embryonen- und Trophoblastenentwicklung mit Superovulation und Embryokulturbedingungen beitragen, die epigenetische Veränderungen und langfristige genomische Prägung induzieren können. Bis heute wurden neun Imprinting-Syndrome identifiziert, aber die aktuelle Evidenz verbindet IVF mit nur drei: Beckwith-Wiedemann-Syndrom (BWS), Angelman-Syndrom (AS) und mütterliches Hypomethylierungssyndrom" [21].

Weitere Faktoren betreffen die Ursachen der Unfruchtbarkeit bei beiden Partnern, das Alter der Mutter, eine Mehrlingsschwangerschaft mit erhöhtem Risiko einer Frühgeburt und die Notwendigkeit eines geburtshelferischen Eingriffs bei der Geburt. Mit anderen Worten: Wenn man IVF als eine einzige Ursache beiseitelässt, sind IVF-Schwangerschaften potenziell mit einer erhöhten Anzahl von Risikofaktoren verbunden. Die Forschung zu einigen davon ist im folgenden Text zusammengefasst.

Eine Gruppe niederländischer und australischer Forscher veröffentlichte 2004 im *British*

Medical Journal Ergebnisse, die zeigen, dass Kinder, die als Ergebnis einer Fruchtbarkeitsbehandlung geboren werden, mit größerer Wahrscheinlichkeit zu früh geboren werden und ein geringeres Geburtsgewicht haben als natürlich gezeugte Babys. Einzelne IVF-Babys bekommen mit höherer Wahrscheinlichkeit Probleme bei der Geburt als natürlich gezeugte Einzelkinder, aber die Risiken bei Zwillingen sind insgesamt höher als bei beiden genannten Gruppen.

Frühere Studien wiesen darauf hin, dass das erhöhte Risiko für ein niedriges Geburtsgewicht und Frühgeburtlichkeit im Zusammenhang mit IVF teilweise darauf zurückzuführen ist, dass IVF mit größerer Wahrscheinlichkeit zu Mehrlingsschwangerschaften führt. Es ist bekannt, dass Zwillinge und Drillinge, unabhängig davon, ob sie auf natürlichem Wege oder durch Reproduktionstechniken empfangen werden, mit einer höheren Rate von Geburtsproblemen zu kämpfen haben als Einzelgeborene. Die Autoren einer Studie, die am Medizinischen Zentrum der Universität Leiden in den Niederlanden und an der Flinders University in Adelaide, Australien, durchgeführt wurde [22], fassten die Ergebnisse von 25 früheren Studien über die Gesundheit von IVF-Babys zusammen, wobei sie die Ergebnisse von Einlings- und Zwillingsschwangerschaften getrennt betrachteten.

Die Politik hat sich diesbezüglich zugunsten der Einzelimplantation geändert.

Ihre Ergebnisse legen nahe, dass im Vergleich zu natürlich gezeugten Einlingen sogar einzelne IVF-Babys mit doppelt so hoher Wahrscheinlichkeit vor der 37. SSW und mit dreimal so hoher Wahrscheinlichkeit vor der 32. Woche geboren werden. Die Auswirkungen von Frühgeburt und niedrigem Geburtsgewicht auf die spätere Entwicklung werden später in diesem Kapitel untersucht. Die Forscher fanden auch heraus, dass bei einzelnen IVF-Babys die Wahrscheinlichkeit, ein sehr niedriges Geburtsgewicht zu haben, dreimal so hoch ist und die Wahrscheinlichkeit weiterer Geburtskomplikationen etwas höher liegt.

Die Studie beweist nicht, dass es die IVF selbst ist, die das erhöhte Risiko verursacht, obwohl sie ein vermittelnder Faktor ist. Es ist wahrscheinlich, dass die Fertilitätsprobleme, die zur Notwendigkeit der assistierten Empfängnis geführt haben, in einigen Fällen auch den Schwangerschaftsverlauf und den erfolgreichen Ausgang der Schwangerschaft beeinträchtigen können und dass der Gesundheitszustand der Frauen, die eine IVF benötigen, ebenfalls einen Einfluss auf ihre Fähigkeit hat, ein Kind bis zum errechneten Geburtstermin auszutragen.

Jerome Burne, ein freiberuflicher Journalist, schrieb am 12. Dezember 2006 in der „Daily Mail", dass das Vereinigte Königreich zwar Pionierarbeit in der Technologie geleistet, aber nur wenig zu den Langzeitstudien beigetragen habe, welche die Risiken dieser Technologie einschätzen helfen [23]. Er zitierte amerikanische Forscher, die im November 2006 aufdeckten, dass „Kinder, die von Eltern mit Fertilitätsproblemen geboren wurden, im Alter von 6 Jahren ein 4-mal höheres Risiko hatten, Autismus zu entwickeln. Sie hatten auch ein fast dreimal höheres Risiko für schwere Störungen wie Zerebralparese und Krebs."

Ergebnisse einer Studie, die auf der Konferenz der Society for Maternal-Fetal Medicine in San Francisco am 9. Februar 2007 [24] vorgestellt wurden, zeigen ein erhöhtes Risiko für Geburtsfehler bei Kindern, die als Folge einer Fruchtbarkeitsbehandlung geboren werden. Obwohl die Zahl der betroffenen Kinder noch relativ gering war, stieg bei einer Stichprobe von 61208 Geburten die Wahrscheinlichkeit eines Kindes, nach assistierter Empfängnis mit einem Geburtsfehler geboren zu werden, von 2 auf 3%. Es überrascht nicht, dass die Wahrscheinlichkeit eines Defekts mit der Komplexität des Verfahrens zunahm, wobei die IVF mit dem höchsten Risiko verbunden war. Der größte Unterschied zeigte sich bei der Rate von Magen-

Darm-Problemen, wie z.B. Defekte in der Bauchwand oder Organe, die sich nicht an der richtigen Stelle befinden. Bei Babys, die mit Hilfe der Reproduktionstechnologie gezeugt wurden, war die Wahrscheinlichkeit, solche Probleme zu bekommen, fast neunmal so hoch – bei einer von 200 Geburten gegenüber sechs von 10 000.

Die Auswirkungen auf die zukünftige Fruchtbarkeit sind nicht auf Frauen beschränkt, die sich einer IVF unterziehen. Ein Wissenschaftlerteam vom Rigshospitalet in Kopenhagen verglich die Fruchtbarkeit von 1925 Männern, deren Mütter eine assistierte Konzeption benötigten, mit der von den Männern, deren Mütter auf natürliche Weise schwanger wurden. Sie fanden heraus, dass 50 % der Männer nach einer Fruchtbarkeitsbehandlung eher unfruchtbar waren, verglichen mit denen, die auf natürliche Weise gezeugt worden waren. Männer, die als Folge hormoneller Fertilitätspräparate geboren wurden, hatten die schlechtesten Spermien von allen [25]. Diese Ergebnisse könnten das Resultat von Vererbungsvorgängen sein, bei denen unfruchtbare Paare Probleme an ihre Nachkommen weitergeben. Sie werfen aber auch Fragen über die Auswirkungen von Medikamenten, die weibliche Hormone enthalten, auf die Entwicklung der männlichen Geschlechtsorgane im Mutterleib auf. Risikofaktoren für Kinder, die als Folge einer IVF geboren werden, sind erhöht.

Frage 3: Hatten Sie während der Schwangerschaft irgendwelche medizinischen Probleme?

Hatten Sie z.B. hohen Blutdruck, starkes Schwangerschaftserbrechen, drohende Fehlgeburt, eine schwere Virusinfektion, starken emotionalen Stress? Falls ja, bitte angeben:

a. Hatten Sie eine starke Virusinfektion in den ersten 13 Wochen Ihrer Schwangerschaft?
b. Standen Sie während Ihrer Schwangerschaft (besonders im letzten Drittel) unter starkem emotionalem Stress?
c. Haben Sie während der Schwangerschaft geraucht?
d. Haben Sie während der Schwangerschaft Alkohol zu sich genommen?

Bitte beachten Sie, dass Schwangerschaftskomplikationen nicht auf die vorangegangenen Punkte beschränkt sind.

Hoher Blutdruck

Hoher Blutdruck während der Schwangerschaft ist bedeutsam, weil dadurch die Blutversorgung der Gebärmutter reduziert und somit die Menge an Sauerstoff und Nährstoffen für die Plazenta und den Fötus verringert wird. Dies kann zu einem kleinen, unreifen Baby führen. Kleine und unreife Babys haben eine geringere Wahrscheinlichkeit, die ersten Lebenswochen zu überleben, haben Schwierigkeiten mit der Temperaturkontrolle und sind anfälliger für Infektionen, Gelbsucht und Anämie. Unreife Säuglinge sind auch dem Risiko von Atemproblemen aufgrund der Unreife der Lungen ausgesetzt.

Mütterlicher Bluthochdruck führt zu Veränderungen in vielen mütterlichen Organfunktionen. Die Nierenfunktion bei der Mutter ist gestört, was bei weiterem Fortschreiten dazu führt, dass Eiweiß im Urin ausgeschieden wird. Es treten auch Veränderungen in der Funktion des ZNS der Mutter auf, wie z.B. eine Flüssigkeitsansammlung im Gehirn (Hirnödem), die Kopfschmerzen und Sehstörungen verursachen kann. Steigt der Blutdruck weiter an, kann die Leberfunktion beeinträchtigt werden, was letztlich zu einer Präeklampsie führen kann.

Präeklampsie und Eklampsie sind Erkrankungen, die nur in der Schwangerschaft auftreten. Beide sind schwerwiegend und lebensbedrohlich für Mutter und Kind, wenn sie unbehandelt bleiben. Präeklampsie tritt nur selten vor der 20. SSW auf. Sie kann sich langsam und schleichend entwickeln, wobei klinische Anzeichen sichtbar werden, bevor Symptome auftreten. Der Blutdruck steigt und als Folge des Blutdruckanstiegs werden Proteine aus den

Nieren über den Urin ausgeschieden. Die Nieren sind nicht in der Lage, effektiv Flüssigkeit aus dem Körper auszuscheiden, was zu einer Flüssigkeitsansammlung, Gewichtszunahme und Schwellungen führt. Vorzeitige Wehen sind wahrscheinlicher oder die Geburt muss zur Sicherheit von Mutter und Kind vorzeitig eingeleitet werden.

Die Ursachen der Präeklampsie sind immer noch nicht vollständig geklärt. In einer kürzlich durchgeführten Studie [26] hat man herausgefunden, dass Frauen, die eine Präeklampsie entwickeln, hohe Werte von zwei Schlüsselproteinen in ihrem Blut aufweisen. Die Proteine, die die Bildung von Blutgefäßen stören, lassen zwar auf mögliche Behandlungsziele schließen, doch die Gründe, warum diese speziellen Proteinspiegel erhöht sind, sind noch nicht bekannt.

Starkes Schwangerschaftserbrechen (Hyperemesis)

Es existieren viele ‚Ammenmärchen' im Zusammenhang mit Schwangerschaft. Einige beruhen auf keinerlei wissenschaftlichen Fakten, andere wiederum auf Beobachtungen, die von einer Generation zur nächsten weitergegeben werden. Früher dachte man, dass Übelkeit am frühen Morgen ein gutes Zeichen sei, das auf eine „sichere" Schwangerschaft bis hin zur Geburt hindeute. Eine Erklärung für das Auftreten der morgendlichen Übelkeit war in diesem Zusammenhang, dass die Hormonspiegel, die zur Aufrechterhaltung der Schwangerschaft benötigt werden (insbesondere Progesteron), hoch sein müssen und dass die Übelkeit auf die Empfindlichkeit der Mutter gegenüber einer erhöhten Konzentration bestimmter Schwangerschaftshormone zurückzuführen sei. Die Übelkeit nimmt in der Regel nach den ersten 12 Wochen ab. Als Grund nahm man an, dass sich die Mutter an die veränderten Hormonspiegel gewöhnt habe.

In jüngerer Zeit wurde vermutet, dass Übelkeit, morgendliches Erbrechen und Nahrungsmittelunverträglichkeiten, die häufig in einer frühen Schwangerschaft parallel auftreten, den sich entwickelnden Fötus vor Giftstoffen schützen sollen, die für das sich entwickelnde Baby potenziell schädlich sind [27]. Die Symptome sollten mit der Bildung der wichtigsten Organe und der Errichtung der Plazentaschranke (12. SSW) abnehmen, wodurch der Fötus weniger anfällig wird. Diese Hypothese legt nahe, dass Übelkeit eine nützliche Funktion erfüllt, indem sie zur Vermeidung von Nahrungsmitteln führt, die Substanzen enthalten, die geeignet sind, die embryonale und fetale Entwicklung zu beeinträchtigen [28]. Im Falle von Erbrechen kann das dazu führen, dass der Körper von potenziell teratogenen Substanzen befreit wird. Teratogene sind Substanzen, die die normale Gewebeentwicklung stören und zu Geburtsfehlern führen können.

Übelkeit und übermäßiges Erbrechen können gelegentlich auch auftreten, wenn bei der Mutter Ernährungsmängel oder Überempfindlichkeiten vorhanden sind. Empirische Belege, die aus der langjährigen Verwendung des INPP-Fragebogens gewonnen wurden, deuten darauf hin, dass bei einer familiären Neigung zu Allergien mit größerer Wahrscheinlichkeit anhaltende Übelkeit und Erbrechen während der Schwangerschaft auftreten, insbesondere in solchen Familien, in denen die Mutter eine Weizen-, Gluten- oder Milchunverträglichkeit und eventuell einen Mangel an Mineralien und Spurenelementen aufweist.

Mineralstoffe und Spurenelemente haben einen doppelten Einfluss auf die Biochemie des Körpers. Einerseits unterstützen winzige Mengen an Spurenelementen bestimmte Funktionen und wirken als Cofaktoren bei der Hormonsynthese, andererseits helfen sie, das Gleichgewicht der anderen Stoffe im Körper zu erhalten. Zink trägt z. B. dazu bei, die Anreicherung von Aluminium zu minimieren und ein ausgewogenes Verhältnis von Zink zu Kupfer aufrechtzuerhalten; Kalzium wirkt als Antagonist von Blei. Theoretisch kann eine Mutter, die zum Zeitpunkt der Empfängnis einen Mangel an Zink oder Kalzium hat, auch erhöhte Aluminium-, Kupfer- oder Bleiwerte in ihrem Körper aufweisen. Anhaltendes Erbrechen in den ersten Wochen kann eine Methode sein, mit der ihr Körper versucht, den sich entwickelnden Embryo in den ersten Wochen der Schwangerschaft vor den schädlichen Auswirkungen dieser potenziell toxischen Substanzen zu schützen, bevor die Plazenta ausreichend herangereift ist, um als Barriere gegen diese Substanzen zu wirken.

Die Vermutung ist nicht neu, dass sich Übelkeit und Abneigung gegen bestimmte Nahrungsmittel entwickeln, damit die Mutter sich zum Schutz des sich entwickelnden Embryos anders ernährt [29]. In einer idealen Welt könnten ernährungsbedingte Defizite oder Überschüsse vor der Empfängnis korrigiert werden, was dazu beitragen würde, die anhaltende Übelkeit während der Schwangerschaft zu minimieren und die Schwangerschaft für Mutter und Kind angenehmer zu gestalten. Organisationen wie „Foresight" im Vereinigten Königreich [30] – eine Organisation für Vorsorge vor der Empfängnis – haben sich zum Ziel gesetzt, Paare vor der Empfängnis aufzuklären, um eventuelle Ernährungsmängel zu korrigieren, den Hormonstatus auszugleichen (insbesondere bei Frauen, die seit einigen Jahren mit der Pille verhüten) und auf sexuell übertragbare Krankheiten oder andere Erkrankungen der Geschlechtsorgane hinzuweisen.

Anhaltendes und übermäßiges Erbrechen ist eine andere Sache, denn es entzieht der Mutter nicht nur Nährstoffe, sondern auch Flüssigkeit und stört den Elektrolythaushalt ihres Körpers. Elektrolyte sind Substanzen, die in Lösungen Ionen abgeben, so dass die Lösungen Elektrizität leiten. Sie sind auf das richtige Gleichgewicht im Verhältnis von Salz zu Flüssigkeit in der Lösung angewiesen. Ein unausgeglichener Elektrolythaushalt kann die Funktion des Herzens und des Nervensystems beeinträchtigen. Anhaltendes und übermäßiges Erbrechen (Hyperemesis) kann sowohl für Mutter und Kind schädlich sein und erfordert in der Regel eine medizinische Behandlung. Es erhöht zudem die Wahrscheinlichkeit, dass das Kind mit leichten Mangelerscheinungen geboren wird, die theoretisch die Fähigkeit des Verdauungssystems des Kindes beeinträchtigen können, nach der Geburt bestimmte Nahrungsmittel zu verarbeiten. Dies kann sich in den ersten Wochen nach der Geburt in Form von Koliken, Erbrechen, Verdauungs- oder Hautstörungen zeigen (Hautreaktionen wie Ekzeme, die keine Reaktion auf direkten Hautkontakt sind, weisen oft auf ein Problem mit dem Darm bei der Verarbeitung bestimmter Nahrungsmittel hin). Allzu oft werden solche Probleme und ihre Symptome isoliert behandelt, anstatt als Teil eines Kontinuums untersucht zu werden, das seinen Ursprung entweder in der familiären Vorgeschichte und/oder im intrauterinen Leben haben könnte.

Drohende Fehlgeburt

Nur ein Bruchteil der Eizellen, die zum Zeitpunkt der Geburt in den Eierstöcken einer Frau vorhanden sind, wird befruchtet und eine noch geringere Anzahl wird gesunde Babys hervorbringen. Bei den Spermien ist das Verhältnis der natürlichen „Verschwendung" noch größer. Die Natur ist im Prozess der natürlichen Auslese rücksichtslos und neigt dazu, eine Zygote abzulehnen, die eine Abweichung von der exakten Kopie des Bauplans für eine gesunde Nachkommenschaft zeigt. Obwohl die Natur auch Fehler macht, ist eine Fehlgeburt ein Weg, um einen unvollkommenen Embryo, einen Embryo, der sich in einer lebensfeindlichen Umwelt entwickelt, zu entsorgen oder eine Schwangerschaft, bei der es Kompatibilitätsprobleme zwischen Gastgeber und Besucher (Mutter und Kind) gibt, zu beenden. In den 1940er und 1950er Jahren durchgeführte Studien zur Fehlgeburtlichkeit bei anderen Säugetieren [31] lieferten Belege für die höchste Verlustrate um den Zeitpunkt der Einnistung. In den späten 1950er Jahren untersuchten Hertig et al. [32] eine kleinere Anzahl menschlicher Eizellen und schätzten den Verlust vor und während der Einnistung auf etwa 40 %.

1954 begann ein Team von Kinderärzten, Psychologen und Mitarbeitern des öffentlichen Gesundheitswesens auf der Insel Kauai eine 10-jährige Längsschnittstudie, in der sie den Verlauf von über 3 000 Schwangerschaften verfolgten und über 1 000 der lebend geborenen Kinder untersuchten. Sie stellten fest, dass „von den Schwangerschaften, die die 4. SSW erreichten, schätzungsweise 239 pro 1 000 mit dem Tod der Leibesfrucht endeten, wobei die monatlichen Verlustraten bei den Frauen der Studie in einer abnehmenden Kurve verliefen: von einem Höchstwert von 108 pro 1 000 Schwangerschaften zwischen der 4. und 7. Woche, 70 zwischen der 8. und 11. Woche und 45 zwischen der 12. und 15. Woche bis zu einem Tiefstwert von 3 Verlusten zwischen der 32. und 35. Woche“ [33]. Sollten diese Zahlen für die heutige Allgemeinbevölkerung repräsentativ sein, deuten sie darauf hin, dass die verletzlichste Periode für den Embryo die ersten 4 bis 7 Wochen nach der Einnistung sind. Diese Zahl berücksichtigt nicht die Verluste, die bei Frauen auftraten, die nicht um eine Schwangerschaft wussten, d. h. vor der ersten ausbleibenden Menstruation.

Eine von Euan Wallace [34] vom Monash Institute of Medical Research in Victoria an mehreren hundert schwangeren Frauen durchgeführte Studie ergab, dass diejenigen, die eine Fehlgeburt erlitten hatten, signifikant niedrigere Werte eines Proteins aufwiesen, nämlich des makrophagenhemmenden Zytokins 1 (MIC1), welches das Wachstum und die Entwicklung der Plazenta reguliert. Sehr früh in der Schwangerschaft dringt die Plazenta in die Gebärmutterschleimhaut ein und stellt eine Verbindung zwischen der Mutter und dem Baby her, um Sauerstoff und Nährstoffe zum Baby hin und die Ausscheidung von Abfallprodukten zurück durch das mütterliche System zu transportieren. Die Funktion der Plazenta ist entscheidend für den weiteren Erfolg der Schwangerschaft. Sie versorgt den Fötus mit Sauerstoff und Nährstoffen und schützt ihn vor schädlichen Substanzen.

In vielen Fällen kann eine drohende Fehlgeburt durch Inanspruchnahme ärztlicher Hilfe abgewendet werden und die Mutter bringt später ein vollkommen gesundes Kind zur Welt. Doch der Prozess/das Ereignis wirft die Frage nach dem „Warum“ auf. Warum hat der mütterliche Körper versucht, den Fötus abzustoßen? Gab es bereits Probleme in dem sich entwickelnden Fötus oder in der mütterlichen Umgebung, in der der Fötus wuchs? Bei der Verwendung des INPP-Fragebogens sollen auch Einzelheiten und Zeitpunkt jeglicher medizinischen Behandlung aufgeführt werden, die der Aufrechterhaltung der Schwangerschaft dienten.

Perioden längerer Bettruhe während der Schwangerschaft können von Bedeutung sein, da sie dem Fötus vestibuläre Stimulation vorenthalten. Das vestibuläre System ist das erste der Sinnessysteme, welches reift. Bereits 8 Wochen nach der Empfängnis ist es an Ort und Stelle, in der 16. Woche bereits funktionsfähig und das einzige der Sinnessysteme, das bei der Geburt eines voll ausgetragenen Säuglings vollständig myelinisiert ist. Man nimmt an, dass die Bewegungserfahrung im Mutterleib den Gleichgewichtssinn des Ungeborenen trainiert und auf die Zeit nach der Geburt vorbereitet. Die von der Mutter ausgeführten Bewegungen stimulieren Positionsveränderungen und Bewegungen des Fötus. Bereits im ersten Trimester wurden mit Ultraschall regelmäßige Bewegungsmuster wie Rollen, Beugen, Drehen usw. beobachtet [35]. Die Bewegungen erscheinen als anmutige Purzelbäume, Rücken- und Nackenbeugen, Kopfdrehen, Winken mit den Armen, Treten mit den Beinen – alles selbst initiiert und von ausdrucksstarker Natur. Wenn sich das Baby in der Gebärmutter bewegt, beschleunigt sich der Herzschlag. DeMause [36] hat die Reaktionen zusammengefasst, die während des zweiten Trimesters beobachtet wurden: „Nun schwebt der Fötus friedlich, tritt, dreht, seufzt, greift nach seinem Nabel, regt sich bei plötzlichen Geräuschen auf, beruhigt sich, wenn die

Mutter leise spricht, und wird beim Herumlaufen wieder in den Schlaf geschaukelt."

Virusinfektion

In den ersten 12 Schwangerschaftswochen ist der sich entwickelnde Embryo und Fötus am anfälligsten für Teratogene. Dies ist die Zeit, in der die wichtigsten Organe gebildet werden, bevor sich die Plazentaschranke etabliert, sowie auch die Zeit schnellen Wachstums, schneller Zellvermehrung und -migration. Es ist bekannt, dass bestimmte Krankheiten wie Röteln, Toxoplasmose und Syphilis die Entwicklung beeinträchtigen, wobei die Auswirkungen vom Zeitpunkt des Ausbruchs der Erkrankung beeinflusst werden.

Die Contergan-Tragödie ist ein Beispiel dafür, dass nicht nur der Wirkstoff Defekte verursachen kann, sondern auch der Zeitpunkt, zu dem der Embryo oder Fötus dem Wirkstoff ausgesetzt ist. Thalidomid war ein Medikament, das schwangeren Frauen zur Behandlung der Symptome von Übelkeit und morgendlichem Erbrechen verschrieben wurde. Einige Frauen nahmen Thalidomid ein und brachten gesunde Babys zur Welt; andere nahmen das Medikament in der Phase ein, in der die Gliedmaßen gebildet werden, und brachten Babys mit stark verkümmertem Wachstum der Arme und/oder Beine zur Welt. Ob das Medikament teratogen wirkte, hing folglich davon ab, zu welchem Zeitpunkt der Schwangerschaft das Medikament eingenommen wurde. Luckett [37] merkte an, dass Thalidomid bei Verabreichung an Menschen zwar mehrere fötale Missbildungen verursachte, dass aber Rhesusaffen und Paviane – alles Arten mit hämochorialen Plazenten – und Tiere wie Galagos, die epitheliochoriale Plazenten haben, anscheinend von dem Medikament nicht beeinträchtigt werden. Epitheliochoriale Plazenten haben eine größere Anzahl von Schichten, um die Passage schädlicher Substanzen in das fetale System zu verhindern [38]. Möglicherweise hat die menschliche Plazenta sich weit genug entwickelt, um den Fötus vor alten Feinden zu schützen, aber nicht vor den neueren chemischen ‚Errungenschaften' des Menschen.

Erkrankt die Mutter in den ersten 12 Wochen der Schwangerschaft an Röteln, kann dies das Wachstum der fetalen Organe beeinträchtigen und zu Taubheit, Blindheit, Herzfehlern und anderen Anomalien führen. Toxoplasmose, eine relativ seltene Erkrankung während der Schwangerschaft, die durch Kontakt mit Katzenkot entsteht, kann die Augen des Babys schädigen. Mit zunehmendem Alter der Mutter besteht auch das Risiko, dass die Frau eine größere Anzahl von Sexualpartnern mit einem erhöhten Risiko der Exposition gegenüber Geschlechtskrankheiten wie Chlamydien (Bakterien) und Syphilis gehabt haben könnte. Syphilis, die durch Spirochäten, also dünne motile Bakterien, verursacht wird, kann auf den Fötus übertragen werden, wenn eine Infektion über die 20. SSW hinaus anhält. Eine adäquate Behandlung vor der 20. SSW verhindert eine Übertragung auf das sich entwickelnde Kind.

Welche Viren können einem ungeborenen Baby schaden?

Obwohl es eine Reihe von Viren gibt, die potenziell schädlich für ein ungeborenes Baby sind, ist die große Mehrheit der Schwangerschaften nicht betroffen und verläuft normal. Impfprogramme, wie z. B. gegen Masern, Mumps und Röteln (MMR), haben ebenfalls dazu beigetragen, die Ausbreitung einiger der Viren zu verhindern, die ein ungeborenes Baby schädigen können. Der folgende Abschnitt befasst sich mit Viren, die von der National Library of Health als potenzielles Risiko für das ungeborene Kind aufgelistet sind [39].

Windpocken werden durch das Varizella-Zoster-Virus verursacht. Wenn Windpocken in den ersten 13 Schwangerschaftswochen auftreten, besteht ein sehr geringes Risiko (ca. 1 %), dass das Baby Augenprobleme, unterentwickelte Gliedmaßen oder Hirnschäden entwickelt. Treten sie in der 13. bis 20. SSW auf, erhöht sich das Risiko auf etwa 2 %.

Treten Windpocken nach der 20. Woche auf, scheint kein Risiko für das Kind zu bestehen. Jedoch kann das Neugeborene eine schwere Form der Windpocken entwickeln, wenn diese innerhalb von 7 Tagen vor der Geburt auftreten.

Die meisten schwangeren Frauen (etwa 90 %) sind bereits gegen das Windpocken-Virus immun, weil sie es als Kind bekommen hatten.

Masern sind im Vereinigten Königreich inzwischen selten, da im Kindesalter routinemäßig gegen Masern geimpft wird. Wenn jedoch eine schwangere Frau, vor allem gegen Ende der Schwangerschaft, am Masern-Virus erkrankt, besteht für ihr Baby ein erhöhtes Risiko einer Frühgeburt. Wenn Masern zu einem früheren Zeitpunkt der Schwangerschaft auftreten, erhöht sich das Risiko von Fehl- und Totgeburten.

Das Zytomegalievirus (CMV) gehört zu der Familie der Herpesviren. Etwa 1 von 100 Babys infiziert sich mit diesem Virus, aber nur 1 von 10 bekommt in der Folge Probleme. Mögliche Folgen können Lernschwierigkeiten sein, eine geschwollene Leber oder Milz, Gelbsucht oder Sehbehinderungen.

Es ist nicht bekannt, dass Mumps in der Schwangerschaft dem ungeborenen Kind schadet, aber es kann das Risiko einer Fehlgeburt während der ersten 12 bis 16 Schwangerschaftswochen erhöhen. Wie Masern und Röteln ist Mumps im Vereinigten Königreich aufgrund des Impfprogramms für Kinder inzwischen selten.

Erkältungen und Grippeviren sollten keine Auswirkungen auf ein ungeborenes Kind haben, es sei denn, es entwickelt sich eine Sekundärinfektion, die eine Behandlung mit Antibiotika erfordert, oder die Mutter hat sehr hohes Fieber oder andere Komplikationen. Antibiotika sollten von werdenden Müttern mit Vorsicht eingesetzt werden. Streptomycin (zur Behandlung von Tuberkulose) kann z.B. Hörverlust beim Säugling verursachen, und Tetracycline (einschließlich Minocyclin, Oxytetracyclin und Doxycyclin), die zur Behandlung von Akne und Atemwegsinfektionen eingesetzt werden, können, wenn sie im zweiten oder dritten Trimester eingenommen werden, die Zähne des sich entwickelnden Kindes verfärben. Eine Studie, über die im „American Journal of Respiratory and Critical Care Medicine berichtet“ wurde [40], ergab, dass die Wahrscheinlichkeit, dass ein Baby Asthma, Allergien oder Ekzeme entwickelt, dramatisch ansteigt, wenn seine Mutter während der Schwangerschaft hohen Dosen von Antibiotika ausgesetzt ist. Hohes Fieber bei der Mutter kann das Risiko einer Fehlgeburt erhöhen. Die relativen Risiken der Einnahme oder Nicht-Einnahme von Medikamenten während der Schwangerschaft müssen jeweils individuell abgewogen werden.

Starker emotionaler Stress

Früher hieß es, dass eine stressige Schwangerschaft ein unruhiges Baby zur Folge habe. Nachdem der Prozess der Mutterschaft unter die Fittiche der Medizin genommen wurde, wurden solche „Ammenmärchen“ tendenziell abgetan. Wissenschaftliche Beobachtungen deuten heute jedoch darauf hin, dass psychischer Stress, dem die Mutter während der Schwangerschaft ausgesetzt ist, die fetale Hirnentwicklung und das Geburtsgewicht beeinflussen und später im Leben zu Depressionen führen kann [41].

Die physiologischen Komponenten von Stress wurden ursprünglich 1956 von Hans Selye beschrieben [42]. Im Vorwort zu seinem Buch *The Stress of Life* sagt er: „Niemand kann leben, ohne nicht auch ein gewisses Maß an Stress zu erfahren. Stress ist nicht unbedingt schlecht für Sie; er ist auch die Würze des Lebens, denn jede Emotion, jede Aktivität verursacht Stress. Aber Ihr System muss darauf vorbereitet sein, ihn zu ertragen. Derselbe Stress, der einen Menschen krank macht, kann für einen anderen eine belebende Erfahrung sein.“

Die Belastbarkeit gegenüber Stress ist abhängig von der Funktion eines allgemeinen Adaptationssyndroms (AAS). „Durch das allgemeine Adaptationssyndrom tragen unsere verschiedenen inneren Organe – insbesondere die endokrinen Drüsen und das Nervensystem – dazu bei, sich an die ständig auftretenden Veränderungen anzupassen“ [41].

AAS besteht aus drei Phasen:

1. die Alarmreaktion,
2. die Phase des Widerstands und
3. die Phase der Erschöpfung.

Zunächst löst Stress eine Alarmreaktion aus, die eine Beschleunigung der autonomen Prozesse wie Herzfrequenz und Adrenalinausschüttung bewirkt. Die Phase des Widerstands beginnt mit einer Art automatischem Stressbewältigungsmechanismus, indem der Körper versucht, geeignete Anpassungsmaßnahmen zur Wiederherstellung des Gleichgewichts vorzunehmen. Ist dieses erfolgreich wiederhergestellt, kann wieder Entspannung eintreten. Wenn jedoch die Versuche, das Gleichgewicht aufrechtzuerhalten, langanhaltend und energiezehrend sind, setzt Erschöpfung mit Auswirkungen auf den allgemeinen Gesundheitszustand ein. Die primären Anzeichen für das Erschöpfungsstadium sind die Entwicklung von Krankheiten wie Geschwüre, Vergrößerung der Nebenniere und Schrumpfung der Lymphe und anderer Drüsen, die eine Resistenz gegen Krankheiten verleihen.

Katecholamine – eine Gruppe physiologisch wichtiger Substanzen wie Adrenalin, Noradrenalin und Dopamin, die verschiedene Aufgaben (hauptsächlich als Neurotransmitter) bei der Funktionsweise des Sympathikus und des ZNS haben.

Stress führt zu einer Veränderung der biochemischen Vorgänge, was nicht nur zu einer erhöhten Sekretion von Kortikosteroiden während der Alarmphase führt, sondern auch zu veränderten *Katecholamin*spiegeln, so von Dopamin, Adrenalin und Noradrenalin. Eine erhöhte Katecholamin- und Kortikosteroidsekretion beeinflusst eine Vielzahl physiologischer Prozesse wie Herzfrequenz, Blutdruck, Atmung, Entzündungen und andere Funktionen, einschließlich der hormonellen Sekretion und der Aktivität in emotionalen Zentren des Gehirns wie der Amygdala. Die Amygdala ist an der Entstehung von Erinnerungen beteiligt, insbesondere von Erinnerungen emotionaler Natur. Es hat sich gezeigt, dass eine erhöhte Aktivität in der Amygdala mit einer verminderten Aktivität der Frontallappen verbunden ist, was sich negativ auf Fähigkeiten wie die Fokussierung von Aufmerksamkeit, Organisation und Planung auswirkt.

Neurotransmitter – chemische Botenstoffe, welche die Information von einer Nervenzelle zur anderen über die Kontaktstelle der Nervenzellen, der Synapse, weitergeben.

Warum sollten sich stressbedingte Veränderungen bei der Mutter auch auf das sich entwickelnde Baby auswirken?

An Ratten durchgeführte Studien haben gezeigt, dass ein hohes Stressniveau bei der Mutter den Spiegel des männlichen Hormons Testosteron in der Gebärmutter senkt. Der Testosteronspiegel hat in Schlüsselphasen der Embryonalentwicklung Einfluss auf die Entwicklung des Gehirns. Weitere Studien an Nagetieren, über die Anne Moir und David Jessel in ihrem Buch *Brain Sex* [43] berichten, zeigen, dass durch hormonelle Veränderungen in kritischen Phasen der Schwangerschaft die sexuelle Orientierung beeinflusst werden kann. Sie fanden zudem heraus, dass hormonelle Veränderungen auch Auswirkungen auf die Struktur des Gehirns selbst haben können.

Das Wort *Hormon* leitet sich vom griechischen Wort *hormān* ab, was so viel wie ‚antreiben‘ bedeutet. Die biochemischen Abläufe im Nervensystem haben eine starke Wirkung auf Verhalten, Wahrnehmung und Emotionen. Hormone wirken sowohl auf den Geist wie auf den Körper. Mit ihrer Wirkung auf das Gehirn steuern sie den Körper durch Schlüsselphasen des Lebens wie Pubertät, Schwangerschaft und

Wechseljahre. Bereits vor der Geburt haben sie Einfluss darauf, wie sich das Gehirn entwickelt, und während des gesamten weiteren Lebens kann ihr chemischer Effekt die Verbindungen und die Kommunikation innerhalb des Nervensystems verändern [44].

Ein Beispiel für hormonelle Auswirkungen auf das Nervensystem wurde beobachtet bei der Verabreichung von Gonadensteroiden zur Behandlung von Wechseljahrsbeschwerden bei Frauen, deren Gebärmutter entfernt worden war. Es zeigten sich Folgen für die Ausbildung axonaler Ausläufer, Konnektivität und Funktionstüchtigkeit, die sich auf räumliche Wahrnehmungsleistungen, Lernen und Gedächtnis auswirken.

Ein biologisches System, das an Stress beteiligt ist, ist die Hypothalamus-Hypophysen-Nebennierenrinden-Achse (HPA). Wenn sich die HPA der Mutter im „Overdrive" befindet, erhöht sie den Kortisolspiegel. Ein hoher Kortisolspiegel hemmt das intrauterine Wachstum, kann in einigen Fällen zu Frühgeburten führen und könnte theoretisch die Kortisolrezeptoren im Gehirn des sich entwickelnden Fötus verändern. Hohe Kortisolspiegel sind bei Menschen mit einer schweren depressiven Störung nachweisbar. O'Keane und Scott [41] vermuteten, dass die Exposition gegenüber hohen Kortisolspiegeln in der Gebärmutter den „Sollwert" in relevanten Hirnarealen dauerhaft erhöhen könnte mit der Folge von Stressreaktionen und Änderungen im Verhalten, die mit dem späteren Ausbruch der depressiven Erkrankung im Zusammenhang stehen.

Das im mütterlichen System zirkulierende Adrenalin geht ebenfalls auf das Kind über. Chemisch gesehen fühlt das Baby, was die Mutter fühlt. Während auf der positiven Seite eine solche Symbiose sich als ein Faktor für die Entstehung von Mitgefühl beschreiben lässt, könnte auf der negativen Seite eine plötzliche, übermäßige oder kontinuierliche Exposition gegenüber erhöhten Adrenalinspiegeln im Mutterleib theoretisch die Stressreaktion des Babys für das spätere Leben „festlegen". Die Auswirkungen hängen von Zeitpunkt, Ausmaß und Dauer der Stressexposition ab. Auf diese Weise könnte sich ein Baby, das von einer Mutter geboren wird, die während der Schwangerschaft unter extremem Stress gelitten hat, nach der Geburt wie ein gestresster Erwachsener in Miniaturform verhalten – es ist anfälliger für Schreien, Quengeln, Schlafstörungen, Fütterungsprobleme und Hypersensibilität. „Die Gebärmutter bestimmt in einem sehr realen Sinn die Erwartungshaltung des Kindes. Die mütterlich-fötale Kommunikation ist während der Schwangerschaft eher endokrin (hormonell) als neuronal – der Fötus erfährt die Emotionen seiner Mutter durch die biochemischen Veränderungen, die in ihrem Körper und damit auch in seinem Körper stattfinden" [45].

In einer vierjährigen Follow-up-Untersuchung der Nachkommen aus der Avon-Längsschnittstudie an Eltern und Kindern wurden bei den männlichen Nachkommen von Frauen mit hohen Angstwerten während der Schwangerschaft vermehrt emotionale und Verhaltensprobleme festgestellt. „Ein Zusammenhang zwischen niedrigem Geburtsgewicht und der Entwicklung von Stoffwechselkrankheiten bei Erwachsenen ist häufig nachgewiesen worden. Es wird vermutet, dass die Exposition des Fötus gegenüber einer ungünstigen intrauterinen Umgebung zu einer permanenten Programmierung von Gewebefunktionen führen kann" [46].

Die mögliche Auswirkung mütterlichen Stresses auf die „Einstellung" der neurohormonellen Uhr des Fötus für das spätere Leben ist keine neue Beobachtung. In den 1940er Jahren veröffentlichte Lester W. Sontag [47] eine Arbeit über die Auswirkungen von Stress auf werdende Mütter, ausgehend von seinen Beobachtungen während des Krieges. Er führt aus, dass mütterlicher Stress die biologische Anfälligkeit eines Kindes für emotionalen Stress erhöhe. Dies sei primär ein physischer Mechanismus, emotionale Überempfindlichkeit eine sekundäre Folge davon. Unabhängig davon wurde die Theorie einer erhöhten physischen Stressanfälligkeit einige Jahre später auch von Peter Blythe in einer Arbeit mit dem Titel *A Somatogenic Basis for Neuroses* [48] untersucht. Beide Autoren kommen, ausgehend von unterschiedlichen klinischen und theoretischen Hintergründen, zu dem Schluss, dass ebenso wie Emotionen den Körper (Psychosomatik) auch biochemische und neurologische Entwicklungsfaktoren die Psyche beeinflussen können (Somatopsychik).

Nachfolgende Forschungen stützen diese Theorie. So wurde z. B. eine im *Journal of Clinical Endocrinology* [49] veröffentlichte Studie durchgeführt, nachdem separate Tierstudien gezeigt hatten, dass ein hoher mütterlicher Stresslevel während der Schwangerschaft die Gehirnfunktion und das Verhalten ihrer Nachkommen beeinflussen kann. Andere Befunde deuteten darauf hin, dass mütterlicher Stress beim Menschen das sich entwickelnde Kind beeinträchtigen kann, einschließlich einer Verringerung seines Intelligenzquotienten (IQ). Die Forscher maßen bei 267 schwangeren Frauen den Spiegel des Stresshormons Kortisol. In der 17. SSW wurden von der Mutter Blutproben genommen sowie Fruchtwasser aus der uterinen Umgebung des Fötus. Höhere Kortisolwerte im Blut der Mutter spiegelten sich in höheren Werten im Fruchtwasser wider. Fruchtwasser wird hauptsächlich vom Fötus produziert und ist ein guter Indikator für seine Exposition gegenüber einer Reihe von Substanzen, einschließlich Hormonen. Kortisol, das in das Blut gepumpt wird, wenn wir Angst bekommen, ist kurzfristig gut, weil es dem Körper hilft, mit einer Stresssituation fertigzuwerden. Dauerhafter Stress jedoch kann zu Ermüdungserscheinungen und Depressionen führen und anfälliger für Krankheiten oder allergische Reaktionen machen, weil das Kortisol woanders fehlt. Denn ihm kommt eine entscheidende Rolle bei der Regulierung fast jedes physiologischen Systems zu: Blutdruck, Herz-Kreislauf-Funktion, Kohlenhydratstoffwechsel und Immunfunktion gehören zu den bekanntesten Funktionen des Kortisols.

Angemerkt sei, dass es bedeutende Unterschiede zwischen Stress und Trauma gibt. Am äußersten Ende der Stressskala stehen traumatische Ereignisse, die einen plötzlichen, unerwarteten Schock verursachen. Während Stress den sympathischen Teil des ANS aktiviert (Kampf oder Flucht), haben neurophysiologische Studien in Tierversuchen gezeigt, dass ein physiologischer Schock während eines traumatischen Ereignisses auftritt. Dieser Schock löst beim Tier eine heftige und sofortige biochemische Reaktion aus, die zur Ausschüttung von Schutzhormonen führt [50], die mit einer hohen energetischen Aufladung der Körpermuskulatur einhergeht. Dies gibt dem Organismus die Fähigkeit, eine Kampf-/Fluchtreaktion (sympathisch) oder eine Erstarrungsreaktion (parasympathisch) zu erzeugen. Obwohl ein Schock gewöhnlich als Folge eines physischen Ereignisses auftritt, wie z. B. Durchblutungsstörungen, Blutstau oder Blutverlust, Hitze oder Sepsis, sind Tiere und Menschen auch anfällig für einen psychogenen Schock.

Der Schock ist gekennzeichnet durch eine systemische arterielle Hypotonie (arterieller Blutdruck geringer als 80 mm Quecksilbersäule), Schweißausbrüche und Anzeichen von Gefäßverengungen, einschließlich Blässe, Zyanose, einer kalten, feuchten Haut und eines niedrigen Blutvolumenpuls, der einen Zustand der Kreislaufinsuffizienz in Verbindung mit schwacher Herzleistung und unzureichender Durchblutung der Eingeweide hervorruft. Damit soll die Durchblutung des Gehirns und der Herzkranzgefäße aufrechterhalten werden. Während des Schocks reicht die Durchblutungsleistung nicht aus, um den Stoffwechselbedarf des Gewebes zu decken. Folglich kommt es zu einer zellulären Hypoxie und zu Endorganschäden. Eine solch dramatische Veränderung im Kreislaufsystem der Mutter wirkt sich auch auf die Blutversorgung des Babys aus. Mir sind drei Fälle bekannt, in denen die Mutter während der Schwangerschaft ein schweres Trauma erlitt (väterlicher Selbstmord, Mord am Vater und bewaffneter Raubüberfall, bei dem die Mutter 24 Stunden lang gefesselt und geknebelt war, bevor sie gerettet wurde), und die Kinder in der Folge mit Hirnschäden geboren wurden oder nach der Geburt Autismus entwickelten. Zwar gibt es keinen Beweis dafür, dass die traumatischen Ereignisse die direkte Ursache für die Schädigung des Kindes waren, doch würde ein psychogenes Trauma zu physiologischen Veränderungen bei der Mutter und dem sich entwickelnden Kind geführt haben. Die Exposition des Fötus gegenüber einer ungünstigen uterinen Umgebung kann zu dauerhaften Veränderungen der Gewebefunktion führen und/oder Auswirkungen auf den Prozess der *neuronalen Migration* haben und dadurch beeinflussen, ob die Zellen ihre Zieladressen im sich entwickelnden Gehirn erreichen, absterben oder ihre Richtung ändern.

Eine Richtungsänderung im Prozess der neuronalen Migration wirkt zwar als Abwehrmechanismus gegen das Wiedererleben von Schmerzen in der Zukunft, kann sich aber auch darauf auswirken, wie das System auf zukünftige positive und negative Ereignisse in der Zukunft reagiert.

Im Jahr 2015 untersuchte man in einer Studie die Auswirkungen mütterlichen Stresses während der Schwangerschaft und fand einen Zusammenhang zwischen intrauterinem Stress und schwachen motorischen Leistungen im späteren Leben.

Die Anzahl und der zeitliche Ablauf von Stressoren, die während der Schwangerschaft auftreten, wurden anhand von Längsschnittdaten aus der Australian Pregnancy Cohort (Raine) Study (N = 2 900) untersucht. Daten zur motorischen Entwicklung wurden im Alter von 10 (n = 1 622), 14 (n = 1 584) und 17 (n = 1 222) Jahren nach der McCarron-Bewertung der neuromuskulären Entwicklung erhoben. Zur Untersuchung der Auswirkung von Stress auf die motorische Entwicklung wurden lineare Mischmodelle verwendet, die wiederholte Messungen berücksichtigten. Die Anzahl der Stresssituationen und der mittlere Index der neuromuskulären Entwicklung standen in einem negativen Zusammenhang ($\beta = -1.197$, $p = .001$). Stressereignisse in der Spätschwangerschaft standen in einem negativen Zusammenhang mit der motorischen Entwicklung des Nachwuchses ($\beta = -0.0541$, $p = .050$), während frühere Stressereignisse keinen signifikanten Einfluss hatten. [51]

Mögliche Auswirkungen von Drogen

Es ist bekannt, dass bestimmte Drogen, die entweder zu medizinischen Zwecken oder in der Freizeit verwendet werden, auch die embryonale und fötale Entwicklung beeinflussen.

Alkohol

Selbst kleine Mengen Alkohol können das fetale Wachstum beeinträchtigen; größere Mengen sind mit dem fetalen Alkoholsyndrom (FAS), intrauteriner Wachstumsretardierung und mentaler Retardierung assoziiert.

Wenn eine schwangere Frau Alkohol trinkt, trinkt ihr Baby mit. In den ersten Wochen der Schwangerschaft geht der Alkohol direkt von der Mutter auf den Embryo über. Dies ist die verletzlichste Zeit für die Organentwicklung. Später in der Schwangerschaft gelangt der Alkohol mühelos durch die Plazenta zum Baby. Alkohol im Körper wird vom unreifen Fötus viel langsamer abgebaut, weshalb der Alkoholspiegel im Blut des Babys länger erhöht bleibt. Zusammen mit der geringen Größe des sich entwickelnden Babys bedeutet dies, dass das Alkoholverhältnis im Blutkreislauf des Fötus deutlich höher ist als bei der Mutter. Wie bei anderen Teratogenen kann der Zeitpunkt des Alkoholkonsums bestimmte Systeme beeinflussen, wobei Geburtsfehler, wie z. B. Herzfehler, eher auf das Trinken im ersten Trimester zurückzuführen sind, während Wachstumsprobleme eher durch das Trinken im dritten Trimester entstehen. Trinken in jedem Stadium der Schwangerschaft kann die Gehirnentwicklung beeinflussen, und kein Alkoholkonsum kann als völlig unbedenklich angesehen werden.

Das FAS ist eine der häufigsten bekannten Ursachen für mentale Retardierung. Zu den klassischen Merkmalen des FAS gehören Säuglinge, die bei der Geburt anomal klein sind und deren Wachstum später in der Entwicklung diesen Rückstand nicht aufholen kann. Hinzu kommen ausgeprägte Gesichtszüge wie kleine Augen, eine kurze oder nach oben gebogene Nase und kleine, flache Wangen. Bestimmte Organe, insbesondere das Herz und das Gehirn, sind eventuell nicht richtig ausgebildet und das Gehirn ist nicht nur in der Größe, sondern auch in der Struktur beeinträchtigt, wobei weniger Windungen zu einem glatten Aussehen führen. Viele mit dem FAS geborene Kinder leiden unter Koordinations-, Aufmerksamkeits- und Verhaltensproblemen, die sich auch im späteren Leben fortsetzen. Dazu können Probleme beim Lernen, Gedächtnis und bei der Problemlösung gehören. Jugendliche und Erwachsene haben in unterschiedlichem Maße psychologische und Verhaltensprobleme, die es ihnen schwer machen, dauerhaft einen Arbeitsplatz zu haben und sinnvolle Beziehungen aufrechtzuerhalten.

Die deutlichsten Anzeichen von FAS treten in der Regel bei starken Trinkerinnen auf (mehr als fünf Einheiten pro Tag), aber es kann auch bei Frauen vorkommen, die nur geringe Mengen getrunken haben. Eine an der University of Washington in Seattle (2001) an einer Gruppe von Kindern aus der Mittelschicht bis zum Alter von 14 Jahren durchgeführte Untersuchung ergab, dass Kinder, deren Mütter „soziale Trinkerinnen" waren (1 bis 2 Drinks pro Tag), bei Intelligenztests im Alter von 7 Jahren schlechtere Ergebnisse erzielten als der Durchschnitt aller Kinder in der Studie. Im Alter von 14 Jahren hatten diese Kinder mit größerer Wahrscheinlichkeit Lernprobleme, insbesondere in Mathematik, sowie Gedächtnis- und Aufmerksamkeitsprobleme [52]. Die teratogene Wirkung von Alkohol ist sowohl strukturell in Bezug auf die Gehirnentwicklung als auch funktionell. „Der Säugling wird nicht nur mit einem kleineren Gehirn geboren, sondern auch mit einer reduzierten Anzahl von Hirnzellen sowie einer veränderten Verteilung, was zu geistigen Defiziten in unterschiedlichem Ausmaß führt, von leichteren Verhaltensproblemen bis hin zu offensichtlichen geistigen Behinderungen" [53].

Tierstudien haben gezeigt, dass zwar viele Bereiche des Gehirns durch mütterlichen Alkoholkonsum beeinträchtigt werden, die Wirkung auf den Hippocampus [54], einen Teil des Gehirns, der am Gedächtnis beteiligt ist, jedoch besonders schädlich zu sein scheint. Es wurde daher spekuliert, dass sowohl die intellektuellen als auch die Verhaltensdefizite, die bei Kindern beobachtet werden, die von Müttern geboren wurden, die während der Schwangerschaft Alkohol konsumierten, direkt auf die spezifischen strukturellen Veränderungen des Hippocampus zurückzuführen sein könnten [55].

In demselben Artikel, der bei Foresight – der Organisation zur Förderung der präkonzeptionellen Vorsorge – abgedruckt wurde, zitiert die Autorin weitere Forschungsergebnisse, die zeigen, dass die allgemeine Leistungsfähigkeit bei Neugeborenen und Vorschulkindern umso schlechter ist, je höher der Alkoholkonsum der Mütter während der Schwangerschaft war.

Am zweiten Lebenstag brauchten sie länger, um mit dem Saugen zu beginnen, und dies nur mit schwacher Saugkraft. Sie litten auch unter gestörten Schlafrhythmen, geringer Erregbarkeit, ungewöhnlicher Körpereigenwahrnehmung, anomalen Reflexen, Hypotonie und einem übermäßigen Drang, Dinge in den Mund zu nehmen. Ab dem 8. Monat leiden diese Säuglinge weiterhin unter gestörten Schlaf-Wach-Mustern, schlechterem Gleichgewicht und motorischer Steuerung, verzögerten Reaktionszeiten, schlechterer Aufmerksamkeit, visueller Erkennung und Gedächtnis, Störungen in der geistigen Entwicklung, der gesprochenen Sprache und der verbalen Kommunikation, einschließlich niedrigerer IQ-Werte. [55]

Rauchen und Freizeitdrogen

Ähnlich den Babys, die dem Alkoholkonsum ihrer Mütter während der Schwangerschaft ausgeliefert sind, nehmen auch Babys, die von rauchenden Müttern geboren werden, das Nikotin durch Passivrauchen auf. Die häufigsten Folgen des Rauchens in der Schwangerschaft sind eine verkürzte Schwangerschaftsdauer, ein niedriges Geburtsgewicht und eine leicht erhöhte Inzidenz von Mängeln im körperlichen Wachstum sowie in der Intelligenz- und Verhaltensentwicklung. Es wird vermutet, dass die Auswirkungen eine Folge der Exposition gegenüber Kohlenmonoxid und Nikotin sind. Kohlenmonoxid verringert wahrscheinlich die Sauerstoffversorgung des Körpergewebes, während Nikotin Hormone stimuliert, die die Gefäße verengen, welche die Gebärmutter und die Plazenta mit Blut versorgen. Das führt dazu, dass weniger Sauerstoff und weniger Nährstoffe den Fötus erreichen.

Studien sowohl an Tieren als auch an Menschen haben gezeigt, dass sowohl Nikotin als auch die Inhalationswirkung von Tabak das Immunsystem beeinträchtigen und möglicherweise dazu beitragen, dass rauchende Schwangere anfälliger für Fehlgeburten sind. Auch Atemwegsprobleme wie Asthma bronchiale treten bei Kindern, die von rauchenden Müttern geboren werden, häufiger auf.

Kokain

Kokain, einst die Freizeitdroge der Reichen, ist heute zunehmend für alle Schichten der Gesellschaft zugänglich. Zusätzlich zu den hochgradig suchterzeugenden Eigenschaften von Kokain und seiner Wirkung auf den Erstkonsumenten durchdringt Kokain auch leicht die Plazentaschranke. Es verengt die Blutgefäße und verringert dadurch die Blut- und Sauerstoffversorgung des Fötus, was das allgemeine Wachstum und insbesondere das Wachstum der Knochen und des Verdauungstrakts beeinträchtigt.

Ungefähr 31 % der Frauen, die während der Schwangerschaft Kokain konsumieren, entbinden vor dem errechneten Geburtstermin, 15 % erleiden eine vorzeitige Ablösung der Plazenta – ein potenziell tödliches Ereignis für den Fötus – und etwa 19 % bringen Babys mit geringem Geburtsgewicht zur Welt [56]. Weitere häufige Begleiterscheinungen sind niedrige Apgar-Werte bei der Geburt und ein geringer Kopfumfang.

Apgar-Werte – ein Punkteschema, mit dem sich der klinische Zustand von Neugeborenen standardisiert beurteilen lässt.

Die verheerendste Auswirkung für das Baby ist jedoch, dass es bereits süchtig zur Welt kommt. Neugeborene leiden dann unter Entzugserscheinungen; sie können hyperaktiv sein, unkontrolliert zittern, weniger mit anderen Menschen interagieren und später Schwierigkeiten beim Lernen haben. Süchtige Neugeborene schreien in der Regel sehr schrill, sind reizbar und überempfindlich und wechseln ohne ersichtlichen Grund vom Schlaf zum Schreien über. Oft sind sie untröstlich. Die Nahrungsaufnahme ist beeinträchtigt und physiologisch haben sie eine hohe Atem- und Herzfrequenz. Ihre Schreckreaktionen sind stark ausgeprägt und sie sind schnell überreizt. Sie sind nicht in der Lage, mit den Betreuungspersonen zu interagieren und verpassen daher in den ersten Wochen körperliche und soziale Interaktionen, die wesentliche Bestandteile des normalen Bindungsprozesses zwischen Kind und Betreuungsperson sind. Chasnoff et al. [57], [58] beobachteten, dass sie nicht in der Lage sind, auf die menschliche Stimme und das menschliche Gesicht zu reagieren. Außerdem wurde eine höhere Inzidenz von Hirninfarkt (Schlaganfall) und SIDS festgestellt. Letzteres kann eine Folge von Schlafmusteranomalien sein, die mit Apnoe und Tiefschlaf verbunden sind und zu einer erhöhten Anfälligkeit für primitive Schreckreaktionen führen [59], [60].

Mary Bellis Waller [61] fand heraus, dass Jugendliche mit sozialen und Verhaltensproblemen, die von Müttern geboren wurden, die während der Schwangerschaft Crack konsumierten, nicht in der Lage waren, sich in andere Menschen einzufühlen. Ein Teil des Frontallappens des Gehirns, der normalerweise an der Empathie beteiligt ist, hatte sich bei ihnen einfach nicht entwickelt. Ihr Verhalten in höherem Alter war nicht vorsätzlich unmoralisch – sie hatten schlicht kein Verständnis für die Auswirkungen ihres Verhaltens auf andere Menschen und schienen nicht in der Lage zu sein, „wie andere zu fühlen“. Deshalb waren sie auch nicht in der Lage, die Implikationen und Konsequenzen ihres Verhaltens für sich selbst oder für andere zu verstehen. Eine intrauterine Exposition gegenüber Crack kann daher langfristige Auswirkungen auf das Verhalten haben.

Was ich in meiner Arbeit gelernt habe, ist, dass von Crack betroffene Kinder keine Bindung und kein Einfühlungsvermögen haben, weil sie von normalen Reizen überwältigt werden. Statt sich von Berührung und Blicken angezogen zu fühlen, wenden sie sich ab. Das bedeutet, dass sie nie die Angewohnheit entwickeln, ein Gesicht zu beobachten und zu lernen, Stimmungen, Informationen usw. aus dem Gesicht eines anderen abzulesen. [62]

Wie bei jeder Form von Sucht können Rezeptoren ein Leben lang Appetit auf die Substanz verspüren. Wird das Kind später im Leben erneut der Substanz ausgesetzt, ist die Wahrscheinlichkeit leicht erhöht, süchtig zu werden.

Marihuana

Oft fälschlicherweise als „weiche“ Droge angesehen, was impliziert, dass sie irgendwie sicherer ist als andere „harte“ Optionen, sind die Auswirkungen des mütterlichen Marihuanakonsums auf das ungeborene Kind nicht ganz eindeutig. Studien an Tieren legen jedoch nahe, dass Marihuanakonsum in der Tat den sich entwickelnden Fötus einem Risiko aussetzt. Bei Nachkommen trächtiger Ratten, denen eine niedrige Dosis von Cannabinoiden verabreicht wurde, stellte man fest, dass sie bei Lerntests während ihres gesamten Lebens im Vergleich zu nicht exponierten Nachkommen schlecht abschneiden. Ein italienisches Forschungsteam [63] fand heraus, dass die Exposition gegenüber Cannabinoiden während der Schwangerschaft einen irreversiblen Effekt auf chemische und elektrische Prozesse hat, was zu Hyperaktivität im Säuglings- und Jugendalter führt. Im Erwachsenenalter wiesen die Nachkommen niedrigere Glutamatspiegel im Hippocampus auf, einem Teil des Gehirns, der an Gedächtnis, Sehleistung und Lernen beteiligt ist.

Verschreibungspflichtige Medikamente

Die Einnahme verordneter Medikamente kann sich ebenfalls auf den sich entwickelnden Fötus auswirken. Ärzte sind in der Regel vorsichtig, wenn sie Medikamente während der Schwangerschaft verschreiben. In einigen Fällen können die Auswirkungen einer Nichtverschreibung schädlicher sein als eine Verschreibung. Zudem hängen die Auswirkungen der verschreibungspflichtigen Medikamente vom Medikament, der Gesundheit der Mutter und dem Schwangerschaftsstadium ab, in dem die Einnahme erfolgt.

Frage 4: Wurde Ihr Kind etwa zum errechneten Termin oder früher oder später geboren?

Die normale Schwangerschaftsdauer beträgt 37 bis 41 Wochen. Babys werden als Frühgeborene bezeichnet, wenn sie vor der 37. SSW geboren werden, oder als übertragen, wenn sie nach der 42. Woche oder nach 294 Tagen ab dem ersten Tag der letzten Regelblutung der Mutter geboren werden. Während die mit der Frühgeburt verbundenen Risiken als Folge der Unreife in der Funktionsfähigkeit der lebenswichtigen Systeme, insbesondere der Lungen, gut bekannt sind, werden die mit einer *verlängerten* Schwangerschaft verbundenen Langzeitfaktoren außerhalb der Welt der Geburtshilfe weniger beachtet.

Eine verlängerte Schwangerschaft kann aus einer Reihe von Gründen eintreten:

- unsichere Menstruationsdaten, wenn die Befruchtung zu einem späten Zeitpunkt im Zyklus der Frau stattgefunden hat oder wenn die Frau einen ungewöhnlich langen Menstruationszyklus hat;
- fehlendes Weichwerden des Gebärmutterhalses;
- Mangel an stimulierenden Faktoren wie Oxytocin und Prostaglandin oder
- wenn eine Plazentainsuffizienz vorliegt und die Wehen nicht einsetzen.

Die Plazenta ist ein einzigartiges Organ, da sie als einziges von zwei Menschen, Mutter und Kind, gemeinsam benutzt wird (außer bei Irrtümern der Natur, wie z. B. bei siamesischen Zwillingen). Die Plazenta hat viele Funktionen: Sie versorgt das Baby mit Sauerstoff und Nährstoffen, verarbeitet Nährstoffe von der Mutter, um sie für das Baby verwertbar zu machen, und fungiert als Abfallbeseitigungseinheit und als Barriere gegen viele (aber nicht alle) Substanzen, die für das Baby schädlich sind. Tatsächlich fungiert die Plazenta als Lunge, Niere, Darm und Regulator vieler hormoneller Funktionen einschließlich des fetalen Wachstums.

Die Fähigkeit der Plazenta, die Versorgung des heranwachsenden Fötus zu gewährleisten, beginnt gegen Ende der Schwangerschaft abzunehmen. (Wenn die Empfängnis spät im Zyklus stattgefunden hat, reicht die Plazentafunktion in der Regel aus, um den Fötus über die 40. Woche hinaus zu unterstützen). Wenn das Kind nach der 42. Woche geboren wird, zeigen sich typische Merkmale der Übertragung wie z. B. eine besondere Körpergröße, ein gut verkalktes Skelett, lange Nägel, gut entwickelte Ohrknorpel und Genitalien usw. Wenn die Plazentafunktion *nicht* aufrechterhalten wurde, treten jedoch charakteristische Merkmale einer Wachstumsverzögerung auf (Small-for-Date-Baby): Das Fruchtwasser ist verringert und kann durch Mekonium verfärbt sein (den ersten Stuhl des Babys), es fehlt subkutanes Fett und die Haut ist trocken und schuppig. Das Kind ist in der Regel normal groß, aber untergewichtig, Blutzuckerspiegel und die Blutgerinnungsfaktoren sind oft niedrig.

Säuglinge, bei denen eine Plazentainsuffizienz aufgetreten ist, sind auch während des Geburtsvorgangs gefährdet:

- durch niedrige Glykogenspeicher;
- durch das Mekoniumaspirationssyndrom, wenn das Baby Flüssigkeit mit dem ersten Stuhl einatmet;
- durch eine schlaffe Nabelschnur, bei der die Nabelschnur einen Teil ihrer Schutzschicht verloren hat, so dass sie anfälliger ist, eingeklemmt zu werden und dadurch Blutgefäße zu verschließen, die das Gehirn mit lebenswichtigem Sauerstoff und Nährstoffen versorgen;
- durch traumainduzierte Blutungen infolge schlechter Blutgerinnungsfaktoren.

Häufig ist aus diesen Gründen eine operative Entbindung erforderlich.

Übertragene Säuglinge, bei denen die Plazenta weiterhin gut funktioniert hat, können bei der Geburt besonders aufgrund ihres verstärkten Größenwachstums Probleme bekommen, insbesondere aufgrund ihres größeren und weniger formbaren Schädels (infolge einer erhöhten Kalzifizierung in den letzten beiden Schwangerschaftswochen).

Das Einsetzen der Wehen wird von Natur aus nicht durch den Körper der Mutter oder durch medizinische Intervention ausgelöst, sondern durch den Fötus selbst, der seine Bereitschaft zur Geburt durch eine erhöhte Aktivität in der Nebennierenachse signalisiert, die die Hormonspiegel in der Plazenta beeinflusst, was wiederum die Gebärmutter zur Kontraktion anregt. Eine Übertragung kann ein frühes Anzeichen dafür sein, dass der Fötus „noch nicht bereit“ ist, geboren zu werden. Dies kann als Folge einer abnehmenden Plazentafunktion auftreten, wenn die Plazenta nicht auf die Signale des Babys reagiert.

Eine Übertragung (> 42 Wochen) birgt auch ein potenziell erhöhtes Risiko für spätere Schwierigkeiten. Eine Kohortenstudie mit mehr als 5 000 Schwangerschaften in den Niederlanden zeigte, dass mit 18 und 36 Monaten sowohl Übertragene als auch Frühgeborene ein höheres Risiko für Verhaltens- und emotionale Probleme hatten. Die Hauptautorin Hanan El Marroun fasste die Ergebnisse zusammen:

> Übertragene Kinder haben ein erheblich höheres Risiko für klinisch relevantes Problemverhalten und im Vergleich zu termingeborenen Kindern eine mehr als doppelt so hohe Wahrscheinlichkeit, an ADHS zu erkranken. Die Wissenschaftler vermuteten eine Reihe möglicher Kausalfaktoren: ein erhöhtes Risiko für perinatale Probleme, das nachweislich mit größeren Säuglingen in Verbindung gebracht wird; eine utero-plazentare Insuffizienz – oder ‚alte' Plazenta –, die nicht in der Lage ist, die optimale Menge an Sauerstoff und Nährstoffen zu liefern, die ein voll ausgetragener Fötus benötigt; die ‚Plazenta-Uhr', die die Dauer der Schwangerschaft kontrolliert und die mütterliche und fetale HPA-Achse reguliert. Die HPA-Achse kann durch die endokrine Funktion der Plazenta oder durch mütterlichen Stress in kritischen Phasen während der fetalen Entwicklung beeinflusst werden, was theoretisch die Anfälligkeit eines Kindes für emotionale und Verhaltensprobleme (einschließlich Erregungsniveau und Reaktivität) in der Zukunft erhöhen könnte. Die Forscher betonten, dass die Inzidenz späterer Schwierigkeiten bei übertragenen Babys zwar höher ist, dass aber ein längerfristiges Follow-up erforderlich ist, um festzustellen, ob der Zusammenhang zwischen Übertragung und Verhaltensproblemen auch nach 36 Monaten fortbesteht. [64]

Auswertungen des INPP-Fragebogens bei älteren Kindern (7 Jahre und älter), die Probleme mit Lesen, Schreiben, Koordination und/oder Verhalten haben, haben eine zunehmende Inzidenz übertragen geborener Kinder ergeben. Eine sich anschließende Überprüfung zeigt eine allgemeine Unreife in der Funktionsweise des ZNS, was durch die Präsenz aberranter primitive Reflexe und posturaler Reaktionen beim älteren Kind bestätigt wird. Ob die Übertragung bereits ein Zeichen neurologischer Unreife ist oder ob die mit der Übertragung verbundenen Risiken das Kind dazu prädisponieren, anfälliger für spätere Entwicklungsverzögerungen zu sein, ist nicht bekannt. Man kann auch nicht sagen, dass alle Kinder, die übertragen zur Welt kommen, mit größerer Wahrscheinlichkeit später Schwierigkeiten haben werden. Die Übertragung scheint jedoch ein wichtiger Faktor in einer Reihe früher Entwicklungsfaktoren zu sein, der ein Kind einem größeren Risiko für spätere Entwicklungsprobleme aussetzen könnte.

Frühgeburt

Eine Frühgeburt ist definiert als eine Geburt, die vor der 37. SSW stattfindet. Je früher das Kind geboren wird, desto größer sind die Risiken für Komplikationen. Hierzu zählen die Wahrscheinlichkeit, dass es über einen längeren Zeitraum spezielle Pflege braucht, die Notwendigkeit invasiver medizinischer Eingriffe, Zeiten körperlicher Trennung von der Mutter und eine beschränkte sensorische Stimulation in Bezug auf Bewegungserfahrung, Ernährung und Berührung. Frühgeborene Säuglinge haben im ersten Lebensjahr ein erhöhtes Sterberisiko. Sie sind auch einem höheren Risiko ausgesetzt, ernsthafte Gesundheitsprobleme zu entwickeln, die direkt auf die Unreife lebenswichtiger Organe (wie der Lunge), die Fragilität der sich entwickelnden Organe und Systeme (wie des Kreislauf- und Nervensystems) und auf Verletzungen während der Geburt zurückzuführen sind. Zu den mit Frühgeburtlichkeit verbundenen Gesundheitsproblemen gehören Zerebralparese, chronische Lungenkrankheiten, gastrointestinale Probleme, geistige Retardierung sowie Seh- und Hörverlust.

Ein Baby, das in der 32. Woche geboren wird, muss wahrscheinlich einige Zeit in einem Inkubator verbringen, wo es an ein Beatmungsgerät angeschlossen ist und über eine Sonde ernährt wird. Dies ist eine völlig andere sensorische Umgebung als die im Mutterleib, wo sich das Baby selbstständig bewegen konnte und auch durch die Bewegungen der Mutter vestibulär stimuliert wurde.

Kinder, die mehr als 8 Wochen zu früh geboren werden, sind auch potenziell benachteiligt, wenn sie in ein Schulsystem eintreten, das Zugangskriterien verwendet, die auf dem chronologischen Alter basieren, das anhand des Geburtsdatums und nicht anhand des Gestationsalters berechnet wird. Obwohl Frühgeborene die verlorene Zeit beim Erreichen von Entwicklungsmeilensteinen wieder aufholen, solange sie fit und gesund sind, verläuft die biologische Entwicklung ab dem Zeitpunkt der Empfängnis. Ein Kind, das in der 32. SSW im Juli oder August eines Jahres zur Welt kam, wird nicht nur aufgrund des Geburtsdatums eines der jüngsten Kinder im Schuljahr sein. Würde die Einschulung aufgrund des *berechneten* Geburtsdatums erfolgen, so würde das Kind im nächsten Schuljahr eingeschult, so dass ein Spielraum von weiteren 10 Monaten bliebe, um die im Mutterleib verlorene Zeit und die Zeit, die in den ersten Wochen nach der Geburt im Kampf ums Leben verbracht wurde, aufzuholen. In den ersten 5 Lebensjahren schreitet die neurologische Entwicklung rasch voran, und der Unterschied von einem Monat in der Entwicklung kann zwei Jahrzehnte später einem Jahr entsprechen. Das Bildungssystem im Vereinigten Königreich zum Zeitpunkt der Abfassung dieses Buches berücksichtigt diese Entwicklungsunterschiede nicht.

Forscher am Lucile Packard Children's Hospital und der medizinischen Fakultät stellten fest, dass auch Babys, die ‚nur' 8 bis 4 Wochen zu früh geboren werden, im Kindergarten und in der Grundschule mit größerer Wahrscheinlichkeit mehr zu kämpfen haben als ihre vollausgetragenen Altersgenossen. Die Ergebnisse einer Studie in einer nationalen Datenbank für Kleinkinder stehen im Widerspruch zu der herkömmlichen Meinung, dass diese ‚späten Frühgeborenen' wahrscheinlich keine langfristigen Auswirkungen ihrer Frühgeburten haben werden. Die Ergebnisse unterstreichen auch die Bedeutung eines regelmäßigen Entwicklungsscreenings für diese Gruppe, um Probleme frühzeitig zu erkennen. [65]

Diese Kinder scheinen in der Schule mehr Unterstützung zu benötigen", sagte die pädiatrische Entwicklungsspezialistin Trenna Sutcliffe, Kinderärztin an der Mary L. Johnson Developmental and Behavioral Unit. „Die Wahrscheinlichkeit, dass sie in allen untersuchten Klassenstufen Förderunterricht oder individuelle Nachhilfeprogramme benötigen, ist etwa doppelt so hoch und Lehrer geben oft an, dass ihre Fähigkeiten in Mathematik und Lesen unter dem Durchschnitt liegen. [66]

Mehr als 80 % der 500 000 Frühgeborenen, die jährlich in den Vereinigten Staaten geboren werden, kommen innerhalb eines Zeitfensters zwischen der 32. und 36. SSW zur Welt.

In einer gemeinsamen Studie der medizinischen Fakultäten von Stanford, Yale und Brown wurden die Volumina der zerebralen grauen Masse (GM) und der weißen Masse (WM) von gesunden Achtjährigen, die voll ausgetragen wurden, und von zu früh geborenen mittels Magnetresonanztomografie (MRT) verglichen. Sowohl die GM als auch die WM waren in der Gruppe der Frühgeborenen signifikant reduziert im Vergleich zu denen, die zum Zeitpunkt der Geburt voll ausgetragen waren. Anders aber als bei den frühgeborenen Jungen, bei denen die WM im Vergleich zu voll ausgetragenen Jungen signifikant reduziert war, waren die WM-Volumina in den Mädchengruppen gleichwertig. Die Forscher fanden signifikante, fortbestehende Reduzierungen in den Bereichen der Großhirnrinde, die für Lesen, Sprache,

Emotionen und Verhalten verantwortlich sind. Sie kamen zu dem Schluss, dass „Frühgeburtlichkeit einen signifikanten Einfluss auf die Gehirnentwicklung mit einem erhöhten Risiko für kleinere GM- und WM-Hirnvolumina haben könne. Jungen scheinen hier besonders anfällig für nachteilige Auswirkungen einer Frühgeburt auf die Entwicklung von WM zu sein. Frühgeborene Mädchen zeigen dagegen im Vergleich zu Jungen eine stärkere Korrelation zwischen neuroanatomischen Variablen und sowohl neonatalen Risikofaktoren als auch kognitiven Faktoren" [67].

„Das ist faszinierend", sagte Allan Reiss, der Howard C. Robbins-Professor für Psychiatrie und Verhaltenswissenschaften. „Es ist, als würden wir Echos des ‚Urknalls' der Frühgeburt im Alter von 8 Jahren sehen." Die Unterschiede bestehen auch dann noch, wenn die ersten medizinischen Hürden überwunden sind: Frühgeborene Jungen haben im Vergleich zu frühgeborenen Mädchen häufiger mit Sprache und Sprechen zu kämpfen und haben es in schulischen und sozialen Kontexten schwerer, wenn sie älter werden [68].

Die Ergebnisse einer 2008 veröffentlichten Langzeitstudie mit mehr als einer Million Männern und Frauen ergaben, dass Frühgeburtlichkeit mit lebenslangen Gesundheitsproblemen verbunden ist. Die Untersuchung erstreckte sich über einen Zeitraum von 20 Jahren, von 1967 bis 1988. Untersucht wurden die postnatalen Outcomes von Babys, die nach der 22. und vor der 37. SSW geboren wurden. Die Studie ergab, dass Jungen, die zwischen der 22. und 27. SSW geboren wurden, die höchste frühkindliche Sterblichkeitsrate und einen niedrigeren Bildungsstand aufwiesen. Auch die Reproduktionsraten von Männern und Frauen, die zu früh geboren wurden, waren im Vergleich zu denen, die zum Zeitpunkt der Geburt ausgetragen waren, erheblich niedriger. Die Reproduktionsleistung nahm in direktem Verhältnis zum höheren Gestationsalter zu. Bei Frauen, die zu früh geboren wurden, war es wahrscheinlicher, dass ihre eigenen Nachkommen zu früh und mit Komplikationen zur Welt kamen. Je niedriger das Gestationsalter, desto größer das Risiko, eine geringere Bildung zu haben [69]. „Wenn ein Kind zu früh geboren wird, neigen wir dazu, das kurzfristige Risiko von Komplikationen in den Vordergrund zu stellen. Es stimmt zwar, dass das Risiko von Komplikationen in der unmittelbaren Zeitspanne nach der Geburt einschließlich eines Krankenhausaufenthaltes und während des ersten Lebensjahres am höchsten ist, doch dieses Risiko setzt sich bis ins Jugendalter fort. Und je früher man geboren wird, desto höher ist das Risiko. Diejenigen, die extrem früh geboren werden, werden wahrscheinlich ihr ganzes Leben lang mit Komplikationen zu kämpfen haben" [70]. Diese Ergebnisse werfen ethische Fragen auf, und zwar nicht nur in Bezug auf die langfristigen Folgen für extrem frühgeborene Babys (Babys, die in der 23. und 24. SSW geboren werden), sondern auch in Bezug auf Risikofaktoren im Zusammenhang mit der IVF, wobei ein höherer Prozentsatz der durch IVF geborenen Babys doppelt so wahrscheinlich vor der 37. SSW und dreimal so wahrscheinlich vor der 32. Woche zur Welt kommen.

Frage 5: War der Geburtsprozess ungewöhnlich oder besonders schwierig?

Ein Großteil der Schmerzen, die die Mutter während der Wehen erleidet, ist eine direkte Folge der einzigartigen menschlichen Kombination von Bipedalismus (aufrechter Körperhaltung) und dem Größenzuwachs des Schädels. „Das ist der Preis, den wir für unser großes Gehirn und unsere Intelligenz bezahlen: Menschen haben im Verhältnis zu ihrer Körpergröße außergewöhnlich große Köpfe, und die Öffnung im menschlichen Becken, durch die das Baby hindurchmuss, ist durch unsere aufrechte Haltung in ihrer Größe begrenzt" [71].

Eine normale vaginale Entbindung bietet viele Vorteile für das Baby: Zwar wird die Geburt oft als eine gefährliche Reise bezeichnet, andererseits hilft sie, das Baby auf die Anforderungen der Welt außerhalb des Mutterleibs vorzubereiten. Die mütterlichen Kontraktionen bieten die tiefste Gewebemassage, die ein Kind jemals in seinem ganzen Leben erfahren wird. Sie tragen dazu bei, die Lungen in Vorbereitung auf die Atmung von Flüssigkeit zu befreien, die Nieren auf ein effektives Wasserlassen nach der Geburt vorzubereiten und die Rezeptoren der Haut und die Propriozeptoren in den Muskeln, Sehnen und Gelenken für die spätere Bewegungssteuerung in einer auf der Schwerkraft basierenden Umwelt zu aktivieren.

Der Druck, der durch die Gebärmutterkontraktionen auf den Kopf ausgeübt wird, regt den Fötus zur Ausschüttung von Schilddrüsenhormonen und Adrenalin an, was dem Baby hilft, die Temperatur nach der Geburt zu regulieren. Dadurch wird auch das Einatmen solange gehemmt, bis der Kopf geboren ist und die Atemwege frei sind. Damit wird verhindert, dass das Kind Flüssigkeit oder andere im Geburtskanal vorhandene Substanzen einatmet. Man geht davon aus, dass durch die vaginale Entbindung auch ein „Priming" des Immunsystems erfolgt. Denn das Kind kommt mit den Bakterien im mütterlichen Vaginal- und Analtrakt in Kontakt und kann so eine natürliche Resistenz gegenüber diesen oder ähnlichen Bakterien im Leben entwickeln. Verschiedene primitive Reflexe wie der ATNR und der spinale Galant-Reflex unterstützen vermutlich die Geburt und werden durch den Prozess ebenfalls verstärkt.

Den Babys, die durch einen gewählten Kaiserschnitt entbunden werden, entgehen einige der Vorteile einer vaginalen Entbindung. Babys, die mit Notkaiserschnitt geboren werden, erfahren zwar einige der Vorteile einer vaginalen Entbindung, sind dann aber den negativen Folgen der Ereignisse ausgesetzt, die einen Notkaiserschnitt erforderlich machen. Jede der beiden Situationen hat Auswirkungen auf die spätere Entwicklung.

Zu den medizinischen Indikationen für einen Wunschkaiserschnitt zählen:

- zephalopelvine Dysproportion: Der Kopf ist zu groß, um das Becken zu passieren;
- Placenta praevia (Plazentavorfall);
- Mehrlingsschwangerschaft mit drei oder mehr Föten.

Mögliche Indikationen für einen Wunschkaiserschnitt sind unter anderem:

- Beckenendlage;
- mittelschwerer bis schwerer schwangerschaftsinduzierter Bluthochdruck;
- Diabetes;
- intrauterine Wachstumsverzögerung;
- Blutung ante partum (nach der 20. bis 24. SSW).

Zu den Indikationen für einen Notkaiserschnitt gehören:

- Nabelschnurvorfall;
- Gebärmutterriss;
- Eklampsie;
- Wehenschwäche – ineffektive Kontraktionen, die sich auch nach Verabreichung von Oxytocin nicht verbessern;
- fetaler Distress bei nicht unmittelbar bevorstehender Entbindung. Anzeichen für eine fetale Notlage können Mekonium im Wasser, Veränderungen der fetalen Herzfrequenz und übermäßige Bewegungen des Babys sein. Wenn diese auftreten, bevor das erste Stadium der Wehen abgeschlossen ist, kann eine Sectio die einzige sichere Option sein.

Auswirkungen eines Kaiserschnitts auf das Baby

Das Hauptrisiko für das Baby sind Atemschwierigkeiten nach der Geburt, die bei einem mit Kaiserschnitt geborenen Baby viermal häufiger auftreten [72]. Die erste Aufgabe, die ein Baby bei der Geburt bewältigen muss, ist, das selbstständige Atmen zu lernen. Dabei werden die vor der Geburt geübten flachen episodischen Atembewegungen nach der Lungenexpansion durch regelmäßige rhythmische Atemzüge ersetzt. „Zum Zeitpunkt der Geburt befinden sich etwa 110 ml Lungenflüssigkeit in den Atemwegen.

Während der Entbindung trägt die Kompression der Brustwand dazu bei, einen Teil dieser Flüssigkeit auszustoßen, der Rest wird nach der Geburt vom Lungenkreislauf und vom Lymphsystem aufgenommen. Durch Kaiserschnitt entbundenen Babys werden die Vorteile der Kompression des Brustkorbs und damit die Ausleitung von Lungenflüssigkeit vorenthalten" [73]. Die Autoren erklären weiter, dass „man annimmt, dass Kompression und Dekompression des kindlichen Kopfes während der Geburt das Atemzentrum im Gehirn stimulieren, wodurch der Reiz zur Atmung aufrechterhalten wird. Die Barorezeptoren der Halsschlagader, die auf Druckänderungen empfindlich reagieren, können ebenfalls zum Atmungsanreiz beitragen, indem sie auf die Zirkulationsänderung reagieren, die stattfindet, wenn die plazentare Zirkulation aufhört" [74], d.h. wenn die Nabelschnur durchtrennt ist.

Verschiedene Studien haben gezeigt, dass Kinder, die per Kaiserschnitt geboren werden, eine höhere Inzidenz von Immunproblemen einschließlich einer Zunahme von Allergien aufweisen. Eine Studie, die 2005 am Norwegischen Institut für Öffentliche Gesundheit in Oslo durchgeführt wurde, ergab, dass von 2656 Babys diejenigen, die per Kaiserschnitt geboren wurden, mit doppelt so hoher Wahrscheinlichkeit eine Kuhmilchallergie entwickelten, verglichen mit jenen, die auf natürlichem Wege zur Welt kamen. Keines der Kinder, die bis zum zweiten Lebensjahr ihre Kuhmilchunverträglichkeit überwunden hatten, war per Sectio geboren worden. Dasselbe Team hatte zuvor einen Zusammenhang zwischen Kaiserschnittgeburten und Ei-, Fisch- und Nussallergien entdeckt [75].

Zange

Vor der Entwicklung von Anästhetika, der Verwendung von Antiseptika und modernen chirurgischen Techniken war die Entbindung per Kaiserschnitt keine sichere Option. Daher wurden Zangen verwendet, um ein im Geburtskanal feststeckendes Baby herauszuziehen. Zangen sind so konzipiert, dass sie den Kopf des Babys umschließen, so dass das Ziehen an den Griffen die Geburt des Babys erleichtert. Die Zange kann nur eingesetzt werden, wenn die erste Phase der Wehen abgeschlossen und der Muttermund vollständig geweitet ist.

Indikationen für den Einsatz der Zange:

- Wenn sich der Kopf des Babys gesenkt hat, aber die Wehen aufgehört haben oder nicht wirksam sind;
- anhaltende, aber erfolglose Wehentätigkeit aufgrund einer ungünstigen Lage des Babys. Mit einer Zange kann der Kopf des Babys gedreht werden;
- fetaler Distress;
- zum Schutz des kindlichen Kopfes bei Frühgeburten oder Steißgeburten;
- mütterliche Erschöpfung oder wenn aufgrund einer Erkrankung der Mutter ein längeres Pressen kontraindiziert ist;
- die Verabreichung einer Periduralanästhesie (PDA) hat die Mutter außer Stande gesetzt, effektiv zu pressen.

Auswirkungen auf das Baby

Eine Zangengeburt kann sowohl für die Mutter als auch für das Kind belastend sein. In der Regel wird der Mutter ein Lokalanästhetikum verabreicht, bevor die Zange eingesetzt wird. Die Zange kann beim Kind an der Stelle, an der sie angelegt wurde, vorübergehende Abdrücke oder Blutergüsse hinterlassen. Wenn der Mutter unmittelbar vor der Einführung der Zange eine verstärkte Schmerzbetäubung verabreicht wurde, kann das Kind bei der Geburt unter den Auswirkungen der Betäubung leiden und möglicherweise langsam beim Atmen und Füttern sein. Beim Einsatz der Zange wird immer ein gewisses Maß an Kraft aufgewendet. In seltenen Fällen kann dies zu Schäden an Kopf, Hals oder Wirbelsäule des Babys führen. Gelegentlich kann eine leichte Torsion auftreten, die zu einer gewissen Fehlausrichtung der Halswirbelsäule führt. Kraniosakral-Osteopathen und

Chiropraktoren sehen diese Babys oft schon im Alter von einigen Wochen, wenn diese Schlaf- und Fütterungsprobleme entwickeln. In Europa wurde eine besondere Art der Fehlausrichtung identifiziert, das sogenannte KISS-Syndrom (Kopfgelenk-induzierte Symmetriestörung). Glücklicherweise kann das KISS-Syndrom, wenn es früh genug erkannt wird, von einem Arzt, der in den speziellen Techniken der Manuellen Medizin ausgebildet ist, wirksam behandelt werden. Wenn das KISS-Syndrom oder verwandte Syndrome fortbestehen, können sich diese später als Haltungs-, Ernährungs-, Schlaf-, Lern- oder Verhaltensstörungen bemerkbar machen. Nicht alle Säuglinge, die per Zange entbunden wurden, werden unter derartigen Problemen leiden, aber es besteht ein größeres Risiko, wenn Eingriffe oder Kaftanwendungen jeglicher Art erforderlich sind.

Vakuumextraktion

Die Vakuumextraktion ist eine etwas sanftere Methode der Geburtshilfe als die Verwendung einer Zange. Ein Vakuumextraktor oder eine Saugglocke wird am Hinterhaupt des Babys angelegt. Über einen Schlauch ist die Saugglocke mit einer Pumpe verbunden. Durch Erzeugung eines Unterdrucks wird der kindliche Kopf angesaugt. In mehreren wehensynchronen Traktionen erfolgt die Entwicklung des kindlichen Kopfes. Sobald dieser geboren ist, wird die Saugglocke abgenommen und die Geburt geht normal weiter.

Auswirkungen auf das Baby

Säuglinge haben nach einer Saugglockengeburt bisweilen einige Tage lang eine Kopfgeschwulst als Folge einer Schwellung des Unterhautgewebes unter der Glocke. Auf dem Kopf des Babys kann sich ein Kephalhämatom oder eine Blutblase bilden, die jedoch in der Regel innerhalb einer Woche abklingt. Sehr selten sind schwerere Komplikationen wie Schädelfrakturen und intrakranielle Blutungen.

Protrahierte Geburt oder Sturzgeburt

Es gibt drei Wehenstadien: Das erste Wehenstadium ist der Zeitraum, in dem die Kontraktionen die Dilatation (Öffnung) des Gebärmutterhalses vorantreiben. Dies ist das längste Wehenstadium, das bei einer Erstgebärenden in der Regel bis zu 12 Stunden dauert, bei nachfolgenden Kindern kürzer. Im zweiten Wehenstadium erfolgt die vollständige Dilatation des Gebärmutterhalses bis zur eigentlichen Geburt des Kindes. Dies ist das aktive Wehenstadium für die Mutter und kann beim ersten Kind bis zu 2 Stunden, bei einer Mutter, die zuvor bereits entbunden hatte, aber auch nur 5 Minuten dauern. Im dritten Stadium kommt es zur Abtrennung und Ausstoßung der Plazenta und der Membranen. Dieses Stadium kann zwischen 5 Minuten und 1 Stunde dauern. Die angegebenen Zeiten sind nur annähernd; die „normale“ Dauer der Wehen variiert beträchtlich. Die Wehen gelten in der Regel als verlängert, wenn sie bei einer Erstgebärenden länger als 24 Stunden und bei einer Frau, die schon einmal entbunden hat, länger als 12 Stunden dauern. Früher ging man davon aus, dass zum Wohle von Mutter und Kind die Sonne während einer Geburt nicht auf- und untergehen sollte [76].

Ursachen verlängerter Wehenaktivität
Faktoren, die den Wehenprozess verzögern, sind:
- ungenügende Intensität und Häufigkeit der Gebärmutterkontraktionen
- Überdehnung der Gebärmutter (bei Zwillingen oder großen Babys)
- ungünstige Lage des Babys
- das Becken ist zu klein für die Passage des kindlichen Kopfes
- Medikamente, die zur Schmerzlinderung (Epiduralanästhesie) verabreicht wurden, haben die Fähigkeit der Mutter zum Pressen verringert.

Auswirkungen einer verlängerten Wehentätigkeit sind:
- erhöhte Wahrscheinlichkeit operativer Entbindungen – Zange, Vakuum, Sectio

- verminderte Sauerstoffversorgung des Babys

Längere Kopfkompression, instrumentelle Entbindung oder Hypoxie können zu einer intrakraniellen Blutung führen. Sauerstoffmangel beim Fötus kann zu Totgeburten oder zu dauerhaften Hirnschäden führen.

Sturzgeburt
Eine Sturzgeburt ist definiert als eine Entbindung, die nur eine Stunde oder weniger dauert und normalerweise bei Müttern auftritt, die ihr zweites oder nachfolgendes Kind bekommen. Die Häufigkeit und Stärke der Wehen können eine fetale Hypoxie verursachen. Ein schneller Aufbau und Wechsel des intrakraniellen Drucks während der Geburt erhöht das Risiko einer intrakraniellen Blutung. Der fehlende Widerstand im Becken oder in den Weichteilen bedeutet, dass das Kind nicht die sanftere Kompression, die sensorische Stimulation und die Beteiligung der Reflexe bei einer langsameren Geburt erfährt.

Weitere Faktoren während des Geburtsprozesses
Die Lage des Fötus vor der Geburt hat Auswirkungen auf den Geburtsverlauf. Die Position des kindlichen Kopfes vor und während des Geburtsvorgangs im Zusammenhang mit dem TLR und dem ATNR wurde in **Kap. 3** beschrieben.

Zudem ist die Steißlage zu erwähnen, weil sie sowohl die Ursache für Geburtskomplikationen als auch ein Hinweis auf ein vor der Geburt vorhandenes Problem sein kann. Schwierigkeiten bei einer Steißlagenentbindung entstehen häufig durch frühes Einreißen der Membranen und ein langes erstes Wehenstadium, da Gesäß, Knie oder Füße schlechte Dilatatoren des Gebärmutterhalses sind und der größte, härteste und verletzlichste Teil des Kindes zuletzt geboren wird.

Zu den Risiken für das Kind gehören Totgeburt, Nabelbruch durch Zug der Nabelschnur, vorzeitige Ablösung der Plazenta, vorzeitige Inspiration (Einstimmung) durch Abkühlung des zuerst geborenen Unterkörpers, Unterbrechung des plazentalen Blutkreislaufs, Verletzungen wie Frakturen oder Dislokationen der Gliedmaßen, Verformung oder Frakturen des Schädels, Kopfnickerhämatom durch Zug am Hals des Kindes, *blaue Asphyxie* durch Druck auf die Nabelschnur oder die Plazenta, *weiße Asphyxie* durch Druck auf den Kopf oder die Wirbelsäule sowie Schädelverletzungen. Angesichts der damit verbundenen Risiken ist es nicht überraschend, dass die bevorzugte Entbindungsart bei Steißlage häufig, aber nicht ausschließlich, eine Sectio ist.

Blaue Asphyxie – Blaufärbung der Haut, wenn der Sauerstoffmangel im Blut im Vordergrund steht. Weiße Asphyxie – wenn es zum Kreislaufzusammenbruch kommt.

Wenn während der Schwangerschaft eine Steißlage festgestellt wird, kann nach etwa 35 Wochen versucht werden, das Baby zu drehen (externe kephalische Version). Ist das Baby jedoch klein, kann es in eine Steißlage zurückfallen. Sofern es keine offensichtlichen Ursachen wie Mehrlingsschwangerschaft oder andere medizinische Bedingungen gibt, könnte eine anhaltende Steißlage auch ein Hinweis auf Unreife in der vestibulären Funktionsfähigkeit sein [77].

Zu bedenken ist, dass das vestibuläre System schon früh in der Entwicklung gebildet wird.

Angeborenes Verhalten wird von den Genen programmiert. Es wird von einer Generation an die nächste weitergegeben und wird ohne Lernen oder vorherige Erfahrung ausgeführt. Angeborenes Verhalten wird in vier Kategorien eingeteilt:

1. Kinesis – der Organismus verändert die Geschwindigkeit seiner Bewegungen als Reaktion auf einen Umweltreiz.
2. Taxis – gerichtete Bewegung auf einen Stimulus zu oder von ihm weg.
3. Reflex – stereotype Bewegung eines Körperteils als Reaktion auf einen Reiz.

4. Fixierte Verhaltensmuster – stereotypisierte und oft komplexe aufeinander folgende Bewegungen als Reaktion auf einen Reiz.

Das vestibuläre System ist die primäre Quelle der Orientierung im Raum und ist besonders wichtig im Uterus, von wo aus die externen Orientierungssinne des Sehens und Hörens dem Baby nicht helfen können, seine Position im Raum zu erkennen. Berthoz [78] beschrieb die Bogengänge des Vestibularapparates als „im Wesentlichen träge Rezeptoren“. Sie funktionieren ohne Basis und sind daher für den fliegenden Vogel ebenso vorteilhaft wie für den Löwen, der seine Beute fängt, oder den Affen, der von Ast zu Ast springt.“ Dies gilt auch für im Wasser lebende Arten. Im Wasser schwebend und unter verminderter Wirkung der Schwerkraft wirken die Bogengänge vor der Geburt als primärer Sensor für die Position im Raum.

Steißlagen kommen auch bei nichtmenschlichen Primaten und anderen Säugetieren vor, aber bei Arten wie Hühnern weiß das ungeborene Küken instinktiv, dass es, um sicher aus der Schale auszubrechen, nach oben picken muss. Wenn es versucht, nach unten zu picken, kann es nicht mehr herauskommen. Dies ist ein Beispiel für angeborenes Verhalten. Die Rolle des vestibulären Systems bei der Steuerung angeborenen Verhaltens kann bei Motten gesehen werden, wenn sie dem Licht eine positive Taxis zeigen, oder bei Fischen, die schwimmen, indem sie die Rückenoberfläche von der Schwerkraft weg und auf das Licht zu orientieren versuchen. Wenn einem Fisch die Organe, welche die Schwerkraft wahrnehmen, entfernt werden oder wenn das Licht seitlich in ein Aquarium eindringt, verliert der Fisch die Orientierung. Ohne ihre Schwerkraftsensoren sind sie „lost in space“. Sie orientieren sich dann allein am Licht und schwimmen vertikal oder mit dem Bauch nach oben [79]. Eine Steißlage, die sich medizinisch nicht durch andere Ursachen erklären lässt, kann ein frühes Anzeichen für eine unreife vestibuläre Funktionstüchtigkeit sein. Im Jahr 2008 wurde eine Studie veröffentlicht, die zeigt, dass Männer und Frauen, die in Steißlage geboren wurden, bei ihren eigenen ersten Schwangerschaften ein mehr als doppelt so hohes Risiko einer Steißgeburt hatten im Vergleich zu Männern und Frauen, die in Schädellage zur Welt kamen [80]. Obwohl die offensichtliche Interpretation dieser Befunde darin besteht, dass die Steißlage in diesen Fällen ein vererbbares Merkmal ist, passen die Befunde auch zu der Theorie „Das Baby weiß nicht, wo der Weg nach oben ist“ als Erklärung für eine Steißgeburt. „Ich vermute, dass der vererbte Teil die vestibulär-gravitationelle Orientierungsunreife ist.“ (L. Beuret, persönliche Mitteilung).

Fetaler Distress

Fetaler Distress tritt auf, wenn dem Fötus Sauerstoff entzogen wird und er hypoxisch wird. Schwere pränatale Hypoxie ist eine Hauptursache für Hirnschäden. Studien zu Verhaltensauswirkungen einer Hypoxie an Nagetieren haben eine verzögerte Entwicklung der sensorischen und motorischen Reflexe während des ersten postnatalen Lebensmonats, eine Beeinträchtigung der Motorik, des Lernens und des Gedächtnisses bei erwachsenen Tieren sowie eine Zunahme von Zelltod und Zellverlust im Hirngewebe in den ersten Tagen nach der Geburt festgestellt [81]. Im Allgemeinen gilt: Je komplexer das Gehirn ist, desto anfälliger ist es für die Auswirkungen von Sauerstoffmangel.

Referenzen

1. Blythe P, McGlown DJ. An organic basis for neuroses and educational difficulties. Chester: Insight Publications; 1979.
2. Goddard SA, Hyland D. Screening for neurological dysfunction in the specific learning difficulty child. The British Journal of Occupational Therapy. 1998;10:459–64.
3. Goddard Blythe SA. What babies and children really need. How mothers and fathers can nur-

ture children's growth for health and well being. Stroud: Hawthorn Press; 2008.
4. Anderson UM. The psalms of children. Ellicottville, NY: She-Bear Publications; 1996.
5. Anderson UM. Anderson beyond genome. 2004. Verfügbar unter: www.andersonbeyondgenome.com
6. Eustis RS. The primary origin of the specific language disabilities. Journal of Pediatrics. 1947; XXXI:448–55. https://doi.org/10.1016/S0022-3476(47)80204-5
7. Annett M. The distribution of manual symmetry. British Journal of Psychology. 1972;63:343–58. https://doi.org/10.1111/j.2044-8295.1972.tb01282.x
8. Annett M. Left, right, hand and brain. The right shift theory. London: Lawrence Erlbaum; 1985.
9. Annett M. The right shift theory of a genetic balanced polymorphism for cerebral dominance and cognitive processing. Cahiers de Psychologie Cognitive. 1995;14(5):427–623.
10. ART factsheet. Juli 2014. Verfügbar unter: http://www.eshre.eu/Guidelines-and-Legal/ART-fact-sheet.aspx
11. Leslie G, et al. Children conceived using ICSI do not have an increased risk of delayed mental development at 5 years of age. Human Reproduction. 2003;18(10):2067–72. https://doi.org/10.1093/humrep/deg408
12. Squires J, Kaplan P. Developmental outcomes of children born after assisted reproductive technologies. Infants and Young Children. 2007;20(1):2–10. https://doi.org/10.1097/00001163-200701000-00002
13. Schieve L, et al. Are children born after assisted technology at increased risk for adverse health outcomes? The American College of Obstetricians and Gynecologists. 2004;103(6):1154–63. https://doi.org/10.1097/01.AOG.0000124571.04890.67
14. Squires J. Developmental monitoring of children conceived by intracytoplasmic sperm injection and in vitro fertilisation. Fertility and Sterility. 2003;79(3):453–4. https://doi.org/10.1016/S0015-0282(02)04685-X
15. Wenstrom K, et al. Multiple gestation: complicated twin, triplet, and high-order multifetal pregnancy. American College of Obstetricians and Gynecologists. 2004;104(4):869–83.
16. Hart R, Norman RJ. The longer-term health outcomes for children born as a result of IVF treatment: Part 1. General health outcomes. Human Reproduction Update. 2013;19(3):232–43. https://doi.org/10.1093/humupd/dms062
17. Knoester M, et al. Matched follow up study of 5–8-year-old ICSI singletons: child behavior, parenting stress and child (health related) quality of life. Human Reproduction. 2007;22:3098–107. https://doi.org/10.1093/humrep/dem261
18. Knoester, et al. Perinatal outcome, health, growth, and medical care utilisation of 5 to 8 year old intracytoplasmic sperm injection singletons. Fertility and Sterility. 2008;89:1133–46. https://doi.org/10.1016/j.fertnstert.2007.04.049
19. Beydoun H, Sicignano N, Beydoun M, Matson D, Bocca S, Stadtmauer L, Oehninger S. A cross-sectional evaluation of the first cohort of young adults conceived by in vitro fertilization in the United States. Fertil Steril. 2010;94(6):2043–2049. https://doi.org/10.1016/j.fertnstert.2009.12.023
20. American Academy of Pediatrics, Council on Children with Disabilities. Identifying infants and young children with developmental disorders in the medical home: an algorithm for developmental surveillance and screening. Pediatrics. 2006;118(1):405–20. https://doi.org/10.1542/peds.2006-1231
21. Vulliemoz NR, Kurinczuk J. Scientific impact paper no. 8. May 2012. In vitro fertilization: perinatal risks and early childhood outcomes. London: Royal College of Obstetricians and Gynaecologists; 2012.
22. Helmerhorst FM, et al. Perinatal outcome of singletons and twins after assisted conception: a systematic review of controlled studies. BMJ. 2004;328:261. https://doi.org/10.1136/bmj.37957.560278.EE
23. Burne J. Good Health Daily Mail, 12 December 2006. IVF: Why we must be told the truth over birth defects. 2006.
24. El-Chaar D. Fertility treatment raises birth defect risk. In: conference hosted by The Society for Maternal-Fetal Medicine. 09.02.; San Francisco. 2007.
25. Jensen TK, et al. Fertility treatment and reproductive health of male offspring: a study of 1925 young men from the general population. American Journal of Epidemiology. 2007;165(5):583–90. https://doi.org/10.1093/aje/kwk035
26. Levine RJ, et al. Soluble endoglin and other circulating antiangiogenic factors in preeclampsia.

The New England Journal of Medicine.355: 992-1005. Zitiert in: New Scientist.com news service, 22 September 2006.
27. Profet M. Protecting your baby-to-be: preventing birth defects in the first trimester. Reading: Addison-Wesley; 1995.
28. Horrobin D. The madness of Adam and Eve. How schizophrenia shaped humanity. London: Corgi Books; 2001.
29. Profet M. Zitiert in: The adapted mind, Barkow J.H., et al. (Hrsg.). Oxford University Press, New York. 1992.
30. Foresight. Verfügbar unter: http://www.foresight-preconception.org.uk/
31. Brambell FWR. Prenatal mortality in mammals. Biological Review. 1948;23:379–407. https://doi.org/10.1111/j.1469-185X.1948.tb00565.x
32. Hertig AT, et al. Thirty-four fertilised human ova, good, bad and indifferent, recovered from women of known fertility. A study of biologic wastage in early human pregnancy. Pediatrics. 1959;23:202–11.
33. Werner EE, et al. The children of Kauai. A longitudinal study from the prenatal period to age ten. Honolulu: University of Hawaii Press; 1971.
34. Tong S, et al. Serum concentrations of macrophage inhibitory cytokine 1 (MIC 1) as a predictor of miscarriage. Lancet. 2004;363:129–30. https://doi.org/10.1016/S0140-6736(03)15265-8
35. Van Dongen GR, Goudie EG. Fetal movements in the first trimester of pregnancy. British Journal of Obstetrics and Gynecology. 1980;87:191–3. https://doi.org/10.1111/j.1471-0528.1980.tb04516.x
36. DeMause L. Foundations of psychohistory. New York: Creative Roots; 1982.
37. Luckett PW. Reproductive development and evolution of the placenta in primates. Contributions of Primatology. 1974;3:142–234.
38. Trevathen WR. Human birth. An evolutionary perspective. New York: Aldine de Gruyter; 1987.
39. National Library for Health. National Library for Health. 1982.
40. McKeever TM, et al. A birth cohort study using the West Midlands General Practice Database. American Journal of Respiratory and Critical Care Medicine. 2002;166:827–32. https://doi.org/10.1164/rccm.200202-158OC
41. O'Keane V, Scott J. From obstetric complications to a maternal-foetal origin hypothesis of mood disorder. British Journal of Psychiatry. 2005; 18:367–8. https://doi.org/10.1192/bjp.186.5.367
42. Selye H. The stress of life. New York: McGraw-Hill; 1956.
43. Moir A, Jessel D. Brain sex. The real difference between men and women. London: Mandarin; 1991.
44. Gibbs RB. Estrogen and nerve growth factor-related systems in the brain. Effects on basal forebrain cholinergic neurons and implications for learning and memory processes and aging. In: Luine VN, Harding CF, Hrsg. Annals of The New York Academy of Sciences. Bd. 743, Hormonal restructuring of the adult brain. Basic and clinical perspectives. New York: New York Academy of Sciences; 1994. S. 165–99.
45. Verny T. The secret life of the unborn child. London: Sphere Books; 1982.
46. O'Connor TG, et al. Maternal antenatal anxiety and children's behavioural/emotional problems at 4 years: report from the Avon Longitudinal Study of Parents and Children. British Journal of Psychiatry. 2002;180:502–8. https://doi.org/10.1192/bjp.180.6.502
47. Sontag LW. War and the foetal maternal relationship. Marriage and Family Living. 1944;6:1–5. https://doi.org/10.2307/346811
48. Blythe P. A somatogenic basis for neurosis and the effect upon health. Chester: The Institute for Psychosomatic Therapy; 1974.
49. Sarkar P, et al. Ontogeny of foetal exposure to maternal cortisol using midtrimester amniotic fluid as a biomarker. Clinical Endocrinology. 2007;66(5):636. https://doi.org/10.1111/j.1365-2265.2007.02785.x
50. Deuschl G, et al. The pathophysiology of tremor. Muscles and Nerves. 2001;24(6):716–35. https://doi.org/10.1002/mus.1063
51. Grace T, Bulsara M, Robinson M, Hands B. The impact of maternal gestational stress on motor development in late childhood and adolescence: a longitudinal study. Child Development. 2015; https://doi.org/10.1111/cdev.12449
52. March of Dimes. Medical references: drinking alcohol during pregnancy.
53. Barnes DE, Walker DW. Prenatal ethanol exposure permanently alters the rat hippocampus. Bd. 105, Mechanisms of alcohol damage in utero. CIBA Foundation Symposium. London: Pitman; 1981.
54. West JR, et al. Prenatal and early postnatal exposure to ethanol permanently alters the rat

hippocampus. Bd. 105, Mechanisms of Alcohol Damage in Utero. CIBA Foundation Symposium. London: Pitman; 1984.

55. Tuormaa TE. The adverse effects of alcohol on reproduction. International Journal of Biosocial and Medical Research. 1994;14(2). Reproduced for Foresight, The Association for the Promotion of Preconceptual Care.
56. Merck. Homepage. 2021. Verfügbar unter: http://www.merck.com/
57. Chasnoff IJ, et al. Cocaine use in pregnancy. New England Journal of Medicine. 1985;313: 666–9. https://doi.org/10.1056/NEJM198509123131105
58. Chasnoff IJ, et al. Prenatal drug exposure: effects of neonatal and infant growth development. Neurobehavioral Toxicology and Teratology. 1986;8:357–62.
59. Kaada B. Sudden infant death syndrome. The possible role of the fear paralysis reflex. Oslo: Scandinavian University Press; 1986. https://doi.org/10.1016/0306-9877(87)90029-6
60. Goddard SA. Reflexes, learning and behavior. Eugene, OR: Fern Ridge Press; 2002.
61. Bellis Waller M. Crack affected children. A teacher's guide. Newbury Park, CA: Corwin Press; 1993.
62. Bellis Waller M. Personal communication. 2006.
63. Mereu G, et al. Prenatal exposure to a cannabinoid agonist produces memory deficits linked to dysfunction in hippocampal long-term potentiation and glutamate release. Proceedings of the National Academy of Sciences of the United States of America. 2003;100(8):4915–20.
64. El Marroun H, et al. Post-term birth and the risk of behavioural and emotional problems in early childhood. International Journal of Epidemiology. 2012; https://doi.org/10.1093/ije/dys043
65. Chyi LJ, et al. Cognitive school outcomes of infants born at 32 to 36 weeks gestation. In: Pediatric Academies Society's Annual Meeting. 05.2007; Toronto, Canada. 2007.
66. Conger K. Slightly early birth may still spell trouble later in school Stanford report. 2007 (Erstellt am Mai 2007]. Verfügbar unter: https://news.stanford.edu/news/2007/may9/med-premature-050907.html
67. Reiss A, et al. Sex differences in cerebral volumes of 8-year-olds born preterm. The Journal of Pediatrics. 2004;145(2):242–9. https://doi.org/10.1016/j.jpeds.2004.04.031
68. Stanford News, Hrsg. Portions of brain are smaller in children born prematurely. Genetics, hormones may shield girls' brains from adverse effects of early birth Stanford Report. 18. August 2004. Verfügbar unter: https://news.stanford.edu/news/2004/august18/med-reiss-818.html
69. Swamy GK, et al. Association of preterm birth with long-term survival, reproduction, and next-generation preterm birth. JAMA. 2008; 299:1429–36. https://doi.org/10.1001/jama.299.12.1429
70. Swamy G. Zitiert in: Preterm birth linked to lifelong health issues. 2008.
71. Rosenberg K, Trevathan WR. The evolution of human birth. Scientific American. 2001;285 (5):77–81. https://doi.org/10.1038/scientificamerican1101-72
72. Birth Choice UK. Statistik. Verfügbar unter: www.BirthChoiceUK.com
73. Bennett RV, Brown LK. Myles textbook for midwives. Edinburgh: Churchill Livingstone; 1989.
74. Buckley SJ. Gentle birth, gentle mothering. Brisbane: One Moon Press; 2005.
75. Eggesbø M, et al. Cesarean delivery and cow milk allergy/intolerance. Allergy. 2005;60(9): 1172. https://doi.org/10.1111/j.1398-9995.2005.00857.x
76. Bull J. The possible role of primitive reflexes in the birth process. In: The Institute for Neuro-Physiological Psychology Training Course in Identification, Assessment and Treatment of Neuro-Developmental Delay. 11.2005; Chester. 2005. Vorlesung in Geburtshilfe.
77. Odent M. The early expression of the rooting reflex. In: European Conference of Neuro-Developmental Delay in Children with Specific Learning Difficulties. Chester, UK. 1991. Paper.
78. Berthoz A. The brain's sense of movement. Cambridge, MA.: Harvard University Press; 2000.
79. Audesirk T, Audesirk G. Biology. Life on earth. Upper Saddle River, NJ: Prentice Hall; 1996.
80. Nordtveit TI, et al. Maternal and paternal contribution to intergenerational recurrence of breech delivery: population based cohort study. BMJ. 2008; https://doi.org/10.1136/bmj.39505.436539.BE
81. Golan H, Huleihel M. The effect of prenatal hypoxia on brain development: short- and long-term consequences demonstrated in rodent models. Developmental Science. 2006;9(4):338–49. https://doi.org/10.1111/j.1467-7687.2006.00498.x

7 Postnatale Faktoren im INPP-Fragebogen

7.1 Hintergrundinformationen zu den Fragen

Frage 6: War Ihr Kind ein Small-for-date-Baby? Geben Sie bitte das Geburtsgewicht an.

Studien, die in den 1980er Jahren in den Niederlanden durchgeführt wurden (die Groningen-Studien), ergaben, dass mehrere neurologische Auffälligkeiten bei Neugeborenen – insbesondere ein niedriges Geburtsgewicht im Verhältnis zur Schwangerschaftsdauer – signifikante Ursachen für spätere kleinere neurologische Funktionsstörungen waren [1], [2]. Auch ein Zusammenhang zwischen niedrigem Geburtsgewicht und der Entwicklung von Herz-Kreislauf-Erkrankungen und Stoffwechselkrankheiten wie Diabetes bei Erwachsenen wurde wiederholt nachgewiesen. Zusätzlich zu den physischen Auswirkungen eines niedrigen Geburtsgewichts auf die Gesundheit im späteren Leben zeigte eine Studie auf, dass ein niedriges Geburtsgewicht in Bezug auf das Gestationsalter, insbesondere beim voll ausgetragenen Baby, auch mit psychischem Stress im Erwachsenenalter verbunden ist, der sich nicht auf andere Faktoren aus der Kindheit zurückführen lässt. Dies deutet, so die Wissenschaftler, auf einen direkten Zusammenhang zwischen frühkindlichen Entwicklungsfaktoren und der psychischen Gesundheit im Erwachsenenalter hin, und damit auf einen neurologischen Entwicklungsverlauf [3].

Frühe Lebenserfahrungen wie das Geburtsgewicht können Einfluss auf die Kognition [3] und das Verhalten [4] in der Kindheit haben, und sie sind möglicherweise das Ergebnis einer Reihe anderer Faktoren:

- Frühgeburt mit allen Risiken für den unreifen Säugling;
- intrauterine Wachstumsstörung des Fötus infolge einer Plazentainsuffizienz, die zu einer verminderten Sauerstoff- und Nährstoffversorgung des sich entwickelnden Gehirns führt;
- strukturelle Veränderungen biologischer Mechanismen wie der Hypothalamus-Hypophysen-Achse [5] (mit ihrem starken Einfluss auf Hormone, emotionale und kognitive Reaktionen), der Wachstumshormon-Achse und der Schilddrüsenfunktion.

Kinder mit niedrigem Geburtsgewicht können zum oder vor dem errechneten Termin geboren werden und sind in unterschiedlichem Maße sozialen und medizinischen Risiken ausgesetzt. Da Kinder mit niedrigem Geburtsgewicht keine homogene Gruppe sind, verfügen sie über ein breites Spektrum an Wachstums- und Gesundheits- sowie entwicklungsneurologischen Outcomes. Während die überwiegende Mehrheit der Kinder mit niedrigem Geburtsgewicht normale Outcomes hat, weisen sie jedoch als Gruppe in der Regel höhere Raten von unterdurchschnittlichem Wachstum, von Krankheiten und von neurologischen Entwicklungsproblemen auf. Je geringer das Geburtsgewicht, desto größer die Probleme. Mit Ausnahme einer kleinen Minderheit von Kindern mit niedrigem Geburtsgewicht, die an geistiger Retardierung und/oder zerebraler Lähmung leiden, zeigen die meisten Kindern mit niedrigem Geburtsgewicht als Entwicklungsfolgen leichte Probleme in der Kognition, Aufmerksamkeit und neuromotorischen Funktion.

Es ist bekannt, dass eine Plazentainsuffizienz, die zu einer fetalen Wachstumsrestriktion (FWR) führt, ein signifikanter Risikofaktor für eine neurologische Entwicklungsverzögerung ist.

Die Auswirkung des geringen Geburtsgewichts in Bezug auf das Gestationsalter *(small for gestational age/SGA)* auf die langfristige intellektuelle Leistung ist ebenfalls gut dokumentiert. Säuglinge, die mit einer schweren FWR, mit vermindertem Kopfumfang oder zu früh geboren werden, haben die schlechtesten Outcomes in ihrer neurologischen Entwicklung. Es gibt ferner zwei unterscheidbare Erscheinungsformen von FWR, die unterschiedliche Auswirkungen auf motorische, kognitive, soziale und verhaltensbezogene Bereiche haben. Noch muss bestimmt werden, welche in der pränatalen Phase gemessenen Variablen am besten den Typ der fetalen Beeinträchtigung identifizieren, der eine Verzögerung der neurologischen Entwicklung am besten vorhersagt. Jene als SGA/FWR geborenen Kinder, die dann postnatal ein ähnliches Größenwachstum und einen ähnlichen Kopfumfang erreichen wie die Kinder, die dem Gestationsalter entsprechend geboren wurden, erzielen jedenfalls bessere kognitive Ergebnisse. [6]

Mehrjährige Follow-up Studien, die an in den 1960er Jahren geborenen Kindern durchgeführt wurden, ergaben, dass die nachteiligen Folgen einer Geburt mit niedrigem Geburtsgewicht auch im Jugendalter noch zu spüren waren. Ungünstige soziodemographische Faktoren wirken sich überdies negativ auf die Entwicklungsoutcomes im gesamten Spektrum niedriger Geburtsgewichte aus und scheinen sogar weit größere Auswirkungen auf die langfristigen kognitiven Ergebnisse zu haben als die meisten der biologischen Risikofaktoren.

Darüber hinaus werden die kognitiven Defizite, die mit sozialen oder umweltbedingten Risiken verbunden sind, mit zunehmendem Alter des Kindes immer ausgeprägter. Förderprogramme für Kinder mit niedrigem Geburtsgewicht scheinen am wirksamsten für ein Kind mit nur mäßig verringertem Geburtsgewicht zu sein, das aus einer sozioökonomisch benachteiligten Schicht stammt. Fortgesetzte Forschung und Bemühungen, die Häufigkeit von niedrigem Geburtsgewicht und die damit verbundenen perinatalen medizinischen Folgeerscheinungen zu verringern, sind von größter Bedeutung. Eine fortlaufende Dokumentation der Langzeitauswirkungen von Kindern mit niedrigem Geburtsgewicht sollte ebenso verpflichtend sein wie die Durchführung von Programmen zur Verbesserung des Lebensumfeldes, um die Langzeitfolgen für Kinder, die mit niedrigem Geburtsgewicht geboren werden, zu mildern. [7]

Ein niedriges Geburtsgewicht ist keine absolute Determinante für Gesundheit, neurologische Funktionsstörungen in der Kindheit oder für das Auftreten psychischer Probleme im Erwachsenenalter, aber wie bei vielen Vorkommnissen im frühen Leben ist es mit erhöhten Risiken verbunden [8].

In jüngerer Zeit hat sich die Aufmerksamkeit auf das hohe Geburtsgewicht fokussiert, was darauf hindeutet, dass auch große Babys ein Risiko haben, später gesundheitliche Probleme zu entwickeln. Ein hohes Geburtsgewicht (> 4 kg) führt manchmal dazu, dass das Kind eher entbunden werden muss, obwohl es möglicherweise noch nicht ausreichend entwickelt ist. Das kann zu Problemen wie Atemschwierigkeiten oder Gelbsucht führen. Ein deutlich erhöhtes Geburtsgewicht ist häufig die Folge von Gestationsdiabetes oder mütterlicher Adipositas. „Wissenschaftler vermuten, dass ein hohes Geburtsgewicht ein Marker für eine ungünstige fötale Programmierung ist. Studien an Tieren legen nahe, dass eine zu starke fötale Nahrungsaufnahme eine Vielzahl von Veränderungen in der fötalen Genaktivierung, in den Organfunktionen und der Produktion von Insulin und anderen Hormonen auslöst. In einer menschlichen Schwangerschaft führen diese Veränderungen dazu, dass ein Baby zu groß für sein eigenes Wohlergehen wird" [9].

Frage 7: Gab es irgendwelche Besonderheiten an Ihrem Baby nach der Geburt, z. B. dass der Schädel verformt war, dass es viele blaue Flecken oder die Nabelschnur um den Hals hatte, dass es deutlich blau war, eine schwere Neugeborenengelbsucht hatte, noch Lanugo-Behaarung aufwies oder noch stark mit Käseschmiere bedeckt war? Brauchte es Intensivpflege? Falls ja, bitte Einzelheiten angeben.

Der Gesundheitszustand des Kindes wird unmittelbar nach der Geburt anhand der *Apgar-Werte* beurteilt, die auf fünf Parametern basieren: Herzfrequenz, Atmung, Muskeltonus, Hautfarbe und Reaktion auf Reize. Apgar-Werte werden in der Regel sowohl 1 als auch 5 Minuten nach der Geburt ermittelt. Ein normaler Säugling in guter Verfassung erhält einen Wert zwischen 7 und 10. Ein Wert unter 7 deutet auf einen Grad an Asphyxie hin, der gegebenenfalls eine Beatmung erforderlich macht, da Sauerstoffmangel im Gehirn zum Zelltod und zu Zellschäden führen kann – je länger der Zeitraum des Sauerstoffmangels, desto größer das Risiko von Folgeproblemen.

Die Apgar-Werte werden in Deutschland auch oft insgesamt dreimal durchgeführt, nämlich 1, 5 und 10 Minuten nach der Geburt. (Anm. d. Übers.)

Zusätzlich zu den Kriterien des Apgar-Werte geben andere körperliche Beobachtungen Aufschluss über den Zustand des Babys: Ein deformierter Schädel, eine Schwellung, ein Hämatom oder ein Bluterguss deuten darauf hin, dass das Baby bei der Geburt einen „rauen Ritt" gehabt haben könnte. Eine Belastung oder Beanspruchung der Nackenregion und des Hinterkopfes (Atlantookzipitalregion) kann zu einer strukturellen Fehlstellung der Wirbelsäule an der Schädelbasis führen. Dies kann sich nicht nur auf die Haltung und den Muskeltonus des heranwachsenden Kindes auswirken, sondern sich auch schon früher bemerkbar machen, wenn das Kind schlecht schläft, weder auf den Rücken noch auf den Bauch gelegt werden will, in den ersten 12 Lebenswochen an Koliken leidet und später, wenn keine Behandlung erfolgt, postural bedingte Lernprobleme zeigt.

Gelbsucht

Gelbsucht ist in der ersten Lebenswoche häufig und tritt als Folge einer Erhöhung der Gallenpigmente (Bilirubin) im Blut und in den Geweben auf. Vor der Geburt benötigt der Fötus einen hohen Hämoglobinspiegel, um ausreichend Sauerstoff über die Plazenta aufzunehmen. Nach der Geburt ist dieses hohe Niveau nicht mehr erforderlich, und der Überschuss muss abgebaut und entfernt werden. Dies, zusammen mit der Tatsache, dass die roten Blutzellen des Neugeborenen ebenfalls eine kurze Lebensspanne haben, führt zu einem erhöhten Bedarf an Hämolyse (Abbau von Blutkörperchen) und zu einer höheren Produktion von Bilirubin, das normalerweise in der Leber an Glukuronsäure gebunden und von Bakterien im Darm in eine harmlose Substanz umgewandelt wird. Eine frühe Fütterung des Säuglings trägt dazu bei, die Motilität im Darm zu stimulieren und die Glukose für die Herstellung von Leberenzymen zu liefern, die dem Säugling helfen, Bilirubin zu verstoffwechseln.

Die meisten Säuglinge entwickeln in den ersten Lebenstagen einen leichten Grad an Gelbsucht (physiologische Gelbsucht, die als normal angesehen wird). Etwa 50 % der Säuglinge weisen klinische Anzeichen von Gelbsucht auf, aber nur bei 20 % dieser Säuglinge (10 % aller Säuglinge) erreicht der Bilirubinspiegel im Blut potenziell gefährliche Werte.

Eine milde physiologische Gelbsucht ist häufig und beruht auf einer vorübergehenden Unfähigkeit, den normalen Bilirubin-Stoffwechsel zu regulieren. Bei voll ausgetragenen Säuglingen tritt eine physiologische Gelbsucht nach den ersten 24 Lebensstunden auf und erreicht ihren Höhepunkt am vierten oder fünften Tag. Bei Frühgeborenen beginnt sie in der Regel innerhalb von 48 Stunden nach der Geburt und kann bis zu 2 Wochen dauern. Leichte Symptome der Gelbsucht sind kein Grund zur Besorgnis, vorausgesetzt

- sie treten nicht schon in den ersten 24 Stunden auf;
- der Serumspiegel von Bilirubin überschreitet nicht einen sicheren Grenzwert;
- der höchste Bilirubinspiegel tritt nicht am dritten oder vierten Lebenstag auf oder
- die Gelbsucht klingt am siebten Tag ab und dem Baby geht es ansonsten gut.

Wenn die Symptome der Gelbsucht die zuvor aufgeführten Grenzen *überschreiten*, hört sie auf, physiologisch zu sein, und wird als pathologisch betrachtet. Eine pathologische Gelbsucht sollte zum frühestmöglichen Zeitpunkt behandelt werden, um eine Schädigung der *Basalganglien* zu verhindern, die besonders empfindlich auf die toxischen Wirkungen erhöhter Bilirubinspiegel reagieren. Die wirksamste Form der Behandlung ist die Exposition des Säuglings mit blauem Licht, das Bilirubin in das harmlose grünliche Pigment *Biliverdin* umwandelt. Schwererwiegende Ursachen der Gelbsucht wie Blutgruppenunverträglichkeit oder Schilddrüsenunterfunktion erfordern eine spezielle Behandlung.

Störungen der *Basalganglien* verursachen keine Schwäche oder Reflexveränderungen. Sie führen zu Problemen bei der Kontrolle willkürlicher Bewegungen, was entweder zu gesteigerter oder verringerter Bewegung und zu Veränderungen des Muskeltonus und der Körperhaltung führt.

Frage 8: Hatte Ihr Kind in den ersten 13 Lebenswochen Schwierigkeiten beim Saugen an der Brust oder beim Trinken aus der Flasche? Hat es viel gespuckt? Litt es unter Koliken?

Fütterungsprobleme können aus einer Reihe von Gründen auftreten. Bei Frühgeborenen sind sie eine direkte Folge von Komplikationen, die mit der Frühgeburt verbunden sind, einschließlich unterentwickelter Such- und Saugreflexe.

Selbst bei einem voll ausgetragenen Säugling können Probleme beim Saugen und/oder Kauen mit unterentwickelten Such- und Saugreflexen verbunden sein, insbesondere wenn Mutter und Kind nach der Geburt eine Zeitlang getrennt waren [10]. Wenn allerdings die Such- und Saugreflexe persistieren, wenn der Säugling ein paar Monate später lernen muss, Nahrung zu kauen und zu zerkleinern, können sie die Entwicklung einer reiferen Mundmotorik für die Nahrungsaufnahme behindern. Das Kauen ist nicht nur deshalb wichtig, weil es die Nahrung zerkleinert und den Verdauungsprozess im Mund einleitet, sondern auch, weil es die Bewegung des Darms im Verdauungstrakt anregt, denn dort findet der Großteil der Absorption statt.

Odent beobachtete, dass Babys, die zu früh oder krank geboren werden und deswegen in einen Brutkasten gelegt werden, in den ersten Stunden nach der Geburt „suchende" Bewegungen ausführen. Wenn ihre Suche keine Belohnung (Brust oder Flasche) erfährt, beginnen diese ins Leere hinein erfolgenden Suchbewegungen nachzulassen. Das bedeutet, dass der Suchreflex in den ersten Stunden nach der Geburt besonders aktiv ist. Wird er jedoch in dieser sensiblen Zeitspanne nicht befriedigt, lässt er an Stärke nach.

Eine Skeletttorsion oder -fehlstellung infolge eines Geburtstraumas kann auch das Saugen, Schlucken, Kauen und die Entwicklung des Bisses beeinträchtigen, da gute Saugbewegungen von der Ausrichtung des Kiefers und des Gaumens abhängig sind. Säuglinge, die bei der Geburt erhöhten Druck, Torsion oder Krafteinwirkung auf die Nackenregion erfahren haben (z. B. durch abweichende Kindslage oder Einsatz der Zange), können bestimmte Fütterungspositionen ebenfalls als unbequem empfinden. Füttern kann dann erst nach Ausprobieren unterschiedlichster Positionen möglich sein. Frühe Schwierigkeiten beim Füttern in den ersten Lebenswochen können die spätere Entwicklung des oralen Muskeltonus, des Schluckmusters und der Ruheposition der Zunge im Mund beeinträchtigen, was sich nicht nur auf das Füttern selber, sondern möglicherweise auch später auf das Sprechen auswirken kann.

Manche Babys entwickeln in den ersten 12 Wochen nach der Geburt Koliken. Bei einer Kolik handelt es sich gemeinhin um einen Anfall krampfartiger Schmerzen im Unterleib, die durch das Vorhandensein einer unverdaulichen Substanz im unteren Teil des Darms entstehen, die krampfartige Kontraktionen des Darms auslöst.

Empirische Daten aus der Auswertung des INPP-Fragebogens weisen auf einen Trend hin, wonach Babys, die von Müttern geboren werden, die während der Schwangerschaft unter starker Übelkeit und Erbrechen litten oder eine Vorgeschichte von Nahrungsmittelunverträglichkeiten haben, mit größerer Wahrscheinlichkeit in den ersten 12 Lebensmonaten ernährungsbedingte Probleme (einschließlich Koliken) entwickeln. Allergische Reaktionen der Haut wie z. B. Milchschorf, die keine direkte Folge des Hautkontakts mit einem bekannten Allergen (z. B. Waschpulver) sind, weisen manchmal auf Probleme mit dem Darm bei der Verdauung bestimmter Lebensmittel hin.

Manche Säuglinge erbrechen regelmäßig einen beträchtlichen Teil ihrer Nahrung. Wenn dies bei einem mit der Flasche gefütterten Säugling auftritt, ohne dass eine andere offensichtliche Ursache vorliegt oder wenn dies bei der Einführung von Muttermilchersatznahrung oder Kuhmilch zum ersten Mal geschieht, *könnte* das auf die Unfähigkeit hinweisen, zusätzliche in der Kuhmilch, aber nicht in der Muttermilch enthaltene Proteine und Fette abzubauen. Es kann aber auch andere Gründe geben.

Regelmäßiges oder anhaltendes, schwallartiges Erbrechen hingegen ist eine ernste Angelegenheit. Es gibt eine Reihe von Krankheitsbildern, die schwallartiges Erbrechen auslösen und die behandelt werden müssen. Darüber hinaus kann dieses Phänomen zu Dehydrierung, zu Elektrolytungleichgewicht und zum Malabsorptionssyndrom führen, bei dem das Baby einen Mangel an lebenswichtigen Nährstoffen erleidet. Dies kann nicht nur die Gewichtszunahme, das Wachstum und die Immunfunktion, sondern auch Schlafmuster, Aktivitätsniveau und die emotionale Ausgeglichenheit beeinträchtigen. Auch kann das Kind später anfälliger für Allergien und damit verbundene Schwierigkeiten werden.

Probleme des Babys können manchmal auch als sekundäre Folge eines Mikronährstoffmangels während der Schwangerschaft auftreten. *Foresight* stellte fest, dass Mütter mit Zinkmangel während der Schwangerschaft anfälliger für starke Übelkeit und Erbrechen waren. Bei der Vitamin- und Mineralstoffanalyse älterer Kinder findet sich bei Allergikern häufig auch ein niedriger Zinkstatus und ein Mangel an essenziellen Fettsäuren (EFA). Bei Erwachsenen kann sich eine bestimmte Art von Koliken entwickeln, die als Blei- oder „Maler“-Kolik bezeichnet wird und direkt auf die Aufnahme von Blei in den Organismus zurückzuführen ist. Obwohl kein Zusammenhang mit einer kindlichen Kolik besteht, erscheint es plausibel, dass selbst nur leicht erhöhte Bleiwerte beim Säugling zu „kolikartigen“ Spasmen führen können.

Eine unabhängige Vitamin- und Mineralstoffanalyse von Kindern im Schulalter, die im INPP vorstellig waren und die eine Vorgeschichte von Ernährungsproblemen im Säuglings- und Kleinkindalter hatten, ergab, dass ein hoher Prozentsatz einen niedrigen Kalziumspiegel und einen erhöhten Bleigehalt im Haar aufwies. Dies kann von Bedeutung sein, da Kalzium und Blei Antagonisten sind: Kalzium hilft, den Bleispiegel im Körper normal zu halten. In diesen Fällen war nicht bekannt, ob die Kinder umweltbelastenden Bleiwerten ausgesetzt waren, die sich dann auf den Kalziumstatus ausgewirkt hatten, oder ob ein niedriger Kalziumspiegel den Aufbau von Blei ermöglicht hatte oder ob es ein Problem bei der Kalziumaufnahme gab, das entweder durch die Unfähigkeit, Milchprodukte zu verarbeiten, oder durch einen Mangel an Vitamin D entstand.

Vitamin D ist notwendig, damit der Körper Kalzium aufnehmen kann. Vitamin D wird hauptsächlich unter Einwirkung von Sonnenlicht hergestellt. Es ist bekannt, dass in kühlen, gemäßigten Klimazonen die Sonneneinstrahlung während der Wintermonate nicht ausreicht, um den gesamten Bedarf des Körpers an Vitamin D zu decken, weshalb es über die Nahrung (z. B. Fisch) zugeführt werden muss. In den Nachkriegsjahren wurde Müttern und Kindern geraten, ihre Ernährung mit Lebertran zu ergänzen, einer reichhaltigen Vitamin-D-Quelle. In den letzten Jahren berichteten Ärzte im Vereinigten Königreich und in den Vereinigten Staaten [11] von einem Wiederauftreten der Rachitis (englisch *rickets*), einer Krankheit, von der man annahm, dass sie in den 1930er Jahren durch eine verbesserte Ernährung ausgerottet worden sei. (Der Begriff *rickets* soll von dem altenglischen Wort *wricken* abgeleitet worden sein, was ‚sich beugen‘ bedeutet.) In mehreren europäischen Ländern wird Rachitis auch als „englische Krankheit“ bezeichnet, ein Begriff, der wahrscheinlich darauf zurückzuführen ist, dass Rachitis um die Wende zum 19. Jahrhundert in größeren britischen Städten endemisch war. Wenn die Mutter einen niedrigen Vitamin-D-Spiegel aufweist, kann das Kind mit einem relativen Vitamin-D-Mangel als Folge einer verminderten mütterlichen Übertragung geboren werden. Das Stillen, das gewöhnlich als die beste Nahrungsquelle für Säuglinge angesehen wird, kann bei einem Mangel der Mutter ebenfalls zu einem Vitamin-D-Mangel des Kindes führen. Da die Rachitis wieder zunehmend auftritt, hat dies zu der Empfehlung geführt, Vitamin D während des Stillens zu supplementieren.

Was auch immer der Grund sein mag: Wenn es biochemische Anzeichen für eine Anomalie bei der Vitamin- und Mineralstoffanalyse beim älteren Kind gibt, sollte eine weitere fachärztliche Untersuchung empfohlen werden. Verdauungsprobleme können, unabhängig von der Quelle, die Verfügbarkeit von Neurotransmittern, den chemischen Botenstoffen des Nervensystems, beeinträchtigen.

Gershon [12] beschrieb den Darm als ein „zweites Gehirn“ mit „einem eigenen Kopf“. Er sagte, dass der Darm ein intrinsisches Nervensystem enthalte, das in Abwesenheit von Input aus dem Gehirn und dem Rückenmark in der Lage ist, Reflexe zu steuern. Der Darm enthält mehr Nervenzellen als der Rest des peripheren Nervensystems. Er ist auch eine chemische Lagerstätte, die alle Neurotransmitter enthält, die sich im Gehirn befinden. Probleme in der Funktion irgendeines Teils des Verdauungstrakts können über ihre Wirkung auf das chemische Botenstoffsystem die Funktion des ZNS beeinträchtigen.

Frage 9: War Ihr Kind in den ersten 6 Lebensmonaten ein auffallend ruhiges Baby, so ruhig, dass Sie manchmal befürchteten, es sei in seinem Bettchen gestorben?

Säuglinge, die sich im Babybett, in der Wiege oder auch im Wachzustand beim freien Spiel wenig bewegen, zeigen möglicherweise frühe

Anzeichen von Hypotonie (schwachem Muskeltonus) oder ein geringes Erregungsniveau.

Frage 10: War Ihr Kind zwischen dem 6. und 18. Lebensmonat sehr aktiv und fordernd? Schlief es wenig und schrie es ständig?

Es gibt eine große Bandbreite von „normal", was das Ausmaß an Schreien und Schlafen eines Babys in verschiedenen Kulturen betrifft, und es kann viele Gründe für ein anstrengendes Baby geben. Babys, die Tag und Nacht ständig übermäßig weinen und sich nicht trösten lassen, signalisieren irgendeine Art von Unbehagen. Im anderen Extrem können Säuglinge, die teilnahmslos sind, selten weinen, selten auf sich aufmerksam machen oder sich mit den Menschen in ihrer Umgebung beschäftigen, frühe Anzeichen einer neurologischen Funktionsstörung aufweisen.

Besonders in den ersten Lebenswochen weinen Säuglinge oft und werden vor dem Füttern unruhig (manchmal alle 2 bis 3 Stunden). Dies ist normal und kommt häufiger bei Small-for-Date-Babys und bei Frühgeborenen vor, die viel Milch aufnehmen müssen, um Wachstum und Gewicht aufzuholen, aber die bei jeder Mahlzeit nur geringe Nahrungsmengen zu sich nehmen. Gestillte Babys neigen dazu, öfter an der Brust trinken zu wollen als mit der Flasche gefütterte Babys. Es kann mehrere Wochen dauern, bis eine Routine etabliert ist, die für Mutter und Kind funktioniert. Babys, die „nach der Uhr" gefüttert werden, neigen dazu, mehr zu weinen als Babys, die nach Bedarf gefüttert werden. Dies alles ist völlig normal und sollte kein Grund zur Besorgnis sein.

Babys, die eine traumatische Geburt hatten, bei der eine Zange oder eine Saugglocke zum Einsatz kam oder andere den atlantookzipitalen Bereich der Wirbelsäule (den obersten Teil der Wirbelsäule, wo sie in die Schädelbasis eindringt) betreffende Komplikationen auftraten, wie z. B. eine Nabelschnurumschlingung des Halses, leiden beim Hinlegen manchmal unter Nackenbeschwerden oder Kopfschmerzen. Manualmediziner, Osteopathen und Chiropraktoren können bei frühzeitiger Behandlung oft viel zur Linderung dieser Beschwerden beitragen.

Säuglinge mit einer Verstopfung der oberen Atemwege (verstopfte Nase, Mundatmer und Schnarcher) neigen dazu, stärker unter Schlafstörungen zu leiden. Druck im Mittelohr, der durch ein unreifes Schluckmuster entsteht, kann zu Schmerzen führen, ähnlich den Beschwerden, die man empfindet, wenn ein Flugzeug zu schnell absinkt. Diese Art von Druck im Mittelohr entwickelt sich nicht zwangsläufig zu einer Mittelohrentzündung (Otitis media), sondern kann zu einem unglücklichen Baby führen, das einfach nicht mag, hingelegt zu werden.

Kinder, bei denen später eine ADHS diagnostiziert wird, haben oft eine Vorgeschichte von Schlafproblemen, die bis weit über das Säuglingsalter hinaus andauern.

Frage 11: Als Ihr Kind alt genug war, in der Karre zu sitzen oder sich im Kinderbett zum Stand hochzuziehen, bewegte es sich dort heftig schaukelnd hin und her, so dass sich Karre oder Bett mitbewegten?

Schaukelbewegungen können ein normaler Teil der Entwicklung sein. Oft treten sie kurzzeitig verstärkt vor dem Erlernen einer neuen motorischen Fertigkeit auf, z. B. kurz bevor das Baby lernt, auf Händen und Knien zu krabbeln. In diesen Phasen trägt das Schaukeln dazu bei, den Übergang von einer Phase der motorischen Entwicklung zur nächsten zu erleichtern. Andererseits entwickeln Kinder gelegentlich andauernde und bisweilen heftige Schaukelaktionen, die sie auch nach einer Unterbrechung wieder aufnehmen. Ähnliches Verhalten wird manchmal bei Menschen beobachtet, die in Einrichtungen leben, z. B. bei Patienten in psychiatrischen Kliniken, bei Kindern in Waisenhäusern, wo sie wenig sensorische oder soziale Aufmerksamkeit erhalten, bei Personen mit Störungen des autistischen Spektrums und unter Bedingungen extremer emotionaler Belastung. Während in diesen Fällen eine anhaltende Schaukelgewohnheit oft als Symptom des „Krankheitsbildes“ interpretiert wird, gibt es auch einige Hinweise darauf, dass Säuglinge und Kinder, die eine anhaltende Schaukelgewohnheit entwickeln, ein hypoaktives vestibuläres System haben und dass das Schaukeln eine zusätzliche vestibuläre Stimulation bewirkt, die ihnen Wohlbefinden verschafft. Mit anderen Worten: In diesen Fällen erfüllt die Schaukelaktion eine Funktion und kann Hinweise darauf geben, welche Art(en) von Intervention und sensorischer Stimulation hilfreich wäre(n).

Frage 12: War Ihr Kind ein kleiner „Kopfstoßer“, d. h. stieß es absichtlich mit dem Kopf gegen feste Gegenstände?

Kopfstoßen wird manchmal bei Kindern beobachtet, die unterempfindlich auf äußere sensorische Reize reagieren, aber ein hohes Maß an innerer Erregung aufweisen. Ähnlich wie die Beispiele, die im Zusammenhang mit dem anhaltenden Schaukeln in der vorhergehenden Frage erwähnt wurden, kann das Schlagen mit dem Kopf auch ein Versuch der Selbststimulation sein. Es kann auch unter Bedingungen extremer Frustration auftreten.

Frage 13: Hat Ihr Kind auffallend früh (< 10 Monate) oder spät (> 16 Monate) laufen gelernt?

Die meisten Säuglinge lernen um die Zeit ihres ersten Geburtstages herum laufen, obwohl die Altersspanne, in der ein Kind laufen lernt, zwischen 9 und 18 Monaten variieren kann. Jeder Zeitpunkt von 10 bis 16 Monaten gilt als normal.

Das freie Laufen stellt einen wichtigen Meilenstein in der motorischen Entwicklung dar, da es den Erwerb posturaler Reaktionen, die substanzielle Hemmung der frühkindlichen Reflexe, die Beherrschung des Gleichgewichts und die Entwicklung eines Muskeltonus bedeutet, der ausreicht, um das Gewicht des Körpers zu tragen. Ein Kind, das das Laufen erst spät lernt (mit 16 Monaten oder später), kann frühe Anzeichen einer Verzögerung der motorischen oder posturalen Entwicklung und/oder der Entwicklung vestibulärer Fähigkeiten aufweisen.

Trotz des Wunsches von Eltern, ihr Kind möglichst früh laufen zu sehen, ist das frühe Laufen nicht unbedingt im langfristigen Interesse des Kindes, zumal dann, wenn es die Zeit verkürzt, die der Säugling zuvor kriecht und krabbelt. Wie in früheren Kapiteln erörtert, repräsentieren Kriechen und Krabbeln integrierte Aktivitäten, die vestibuläres, visuelles, propriozeptives und interhemisphärisches Training durch Bewegung kombinieren. Kindern, die früh laufen, entgehen manchmal Aspekte der sensomotorischen Integration, die normalerweise durch die Erfahrung des Kriechens und Krabbelns gefördert werden.

Frage 14: Hat Ihr Kind eine Phase der Bewegungsentwicklung ausgelassen?

a. Kriechen oder
b. Krabbeln oder hat es sich auf andere Weise fortbewegt (z. B. rollend oder als „Po-Rutscher“)?

Es gibt oft Verwirrung zwischen den Begriffen *Kriechen* und *Krabbeln*. Kriechen geht dem Krabbeln voraus und ist eine Vorwärtsbewegung, bei der der Bauch in Kontakt mit dem Boden bleibt. Das Krabbeln beginnt in der Regel im Alter zwischen 7 und 9 Monaten. Es sind Bewegungen, die auf Händen und Knien ausgeführt werden, wobei der Bauch vom Boden abgehoben ist. Sowohl das Kriechen als auch das Krabbeln entwickeln sich stufenweise und nicht alle Kinder durchlaufen alle Stufen.

Es gibt viele Kinder, die im ersten Lebensjahr nicht kriechen oder krabbeln und die später keine Probleme entwickeln. Bei Kindern, die SpLS haben, ist die Inzidenz von ausgelassenen

Kriech- und/oder Krabbelphasen jedoch höher. Kriechen und Krabbeln sind Meilensteine der motorischen Entwicklung und im Kontext der *gesamten* Entwicklungsgeschichte des Kindes von Interesse.

Frage 15: Hat Ihr Kind spät sprechen gelernt (Zwei- und Dreiwortsätze > 2 Jahre)?

Die sprachliche Entwicklung von Kindern durchläuft eine Abfolge unterscheidbarer Phasen. Sprache im weitesten Sinne ist die Fähigkeit zur Kommunikation. Kinder durchlaufen im ersten Lebensjahr viele Phasen der vorsprachlichen Kommunikation. Ein Meilenstein in der Entwicklung eines Kindes stellt das Bilden richtiger Wörter dar, die in einer sinnvollen Reihenfolge verwendet werden.

Mit 12 Monaten verfügen die meisten Kinder über ein oder zwei bedeutungsvolle Wörter und sind in der Lage, einfache Aufforderungen zu befolgen. Mit 18 Monaten werden ein oder zwei Wörter verwendet, um eine komplexere Bedeutung zu vermitteln, wie z. B. *Tasse* bedeutet *Ich möchte etwas zu trinken*, oder *Traktor*, um zu sagen, *Da ist ein Traktor auf dem Feld*. Die Intonation wird oft verwendet, um fehlenden Wortschatz auszugleichen. Im Alter von 2 bis 3 Jahren sollte ein Kind in der Lage sein, zwei oder drei Wörter zusammen zu verwenden, um mit kurzen Sätzen wie *Papa Haus nun*, *Socken aus*, *will trinken* über Dinge zu sprechen und nach ihnen zu fragen. Nun sollten auch Ein-Wort-Fragen wie *wo?* oder *wann?* gebildet werden. Die Entwicklung der Sprache hängt von vielen Faktoren ab: von normalen Hirnfunktionen, adäquatem Hören sowie feinmotorischer Kontrolle der Lippen, der Zunge und des Schluckmechanismus in Verbindung mit der Atmung. Ebenso wichtig ist, dass Kinder täglich mit Sprache konfrontiert sind und eine positive Reaktion auf ihre ersten eigenen Sprechversuche erhalten. Die Sprachentwicklung kann sich daher aus einer Reihe von Gründen verzögern.

Wenn ein Kind bis zum Ende des 2. Lebensjahres noch nicht begonnen hat, zwei Wörter aneinanderzureihen, und mit 3 Jahren noch keine Zwei- bis Dreiwort-Sätze zu bilden, kann dies ein Hinweis auf ein bestehendes Hörproblem, eingeschränkte motorische Fähigkeiten, ein allgemeineres Sprachproblem oder einen Mangel an sprachlicher Anregung durch die Umwelt sein.

Frage 16: Hatte es während der ersten 18 Lebensmonate irgendwelche Krankheiten, die mit hohem Fieber und/oder Krämpfen verbunden waren? Falls ja, bitte Einzelheiten angeben.

Die meisten Kinder machen in den ersten Lebensjahren eine Vielzahl leichter Erkrankungen durch. Dies ist wichtig, um dem sich entwickelnden Immunsystem zu helfen, Angreifer zu erkennen und eine zukünftige Verteidigung aufzubauen. Schwere Erkrankungen mit sehr hoher Temperatur und/oder begleitet von Fieberkrämpfen beim Kleinkind können jedoch in einigen Fällen zu dauerhaften Schäden führen oder das sich entwickelnde ZNS beeinträchtigen. Zu den Krankheiten, die in diese Kategorie fallen könnten, gehören Keuchhusten, Scharlach, Blutvergiftung, Meningitis, Enzephalitis und Bronchitis.

Eine normale Temperatur liegt zwischen 36 und 36.8 °C. Bei Kindern gilt jede Temperatur von 38 °C (100.4 °F) oder darüber als hoch und wird als Fieber eingestuft. Krankheiten, die Fieber verursachen können, sind Grippe, Ohrinfektionen, Drei-Tage-Fieber, Mandelentzündung, Nieren- oder Harnwegsinfektionen oder eine der häufigen Kinderkrankheiten wie Masern, Mumps, Windpocken und Keuchhusten. Gelegentlich kann eine hohe Temperatur auftreten, wenn ein Kleinkind (insbesondere ein Neugeborenes) zu warm angezogen ist. Dies liegt daran, dass kleine Babys ihre Körpertemperatur noch nicht so gut selbst regulieren können. Andere Ursachen für Fieber können das

Zahnen oder eine innerhalb von 48 Stunden auftretende Reaktion auf eine Impfung sein.

Warum tritt Fieber auf?

Eine erfolgreiche Immunantwort greift eine Mikrobenart an, überwindet sie und bietet in Zukunft Schutz vor dieser Mikrobenart, aber vor keiner anderen. Besteht erneut Kontakt mit der Mikrobe, wird sie erkannt, erinnert und überwunden. Der menschliche Körper hat drei Verteidigungslinien gegen Angriffe von Mikroben (Infektionen):

1. äußere Barrieren, die das Eindringen von Mikroben in den Körper, z.B. in die Haut, verhindern;
2. Schleimhäute des Verdauungs- und Atemtraktes, die Schleim absondern, der antibakterielle Enzyme enthält, die die bakteriellen Zellwände zerstören. Schleim in der Nase oder im Mund fängt Mikroben an der Eintrittsstelle ab und hindert sie am Eindringen in den Körper. Wenn Mikroben verschluckt werden, werden sie durch eine Kombination aus Magensäure und proteinverdauenden Enzymen abgetötet. Wenn sie bis in den Verdauungstrakt hinein überleben, zerstören Bakterien im Darm, die für den menschlichen Körper harmlos sind, aber Substanzen absondern, die eindringenden Bakterien oder Pilze.
3. Wenn Mikroben sowohl in das primäre als auch in das sekundäre Abwehrsystem eindringen und wenn die natürlichen Killerzellen, welche für die Zerstörung der mit Viren infizierten Körperzellen zuständig sind, die Vermehrung des Virus nicht stoppen können, reagiert der Körper mit Fieber. Fieber verlangsamt die mikrobielle Vermehrung und erhöht die Verteidigungsfähigkeit des Körpers.

Fieber ist also die natürliche Abwehrwaffe des Körpers auf eindringende Mikroben. Die Körpertemperatur wird durch den Hypothalamus reguliert, einen Teil des Gehirns, der temperaturempfindliche Nervenzellen enthält, die als Thermostat des Körpers fungieren. Der Thermostat ist normalerweise auf 37 °C eingestellt, aber wenn fremde Organismen eindringen, wird er höher geregelt. Eine erhöhte Körpertemperatur steigert die Aktivität der weißen Blutkörperchen, die Bakterien angreifen und die Eisenkonzentration im Blut verringern. Viele Bakterien benötigen mehr Eisen, um sich bei Temperaturen über 38 °C zu vermehren, so dass das Fieber die Abwehrkräfte des Körpers gegen Mikroben erhöht und ungünstige Bedingungen für die Vermehrung der Mikroben schafft. Ein Kind, das eine Reihe schwerer Erkrankungen mit sehr hoher Temperatur durchgemacht hat, zeigt möglicherweise Anzeichen eines gestressten Immunsystems und einer Unreife in der Fähigkeit, die Körpertemperatur unter Stress zu regulieren. Infolge der hohen Temperatur kann es zu einem Angriff auf sein unreifes Nervensystem kommen. Hohe Temperaturen können Probleme verursachen, aber auch symptomatisch für bestehende Probleme sein.

Fieberkrämpfe sind Krampfanfälle, die auftreten, wenn ein Kind hohes Fieber von über 39 °C entwickelt. Sie treten typischerweise im Frühstadium einer Virusinfektion auf, z.B. einer Atemwegsinfektion, wenn die Temperatur rasch ansteigt. Sie sind das Ergebnis einer Unreife der Hirnströme, die noch nicht reif oder widerstandsfähig genug sind, um mit dem Stress einer hohen Temperatur fertigzuwerden. Sie treten am häufigsten im Alter zwischen 6 Monaten und drei Jahren auf, können aber auch noch bis zu einem Alter von 6 Jahren vorkommen. Drei Prozent der Kinder haben mindestens einen Fieberkrampf im Säuglingsalter oder in der frühen Kindheit. Ein vor dem ersten Lebensjahr aufgetretener Fieberkrampf und eine familiäre Vorbelastung erhöhen das Risiko um bis zu 20 %. Die Mehrheit der Kinder erholt sich von Fieberkrämpfen ohne langfristige negative Auswirkungen, aber etwa 1 % der Kinder entwickelt in der Folge eine Epilepsie. Dies ist umso wahrscheinlicher, wenn das Kind länger als normal krampft oder wiederkehrende Anfälle bei der gleichen Erkrankung hat [13]. Eine individuelle und familiäre Vorgeschichte von Fieberkrämpfen kann bei Kindern, die später Aufmerksamkeitsprobleme aufweisen, und bei Erwachsenen, die an einer Panikstörung leiden, von Bedeutung sein.

Frage 17: Litt bzw. leidet Ihr Kind unter Hautproblemen oder Asthma? Zeigte es Hinweise auf weitere allergische Reaktionen?

Eine allergische Reaktion tritt auf, wenn das Immunsystem eine normalerweise harmlose Substanz als potenzielle Bedrohung identifiziert und mit der Bildung von Antikörpern reagiert. Wenn ein Allergen (ein Reizstoff, der das Immunsystem zur Reaktion anregt) mit seinem Antikörper in Kontakt kommt, führt dies zur Freisetzung von Substanzen wie Histamin, die für allergische Reaktionen wie Asthma, Heuschnupfen, Ekzeme oder Dermatitis verantwortlich sind.

Bei inhalativen Allergien wie Asthma und Heuschnupfen produziert das Individuum als Reaktion große Mengen von Antikörpern, die sich an Mastzellen in der Schleimhaut anheften, so dass beim Einatmen des Allergens Histamin aus der Mastzelle freigesetzt wird. Es gibt eine große Anzahl potenzieller inhalativer Allergene, von Pollen bis zu Hausstaubmilben, von Federn bis zu Pestiziden. Bei einigen Kindern tritt Asthma nur bei einer Infektion oder einer intensiven sportlichen Betätigung auf. Kinder, die an Allergien leiden, scheinen auch anfälliger für Infektionen zu sein. Allergien werden durch eine Kombination von Genen und Umwelt verursacht und können durchaus ein Rückfall in eine Zeit sein, in der wir in größerer Nähe zu Lebewesen oder Substanzen lebten, die eine echte Bedrohung für das Leben darstellten. Generationen später reagiert das Immunsystem weiterhin auf relativ harmlose Substanzen, als ob sie eine reale Gefahre darstellten.

Allergische Reaktionen, die die Haut betreffen, können entweder als Folge des direkten Kontakts mit einem Allergen wie z. B. Waschpulver auftreten oder symptomatisch für Probleme im Darm sein. Die Unfähigkeit des Darms, mit bestimmten Substanzen, z. B. Gluten, umzugehen, kann zu einer Schädigung der Haarzellen (Zotten) führen, die den Darm auskleiden und die normalerweise dabei helfen, die Nahrung durch das Verdauungssystem nach unten zu befördern. Eine Schädigung der Auskleidung der Darmwand kann dann zu einem „undichten" Darm führen, wenn Substanzen durch die beschädigte Auskleidung sickern und in den Blutkreislauf gelangen, von wo aus sie als Toxine wirken und das Immunsystem zu einer Reaktion veranlassen. Probleme mit dem Darm können aus einer Vielzahl von Gründen entstehen: Enzymmangel, Unfähigkeit, bestimmte Proteine (wie Gluten oder Kasein) abzubauen und Fehlen „freundlicher" Bakterien im Darm, um nur einige zu nennen. Säuglinge, die gestillt werden, entwickeln seltener Allergien, selbst wenn in der Familie eine starke Tendenz zu Allergien besteht.

Fitzgibbon [14] und andere, die sich auf Ernährungsmedizin spezialisiert haben, beziehen sich auch auf die Auswirkungen biochemischer Probleme auf Stimmung, Energielevel und Verhalten. Eine Überproduktion von Histamin führt zur Freisetzung opiatähnlicher Substanzen in den Blutkreislauf, die sich sowohl auf mentale Prozesse als auch auf die Ausbildung körperlicher Symptome auswirken. Die Wirkung dieses starken „Cocktails" auf das Kind kann ähnlich wie bei einem Erwachsenen sein, der unter Alkoholeinfluss steht oder „bekifft" ist. Das kann in gewisser Weise erklären, warum viele Kinder, die an Allergien leiden, die meiste Zeit müde, gereizt und „neben der Spur" sind. Hinzu kommt, dass der Schlaf durch juckende Haut, Schnupfen oder Keuchen beeinträchtigt wird. Schlechter Schlaf kann überdies das Wachstum beeinträchtigen, weil während des Schlafs Wachstumshormone ausgeschüttet werden.

Auch Stress verstärkt nachweislich allergische Reaktionen. Kinder, die noch Restreaktionen eines aktiven Moro-Reflexes haben, sind tendenziell anfälliger für Allergien. Man nimmt an, dass dies das Ergebnis einer erhöhten Sensibilität und Reagibilität gegenüber Stress ist [15], die von biochemischen Veränderungen begleitet wird. Cottrell [16] stellte fest, dass die Häufigkeit und Intensität von Asthmaanfällen bei einer kleinen Stichprobe von Patienten nach Hemmung des Moro-Reflexes nachließen.

Allergische Hautreaktionen, die nicht durch direkten Hautkontakt mit einem bekannten Allergen erklärt werden können, können symptomatisch für ein biochemisches Ungleichgewicht sein. Die Analyse von Vitaminen und Mineralien kann dazu beitragen, festzustellen, ob niedrige Level an Mineralien, Spurenelementen und EFA eine Ursache des Problems sind. Eine geeignete Supplementierung kann oft dazu beitragen, die Häufigkeit von Entzündungsreaktionen zu verringern (Zink wird z.B. häufig in Hautcremes und in topischen Anwendungen bei Ekzemen verwendet und EFA haben entzündungshemmende Eigenschaften). Analyse und Supplementation sollten nur unter professioneller Aufsicht durchgeführt werden, können aber eine nützliche Option für Kinder sein, die nicht nur unter trockener, entzündeter und stark juckender Haut leiden, sondern auch unter den sekundären Folgen wie Konzentration, Schlaf und Stimmung.

Frage 18: Gab es irgendwelche auffälligen Reaktionen nach den Impfungen?

Ziel des routinemäßigen Impfprogramms ist es, Schutz gegen die folgenden durch Impfung vermeidbaren Infektionen zu bieten: Diphtherie, Tetanus, Pertussis (Keuchhusten), Hämophilus influenzae Typ b (Hib), Kinderlähmung, Meningokokken der Serogruppe B und C, Masern, Mumps, Röteln, Pneumokokken (bestimmte Serotypen), humane Papilloviren der Typen 16 und 18 (auch 6 und 11), Rotavirus, Grippe und Gürtelrose (bei Erwachsenen).

Das Impfprogramm für Kinder hat einige der gefürchtetsten Kinderkrankheiten aus der Vergangenheit praktisch eliminiert. Da wir die Erfahrungen aus erster Hand mit diesen Krankheiten verloren haben, kann man sich leicht täuschen über die sehr realen Risiken, die sie noch immer darstellen, wenn die Impfung nicht aufrechterhalten wird. Im Vereinigten Königreich beginnt bei allen Kindern das Impfprogramm im Alter von 2 Monaten. Die Mehrheit der Kinder wird ohne oder mit nur geringen Nebenwirkungen geimpft. Gelegentlich erkranken die Kinder nach einer der Impfungen und in seltenen Fällen kann es zu deutlichen Verhaltensänderungen und/oder Entwicklungsrückschritten kommen. Ob die Impfung in diesen Fällen als Auslöser für einen Entwicklungsrückschritt wirkt, ist umstritten, aber einige Autoren behaupten, dass „kürzlich ein Phänotyp der ASS beschrieben wurde, der mit Entwicklungs-/Verhaltensrückschritten, Enterokolitis und Immunanomalien assoziiert ist [17], [18]. In Elternberichten aus Großbritannien, den USA und anderen Ländern wird die MRR-Impfung häufig als Auslöser für die körperliche und verhaltensbedingte Verschlechterung ihres Kindes genannt“ [19]. Die Gründe, warum MMR bei einer sehr kleinen Anzahl von Kindern als Ursache von Darmproblemen gilt und bei anderen nicht, sind noch nicht bekannt, obwohl verschiedene Faktoren als potenzielle Risikofaktoren identifiziert wurden. Dazu gehören „familiäre Autoimmunität, bereits bestehende Nahrungsmittelallergie/-unverträglichkeit, Impfung mit MCV (dem Masernimpfstoff) bei körperlichem Unwohlsein (einschließlich aktueller oder kürzlich erfolgter Verabreichung von Antibiotika) und der gleichzeitige Erhalt mehrerer Impfantigene mit dem damit verbundenen Potenzial für immunologische Störungen, insbesondere für Mumps und Masern“ [19]. Die zunehmende Anzahl und Konzentration von Impfungen, die ein Kind in den ersten 18 Lebensmonaten zu einem Zeitpunkt in der Entwicklung erhält, zu dem sich sowohl das ZNS wie auch das Immunsystem schnell entwickeln, kann bei Kindern mit einem unreifen ZNS oder einer empfindlichen Autoimmunreaktion „eine Spritze zu viel" sein. Weitere Forschung ist erforderlich, um gemeinsame Faktoren innerhalb der Familien und den Entwicklungsgeschichten der sehr kleinen Zahl von Kindern, bei denen der Verdacht besteht, dass sie durch die Impfung beeinträchtigt wurden, mit dem Ziel, gefährdete Kinder zu ermitteln und mutmaßliche Impfschäden in Zukunft zu vermeiden.

Bei Frühgeborenen wird den Ärzten im Vereinigten Königreich empfohlen, dass die Impfungen gemäß dem Impfplan im entsprechenden chronologischen Alter durchgeführt werden. In der Literatur ist anerkannt, dass das Auftreten von Apnoe nach einer Impfung besonders bei Frühgeborenen erhöht ist, wobei das Risiko bei Säuglingen, die vor der 28. SSW geboren wurden, und bei Frühgeborenen mit einer Vorgeschichte von respiratorischer Unreife zunimmt [20].

Frage 19: Hatte Ihr Kind auffällige Schwierigkeiten, sich selber anziehen zu lernen?

Sich selber anziehen lernen ist eine komplexe Aufgabe und erfordert sowohl grobmotorische als auch feinmotorische Fähigkeiten einschließlich der Beherrschung des Gleichgewichts, die Fähigkeit, Gliedmaßen unabhängig voneinander zu benutzen, einen Richtungssinn und die Fähigkeit, zwischen rechts und links zu unterscheiden (z. B. bei Socken und Schuhen). Hinzu kommen feinmotorische Fähigkeiten beim Umgang mit Knöpfen und Reißverschlüssen (verbunden mit Nahsicht-Konvergenz) und schließlich die Fähigkeit, Schnürsenkel und eine Schulkrawatte zu binden (Mittellinienkreuzung, bilaterale Integration und die Fähigkeit, Abfolgen zu beherrschen).

Kinder lernen in mehreren Phasen, sich selbst anzuziehen. Begonnen wird zunächst mit den einfachen Dingen, z. B. mit dem Anziehen eines T-Shirts im Sitzen. Das Ankleiden im Stehen, z. B. das Anziehen einer Hose oder eines Rocks, erfordert, dass man auf einem Bein steht, während man das andere anhebt, und dass man in das Kleidungsstück hineinsteigt, während man die Hose oder den Rock mit beiden Händen festhält. Dies setzt die Fähigkeit voraus, das Gleichgewicht auf einer Körperseite zu halten, ohne dass Oberkörper oder Arme zur Unterstützung des Gleichgewichts eingesetzt werden müssen – eine überraschend komplexe Aufgabe. Sehr kleine Kinder benutzen ihre Arme, um das Gleichgewicht zu halten. Bei älteren Menschen verläuft dieser Prozess umgekehrt. Wenn sich das Gleichgewicht zu verschlechtern beginnt, kehren sie zum Sitzen zurück oder benutzen eine Hand, um sich beim An- und Ausziehen zu stützen. Kinder, die ein unreifes Gleichgewicht haben, haben oft Schwierigkeiten mit diesen alltäglichen Aufgaben.

Das richtige Anziehen von Kleidung erfordert eine Richtungswahrnehmung – eine weitere räumliche Fertigkeit. Das Binden von Schnürsenkeln setzt voraus, dass beide Seiten des Körpers in der Lage sind, getrennte Manipulationen durchzuführen: die Schnürsenkel zu kreuzen und das letzte Manöver umzukehren. Im Hinblick auf die Hirnfunktionen ist dies eine äußerst komplexe Aufgabe, die bilaterale Integration, sequenzielle Abfolge und Umkehrung erfordert. Das Binden von Schnürsenkeln wird ab einem Alter von etwa 7 Jahren möglich (vorausgesetzt, das Kind hat Anleitung und Übung erhalten).

Kinder mit unreifem Gleichgewichtssinn und unreifen motorischen Fähigkeiten lernen oft erst spät, sich selbst anzuziehen. Sie haben auch weiterhin Schwierigkeiten damit, Schnürsenkel zu binden, Kleider richtig herum anzuziehen und so weiter. Abgesehen davon gibt es eine wachsende Zahl von Kindern, die deshalb erst spät lernen, sich selbst anzuziehen, weil ihre berufstätigen Eltern nicht die Zeit hatten, sie den langsameren Lernprozess des selbstständigen Anziehens durchlaufen zu lassen, und es stattdessen für sie übernahmen.

Frage 20: Lutschte Ihr Kind bis etwa zum 5. Lebensjahr oder länger am Daumen? Falls ja, an welchem?

Viele Kinder lutschen auch über die ersten 2 Lebensjahre hinaus an Daumen oder Fingern. Ein nicht auf Nahrung abzielendes Saugen, sei es an einem Schnuller oder am Daumen oder an den Fingern, ist in den ersten Lebensjahren entwicklungsgemäß. Die Frage wurde ursprünglich eingeführt, um festzustellen, für welchen Daumen sich das Kind beim Lutschen entscheidet. Kinder wählen normalerweise den Daumen oder die Finger der dominanten Hand [21]. Zum Zeitpunkt der Erstellung des Fragebogens dachte man, dass ein Kind, bei dem der ATNR auf der dominanten Seite persistiert, den nicht dominanten Daumen/Finger zum Lutschen wählen könnte, da der ATNR verhindern würde, dass der Arm gebeugt und die Hand zum Mund gebracht wird. Der ATNR ist jedoch normalerweise in den ersten 4 bis 6 Lebensmonaten auf beiden Seiten vorhanden und behindert das Daumenlutschen zu dieser Zeit nicht. Das Lutschen hat überdies eine hemmende Wirkung auf den ATNR, wenn der Kopf zur Seite gedreht wird, und kann daher einen nützlichen Zweck erfüllen.

Einige Kinder lutschen auch über das fünfte Lebensjahr hinaus weiterhin an Daumen oder Finger. In einigen Fällen können persistierende Such-und Saugreflexe für ein fortgesetztes Bedürfnis nach oraler Stimulation und somit verlängertes Daumenlutschen sorgen, das dann zur Gewohnheit wird. Daumenlutschen ist sowohl tröstlich als auch beruhigend. Einigen Kindern fällt es schwer, diese Gewohnheit abzulegen, weil das Saugen einen zusätzlichen „Wohlfühlfaktor“ bietet. Einigen Kraniosakral-Osteopathen zufolge kann dies bei Kindern der Fall sein, die eine schwere Geburt hatten, bei der es zu einem erhöhten intrakranialen Druck kam. Indem mit dem Daumen beim Saugen Druck auf den Gaumen ausgeübt wird, tragen der Daumendruck und die Saugbewegungen dazu bei, die kranialen Beschwerden zu lindern. Das Kind behandelt sich selbst!

Der Prozess des Saugens ist auch mit einer verstärkten visuellen Konvergenz verbunden, die nahe gelegene Objekte in den Fokus rückt und die Außenwelt verschwommen oder distanziert erscheinen lässt. Diesen Punkt veranschaulichte eine Lehrerin, die sich über einen 13-jährigen Jungen in ihrer Klasse ärgerte, der während des gesamten Unterrichts weiterhin geräuschvoll am Daumen lutschte. Während einer Unterrichtspause stellte sie ihren Kaffee zur Seite und ging zum unteren Ende des Schulgartens hinunter, wo sie einen abgelegenen Platz fand und sich 5 Minuten lang hinsetzte, um am Daumen zu lutschen. Sie beschrieb, wie sich der Lärm und die Hektik des Schulhofes entfernten; sie fühlte sich „zentrierter“ und konnte sich leichter auf Objekte in der Nähe konzentrieren; vor allem aber fühlte sie sich entspannt. (Persönliche Mitteilung.) So wie das Saugen in der Kindheit beruhigend ist, kann es bei Kindern, die visuell stimulusgebunden sind oder bei denen der Konvergenznahpunkt in höherem Alter schlecht entwickelt ist, auch weiterhin eine Funktion erfüllen.

Frage 21: Machte oder macht Ihr Kind auch noch über das Alter von 5 Jahren hinaus gelegentlich ins Bett?

Entwicklungsgeschichtliche und neurologische Gründe für fortgesetztes Bettnässen können mit einem persistierenden spinalen Galant-Reflex beim älteren Kind in Verbindung gebracht werden. Die Stimulation der Lendenregion beim nächtlichen Wechseln der Schlafposition oder der Druck des Taillenbandes eines Schlafanzuges kann ausreichen, um den Galant- und/oder den damit verbundenen Perez del Pulgar-Marx-Reflex zu stimulieren, der wiederum die Entleerung der Harnblase anregt, die während des Tiefschlafs unter verminderter kortikaler Kontrolle steht. Wie in früheren Kapiteln erwähnt, ist der spinale Galant-Reflex jedoch nicht bei allen Kindern präsent, die nachts einnässen. Ebenso sind nicht alle Kinder, die einen persistierenden spinalen Galant haben, Bettnässer. Wenn jedoch Bettnässen und ein persistierender spinaler Galant-Reflex koexistieren, folgt auf die Hemmung des Reflexes durch ein Reflexintegrationsprogramm oft die Beendigung des Bettnässens.

Die Schlafphasen von Kleinkindern folgen einem anderen Verlauf und Rhythmus als die Schlafphasen Erwachsener. Der normale Schlaf besteht aus zwei Schlafphasen: REM-Schlaf (*Rapid Eye Movement*) und Non-REM-Schlaf (NREM). NREM umfasst vier (EEG)-Stadien (Hirnstromwellenmuster), die mit zunehmend tieferen Schlafphasen und verminderter Erregung verbunden sind. Neugeborene verbringen mehr Zeit im REM-Schlaf, wobei der Übergang vom NREM-Schlaf weniger gut definiert ist. Es wird vermutet, dass Schlafstörungen wie wiederkehrende Alpträume, Schlafwandeln und einige Fälle von nächtlichem Bettnässen mit Hirnstromschwankungen und Unterschieden in der Art und Weise, wie das unreife Gehirn den Übergang von einer Schlafphase in eine andere vollzieht, zusammenhängen. Im Wachzustand beeinflussen Variationen der Hirnströme die Aufmerksamkeit und das Kurzzeitgedächtnis.

Reife Schlafmuster entwickeln sich normalerweise in den ersten 2 bis 3 Lebensjahren des postnatalen Lebens. Albträume sind besonders häufig ab 3 bis 4 Jahren im Anschluss an Gruselgeschichten, Fernsehen oder Computerspiele, da diese Altersgruppe nicht so leicht zwischen Phantasie und Realität unterscheiden kann. Übererregung, Angst, Stress und sich ändernde Routinen sind alles Faktoren, die den Schlafzyklus von Kleinkindern zu verschiedenen Zeiten beeinflussen können. Sie sind durchaus normal, wenn sie mit bestimmten Ereignissen zusammenhängen. Doch wiederkehrende Schlafstörungen wie regelmäßige Nachtschrecks, Schlafwandeln und Bettnässen können in Zeiten von Stress auftreten oder wenn die normalen Schlafzyklen aufgrund unausgereifter Hirnwellenaktivität beim älteren Kind gestört sind.

Verbindungen zwischen Mittelohrentzündungen (Otitis media) und Bettnässen bei Kindern werden oft übersehen, da beide als getrennte Erkrankungen betrachtet werden. Otitis media kommt bei Kleinkindern häufig vor und kann als Folgeerscheinung einer Infektion auftreten, die aus einer Entzündung der Nasen-Rachen-Höhlen (Nase und weicher Gaumen), einer Allergie, ungewöhnlich kleinen Gehörgängen oder vergrößerten Polypen resultiert. Normalerweise wird das Mittelohr mindestens 3- bis 4-mal pro Minute durch Schlucken belüftet, wodurch ein normaler Druckzustand in der Eustachischen Röhre (der Röhre zwischen Nase und Ohr) aufrechterhalten wird. Wenn ein Kind ein unreifes Schluckmuster hat (möglicherweise als Folge eines persistierenden Such- oder Saugreflexes), können kleine Nahrungs- oder Flüssigkeitspartikel in den Nasenrachenraum gelangen und die Infektionsanfälligkeit erhöhen.

Biologisch könnte aus verschiedenen Gründen ein Zusammenhang zwischen einer Obstruktion der oberen Atemwege und nächtlicher Enuresis bestehen. Die obstruktive Schlafapnoe unterbricht den Schlaf und kann die normale Wachsamkeit und die Selbstregulationsmechanismen einschränken (vgl. **Kap. 4.5.3**) Als mögliche Faktoren werden hormonelle Veränderungen (obstruktive Schlafapnoe und niedrigere ADH-Spiegel) und ein erhöhter intraabdominaler Druck angeführt.

Kinder, die unter häufigen Ohr- und Nasennebenhöhlenentzündungen, vergrößerten Rachenmandeln und/oder Schnarchen leiden, machen häufiger ins Bett. Eine Theorie besagt, dass Atemprobleme einen physischen Druck im Bauchraum erzeugen, der das Wasserlassen stimuliert. Eine andere Theorie besagt, dass die Atemprobleme zu niedrigen Sauerstoffkonzentrationen im Blut führen können, was sich dann auf die Hormonspiegel auswirken kann, die an der Urinproduktion beteiligt sind. Es gibt eine erhöhte Inzidenz von Bettnässen bei Kindern, die schnarchen [22], und weitere Studien haben gezeigt, dass bei Kindern, denen die Polypen oder Mandeln entfernt wurden, das Bettnässen in 25 % der Fälle nach dem Eingriff und in 50 % innerhalb von 6 Monaten nach dem Eingriff aufhörte. Zwölf Kinder mit sekundärer Enuresis (Beginn des Bettnässens fiel mit der Entwicklung einer Obstruktion der oberen Atemwege zusammen) hatten nach 6 Monaten mit dem Bettnässen dauerhaft aufgehört [23].

Frage 22: Leidet Ihr Kind unter Reiseübelkeit?

Reiseübelkeit tritt in der Regel erst im 2. Lebensjahr auf, nachdem das Kind Stehen und Gehen gelernt hat. Die Anfälligkeit dafür nimmt mit dem Alter zu, erreicht ihren Höhepunkt meist zwischen dem 4. und 10. Lebensjahr und nimmt danach allmählich ab [24]. Frauen sind unabhängig vom Alter tendenziell anfälliger für Reiseübelkeit als Männer – besonders bei Einnahme oraler Verhütungsmittel [25], während der Menstruation oder Schwangerschaft.

Es gibt viele Theorien über die Ursache der Reiseübelkeit, aber allgemein anerkannt ist, dass sie auftritt, wenn es eine Diskrepanz in der zeitlichen Abfolge und Synchronizität von Botschaften gibt, die von verschiedenen an der Bewegungswahrnehmung beteiligten Sensoren an das Gehirn weitergeleitet werden.

An der Wahrnehmung von Bewegung sind drei grundlegende Systeme beteiligt:

1. der Gleichgewichtsmechanismus im Innenohr (vestibuläres System),
2. das Feedback des Körpers über die Muskeln, Sehnen und Gelenke (Propriozeption) und
3. der visuelle Input.

Botschaften, die von diesen verschiedenen Systemen an das Gehirn gesendet werden, informieren es über die Bewegungsebene, die Richtung und das Ausmaß der Bewegung. Wenn alle drei Systeme übereinstimmen, bleibt die Wahrnehmung auch bei Bewegung relativ stabil.

Reisekrankheit wird ausgelöst, wenn es einen Konflikt gibt zwischen den Signalen, die vom visuellen und vom vestibulären System oder zwischen den beiden Komponenten des vestibulären Systems (Bogengänge und Otolithen) empfangen werden, und den Inputs von aus früheren Erfahrungen abgeleiteten Erwartungen des Individuums [26]. Eine Diskrepanz in der zeitlichen Abfolge der Informationen, die von den verschiedenen Bewegungsrezeptoren an das Gehirn gesendet werden, führt zum Ausbruch der körperlichen Empfindungen der Bewegungskrankheit – Schwindel, Desorientierung, zunächst Wärme, gefolgt von kaltem Schweiß, Übelkeit und schließlich Erbrechen. Es wird angenommen, dass Übelkeit als Folge der Stimulation von Axonen der vestibulären Kerne auftritt, die in einen Bereich des Hirnstamms gehen, der als Area postrema bezeichnet wird. Hier befindet sich das Brechzentrum [27]. Die Symptome können auch ohne den Stimulus tatsächlich ablaufender Körperbewegung auftreten. Beispielsweise können allein die visuellen Reize von Videospielen, Simulatoren und Widescreen-Filmen ausreichen, um körperliche Symptome der Reiseübelkeit zu erzeugen. Als die British Broadcasting Corporation (BBC) 2006 ihre Wetterkarte änderte, um Bewegung auf der Karte des Vereinigten Königreichs zu simulieren, schrieb eine Reihe von Zuschauern und beklagte sich über Übelkeit allein als Folge des Ansehens der Wettervorhersage! Die Symptome der Reiseübelkeit sind nicht auf Übelkeit und Erbrechen beschränkt, sondern können Schläfrigkeit, Kopfschmerzen, Apathie, Depressionen und allgemeines Unwohlsein umfassen [28].

Lawrence Beuret [33], der sich auf die Untersuchung und Behandlung von Jugendlichen und jungen Erwachsenen mit neurologischen Entwicklungsproblemen spezialisiert hat, beobachtete, dass eine Vorgeschichte von über die Pubertät hinaus anhaltender Reiseübelkeit und/oder regelmäßigen Kopfschmerzen und Schläfrigkeit als Reaktion auf Bewegung oft ein zuverlässiger Indikator für unausgereifte posturale Mechanismen und damit ein kausaler Faktor bei Lernproblemen und Angstzuständen ist.

Der Zusammenhang mit Angst ist bedeutsam, weil viele der mit Angst verbundenen körperlichen Empfindungen die gleichen sind wie bei der Reiseübelkeit als Reaktion auf die Desynchronisation von Botschaften, die von den vestibulären, visuellen und propriozeptiven Systemen empfangen werden. Die Bedeutung der Überlappung sowohl der Symptome als auch der Auslösemechanismen wird in **Kap. 9** weiter erläutert, wenn wir die Auswirkungen von NMU bei Erwachsenen untersuchen.

Zu den körperlichen Empfindungen, die mit Angst verbunden sind, gehören eine erhöhte Herzfrequenz (rasender Puls), eine erhöhte Atemfrequenz, die manchmal zu Hyperventilation führt, Schweißausbrüche und eine erhöhte Säureproduktion im Magen, was zu Übelkeit und weichen Knien führt.

Es kann viele Gründe für eine unzureichende Funktionsfähigkeit der Bewegungssensorrezeptoren als Reaktion auf Bewegung geben. Dies kann direkt auf Defekte an bestimmten Rezeptoren zurückzuführen sein, wie z. B. Fehlsichtigkeit oder Erkrankungen des Labyrinths. Menschen können auch nur auf einer einzigen Schwerkraft-Ebene auf Bewegung empfindlich reagieren. An Land reisen sie ohne jegliche Probleme, aber wenn sie auf ein Schiff steigen, wird ihnen speiübel. Das liegt daran, dass beim Reisen auf dem Wasser (und in geringerem Maße auch in der Luft) deutlich mehr seitliche Kippbewegungen auftreten. Auch bei modernen Hochgeschwindigkeitszügen kommt es zu verstärkten seitlichen Neigebewegungen. Manchen Menschen wird leicht übel, wenn sie hinten im Auto sitzen, sie haben aber kein Problem, wenn sie vorne sitzen. Dies liegt daran, dass auf den Rücksitzen das periphere Sehen stärker stimuliert wird, während das frontale Sehen eingeschränkt ist. Die frontale Sicht wird normalerweise dazu genutzt, visuelle Signale an die Reize anzupassen, die von den vestibulären und propriozeptiven Rezeptoren empfangen werden. Andere Personen wiederum sind nur dann frei von Reiseübelkeit, wenn sie am Steuer sitzen. Dies ist darauf zurückzuführen, dass der Fahrer zusätzlich propriozeptiven Input erhält, der auf die kortikale Absicht abgestimmt ist (Antizipation und motorische Planung). Eine erhöhte Stimulation eines bestimmten Rezeptortyps kann das Auftreten von Reiseübelkeit verstärken oder vermindern.

Viele Kinder leiden zeitweilig in der mittleren Kindheit an einer milden Form von Reiseübelkeit, die sich jedoch nach größeren Myelinisierungsschüben, die im Alter zwischen 6,5 und 8 Jahren und erneut in der Pubertät stattfinden, weitgehend einstellt. Wenn Reiseübelkeit in der frühen Kindheit in Abwesenheit anderer kausaler Faktoren gravierend und chronisch war oder über die Pubertät hinaus andauert, dann kann sie ein Hinweis auf zugrundeliegende posturale Probleme und eine mangelhafte vestibulär-propriozeptiv-visuelle Integration sein.

7.2 Schulzeit

Frage 23: Hatte Ihr Kind in den ersten zwei Grundschuljahren Schwierigkeiten beim Lesenlernen?

Es gibt große Unterschiede im Alter, in dem Kinder lesen lernen. Einige Kinder sind dazu schon vor ihrem fünften Geburtstag in der Lage, während andere erst mit 7 Jahren das Lesen beginnen.

Der nationale Lehrplan in einigen Teilen des Vereinigten Königreichs besteht darauf, dass alle Kinder im gleichen Alter mit dem Lesenlernen beginnen. Ein Großteil der nachfolgenden Unterrichts und Bildungsevaluierung basiert auf der Prämisse, dass das chronologische Alter mit dem Lesealter übereinstimmt. Diese Politik verdammt einige Kinder vom Zeitpunkt des Schuleintritts an zu schlechten Leistungen. Rudolf Steiner, Maria Montessori, Louise Bates Ames und andere Experten auf dem Gebiet der kindlichen Entwicklung und

Erziehung erkannten übereinstimmend, dass das chronologische Alter nicht der einzige entscheidende Faktor für die Lesekompetenz ist. Die neurologische wie auch die physiologische Entwicklung sind von gleicher Bedeutung. So hat eine Reihe von Fachleuten die Auffassung vertreten, dass die eigentliche Reife für das Lesenlernen mit dem Zeitpunkt des ersten Zahnwechsels zusammenfällt, der normalerweise im Alter von etwa 6 Jahren stattfindet. Kinder, die am INPP mit neurologischen Entwicklungsproblemen vorgestellt werden, verlieren ihre ersten Milchzähne oft spät, was darauf hindeutet, dass die Entwicklungsverzögerung mehr als nur die Funktionen des Nervensystems beeinträchtigt.

Eine Verzögerung in der motorischen Entwicklung betrifft zudem weit mehr als beispielsweise die für das Fangen eines Balles erforderliche Koordination. Die motorischen Fähigkeiten reichen von der Kontrolle der Körperhaltung und des Gleichgewichts bis hin zur Steuerung der Augenbewegungen, die erforderlich ist, um die Fokussierung auf einen Bereich einer Heft- oder Buchseite aufrechtzuerhalten (Fixierung), um die beiden getrennten Bilder, die jedes Auge sieht, zu einem klaren Bild zu fusionieren (Konvergenz), um einer Zeile im Buch zu folgen, ohne zu der darunter oder darüber liegenden Zeile zu springen (Sakkaden) und um Gegenstände im Nahbereich genauso scharf sehen zu können wie weiter entfernt liegende Objekte (Akkommodation). Das visuelle System hängt von posturalen Mechanismen und motorischen Fähigkeiten ab, um die für das Lesen erforderlichen visuellen Fähigkeiten zu unterstützen. Kinder mit unreifer posturaler Kontrolle weisen häufig eine Unreife in den für das Lesen erforderlichen okulomotorischen Fähigkeiten auf.

Lesen ist auch mit Hören verbunden. Insbesondere die englische Sprache erfordert die Fähigkeit, die visuelle Wahrnehmung eines Symbols auf die Laute, die das Symbol repräsentiert, abzustimmen (phonologisches Bewusstsein). Solange ein Kind den Unterschied zwischen *b* und *d*, *m* und *n* nicht *hören* kann, sind die Regeln der Rechtschreibung in der englischen Sprache sinnlos. Symbole wie *b* und *d*, *p* und *q* weisen nur aufgrund der Tatsache der einzelnen Buchstaben*laute*, die sie repräsentieren, in verschiedene Richtungen. Kinder, die Schwierigkeiten mit der auditiven Unterscheidung haben (also nicht in der Lage sind, den Unterschied zwischen ähnlichen Lauten wie *d* und *t*, *s* und *f* und *f* und *th* zu hören), werden oft den falschen Buchstaben für einen ähnlich klingenden Laut einsetzen. Kein noch so intensiver Unterricht wird ihnen helfen, den Fehler zu verstehen, es sei denn, sie können den Unterschied selbst hören.

Lesen ist auch eine Fähigkeit der Richtungswahrnehmung. Ein guter Orientierungssinn ist mit einem sicheren Wissen darüber verbunden ist, wo sich der Körper im Raum befindet (vertikale Orientierung). Kinder mit schlechtem Gleichgewicht und schlechter Körperbeherrschung haben oft auch einen schlecht entwickelten kognitiven Richtungssinn. Das *b*- oder *d*-Dilemma kann sowohl aus Problemen der Richtungswahrnehmung als auch als Folge auditiver Diskriminierungsprobleme entstehen.

Schließlich ist das Lesenlernen eng mit der Entwicklungsreife körperlicher Fähigkeiten verbunden. Wenn ein Kind im Alter von 7 Jahren noch Schwierigkeiten hat, lesen zu lernen, sollte immer auch abgeklärt werden, ob Probleme mit dem Sehvermögen (Optometrie), der Okulo*motorik* und der posturalen Kontrolle (neuromotorische Entwicklungsförderung) sowie dem Hören einschließlich der *auditiven Diskriminierung* vorliegen. Beeinträchtigungen sollten dann möglichst ausgeglichen werden.

Standardmäßige audiometrische Tests können durchaus Hördefizite aufdecken, doch sind detailliertere Tests erforderlich, um Probleme auditiver Diskriminierung und auditiver Verarbeitung zu erkennen.

Frage 24: Hatte Ihr Kind in den ersten zwei Grundschuljahren Schwierigkeiten, schreiben zu lernen? Falls es zunächst Druckschrift erlernte, hatte es Probleme mit der Schreibschrift?

Alle unter Lesen aufgeführten Entwicklungsfaktoren gelten auch für das Schreiben: Körperhaltung, Gleichgewicht, Feinmotorik, Seh- und Hörvermögen. Es gibt jedoch eine zusätzliche Komponente, die zum Schreiben hinzukommt – die Notwendigkeit, die Hände und die Augen *gemeinsam* zu benutzen. Einige Kinder können die für das Lesen notwendigen Augenbewegungen durch den Prozess der bewussten Kompensation steuern, solange sie nur ihre Augen benutzen müssen. Wenn die zusätzliche Steuerung der Hand zur Aufgabe hinzukommt, gelingt es ihnen nicht, Augen und Hand zur Zusammenarbeit zu bringen (VMI). Dies führt zu einer Diskrepanz zwischen der verbalen Leistung (mündlich), dem Lesealter und der schriftlichen Leistung.

Frage 25: Hatte Ihr Kind Schwierigkeiten, die (analoge) Uhrzeit ablesen zu lernen?

Die meisten Kinder lernen die Uhrzeit mit einer analogen (im Gegensatz zu einer digitalen) Uhr irgendwann zwischen ihrem siebten und neunten Geburtstag abzulesen. Das Erlernen der Uhrzeit mit einer herkömmlichen Uhr ist eine räumliche Fähigkeit. Das Kind muss in der Lage sein, den Unterschied zwischen oben und unten, links und rechts, davor und danach, groß und klein und darüber hinaus die Zahlen auf dem Zifferblatt der Uhr zu erkennen. Räumliche Fähigkeiten wie der Richtungssinn werden durch die sichere Kenntnis der eigenen Position im Raum (Haltungskontrolle) unterstützt. Kinder mit unreifem Gleichgewicht und unreifer Körperhaltung lernen oft mit Verzögerung, die Uhrzeit zu lesen.

Frage 26: Hatte es Schwierigkeiten, Fahrradfahren (ohne Stützräder) zu lernen?

Kinder lernen Fahrradfahren (ohne Stützräder) in der Regel irgendwann zwischen ihrem sechsten und achten Geburtstag. Fahrradfahren verbindet eine Reihe körperlicher Fähigkeiten: Kinder müssen ihr Gleichgewichtszentrum finden und es über einer schmalen Stützbasis unter Kontrolle halten können. Sie müssen in der Lage sein, die Position ihres Oberkörpers beizubehalten, während beide Beine alternierende Bewegungen ausführen. Sie müssen auch in der Lage sein, mit ihren Armen den Lenker in beide Richtungen zu drehen, ohne das Gleichgewicht zu verlieren, und sie müssen schauen können, wohin es geht. Ist es erst in Fahrt, kann das Kind das Gleichgewicht leichter kontrollieren, doch wenn es anhält, losfährt oder langsamer wird, fängt es an zu wackeln. Das liegt daran, dass mit Geschwindigkeit ein unsicheres Gleichgewicht ausgeglichen werden kann. Kinder mit einer schlechten Gleichgewichtskontrolle werden auch in anderen Situationen wie beim Sport oder beim Schreiben oft Geschwindigkeit auf Kosten von Genauigkeit einsetzen, um die zugrundeliegende Dysfunktion zu kompensieren.

In den Niederlanden und in einigen anderen Teilen Europas lernen Kinder das Fahrradfahren schon früher, da das Fahrrad als Verkehrsmittel dort stärker genutzt wird.

Das späte Erlernen des Fahrradfahrens (vorausgesetzt, die Gelegenheit zum Lernen war vorhanden) kann ein Hinweis auf unreifes Gleichgewicht, mangelnde Haltungskontrolle und unzureichende motorische Fähigkeiten sein, einschließlich der Schwierigkeit, die beiden Seiten des Körpers dazu zu bringen, unterschiedliche Aufgaben zu erledigen (bilaterale Integration). Mehrere noch vorhandene Restreaktionen frühkindlicher Reflexe und unterentwickelte posturale Reaktionen sind an der Schwierigkeit, Fahrradfahren zu lernen, beteiligt.

Frage 27: War/ist Ihr Kind ein „Hals-Nasen-Ohren“-Kind, d. h. litt/leidet es an häufigen Infektionen im Hals-, Nasen- und Ohrenbereich?

Die meisten Kinder haben in den ersten 7 Lebensjahren Erkältungen, Husten und gelegentlich eine Brust- oder Ohrentzündung. Leichte Erkrankungen sind wahrscheinlich wichtig, um das Immunsystem einer Reihe von Keimen auszusetzen und eine Resistenz aufzubauen, so dass das Immunsystem, wenn wir später im Leben auf dieselben oder ähnliche Feinde treffen, eine wirksame Abwehr einleiten kann. Häufige HNO-Infektionen können sich dagegen nicht nur während der Infektion auf das Hören auswirken, sondern auch auf die spätere Hörverarbeitung des Kindes. Eine Mittelohrentzündung entsteht meist als Folge einer Infektion, die sich von der Nase, dem Rachen oder einer der Nasennebenhöhlen bis in die Eustachische Röhre ausbreitet. Sie entwickelt sich also in der Regel als sekundäre Folge einer Erkältung, vergrößerter Mandeln (die die erste Verteidigungslinie für Keime sind, die in die oberen Atemwege gelangen), einer Nasennebenhöhlenentzündung oder vergrößerter und infizierter Polypen. Ohrinfektionen werden gewöhnlich von pochenden oder akuten Schmerzen, Taubheit und Tinnitus begleitet, die entweder in der akuten Phase der Infektion oder in der Genesungsphase auftreten. Die Behandlung erfolgt in der Regel mit Antibiotika. Hartnäckige und wiederkehrende Infektionen können jedoch eine radikalere Behandlung erfordern, wie z. B. eine kleinere Operation zur Perforation des Trommelfells, die der Druckentlastung und der Ableitung von Flüssigkeit dient, das Einsetzen von Röhrchen zur Verbesserung der Belüftung des Mittelohrs und zur Verhinderung künftiger Flüssigkeitsansammlungen oder in Fällen, in denen infizierte, entzündete oder vergrößerte Rachenmandeln oder Polypen mitverantwortlich sein könnten, eine Adenoidektomie und/oder Tonsillektomie.

Zwar können eine Behandlung mit Antibiotika oder eine Operation das Problem kurzfristig lösen, aber die Auswirkungen wiederholter HNO-Infektionen sind möglicherweise längerfristig. Das Hören kann bis zu 8 Wochen nach Abklingen der akuten Phase der Infektion beeinträchtigt sein. In den ersten 3 Lebensjahren lernen die Kinder, sich auf die für ihre Muttersprache spezifischen Laute „einzuhören“. Dies ist eine der „sensiblen Perioden“ oder Entwicklungsfenster für das Lernen und Üben der Sprachlaute. Häufige oder längere Perioden zeitweiliger Hörverminderungen aufgrund von Paukenergüssen oder Infektionen können sich später auf die Fähigkeit des Kindes auswirken, zwischen ähnlichen Lauten zu unterscheiden. In einem Standardhörtest kann man zwar feststellen, dass die Hörschwelle im Normbereich liegt, aber trotzdem kann die Fähigkeit des Gehirns, feine Unterschiede zu hören, insbesondere bei Lauten in den höheren Frequenzen wie *s* und *f*, *sh* und *ch*, beeinträchtigt sein.

In den ersten Jahren lernen Kinder auch, sich anhand von Geräuschen zu orientieren (Lokalisierung), Störgeräusche „auszublenden“ und stattdessen die Aufmerksamkeit auf bestimmte Geräusche zu richten. Paradoxerweise scheinen einige Kinder, die in den ersten Jahren häufige HNO-Infektionen hatten, in höherem Alter hypersensitiv auf bestimmte Geräusche zu reagieren, vermutlich weil sie diese während oder nach der Infektion nicht hören konnten und zu diesem Zeitpunkt keinen adäquaten Mechanismus entwickelten, um sie auszuschalten oder zu dämpfen. Sowohl Hörbeeinträchtigungen als auch Hypersensitivität (Hyperakusis) können zu Problemen beim genauen Zuhören, bei der Aufmerksamkeit und später möglicherweise auch beim Sprechen und in der Sprache führen. Der französische HNO-Arzt Guy Bérard, der die als AIT bekannte Methode der Klangtherapie entwickelt hat, sagte, dass „Hören dem Verhalten entspricht“ [29].

Warum könnte eine Vorgeschichte wiederholter HNO-Infektionen einen Einfluss auf Gleichgewicht und Verhalten haben?

Physiologisch haben Gleichgewicht und Gehör eine Reihe von Nervenbahnen gemeinsam:

Sowohl der Vestibularapparat (Gleichgewicht) als auch die Cochlea (Hören) befinden sich im knöchernen Labyrinth des Innenohrs. Die sensorischen Informationen sowohl des Vestibular- als auch des Hörsystems werden über denselben Hirnnerv – den achten oder den Nervus vestibulocochlearis – an andere Zentren übertragen. Beide teilen sich dieselbe Flüssigkeit – die Endolymphe –, die durch Bewegungen des Kopfes (vestibuläre Stimulation und niederfrequente Schwingungen [30]) oder durch Vibrationen, die in den Frequenzbereich der Cochlea (Hören) fallen, in Bewegung gesetzt wird.

Beide Systeme sind an der Orientierung beteiligt. Das vestibuläre System informiert das Gehirn über das *interne* Gleichgewicht, das auf der Haltung und den Bewegungen des Kopfes basiert, während das auditive System externe akustische Reize erkennt und lokalisiert. Das Gleichgewicht funktioniert in Zusammenarbeit mit dem Sehen als Reaktion auf äußere Reize, die in den Sichtbereich (nach vorne und in die Peripherie) fallen; das Gehör unterstützt das Gleichgewicht, indem es uns auf äußere Reize aufmerksam macht, die außerhalb des Sichtbereichs auftreten, insbesondere hinter und jenseits des peripheren Sehens. Die Lokalisierung externer auditiver Stimuli hängt vom Unterschied in der zeitlichen Wahrnehmung der auditiven Stimuli in beiden Ohren ab. Eine Hörbeeinträchtigung auf *einem* Ohr kann daher die Fähigkeit beeinträchtigen, die Schallquelle genau zu lokalisieren. Eine Hörbeeinträchtigung auf beiden Ohren kann die Wahrnehmung von Ereignissen außerhalb des Gesichtsfeldes, insbesondere hinter dem eigenen Körper, einschränken. Dies zeigt sich deutlich, wenn das Hörvermögen im Alter nachlässt und eine ältere Person sich der Anwesenheit näherkommender Personen hinter sich nicht bewusst ist und ihnen auf einer belebten Straße keinen Platz macht. Auch Körperhaltung und Gangbild können durch Hörbeeinträchtigungen oder den Verlust externer auditiver Reize beeinflusst werden. Letzteres kann bei Menschen beobachtet werden, die beim Gehen auf der Straße mit iPods oder anderen Musikabspielgeräten Musik hören. Kopfstellung, Bewegungsrhythmus und die Fußstellung verändern sich und beeinflussen den Gang.

Druck als Folge einer Mittelohrentzündung, eines Paukenergusses oder einer Verstopfung der Eustachischen Röhre verändert die Flexibilität und Resonanz des Trommelfells, reduziert die Hörfähigkeit und verursacht Schmerzen, Unwohlsein, verminderte Empfindlichkeit gegenüber äußeren akustischen Reizen und erhöhte Empfindlichkeit gegenüber inneren Empfindungen. Dies kann dazu führen, dass sich ein Kind allgemein elend fühlt, nicht gut aufgelegt ist und Schwierigkeiten hat, zu verstehen, was gesagt wird.

Eine Mittelohrentzündung kann Geschmack und Geruch (mit Auswirkungen auf die Essgewohnheiten), die Atmung (Mundatmer), die Schlafqualität und die Sprachentwicklung sowie das Gehör beeinflussen. Kinder mit einer Hörschwäche hören Anweisungen nicht gleich beim ersten Mal klar und reagieren oft empfindlich auf den erhöhten Tonfall der Stimme, wenn die Anweisung wiederholt wird. Das kann zu einem Kind führen, das Anweisungen nur langsam zu befolgen scheint und das überreagiert und streitlustig ist, wenn die Anweisung ein zweites Mal erfolgt. Eine andauernd verstopfte Nase beeinträchtigt den Schlaf. Geschieht dies über einen längeren Zeitraum, kann sich dies auf das Wachstum auswirken, da nachts und im Schlaf Wachstumshormone ausgeschüttet werden. Die Einnahme von Steroiden und Stimulanzien (Ventolin) zur Behandlung von Infektionen der oberen Atemwege und Asthma kann die Herzfrequenz erhöhen und bei anfälligen Kindern zu genereller Übererregung führen.

Frage 28: Hatte bzw. hat Ihr Kind Schwierigkeiten, einen (kleinen) Ball zu fangen?

Um einen Ball zu fangen, müssen die Augen in der Lage sein, ein sich schnell näherndes Objekt zu verfolgen. Dies erfordert den kombinierten Einsatz der visuellen Fähigkeiten Konvergenz, Divergenz und Akkommodation. Wenn die Augen auf ein Objekt in der Nähe fokussieren, müssen beide Augen auf das Objekt ausgerichtet sein – damit „verschmelzen" die beiden Einzelobjekte, die von jedem Auge gesehen werden, zu einem einzigen, so dass das Gehirn ein klares, einzelnes Bild sehen kann. Wenn der Fokus auf eine größere Entfernung eingestellt wird, müssen die Augen aus der Konvergenz ausbrechen (divergieren), um ein größeres Gesichtsfeld aufzunehmen, bevor sie in der neuen Entfernung wieder konvergieren. Die Fähigkeit der Augen, mit hoher Geschwindigkeit zu konvergieren, zu divergieren, zu konvergieren, wird Akkommodation genannt und ist notwendig, um die visuelle Fokussierung jeweils schnell anzupassen. Diese Anpassung der Brechkraft des Auges wird für viele Aktivitäten benötigt, z.B. beim Autofahren, Abschreiben von einer Tafel oder aus einem Buch oder beim Verfolgen eines Objekts, das sich mit Geschwindigkeit nähert.

Für diejenigen Kinder, die Schwierigkeiten haben, ein sich schnell näherndes Objekt mit den Augen zu verfolgen, ist es oft zu spät, die Hände rechtzeitig zum Fangen des Balles zusammenzubringen. Sie verfehlen den Ball entweder ganz, lassen ihn fallen oder an sich vorbeifliegen. Wenn der Ball erst einen Sekundenbruchteil vor dem Auftreffen visuell „lokalisiert" werden kann, erschrickt ein Kind manchmal so, dass es die Hände zur Abwehr einsetzt oder bei einem persistierenden Moro-Reflex abduziert, statt die Hände zum Fangen zusammenzubringen. Dasselbe Kind hat unter Umständen keine Schwierigkeiten, einen Ball zielgenau zu werfen, da das Ziel visuell erfasst werden kann, *bevor* der Ball die Hand verlässt.

Aus etwas anderen Gründen kann auch das Kicken eines Balls ein Problem darstellen. Beim Kicken steht man auf einem Bein und schwingt das andere, ohne umzufallen. Dies ist nur möglich, wenn ein Kind eine ausreichende Kontrolle über das statische Gleichgewicht entwickelt hat und beide Körperseiten unabhängig voneinander einsetzen kann. Wie bei allen anderen Fragen im vorhergehenden Text könnte die Schwierigkeit, einen Ball zu fangen oder zu kicken, ein Anzeichen dafür sein, dass die Steuerung der Augenbewegungen und/oder des Gleichgewichts nicht mit dem chronologischen Alter übereinstimmt.

Frage 29: Hat Ihr Kind Schwierigkeiten still zu sitzen und wird es deswegen ständig von der Lehrkraft ermahnt?

Die am weitesten fortgeschrittene Stufe der Bewegungskontrolle ist die Fähigkeit, vollständig still zu bleiben (N. Rowe, persönliche Mitteilung). Stille erfordert die Kontrolle des statischen Gleichgewichts, der Körperhaltung und die Befreiung von der Notwendigkeit, Bewegung oder andere Körperteile zur Unterstützung der Körperhaltung einzusetzen. Kinder, die nicht stillsitzen können, mögen aus verschiedenen Gründen zappelig sein: Langeweile, Schwierigkeiten, die Aufmerksamkeit aufrechtzuerhalten, Ablenkbarkeit oder unausgereifte Kontrolle des statischen Gleichgewichts und der Haltungsmechanismen, die das Gleichgewicht unterstützen.

Frage 30: Macht Ihr Kind zahlreiche Fehler, wenn es aus einem Buch oder von der Tafel abschreibt?

Die häufigsten Ursachen für Abschreibfehler sind mangelnde Aufmerksamkeit oder unreife Augenbewegungen. Wie in den vorhergehenden Ausführungen zum Lesen und Schreiben erläutert, sind Konvergenz, Folgebewegungen und Akkommodation notwendig, um die Fokussierung anzupassen und die visuelle Aufmerksamkeit aufrechtzuerhalten.

Frage 31: Wenn Ihr Kind in der Schule einen Aufsatz schreibt, verdreht es dabei gelegentlich Buchstaben oder lässt einzelne Buchstaben oder Wörter aus?

Zahlen- und Buchstabendreher treten bei vielen Kindern in den frühen Phasen des Schreibenlernens auf. Das Problem scheint bei linkshändigen Kindern häufiger vorzukommen, wahrscheinlich weil die Schriftrichtung im europäischen Kulturraum (von links nach rechts) aus rein mechanischer Sicht das rechtshändige Kind begünstigt. Mit zunehmender Geschicklichkeit der Kinder beim Erkennen und Schreiben von Buchstaben nehmen Dreher und Auslassungen ab, so dass die Richtung und Abfolge der Buchstaben etwa im Alter von 8 Jahren stabil ist. Wenn Buchstaben-, Zahlen- oder Wortdreher, Auslassungen oder Spiegelschrift über das Alter von 8 Jahren hinaus bestehen bleiben, sind sie in der Regel ein Zeichen für eine legasthenietypische SpLS. In diesem Fall sollte eine weitere Untersuchung durch einen Schulpsychologen angestrebt werden.

Obwohl Dreher und Auslassungen auch schon in einem früheren Alter auf eine SpLS hindeuten können, gibt es einen neurologischen Grund, warum sie erst ab einem Alter von 8 Jahren als entscheidendes Zeichen angesehen werden. Das Nervensystem des Kindes durchläuft in Schlüsselphasen der Entwicklung Phasen erhöhter Myelinisierung. Diese sind das 1. Lebensjahr, die Jahre 1 bis 3, 6,5 bis 8 Jahre, die Pubertät und erneut Anfang bis Mitte der 20er Jahre. Zur gleichen Zeit, in der die Myelinisierung stattfindet, durchläuft das Gehirn auch eine Phase des neuronalen „Frühjahrsputzes“, in der Bahnen und Zellen, die gewöhnlich nicht benutzt werden, absterben dürfen, während die Verbindungen zwischen anderen gestärkt werden. Dieses Zurückstutzen oder Aufräumen neuronalen „Gerümpels“ ist sozusagen das neurologische Äquivalent zum Aufräumen Ihres Schlafzimmers – je weniger Sie haben, desto leichter ist es, das zu finden, was Sie brauchen.

Wenn Kinder über das Alter von 8 Jahren hinaus immer noch Anzeichen der genannten Schwierigkeiten haben, kann dies auf eine Reihe ungelöster Probleme hindeuten, die einer weiteren Untersuchung bedürfen:

1. *Direktionalität*: Dies ist eine räumliche Fertigkeit, die zum Teil von der effizienten Funktion der vestibulär-zerebellären Verbindung und den damit verbundenen Bahnen abhängt.
2. *Unreife* in der Entwicklung der für das Lesen und Schreiben erforderlichen Augenbewegungen: Dies kann die Folge eines spezifischen okulomotorischen Problems sein, hängt aber oft mit bestehenden Gleichgewichts- und Koordinationsproblemen zusammen, da das Gleichgewicht die Basis bildet, von der die Stabilität der Augenbewegungen abhängt.
3. *Phonologische Verarbeitungsprobleme*: Das Kind kann Schwierigkeiten mit auditiver *Diskriminierung* (Hören des Unterschieds zwischen ähnlichen klingenden Lauten) oder mit der *Geschwindigkeit der auditiven Verarbeitung* haben. Dies spielt eine Rolle bei der Fähigkeit, einzelne Laute innerhalb eines Wortes zu hören, insbesondere Vokale. Das Timing ist auch deshalb wichtig, weil der zeitliche Unterschied zur Wahrnehmung eines Lautes als *d* oder *t* im Gehirn nur 40 bis 60 ms beträgt. Kinder können auch Probleme mit der Lokalisierung von Geräuschen (Orientierung), dem Ausblenden von Hintergrundgeräuschen und mit *Hyperakusis* (Überempfindlichkeit gegen Schall) haben. Jeder einzelne oder eine Kombination dieser Faktoren kann Schwierigkeiten bei der präzisen Dekodierung auditiver Informationen oder bei der Übertragung von Lauten in das richtige visuelle Symbol verursachen.

Frage 32: Reagiert Ihr Kind bei plötzlichen, unerwarteten Geräuschen oder Bewegungen auffallend stark?

Einige Kinder reagieren überempfindlich auf Geräusche oder auf bestimmte Schallfrequenzen. Es kann viele Gründe für eine Überempfindlichkeit geben, wobei Hyperakusis besonders häufig bei Kindern auftritt, bei denen eine ASS diagnostiziert wurde. Wie bei vielen anderen Fragen im INPP-Fragebogen kann eine Überreaktion auf Geräusche sowohl eine Ursache für andere Lern- und Verhaltensprobleme und/oder symptomatisch für eine bestehende Grundstörung sein.

Kinder, die eine Vorgeschichte periodisch auftretender Schallleitungsschwerhörigkeit aufgrund von Mittelohrentzündungen haben, reagieren manchmal überempfindlich auf die Frequenzen, die während der Infektion beeinträchtigt waren. Man nimmt an, dass dies darauf zurückzuführen ist, dass die normalen Schutzmechanismen gegen laute oder unerwünschte Geräusche, die sich in den ersten Lebensmonaten entwickeln (akustischer Stapediusreflex), nicht so erforderlich sind, wenn das Gehör beeinträchtigt ist. Ist das Gehör wiederhergestellt, dann ist der Schutzmechanismus jedoch unterentwickelt und das Kind weist eine verringerte Toleranz für bestimmte Geräusche auf.

Unter *Hyperakusis* versteht man die Unfähigkeit, Alltagsgeräusche zu tolerieren. So empfinden Menschen mit Hyperakusis beispielsweise bestimmte Geräusche als besonders unangenehm oder gar schmerzhaft, auch wenn sie für andere nicht störend sind. Die unangenehmsten oder schmerzhaftesten Geräusche sind häufig plötzlich auftretende hohe Töne wie Alarmsignale, Busbremsen, Besteck und Geschirr, Schreie und Klatschen von Kindern. Manchmal kann die Hyperakusis so schwerwiegend sein, dass Menschen öffentliche oder soziale Einrichtungen meiden.

Menschen, die noch Restreaktionen eines Moro-Reflexes aufweisen, neigen zu einer erhöhten Empfindlichkeit gegenüber plötzlich auftretenden lauten Geräuschen. Es gibt zwei Möglichkeiten, eine solche auditive Sensibilität zu behandeln:

1. ein Programm zur Reflexausreifung und -hemmung, das dazu beiträgt, Überreaktionen auf Geräusche zu reduzieren und die kortikale Mitwirkung an der Wahrnehmung von Sinnesreizen zu erhöhen, oder
2. ein Hörtrainingsprogramm, das dazu beitragen kann, die Empfindlichkeit gegenüber bestimmten Frequenzen zu reduzieren und die Funktion des akustischen Stapediusreflexes zu verbessern.

7.3 Auswertung des INPP-Fragebogens

Jede nummerierte Frage auf dem Fragebogen erhält eine Punktzahl von 0 oder 1:
0 = negative Antwort auf die Frage (nein),
1 = positive Antwort auf die Frage (ja).
Maximal mögliche Punktzahl = 32 von 32,
Niedrigste Punktzahl = 0 von 32.

Obwohl es zu den nummerierten Hauptfragen eine Reihe von Unterfragen gibt, wird für jede nummerierte Frage nur ein Punkt vergeben. Für die Unterfragen wird keine zusätzliche Punktzahl vergeben, unabhängig davon, wie viele zusätzliche Faktoren/Unterfragen innerhalb jeder nummerierten Frage vorhanden sind.

Die Gesamtzahl der positiven Antworten wird addiert. Wenn ein Kind 7 oder mehr positive Antworten bis zum Schuleintritt erhält, deutet dies mit hoher Wahrscheinlichkeit darauf hin, dass weitere Untersuchungen/Überprüfungen des neuromotorischen Entwicklungsstatus Hinweise auf eine Verzögerung der neuromotorischen Entwicklung liefern werden. Der Fragebogen sollte nicht isoliert als diagnostisches Verfahren eingesetzt werden. Er sollte nur als ein erstes Screening-Instrument dienen, um festzustellen, ob weitere Untersuchungen oder eine Überweisung durchgeführt werden sollten.

7.4 Forschung zur Reliabilität des INPP-Fragebogens

Die gekürzte Version einer 1997 durchgeführten Studie findet sich im Anhang.

Diese Studie (reproduziert mit Genehmigung des *British Journal of Occupational Therapy* [31]) verglich anhand des INPP-Screening-Fragebogens die Entwicklungsprofile von 70 Kindern im Alter von 8 bis 10 Jahren, die Probleme mit dem Lesen, Schreiben und/oder Abschreiben entwickelt hatten, mit 70 gleichaltrigen Kindern, die keine Probleme in diesen Bereichen aufwiesen. Die Studie zeigte deutliche Unterschiede in der Entwicklungsgeschichte von Kindern, die später Lese-, Schreib- oder Abschreibprobleme entwickelt hatten, im Vergleich zu gleichaltrigen Kindern, die keine SpLS zeigten.

Unterschiede gibt es nicht nur bei der Gesamtzahl der positiven Antworten in der Gruppe der Kinder mit SpLS – alle erreichten Punktwerte in dieser Gruppe waren höher als 6, wobei einige Kinder mehr als 12 Punkte erreichten, während keines der Kinder in der Vergleichsgruppe mehr als 4 Punkte bekam –, sondern auch Unterschiede bei einzelnen Fragen. Die genauen Ergebnisse im Vergleich der beiden Gruppen hinsichtlich einzelner Kriterien sind in der Tabellen A-1 in Anhang 1 dargestellt. Bestimmte Kriterien, wie das späte Erlernen des Laufens und der späte Spracherwerb sind in mehr als 40 % der Stichprobe mit Lernschwierigkeiten vorhanden, jedoch in keiner der Vergleichsgruppe.

Eine anschließende unveröffentlichte Analyse des Screening-Fragebogens, durchgeführt bei 87 Kinder mit den Diagnosen Legasthenie, DCD, ADS, ADHS, ASS, die alle im INPP-Fragebogen mehr als 7 Antworten mit Ja erhielten, ergab, dass die folgenden Faktoren bei mehr als 50 % der Stichprobe vorhanden waren [32] (s. **Tabelle 7-1**):

Diese Analyse wurde keiner statistischen Auswertung unterzogen und enthielt keine Vergleichsgruppe. Daher sind die Kriterien mit Vorsicht zu behandeln und sollten nicht als Hinweis auf kausale Faktoren angesehen werden. Die Analyse zeigt jedoch einen Fächer von zugrundeliegenden Faktoren, die bei SpLS auftreten. Zusätzlich zu den Kriterien, die bei mehr als 50 % der Stichprobe zutrafen, waren auch einzelne Faktoren von Interesse. Beispielsweise waren 10 % der Stichprobe als Ergebnis einer IVF konzipiert worden. Unter Berücksichtigung der Tatsache, dass die Stichprobe eine Gruppe von Kindern repräsentierte, bei denen bereits Probleme diagnostiziert wurden, scheinen 10 % eine recht hohe Inzidenz zu sein. Fast 40 % hatten die Krabbelphase ausgelassen, mehr als 30 % hatten eine verzögerte Sprachentwicklung, und 20 % lernten spät laufen. Um Schlussfolgerungen über die Bedeutung dieser einzelnen Faktoren ziehen zu können, sind weitere Untersuchungen unter Einbeziehung größerer Zahlen und Vergleichsgruppen erforderlich.

In einer früheren Analyse der Entwicklungsfaktoren mit Hilfe des INPP-Fragebogens stellte Beuret fest, dass der Zeitpunkt des Auftretens von SpLS oder emotionaler Symptome variiert, je nachdem, ob widrige Umstände in der Schwangerschaft oder während des Geburtsvorgangs aufgetreten waren. Er stellte fest, dass Kinder, die eine schwierige Geburt hatten, mit größerer Wahrscheinlichkeit in den ersten 10 Lebensjahren mit SpLS auffielen. Kinder, deren Mütter während der Schwangerschaft medizinische Probleme gehabt hatten, aber ohne Schwierigkeiten entbunden hatten, zeigten in den Grundschuljahren seltener Anzeichen von SpLS, entwickelten dann aber im höheren Schulalter Lernprobleme und waren anfälliger für die Auswirkungen von Stress [33]. Die Unterschiede bei den einzelnen Kriterien auf dem Fragebogen deuten zwar auf verschiedene Trends hin, sollten aber nicht isoliert für Vorhersagen oder Diagnosezwecke verwendet

Tabelle 7-1: Analyse des Screening-Fragebogens

Kriterien, die in mehr als 50 % der Stichprobe vorhanden sind	Mögliche damit verbundene Faktoren
Familiäre Vorgeschichte	Vererbung oder „Modellierung" von Verhaltensmustern
Medizinische Probleme während der Schwangerschaft	
Ungewöhnliches Aussehen oder Bedarf an Intensivpflege nach der Geburt	Mögliches Geburtstrauma
Vorgeschichte früher Fütterungsprobleme	Motorisch oder ernährungsbedingt
Vorgeschichte von Erkrankungen mit hohem Fieber in den ersten 18 Lebensmonaten	
Schwierigkeit, sich anziehen zu lernen	Gleichgewicht, Feinmotorik, räumliches Denken
Schwierigkeit, still zu sitzen	Statisches Gleichgewicht, posturale Stabilität, kortikale Hemmung
Schwierigkeit, die analoge Uhr zu lesen	Räumliche Vorstellung
Schwierigkeit, einen Ball zu fangen	Hand-Auge-Koordination; visuelle Akkommodation
Vorgeschichte von Zahlen-, Buchstaben- und Wortdrehern	Räumliche Wahrnehmung/Richtungswahrnehmung; auditive Verarbeitung; visuelles Verfolgen
Hyperakusis	Auditiv

werden. Die Gesamtpunktzahl auf dem Fragebogen gibt überaus präzise Hinweise auf zugrundeliegende neuromotorische Entwicklungsprobleme.

Vor der Darstellung der Probleme, die in der Adoleszenz und im Erwachsenenleben als Folge einer beeinträchtigten neuromotorischen Entwicklung auftreten können, ist es notwendig, die Rolle des vestibulär-zerebellären Systems näher zu betrachten. Dieses System ist eng mit Gleichgewicht, Körperhaltung, Koordination und Emotionen verbunden und war in den letzten 200 Jahren Gegenstand einer Reihe von Entdeckungen, Theorien und Forschungsansätzen. Somit konzentriert sich das nächste Kapitel auf die Geschichte der Entwicklung einer vestibulär-zerebellären Theorie und auf deren Auswirkungen auf die Behandlung.

Referenzen

1. Hadders Algra M, et al. Neurologically deviant newborn: neurological and behavioural developments at the age of six years. Developmental Medicine and Child Neurology. 1986;28:569–78. https://doi.org/10.1111/j.1469-8749.1986.tb03898.x
2. Hadders Algra M, et al. Perinatal correlates of major and minor neurological dysfunction at school-age – a multivariate analysis. Developmental Medicine and Child Neurology. 1988; 30:482–91. https://doi.org/10.1111/j.1469-8749.1988.tb04774.x
3. Wiles NJ, et al. Birth weight and psychological distress at 45–51 years. British Journal of Psychiatry. 2005;187:21–8. https://doi.org/10.1192/bjp.187.1.21
4. Kelly YJ, et al. Birth weight and behavioural problems in children: a modifiable effect? International Journal of Epidemiology. 2001;30:88–94. https://doi.org/10.1093/ije/30.1.88

5. Thompson C, et al. Birth weight and the risk of depressive disorder in late life. British Journal of Psychiatry. 2001;179:450–5. https://doi.org/10.1192/bjp.179.5.450
6. Simcox L, Heazell AEP. Long-term neurocognitive outcomes in small babies. Obstetrics, Gyncaecology and Reproductive Medicine. 2014; 24(9):274–8. https://doi.org/10.1016/j.ogrm.2014.06.006
7. Hack M, Klein NK, Taylor HG. Long term developmental outcomes of low birth weight infants. Future Child. 1995;1:176–96. https://doi.org/10.2307/1602514
8. Gale CR, Martyn CN. Birth weight and later risk of depression in a national birth cohort. British Journal of Psychiatry. 2004;184:28–33. https://doi.org/10.1192/bjp.184.1.28
9. Seppa N. Big babies. High birth weight might signal health issues in later life. Science News. 2014;185(11):22–6.
10. Odent M. The early expression of the rooting reflex. In: The European Conference of Neuro-Developmental Delay in Children with Specific Learning Difficulties. 03.1991; Chester. 1991. Paper.
11. CNN. Lack of vitamin D made worse in winter. 28. Oktober 2003. Verfügbar unter: http://www.CNN.com./HEALTH
12. Gershon MD. The second brain. New York: Harper Collins; 1998.
13. Macnair T. Febrile convulsions. 2006. Verfügbar unter: http://www.bbc.co.uk/health/ https://doi.org/10.12968/indn.2006.1.6.73732
14. Fitzgibbon J. Feeling tired all the time. Dublin: Gill & Macmillan; 2002.
15. Goddard SA. Reflexes, learning and behavior. Eugene, OR: Fern Ridge Press; 2002.
16. Cottrell S. Aetiology, diagnosis and treatment of asthma through primitive reflex inhibition. In: 2nd International Conference of Neurological Dysfunction. Stockholm. 1988. Paper.
17. Wakefield AJ, et al. Ileal-lymphoid hyperplasia non-specific colitis, and pervasive developmental disorder in children. Lancet. 1998;351 (9103):637–41. https://doi.org/10.1016/S0140-6736(97)11096-0
18. Horvath K, et al. Gastrointestinal abnormalities in children with autistic disorder. Journal of Pediatrics. 1999;135(5):559–63. https://doi.org/10.1016/S0022-3476(99)70052-1
19. Wakefield AJ, et al. Gastrointestinal comorbidity, autistic regression and measles-containing vaccines: positive rechallenge and biological gradient. Medical Veritas. 2006;3:796–802.
20. Public Health England. The UK immunisation schedule. 2014. Verfügbar unter: https://www.gov.uk/government/uploads/system/uploads/attachment_data/file/400554/2902222_Green_Book_Chapter_11_v2_4.pdf, Green book chapter 11.
21. Delacato CH. The treatment and prevention of reading problems. Springfield, IL: Charles C. Thomas; 1959.
22. Alexopoulos EI, et al. Association between primary nocturnal enuresis and habitual snoring in children. Urology. 2006;68(2):406–9. https://doi.org/10.1016/j.urology.2006.02.021
23. Weider D, et al. Nocturnal enuresis with upper airway obstruction. Otolaryngology Head and Neck Surgery. 1991;105:427–32. https://doi.org/10.1177/019459989110500314
24. Benson AJ. Motion sickness. In: Stellman JM, et al., Hrsg. Bd. 50, Encyclopaedia of occupational health and safety. 4. Aufl. Geneva: International Labour Office; 1998. S. 12–4.
25. Gahlinger PM. How to help your patients avoid travel travail. Postgraduate Medicine. 1999;106(4):177–84. https://doi.org/10.3810/pgm.1999.10.1.719
26. Eyeson-Annan M, et al. Visual and vestibular components of motion sickness. Aviation, Space, and Environmental Medicine. 1996;67 (10):955–62.
27. Webster DB. Neuroscience of communication. San Diego, CA: Singular Publishing Group; 1995.
28. Gordon CR, et al. Seasickness susceptibility, personality factors and salivation. Aviation, Space, and Environmental Medicine. 1994;65 (7):610–4.
29. Bérard G. Hearing equals behaviour. New Canaan, CT: Keats Publishing; 1993.
30. De Quirós JL, Schrager OL. Neurological fundamentals in learning disabilities. Novato, CA: Academic Therapy Publications; 1978.
31. Goddard Blythe SA, Hyland D. Screening for neurological dysfunction in the specific learning difficulty child. British Journal of Occupational Therapy. 1998;61(10):459–64. https://doi.org/10.1177/030802269806101008
32. Goddard Blythe SA. Analysis of results using the INPP questionnaire instrument involving 87 children diagnosed with specific learning difficulties. In: The INPP Supervision Seminar.

12.2009; Chester. 2009. Unveröffentlichte Analyse.

33. Beuret L. The role of neurological dysfunction in advanced academic failure. In: The Fourth International Conference of Neuro- Developmental Delay in Children with Specific Learning Difficulties. 03.1992; Chester. 1992.

8 Die Entwicklung der vestibulär-zerebellären Theorie

Das vestibuläre System ist das einzige Sinnessystem, das über keine Eigenwahrnehmung verfügt. Eine Wahrnehmung der vestibulären Funktionsweise erreicht das Bewusstsein nur dann, wenn es eine Aufgabe erfüllen muss, die über seinen normalen Funktionsbereich hinausgeht oder wenn etwas schiefgeht. Insofern drückt sich eine vestibuläre Dysfunktion über die anderen Sinne aus, indem sie die Sensibilität erhöht, die Wahrnehmung verändert und physiologische Vorgänge im Körper auslöst.

Das Interesse am vestibulären System ist gewachsen, seit die Technologie Transportformen entwickelt hat, welche die Fähigkeit des menschlichen Körpers, sich an verschiedene Fortbewegungsarten und -geschwindigkeiten anzupassen, zunehmend herausfordern. Ein Symptom für Probleme bei der Tolerierung von Bewegung ist das Auftreten von Reiseübelkeit, die seit jeher als Problem bei Menschen bekannt ist, die mit einem der ältesten von Menschenhand geschaffenen Transportmittel reisen – dem Boot. Vor über 2 000 Jahren merkte der griechische Arzt Hippokrates an, dass „das Segeln auf dem Meer beweist, dass Bewegung den Körper durcheinanderbringt" [1] (das englische Wort *nausea* für Übelkeit leitet sich vom griechischen Wort *naus*, also „nautisch", ab und bedeutet ‚Schiff'). „Heutzutage gibt es eine Vielzahl von Situationen, in denen Reiseübelkeit auftreten kann – in Autos, Zügen, Fahrgeschäften, Flugzeugen, in der Schwerelosigkeit im Weltraum, in der virtuellen Realität und in Simulatoren" [2]. Man geht davon aus, dass die Symptome der Reiseübelkeit auftreten, wenn der Körper einer ungewohnten externen Bewegungsform oder visuellen Reizen ausgesetzt ist, die nicht mit der Position des Körpers übereinstimmen, z.B. in einem Simulator. Solche Symptome resultieren direkt aus spezifischen Erkrankungen des Innenohrs wie Labyrinthitis, Neuritis vestibularis und Morbus Menière.

8.1 Ursprünge

Es ist ein Paradox, dass der älteste aller Sinne – der Gleichgewichtssinn – als einer der letzten in seiner Bedeutung für die Erziehung und für Emotionen in der modernen Welt Anerkennung fand. Aber das war nicht immer so.

Bereits im 2. Jahrhundert n. Chr. führte der griechische Arzt Galen eine Untersuchung des Schädels durch und untersuchte dabei das Innenohr. Seine tunnelartigen Gänge erinnerten ihn an das kretische *Labyrinth* und veranlassten ihn, sie als Labyrinthe zu bezeichnen. Auch in der Renaissance beschrieben und zeichneten Anatomen schon den Vestibularapparat, aber erst im 19. Jahrhundert wurden die funktionellen Eigenschaften der Gleichgewichtsorgane genauer untersucht.

1804 veröffentlichte Joseph Mason Cox ein Buch mit dem Titel *Practical Observations on Insanity* („Praxisnahe Beobachtungen über den Wahnsinn"), in dem er den Einsatz neuer Techniken beschrieb, bei denen Patienten in der privaten Nervenheilanstalt Fishponds bei Bristol in einem speziell für deren Behandlung konstruierten Stuhl geschwungen und rotiert wurden. „Eine der konstantesten Auswirkungen des Schwingens ist ein mehr oder weniger starker Schwindel, der mit Blässe, Übelkeit und Erbrechen sowie häufig mit der Entleerung des Blaseninhalts einhergeht“ [3]. Und weiter: „Als eine seiner wertvollsten Eigenschaften hat sich der Stuhl als mechanisches Anodynum (Schlafmittel) erwiesen. Nach einigen Umdrehungen habe ich die beruhigende einlullende Wirkung erlebt, wenn der Geist zur Ruhe gekommen ist und der Körper sich beruhigt hat; oft tritt danach ein gewisser Grad an Schwindelgefühl auf, gefolgt von einem höchst erquicklichen Schlummer“ [3].

William Saunders Hallaran (um 1765 bis 1825) war Superintendent der *Nervenheilanstalt* in Cork, wo er den Stuhl von Cox für die Behandlung von Patienten adaptierte und einsetzte. Er schrieb: „Seit Beginn seiner Verwendung war ich nie mehr um eine direkte Methode verlegen, eine oberste Autorität über die turbulentesten und widerspenstigsten Insassen hier herzustellen“ [4]. Eine der nützlichsten Wirkungen des Stuhls zu dieser Zeit scheint die beruhigende Wirkung gewesen zu sein, die er auf manische Patienten hatte.

Cox‘ Buch wurde auch ins Deutsche übersetzt und für die Behandlung von Menschen mit psychischen Störungen in Krankenhäusern in ganz Europa verwendet. Einer dieser Stühle wurde von einem tschechischen Physiologen, Jan Evangelista Purkyne (manchmal Purkínje oder Purkiné geschrieben), für Experimente über Schwindel verwendet. Sein Hauptinteresse galt der Untersuchung der subjektiven Erfahrung visueller Bewegung nach Körperrotationen. Er benutzte rotierende Vorrichtungen, statt einfach nur den Körper zu drehen, und beobachtete, dass „visueller Schwindel eine Folge des Konflikts zwischen unbewussten unwillkürlichen muskulären Aktivitäten und willkürlich in die entgegengesetzte Richtung gesteuerten ist“ [5].

In den 1820er Jahren führte Flourens, ein französischer Neurophysiologe, eine Reihe von Experimenten an Tauben und Kaninchen durch, bei denen er verschiedene Teile des Gehirns entfernte. Er hat nicht nur die funktionelle Bedeutung der Gehirnhälften, des Kleinhirns und des Rückenmarks herausgefunden [6], sondern auch die Auswirkungen auf Haltung und Verhalten bei Tauben beschrieben, wenn die Bogengänge durchtrennt wurden. Bisher hatte man angenommen, dass die Bogengänge einen Teil des Hörapparates bildeten, aber Flourens‘ Experimente [7] zeigten, dass „der Verlust jedes einzelnen Bogenganges Auswirkungen auf das posturale Gleichgewicht, Flugverhalten und die Bewegungen hatte, aber keine Auswirkungen auf das Gehör. Wenn sie stimuliert wurden, verursachte jeder Kanal Augenbewegungen (Nystagmus) auf seiner jeweils eigenen Ebene“ [8].

1838 wurde Prosper Menière, ein französischer Arzt, zum Direktor des Instituts des Sourds-Muets in Paris ernannt. Dies war ein Institut für die Behandlung von Taubstummen. 1861 legte Menière vor der Französischen Akademie der Medizin eine Arbeit vor, in der er die Meinung vertrat, dass die Symptome eines als „apoplektiforme zerebrale Stauung“ bekannten Leidens, die aus Hörverlust, Schwindel und Tinnitus bestanden, mit einer Erkrankung des Labyrinths des Innenohrs und nicht des Gehirns zusammenhingen und wahrscheinlich durch diese verursacht wurden [9]. Trotz Flourens‘ früheren Experimenten an Tauben waren die Funktionen des Ohres in Bezug auf das Gleichgewicht noch nicht zu einem allgemein anerkannten Teil der Schulmedizin geworden. Man ging immer noch davon aus, dass Schwindel mit epileptischen Anfällen und Schlaganfällen zusammenhing und wahrscheinlich auf einen abnorm hohen Blutspiegel in den Hirngefäßen zurückzuführen war. Die damals zur Behandlung von Schwindel eingesetzten Standardverfahren umfassten Aderlass und den Einsatz von Blutegeln.

Auf Beobachtungen an menschlichen Versuchspersonen folgten einige Jahre später physiologische Studien an Tieren. Goltz, dem Beispiel Flourens folgend, verwendete Tauben als Versuchsobjekte. Seine Ergebnisse bestätigten, dass die Bogengänge nicht nur für die Aufrechterhaltung des Gleichgewichts, insbesondere des Kopfes, sondern auch für den Rest des Körpers eine wichtige Funktion haben [10]. Goltz glaubte jedoch, dass die beteiligten Mechanismen infolge des hydrostatischen Drucks der Endolymphe auf die aus Häutchen bestehenden Bogengänge wirken.

Josef Breuer [11], [12] besser bekannt durch seine Arbeit mit Sigmund Freud über Hysterie, führte Experimente an den Vestibularorganen von Fischen, Fröschen und Vögeln durch und schloss daraus, dass nicht die Variation des hydrostatischen Drucks in den Bogengängen für das Gleichgewicht verantwortlich ist, sondern Änderungen der Strömungsrichtung in der Endolymphe als Reaktion auf Kopfbewegungen. Später erkannte er die Rolle der Otolithen und vermutete, dass es die Gewichtsverlagerung dieser winzigen Steine als Reaktion auf Kopfbewegungen war, welche die Position/den Zug der Haarzellen veränderte [13], [14]. Etwa zur gleichen Zeit, aber unabhängig von Breuer, führte Mach [15] ähnliche Experimente an Vögeln und Fischen durch und veröffentlichte seine Arbeiten 1873 und 1874. Beide Pioniere kamen zur gleichen Zeit zu fast identischen Schlussfolgerungen. Ihre gemeinsamen Erkenntnisse wurden als Mach-Breuer-Hypothese bekannt. „Insgesamt entwickelte Breuer ein einfaches Grundkonzept, um zu erklären, wie die vestibulären Innenohrrezeptoren funktionieren. Alle Rezeptoren reagieren auf eine mit der Beschleunigung verbundenen Schubkraft, im Falle der Bogengänge angulär und im Falle der Makulaorgane linear. Diese Schubkraft führt zu einer Verbiegung der winzigen Härchen, die in die Cupula der Otolithmembran hineinragen, was wiederum zu einer Änderung der Feuerrate der afferenten Nerven führt, die diese Sinnesorgane versorgen“ [16].

Der Arzt und Psychologe *William James* bemerkte, dass Taubstumme zwar oft allgemeine Gleichgewichts- und Koordinationsprobleme hatten, dass sie aber im Vergleich zu „normalen“ Personen nicht so anfällig für Seekrankheit waren oder nach schnellen Rotationen nicht so häufig Schwindelgefühle hatten. In einer Studie mit 519 Taubstumme, die schnellen Umdrehungen ausgesetzt wurden, wobei sich der Kopf in verschiedenen Positionen befand, stellte er fest, dass 186 von ihnen überhaupt keinen Schwindel verspürten. Im Gegensatz dazu litten 200 Studenten des Harvard College infolge der vestibulären Stimulation an starken Schwindelgefühlen. In seinem Artikel *The sense of dizziness in deaf mutes* („Das Schwindelgefühl bei Taubstummen“) [17] schrieb er:

> Die moderne Theorie, dass die Bogengänge nicht mit dem Hörsinn verbunden sind, sondern dazu dienen, uns das Gefühl der Bewegung unseres Kopfes im Raum zu vermitteln – ein Gefühl, das bei sehr intensiver Stimulation in Desorientierung oder Schwindel übergeht – ist allgemein bekannt. Es kam mir in den Sinn, dass Heime für Taubstumme eine gewisse Bestätigung für die fragliche Theorie bieten könnten, wenn sie denn wahr ist. Unter ihren Insassen muss sicherlich eine beträchtliche Anzahl von Personen sein, bei denen entweder die Labyrinthe oder die Hörnerven in ihrer Gesamtheit zerstört worden sind.

Doch obwohl die Taubstummen durch die Rotationen weniger schwindelanfällig waren, verloren sie bei weiteren Experimenten von James, bei denen sie unter Wasser platziert wurden, völlig ihren Sinn für räumliche Orientierung. Sie wurden dadurch ihrer normalen taktilen und propriozeptiven Empfindungen beraubt, was eine große Verunsicherung bei ihnen auslöste. Ein ähnliches Phänomen tritt bei Fischen auf, wenn bei ihnen das die Schwerkraft wahrnehmende Organ entfernt wird. Da sie nicht mehr in der Lage sind, sich nach der Schwerkraft auszurichten, orientieren sie sich am Licht, bewegen sich in jede Richtung, in die die anderen Sinne sie lenken, und schwimmen sogar mit dem Bauch nach oben, wenn sie sich im Raum „verlieren" [18].

William James war der Bruder des Schriftstellers Henry James. Es wird gesagt, dass William James der Psychologe war, der wie ein Romancier schrieb, während Henry James der Schriftsteller war, der Romane wie ein Psychologe schrieb.
Dieses Phänomen wird als Taxis bezeichnet. Taxis ist eine direkte Bewegung entweder auf einen Reiz zu oder von einem Reiz weg. Motten z.B. zeigen eine positive Taxis in Richtung Licht. Fische schwimmen normalerweise so, dass sie ihre Rückenfläche von der Schwerkraftquelle weg und zum Licht hin ausrichten. Ist der Schwerkraftsensor entfernt, richtet sich die Orientierung ausschließlich nach dem Licht.

Eine der Behandlungsmethoden zu Beginn des 19. Jahrhunderts für Patienten mit Morbus Menière war die Spülung des äußeren Gehörgangs. Der österreichische Otologe Robert Bárány beobachtete, dass sich ein Nystagmus nicht nur nach Rotation zeigte, sondern auch dann, wenn das zur Spülung verwendete Wasser entweder zu warm oder zu kalt war, und dass Temperaturschwankungen beim Patienten schwindelerregende Drehgefühle auslösten. Er schloss daraus, dass die Endolymphe in die entgegengesetzte Richtung fließen würde, wenn das für die externe Spülung verwendete Wasser von der Körpertemperatur abweicht, was einen kompensatorischen *Nystagmus* auslösen würde. Durch Beobachtung der Rotationsreaktion des Vestibularsystems war er in der Lage, die Schwindelempfindung anhand objektiver Anzeichen wie Nystagmus und Muskelreaktionen zu definieren. Im Jahr 1906 entwickelte er zwei Tests zur Messung von Gleichgewichtsfunktionen. Der erste war ein kalorischer Test, bei dem ein Nystagmus durch die Injektion von warmem oder kaltem Wasser in den äußeren Gehörgang auf der Grundlage seiner früheren Beobachtungen erzeugt wurde. Der zweite Test basierte auf der Verwendung eines speziellen Drehstuhls zur Erzeugung von Nystagmus. Der Grad des Nystagmus lieferte ein Maß für die vestibuläre Funktion als Reaktion auf Bewegung. Der Stuhl, auf dem der Test durchgeführt wurde, ist heute als Bárány-Stuhl bekannt. 1914 wurde Bárány für seine Arbeiten über den Gleichgewichtsmechanismus mit dem Nobelpreis für Physiologie oder Medizin ausgezeichnet [19].

Nystagmus – unwillkürliche, rhythmische, oszillatorische Bewegungen der Augen.

1933 verfasste der Neurologe Paul F. Schilder einen Artikel mit dem Titel *The Vestibular Apparatus in Neurosis and Psychosis* („Der Gleichgewichtsapparat bei Neurosen und Psychosen") [20], in dem er ausführte:

Der Gleichgewichtsapparat ist nicht nur ein Organ für die Wahrnehmung, er ist ein Organ, das wichtige Reflexe auslöst. Dies sind Reflexe für Dreh- und Fortbewegungen. Es gibt aber auch Reflexe, die entsprechend der Lage des Labyrinths im Raum wirken. Dies sind Haltungsreflexe und hängen wahrscheinlich mit der Funktion der Otolithen zusammen. Das Labyrinth ist also ein Organ, das den Muskeltonus des Körpers beeinflusst. Sicherlich ist es nur eines der vielen Organe, die für Tonus, Einstellung und Haltung verantwortlich sind. Aber der Vestibularapparat ist das Werkzeug, das die Sinnesimpulse, die unser Haltungs- und Tonus-System beeinflussen, am deutlichsten in den Mittelpunkt rückt.

Er fuhr fort:

Hofmann und Fruböse haben gezeigt, dass die optische Wahrnehmung der vertikalen Richtung vom statischen Organ abhängig ist" (Otolith), und stellt fest, dass bei Patienten mit vestibulärer Dysfunktion „die Raumwahrnehmung in charakteristischer Weise verändert ist. Sehr oft erscheinen parallele Linien anstelle von Kreuzen und Winkeln. Auch ein Dreieck wird als zwei parallele Linien gesehen." Er akzeptierte, dass der vestibuläre Apparat nur *einer* von vielen Apparaten zur Orientierung im Raum ist, schlug aber vor, dass dieser „die Richtungswahrnehmung beeinflusst und es mehr als wahrscheinlich ist, dass die Parietallappen den Raumrichtungen die endgültige Form geben."

Schilder beschrieb die Beziehung zwischen vestibulärer Funktion und normalem Körperbild und erklärte, wie

der vestibuläre Tonus und der Tonus der posturalen Reaktionen uns den Körperteil, auf den der Tonus wirkt, fühlen lassen, wenn er in eine Richtung verlagert wird, die der Zugrichtung des Tonus entgegengesetzt ist. Oder mit anderen Worten: Der vestibuläre Einfluss verzerrt das Haltungsmodell des Körpers, das Wissen und die Wahrnehmung unseres körperlichen Ichs.

Auf den Körper einwirkende Zentrifugalkräfte verändern die Wahrnehmung des Körpergewichts (Bogengänge), aber auch „die Irritation der Otolithen dissoziiert das Haltungsmodell des Körpers. Eine normale Funktion des Labyrinths in all seinen Teilen ist für ein einheitliches Haltungsmodell des Körpers notwendig."

Schilder stellte auch eine Verbindung her zwischen anomalen vestibulären Funktionen und vegetativen Symptomen wie Übelkeit, Schwindel und anomaler Wahrnehmung von Wärme und Kälte. Er zeigte, dass vestibulär-zerebelläre Deviation und überschießende Bewegung z. B. beim Zeigefingerannäherungstest (past pointing) durch Suggestion unter Hypnose beeinflusst werden können [21] und nahm auch Bezug auf Bauers Befund, dass bestimmte Fälle von Neurose von anomalen vestibulär-zerebellären Zeichen begleitet waren [22]. Er kam zu dem Schluss, dass „die Psyche wahrscheinlich in doppelter Weise auf das vestibuläre System einwirken kann. Entweder wirkt sie direkt oder über die vasomotorische Innervation des Labyrinths auf die Nervenregulation ein."

Leidler und Loewy [23] stellten fest, dass in 64 von 78 Fällen bei Patienten, bei denen eine Neurose diagnostiziert wurde, spontaner Nystagmus zusammen mit Drehwahrnehmungen im Kopf und visuellen Illusionen sich drehender Objekte auftrat. Sie kamen zu dem Schluss, dass sich die Richtung der wahrgenommenen Bewegung bei vorliegenden Neurosen von der bei einer organischen vestibulären Erkrankung unterschied. Sie vermuteten, dass vestibuläre Phänomene in der Neurose ein Teil der vegetativen vasomotorischen Störungen in der Neurose sind. Diese könnten einen besonderen Einfluss auf den Vestibularapparat haben, der sehr empfindlich auf allgemeine vasomotorische Störungen reagiert. In beiden Fällen waren die vegetativen *Symptome*, die der *Patient* erlebte, die gleichen.

Von Weizsäcker [24] war der Meinung, dass jede organische Krankheit ein Muster psychischer Reaktionen mit sich bringe oder dass jedes Organ eine entsprechende psychische Repräsentation habe. Organische Krankheiten neurotisieren damit das Individuum. Goldstein [25] vertrat die Ansicht, dass es im gesamten Körper motorische Anlagen gebe, welche die Einheit des Körpers stören können, wenn sie nicht unter dem Einfluss der Kleinhirnfunktion vereint seien. Er glaubte, dass die Halte- und Stellreaktionen der *Ausgangspunkt* für die Einheit von Körperhaltung und Motorik seien und dass der Gleichgewichtsapparat als das Hauptorgan der kinästhetischen Funktion fungiere, das seine Stellvertreter im ganzen Körper habe. Schilder kam zu dem Schluss, dass „vestibuläre Veränderungen die Einheit des posturalen Modells des Körpers stören".

In den 1940er Jahren verfassten die Ärzte Hallpike, Cawthorne sowie ein junger wissenschaftlicher Mitarbeiter, Gerald Fitzgerald, drei Arbeiten. In der ersten Arbeit wurden die standardisierten Techniken erläutert und Beobachtungen im klinischen Umfeld zerebraler Läsionen beschrieben. Der zweite Beitrag befasste sich mit der Neurootologie der peripheren und der Hirnstammverbindungen des vestibulären Systems und lieferte eine neuartige Analyse der funktionellen Neuroanatomie ihrer Schaltkreise. Die dritte Studie behandelte das Problem der Menière-Krankheit im Lichte dieser Entdeckungen neu, basierend auf einer sorgfältigen Analyse von 50 Fällen, die im National Hospital, Queen Square, London, behandelt wurden [26]. Eine der ersten „allgemeinen" Behandlungsmethoden bei Gleichgewichtsstörungen waren die Cawthorne-Cooksey-Übungen [27], [28], [29]. Dabei handelt es sich um ein einseitiges Handout mit der Anleitung zu Aktivitäten, die von einfachen Kopfbewegungen bis hin zu komplexen Aufgaben wie dem Werfen eines Balls reichen. Diese Übungen werden auch heute noch zur Behandlung vestibulärer Probleme eingesetzt. Auch wurden sie für andere Programme adaptiert, die den Anspruch erheben, eine „Heilung" für Legasthenie zu liefern.

1968 schrieb Ray Barsch [30], Direktor der Lehrerausbildung in der Abteilung für Sonderpädagogik an der University of Wisconsin, dass der Mensch seit Anbeginn der Zeit ein raumorientiertes Wesen sei, dazu geschaffen, sich zu bewegen. Jedes Kleinkind sei ein Pionier des Raumes, der ein System des Drucks und Gegendrucks gegen die Schwerkraft lerne, um ein Gleichgewicht zu erreichen. Das Erlangen räumlicher Fähigkeiten biete einen Rahmen, auf dem man ein ganzes Leben fortschreitender Komplexität aufbauen kann. Selbstständigkeit hänge von der Entstehung und Entwicklung von Bewegungsmustern und der Beziehung dieser Bewegungen zum Lernen ab.

Barsch bezeichnete *Rotation* und *Revolution* als die beiden Grundformen der Bewegung: Rotation um eine Achse und Revolution um einen anderen Körper. Der Mensch, so erklärt er, sei aufgrund der Erdrotation um eine Achse ständig der Schwerkraft ausgesetzt – wäre da nicht die gegenläufige Ausgleichsmechanik der antagonistischen Muskeln, würde jeder Bewegung eine volle Umdrehung folgen. Daher sei ein ständiger Bereitschaftszustand erforderlich, der jederzeit in der Lage sei, die Aktivität nach Bedarf zu ändern, zu modifizieren und umzulenken. Dies, sagt er, sei der Beginn der *Aufmerksamkeit*. Die Orientierung im Raum schließe sowohl Erregung als auch Aufmerksamkeit ein. Effektive Orientierung im Raum beginnt mit der Kopfkontrolle, denn es ist der Kopf, der ein Leben lang die Richtung vorgibt und zum wichtigsten Bezugspunkt für das Gleichgewicht wird.

Bewegungseffizienz umfasse und begünstige viele andere Funktionen: Muskelkraft, dynamisches Gleichgewicht, Körperwahrnehmung, Raumwahrnehmung und zeitliche Wahrnehmung (Uhrzeit). Letzteres entwickele sich aus der Erfahrung, wie lange es dauert, sich von einem Punkt zu einem anderen zu bewegen. Mit anderen Worten: Die zeitliche Wahrnehmung ist von physischer Interaktion im Raum abhängig. Wenn Bewegungseffizienz erworben wird, werden Freiheitsgrade möglich: Bilateralität, Rhythmus, Flexibilität, motorische Planung und motorische Steuerung. Haltungsbeherrschung und Gleichgewicht sind entscheidend für die Entwicklung dieser höheren Fähigkeiten, aber auch für die Sprache. Sprache, sagt Barsch, sei nicht nur eine aurale bzw. orale Fähigkeit, sondern auch ein visuell-räumliches Phänomen.

Die menschliche Entwicklung beginne mit extensiver Bewegung und nur begrenzter kognitiver Leistungsfähigkeit. Allmählich kehre sich dieses Muster um, so dass das Individuum sich weniger bewegt und auf kognitiver Ebene mehr Wissen hinzugewinnt. Was einst nur körperlich erfahren werden konnte, könne nun über grafische Symbole in einem Buch nachvollzogen werden.

Barsch beschreibt das Gleichgewicht als einen Zustand der Stabilität, der durch die gleichmäßige Verteilung des Gewichts auf beiden Seiten einer vertikalen Achse erzeugt werde. Das gesamte erste Lebensjahr bereite das Kind sich darauf vor, diesen Zustand in der bipedalen Position, also als Zweibeiner, zu erreichen. Ein gutes Gleichgewicht schaffe dies mit einem Minimum an Energie und Ermüdung einzelner Muskeln oder einzelner Muskelgruppen.

Die für die Definition des Gleichgewichts notwendige vertikale Achse sei die Schwerkraftlinie. Das Gleichgewicht erfordere, dass sich ein *Gravitationszentrum* an dem Punkt befindet, an dem die Kraftvektoren konvergieren. Dieses Zentrum befinde sich im Bereich des Mittelpunktes zwischen den Hüften (Beckengürtel) – dem Punkt der Verbindung zwischen der oberen und unteren Körperhälfte. Dieser befinde sich je nach Geschlecht und Alter an leicht unterschiedlichen Körperstellen. Der Mittelpunkt liege bei Männern etwa 56 % über dem Boden, bei Frauen etwa 55 % und bei Kindern etwas höher. Je tiefer der Schwerpunkt, desto stabiler sei der Körper, wobei die Füße die tragende Basis bilden. Im Idealfall sollte das Gewicht gleichmäßig zwischen den Fersen und dem vorderen Teil des Fußes verteilt sein – eine ungleichmäßige Verteilung erhöhe die Beanspruchung eines einzelnen Fußes.

8.2 Die Entwicklung des Gleichgewichts

Im ersten Lebensjahr schreitet die Organisation der Bewegung vom Kopf aus nach unten voran, von homolog zu homolateral, so dass eine ausgeglichene Nutzung beider Körperseiten entwickelt werden kann. In der 2. Hälfte des 1. Lebensjahres führt das Krabbeln zu Kreuz- oder Diagonalmustern, wobei sich beide Seiten über beide Mittellinien hinweg miteinander verbinden. Beim Krabbeln entwickelt sich zudem ein dynamisches Gleichgewicht um eine Mittellinie herum, wobei der Körperschwerpunkt abgesenkt wird und die unter dem Becken befindlichen Knie nun die Körperbasis bilden. Dies kann später auf das Gehen übertragen werden. Eine nicht durchlaufene Krabbelphase kann zu schlecht koordinierten Bewegungen in späteren Gangmustern führen.

8.3 Kleinhirn und Gleichgewicht

Das Kleinhirn arbeitet mit dem vestibulären System, den Antigravitationsmuskeln und den Augen zusammen. Ein stabiles Gleichgewicht, Anpassungsfähigkeit und Flexibilität der Bewegung sind Ergebnis der Koordination zwischen diesen Systemen.

Das Gleichgewicht beim Menschen ist eine bilaterale Gleichung und die Ausrichtung der Körperteile muss korrekt über der Stützbasis erfolgen. Die Propriozeptoren des Nackens sind für die vestibulären Organe wichtig, um das Gleichgewicht aufrechtzuerhalten – ebenso wie die Füße, die für eine stabile Stützbasis sorgen, und auch das Sehen.

Labyrinth- und tonische Nackenreflexe sind von grundlegender Bedeutung, um in verschiedenen Entwicklungsstadien propriozeptives Feedback über den Nacken zu geben. Eine Persistenz des ATNR und des STNR oder das Fehlen von Kopfstellreaktionen beim älteren Kind führt potenziell zu Inkongruenz zwischen dem propriozeptiven und dem vestibulären Sytem.

Wie hängen diese früheren Entdeckungen und Beobachtungen über die Funktionsweise des Gleichgewichtsapparates mit Problemen des Lesens, Schreibens und Rechtschreibens zusammen?

Ebenfalls in den 1960er Jahren wechselte Frank Belgau, ein ehemaliger Flugingenieur, den Beruf und wurde Grundschullehrer in Texas. Er bemerkte, dass auch bei begabten Kindern häufig Leseschwierigkeiten auftraten und dass sich das Gangmuster von Kindern mit Leseproblemen von dem anderer Kinder unterschied. Seine frühere Erfahrung als Flugingenieur, gepaart mit einem langjährigen Interesse an den Bewegungseigenschaften von Pendeln, lieferte ihm Anhaltspunkte für Aktivitäten, die eine unmittelbar beobachtbare Verbesserung der Lese- und Schulleistungen von Kindern bewirken könnten.

Er entwickelte ein Elterntrainingsprogramm, bei dem die Eltern mit ihren Kindern eine bis eineinhalb Stunden pro Woche ein sensomotorisches Programm durchführten. Viele der Eltern waren auch Wissenschaftler, die mit dem Raumfahrtprogramm der NASA verbunden waren. Ihre Erkenntnisse trugen dazu bei, seine Aufmerksamkeit auf die Rolle des Gleichgewichts und des vestibulären Systems in Lernprozessen zu lenken, was dann zur Entwicklung der Belgau-Balance-Boards-führte. Dabei ist ein Brett auf zwei rotierenden Wippen angebracht, die eine instabile Oberfläche (Kippbewegung) bieten, auf der verschiedene Koordinationsaktivitäten wie das Werfen und Fangen eines mit Trockenbohnen gefüllten Säckchens geübt werden können. Das Brett erfordert eine verstärkte propriozeptive Beteiligung an allen Aktivitäten. Ein zweites Brett liegt auf zwei drehbaren Platten, die eine vestibuläre Stimulation (Drehung) in verschiedenen Positionen ermöglichen, so dass der Schwierigkeitsgrad erhöht werden kann. Ein Gitternetz auf der Oberseite des Brettes sorgt dafür, dass der Körper in der Mitte gehalten wird, so dass beide Gehirnhälften gleichermaßen beteiligt sind. Die Aktivitäten auf dem Brett sind so gestaltet, dass die Integration und das Timing beider Gehirnhälften sowie die Integration der vestibulären, visuellen, kinästhetischen und taktilen Sinne verbessert werden [19]. Belgaus praktische Methoden haben die Grundlage für spätere Diagnose- und Interventionsprogramme geschaffen, die zur Behandlung von Legasthenie, Dyspraxie und Problemen im Zusammenhang mit Aufmerksamkeitsdefiziten eingesetzt werden.

Aberrante Plantar- und Babinski-Reflexe können das Gleichgewicht und die Propriozeption von der Basis aufwärts beeinflussen.

1973 führten Jan Frank und Harold Levinson (ein Psychiater) eine Studie durch, in der sie Kinder untersuchten, die aufgrund schlechter Leseleistungen zur psychiatrischen Beurteilung überwiesen worden waren. Sie untersuchten die Kinder auf *Soft Signs* neurologischer Dysfunktionen mit einer Reihe von Tests für statisches und dynamisches Gleichgewicht, Propriozeption, Tonus, Kleinhirnzeichen, einschließlich des Fingerspitzen-Annäherungstests, des Finger-Nase-Tests, des Knie-Hacken-Tests, Dysdiadochokinese sowie Schreiben, Abzeichnen und Augenfixation.

Soft Signs – Mit Hilfe einer standardisierten und altersadäquaten neurologischen Untersuchungstechnik können verschiedene Formen leichter neurologischer Funktionsstörungen wie z. B. leichte Störungen der Muskeltonusregulation, choreatische Dyskinesie oder feinmotorische Schwierigkeiten erkannt werden. Soft Signs liefern Hinweise auf eine leichte neurologische Funktionsstörung, lassen aber nicht unbedingt auf die Ursache der Dysfunktion schließen.

In einer Stichprobe von 115 Kindern zeigten 112 Kinder (97 %) Anzeichen einer vestibulär-zerebellären Dysfunktion. Bei Zeichentests wurden Vorlagen von Goodenough [31] und die *Bender-Gestalt*-Figuren (1938) eingesetzt. Hierbei zeigten sich in allen Fällen Störungen der räumlichen Orientierung. Zu den räumlichen Anzeichen gehörten die Drehung der Bender-Gestalt-Vorlagen, des Zeichenpapiers und/oder der Figuren, die Drehung des Kopfes und des Körpers sowie das Kippen der Originalfiguren aus ihrer vorgesehenen horizontalen und vertikalen Achse. Die Autoren mutmaßten, dass diese räumlichen Verschiebungen und das Kippen der Figuren sowie die Probleme mit der Winkeldarstellung „nahelegten, dass der automatische Co-Pilot oder der im Innenohr befindliche räumliche Steuer- und Gleichgewichtsmechanismus des Vestibularapparats und der zerebellär-vestibuläre Schaltkreis gestört war“ [32].

Bender-Gestalt-Test [33]– ein neurologischer Test zur Diagnose bei Funktionsverlust und organischen Hirnschäden bei Kindern und Erwachsenen. Er besteht aus neun geometrischen Figuren, die kopiert werden, wobei die Zeichnungen nach der Gesamtqualität der Reproduktionen, ihrer Anordnung im Verhältnis zu den ‚Gestalt'prinzipien und den gemachten Fehlern bewertet werden.

Im Diskussionsteil derselben Studie verglichen Frank und Levinson die Lesestörung bei *dysmetrischer* Legasthenie mit den Schwierigkeiten, die normale Leser haben, wenn sie versuchen, ein Schild aus dem Fenster eines fahrenden Zuges zu lesen. „Der daraus resultierende Fixationsnystagmus stört einerseits die beabsichtigte Fixierung und andererseits das sequenzielle Scannen und führt zu Buchstaben- und Wortverwechslungen."

Sie räumten ein, dass eine Korrelation zwischen vestibulär-zerebellären Störungen und Leseschwierigkeiten nicht auf eine Kausalität hinweist, schlugen jedoch vor, dass diese Anzeichen „auf eine allgemeine Beeinträchtigung des Zentralnervensystems hindeuten könnten". Als Fazit ihrer Befunde formulierten sie die folgenden Hypothesen:

1. Die zerebellär-vestibulären Schaltkreise bieten einen harmonischen, gut integrierten und stabilen motorischen Hintergrund für die visuelle Wahrnehmung.
2. Dieser motorische Hintergrund oder diese motorische Gestalt ist nichts anderes als die unterbewusste, automatische, integrierte motorische Aktivität der Augen, des Kopfes und des Nackens, so dass die Augen fixieren und Buchstaben und Wörter sequenziell abscannen können.
3. Bei Vorliegen einer zerebellar-vestibulären Dysfunktion und eines subklinischen Nystagmus sind die visuelle Fixierung und das sequenzielle Scannen von Buchstaben und Wörtern gestört, und es kommt zu einem Buchstaben- und Wortsalat.
4. Dieses Durcheinander und die daraus resultierende dysmetrische visuelle Wahrnehmung führen zu mangelndem Verstehen oder Legasthenie.
5. Eine primäre zerebellär-vestibuläre Dysfunktion bei Kindern kann zusammen mit der daraus resultierenden dysmetrischen visuellen Wahrnehmung und der damit einhergehenden Ängstlichkeit zu einer Reifungsverzögerung führen.
6. Der Einsatz zerebellär-vestibulär ausgleichender Substanzen wie Cyclizin allein oder in Kombination mit retikulär aktivierenden und die Aufmerksamkeit steigernden Substanzen wie Methylphenidat (Ritalin) wird zur Prävention und Behandlung *dysmetrischer* Legasthenie bei zerebellär-vestibulär-positiven Kindern im Vorschul- bzw. Schulalter mit einer zerebellär-vestibulären Dysfunktion empfohlen.

Dysmetrie (zu griechisch *dys* ‚un-, schlecht' und griechisch *metron* ‚messen') ist eine Bewegungsstörung, die bei Patienten nach einer Verletzung des Kleinhirns oder der propriozeptiven Nerven (Nerven, die Informationen über die Position von Gelenken und Extremitäten übertragen) auftritt, bei der es zu falschen Abmessungen von Zielbewegungen in Form überschießender oder zu kurz bemessener Bewegungen kommt.

Sie befürworteten schließlich den Einsatz der *Elektronystagmografie* zum Nachweis eines subklinischen Nystagmus bei Kindern, bei denen der Verdacht auf dysmetrische Legasthenie besteht.

Elektronystagmografie – ein Untersuchungsverfahren, bei dem mit Hilfe von Elektroden die Bewegungsreflexe der Augen erfasst werden. Fehlfunktionen äußern sich durch einen pathologischen Nystagmus.

In den folgenden 25 Jahren veröffentlichte Levinson [34], [35], [36], [37], [38], [39], [40] eine Reihe von Titeln, die seine Hypothese stützen, nämlich dass das Kleinhirn an Lern- und Angststörungen beteiligt sei und dass die Einnahme von Antihistaminpräparaten und

Präpraten gegen Reiseübelkeit Wirkung zeige. Diese verschrieb er als „zerebellär-vestibuläre Harmonisierungsmittel", um die Funktion der zerebellär-vestibulären Schleife und der damit verbundenen Verschaltungen neu zu kalibrieren und dadurch Augenbewegungen und Haltungsstabilität günstig zu beeinflussen. Obwohl er seine Definition von Legasthenie erweiterte und nun auch allgemeine Störungen der zerebellär-vestibulären Schleife einschließt, die Lernen und Verhalten beeinflussen, behauptet er nicht, dass alle Formen von Legasthenie das Ergebnis einer vestibulär-zerebellären Dysfunktion seien. „Mir ist sehr wohl bewusst, dass alle Lösungen unvollständig sind und dass es mehrere Lösungen geben kann." Was Levinson bei der Diagnose und medikamentösen Behandlung anbietet, ist *eine* Lösung für das Rätsel Legasthenie, wenn klinische Beweise für eine zerebellär-vestibuläre Dysfunktion vorliegen. Es sei keine Patentlösung.

Seine Theorie ist im Übrigen unter dem populären Terminus *Space Dyslexia* (‚Weltraum-Legasthenie') falsch dargestellt worden. In seinem Buch *A Scientific Watergate* zitierte Levinson ein von Lestienne beschriebenes Beispiel für die Auswirkungen der reduzierten Schwerkraft auf russische und französische Kosmonauten, wenn diese sich in einer schwerkraftfreien Umgebung aufhielten. Er stellte fest: „‚Zeitliche Informationsverarbeitung im Nervensystem: mit besonderem Hinweis auf Legasthenie und Dysphasie' war das Thema, das (ohne Referenz) auf der Konferenz der Rodin-Gesellschaft im September 1992 zur Diskussion ausgewählt wurde [...] Francis Lestienne berichtete der Rodin-Gesellschaft auch, dass die französisch-russischen Kosmonauten bei Schwerelosigkeit verkehrt herum und rückwärts zu lesen begannen – ein vom Innenohr bestimmter Zustand, den ich ‚Weltraumlegasthenie' nenne" [41]. Levinson beschrieb damit die kognitiven Effekte der Dissoziation zwischen vestibulärer, propriozeptiver und visueller Funktion, die entstehen, wenn das vestibuläre System nicht in der Lage ist, als primärer Bezugspunkt für die Position im Raum in Bezug auf die Schwerkraft zu fungieren. Unter den Bedingungen der Schwerelosigkeit können sich Raumfahrer und Raumfahrerinnen an eine veränderte Stimulation anpassen, indem sie andere sensorische Systeme zur Kompensation einsetzen, aber während der Phasen der Reorganisation und Anpassung treten vorübergehende visuelle Wahrnehmungsstörungen auf. Levinson hat nie behauptet, dass Raumfahrer Legastheniker seien, sondern vielmehr, dass ein vorübergehendes Phänomen vom Typ Legasthenie auftreten kann, wenn das vestibuläre System seinen primären physischen Stimulus – die Schwerkraft – verliert.

Dies wurde von einigen dahingehend fehlinterpretiert, dass Raumfahrer, die unter Bedingungen der Schwerelosigkeit spiegelbildlich lesen konnten, Legasthenie hatten. Dies ist nicht der Fall. Was Levinson beschrieb, war eine vorübergehende Änderung des Richtungssinns, die unter Bedingungen der Schwerelosigkeit auftreten kann.

Eine Veränderung des Gravitations-Referenzpunktes führt zu einer vorübergehenden Veränderung der Richtungswahrnehmung und anderen visuellen Wahrnehmungsstörungen. Später schrieb Levinson in einer persönlichen Mitteilung, dass „meine Definition von Weltraum-Legasthenie die gesamte Bandbreite der mit Legasthenie verbundenen Funktionsstörungen umfasst, d.h. Lesen, Schreiben, Rechtschreibung, Mathematik, Koordination, Gleichgewicht usw." (H.N. Levinson, persönliche Mitteilung). Sein Gebrauch des Begriffs *Weltraumlegasthenie* ist also weiter gefasst als nur die Beschreibung der Auswirkungen der Schwerelosigkeit auf Raumfahrer. Wie Barsch sieht er SpLS mit erkennbaren Merkmalen der zerebellär-vestibulären Dysfunktion als Teil eines allgemein gestörten Raumgefühls und eines gestörten Einsatzes des Körpers im Raum.

Im Jahr 2008 schrieb Levinson (persönliche Mitteilung):

Nachdem ich viele tausend Patienten (seit 1973) und ihre unterschiedlichen und oft völlig unerwarteten positiven Reaktionen auf Medikamente, die das CV (das zerebellär-vestibuläre System) verstärken, untersucht hatte, war ich gezwungen zu erkennen, dass
1) die manifesten Symptome von Legasthenikern die Folge eines dynamischen Zusammenspiels von CV-Funktionsstörungen und kompensatorischen Faktoren sind;
2) das CV-System die gesamte Sensomotorik und die damit verbundene Angst, Stimmung, Konzentration, Aktivität, Kognition usw. verfeinert und beeinflusst – und nicht nur das visuelle System.
3) Da der Grad der CV-Dysfunktion von Patient zu Patient variiert und auch die positiven Reaktionen auf Entwicklungs- und Therapieverläufe von Patient zu Patient stark variieren, wurde auch klar, dass man Legasthenie und die vielen damit verbundenen CV-bestimmten Störungen nicht nach dem Schweregrad definieren kann, da Kompensation und sogar Überkompensation oft subklinische Symptome der Dysfunktion verdecken können.

Im November 1994 definierte das Komitee der Mitglieder der International Dyslexia Association Legasthenie als eine neurologisch bedingte, oft familiäre Störung, die den Spracherwerb und die Sprachverarbeitung behindert. Sie variiert im Schweregrad und manifestiert sich durch Schwierigkeiten bei der rezeptiven und expressiven Sprache, einschließlich der phonologischen Verarbeitung, beim Lesen, Schreiben, Rechtschreiben, bei der Handschrift und manchmal auch beim Rechnen. Legasthenie ist nicht das Ergebnis mangelnder Motivation, sensorischer Beeinträchtigung, unzureichender Unterrichts- oder Umweltbedingungen oder anderer einschränkender Bedingungen, sondern kann kombiniert mit diesen Bedingungen auftreten. Obwohl Legasthenie lebenslang besteht, sprechen Menschen mit Legasthenie häufig erfolgreich auf rechtzeitige und angemessene Interventionen an.

In Anbetracht dessen änderte Levinson seine Definition von Legasthenie und beschrieb sie als „eine primäre CV-induzierte dysmetrische, sensomotorische und räumlich-temporale Sequenzierungsstörung im dynamischen Gleichgewicht mit kompensatorischen Stärken – was zu einem vielfältigen Spektrum von Symptomen führt“ (H. N. Levinson, persönliche Mitteilung). Dies unterscheidet sich deutlich von den klassischen Definitionen von Legasthenie, die im Allgemeinen spezifische sensorische Beeinträchtigungen als primäre Kausalfaktoren ausschließen.

Die Zusammenhänge zwischen Körperhaltung, Gleichgewicht, motorischen Fähigkeiten und Lernbehinderungen sind Gegenstand des Buches *Neurological Fundamentals in Learning Disabilities* („Neurologische Grundlagen bei Lernschwierigkeiten“), das 1978 erstmals veröffentlicht wurde [42]. Die Autoren, de Quirós und Schrager, machten darauf aufmerksam, dass wesentliche Unterschiede zwischen den Fachrichtungen Neurologie und Neuropsychologie bestehen. Während erstere versucht, die Symptome von Anomalien, die durch Krankheit oder Schädigung verursacht werden, zu identifizieren und zu behandeln, versucht die Neuropsychologie Störungen zu verstehen, die die menschliche Leistungsfähigkeit beeinträchtigen (Dysfunktion). Viele Probleme von Kindern mit SpLS lassen sich oft keiner der beiden Fachrichtungen zuordnen, sondern liegen zwischen ihnen.

De Quirós und Schrager waren der Ansicht, dass Wissen (oder die Aneignung von Wissen) mit gezielt koordinierten motorischen Aktivitäten beginnt und dass das Lernen von koordinierten motorischen Aktivitäten der Willkürmotorik abhängt, wobei Handlung und Absicht aufeinander abgestimmt sind. Motorische Aktivitäten basieren auf Haltung und Gleichgewicht. Die Haltung wird durch die Reflexaktivität des Körpers in Bezug auf den Raum ermöglicht und beim sich entwickelnden Kind werden neue *Afferenzen* durch Kontakt – einige absichtlich, viele zufällig – erzeugt, was ihm erlaubt, sich Handlungen vorzustellen (zu visualisieren).

Im selben Buch erläutern die Autoren, warum die Erfahrung von Bewegung wichtig ist, um Körperschema, -bild und -konzept zu entwickeln. „Mit Sprache zu denken erfordert mehr als ein zweckdienliches *Gleichgewicht* – es bedarf der Nichteinmischung auf der bewussten Ebene durch die *Efferenzen* aus dem Körper." „Am Anfang des Lebens geht die Motorik der geistigen Handlung voraus; dann koinzidieren beide Faktoren; später existieren sie nebeneinander; schließlich ist die Motorik der geistigen Handlung untergeordnet." Weiter heißt es: „Je höher die Ebene des Zentralnervensystems ist, die zur Aufrechterhaltung körperlicher Belange eingesetzt wird, desto größer wird die Schwierigkeit, sich auf höhere Fähigkeiten in Lernprozessen zu konzentrieren."

Gleichgewicht – das Zusammenspiel von Kräften, die die Aufrechterhaltung und Kontrolle von Haltungen und Posituren (Attitüden) ermöglichen.
Die *Positur (Attitüde)* ist das Ergebnis von Reflexen, die zur Wiederherstellung einer artspezifischen Körperposition führen.

Afferente Nervenfasern (Afferenzen) – übertragen von Rezeptoren aufgenommene Informationen zum Zentralnervensystem.
Efferente Nervenfasern (Efferenzen) – übermitteln die aus dem Zentralnervensystem stammenden Informationen zu den Erfolgsorganen. (Anm. d. Übers.)

Das Erlernen einer neuen motorischen Aktivität erfordert einen Bruch mit vorhandenen Funktionseinheiten und eine selektive Auswahl neuer motorischer Kombinationen, die zu einer neuen Funktionseinheit zusammengefügt werden. Die primäre Integration des Haltungssystems findet in den ersten 3 Lebensjahren statt, bevor ein Kind schulreif ist. Einfache Tests für Gleichgewicht und Propriozeption können zeigen, ob ein Kind die dem chronologischen Alter entsprechenden posturalen und motorischen Fähigkeiten erreicht hat. Beispielsweise sollte ein Kind im Alter von 3,5 Jahren in der Lage sein, den Romberg-Test durchzuführen, ohne äußere visuelle Referenzpunkte benutzen zu müssen. Finger-Oppositionsbewegungen (notwendig für das Schreiben), die ab einem Alter von 5 Jahren vorhanden sein sollten, zeigen, dass eine Seite des Körpers in der Lage ist, sich ohne Beteiligung der anderen Seite zu bewegen – die Haltungsstabilität ist ein Wegbereiter dafür. Wenn einfache Tests Hinweise auf posturale Probleme liefern, ist es emfehlenswert, umfassendere Untersuchungen durchzuführen, gegebenenfalls auch unter Verwendung einer posturographischen Analyse.

Später führte Schrager bei älteren Probanden mit und ohne Sprachentwicklungsstörungen Untersuchungen mit Hilfe des Einbeinstand-Tests durch. Er nahm die auf einem (rechten) Bein stehenden Probanden auf Video auf und digitalisierte die Bilder dann mit einer Rate von einem Bild pro 3 Sekunden, um 10 „Standbilder" der Haltungsanpassung über einen Gesamtzeitraum von 30 Sekunden bei jedem Probanden zu erhalten. Er stellte fest, dass die Haltungsanpassung bei den sprachgestörten Versuchspersonen im Vergleich zu den Versuchspersonen mit normalen Sprachfähigkeiten signifikant größer war und sprach sich dafür aus, in diesem Bereich weitere Untersuchungen durchzuführen [43].

Reuven Kohen-Raz, ehemaliger Leiter der Abteilung für Sonderpädagogik an der Hebräischen Universität in Jerusalem und ein international angesehener Experte auf dem Gebiet der Haltungskontrolle und kindlicher Lernstörungen, ging einen ähnlichen Weg. Er entwickelte ein Gerät – das interaktive Gleichgewichtssystem –, um Beweise für einen Zusammenhang zwischen Lesefähigkeit und Haltungskontrolle zu liefern [44]. Er betrachtete die Körperhaltung als das Produkt „eines neurophysiologischen Mechanismus, der die physische Stabilität und Beweglichkeit des Organismus gegen die Anziehungskraft der Schwerkraft sicherstellt [...] ein zentrales neurophysiologisches System, das ein breites Spektrum von Funktionsebenen umfasst, von spinalen Reflexen bis hin zu höheren mentalen Prozessen“. Die posturale Kontrolle sei „die Voraussetzung aller differenzierten und komplexen geistigen Aktivitäten“ – der Beginn der Fähigkeit, zwischen innerer und äußerer Welt zu unterscheiden, die Wahrnehmung des autonomen Selbst in einem Universum von Objekten, „verwurzelt in der menschlichen Fähigkeit, eine aufrechte und flexible Haltung einzunehmen, eine Position, einen Standpunkt, der als Bezugspunkt für das Verständnis der Umwelt dient“. Die okulomotorischen Mechanismen, die durch den Gleichgewichtssinn kontrolliert werden, sind mit der Haltungsstabilität verknüpft und an der Erfahrung von Subjektivität und Objektivität beteiligt. Das liegt zum Teil daran, dass die posturale Kontrolle mit den folgenden drei Systemen verbunden ist:

1. das visuelle System – extern,
2. das vestibuläre System – intern und
3. das propriozeptive System – modulierend.

Die vestibulären und posturalen Systeme reifen früh heran und sind für die höheren Prozesse der sensorischen Integration von wesentlicher Bedeutung. Eine Dysfunktion führt tendenziell dazu, alle höheren, später stattfindenden Prozesse der intermodalen Interaktion zu stören, die für den Erwerb höherer intellektueller Fähigkeiten notwendig sind. Kohen-Raz wies darauf hin, dass wichtige Meilensteine der geistigen Entwicklung mit Phasen der weiter voranschreitenden Entwicklung der posturalen Kontrolle zusammenfallen. Das Krabbeln auf Händen und Knien beispielsweise fällt mit dem Beginn der Tiefenwahrnehmung des Kleinkindes zusammen (Versuchaufbau „Visuelle Klippe“). Wenn ein Kleinkind lernt, frei zu stehen, beschleunigt sich die Sprachentwicklung. Ist ein Kind in der Lage, mit geschlossenen Augen zu stehen (im Alter von etwa 4 bis 5 Jahren), ist nach Piaget das Stadium der konkret-operationalen Intelligenz in der Regel erreicht. Dies ist der Zeitpunkt, an dem ein Kind beginnt, komplexe Handlungen zu verinnerlichen und zu verstehen, ohne immer etwas sehen zu müssen. Kohen-Raz listete Schwierigkeiten mit bestimmten gemeinsamen Merkmalen auf, die sich aus der posturalen Unreife ergeben, darunter mangelhafte visuelle und akustische sequenzielle Verarbeitung, unzureichende Wahrnehmung, schlechte grafische Wiedergabe geometrischer Formen (s. **Abbildung 8-1**, **Abbildung 8-2**, **Abbildung 8-3**), konfuse räumliche Organisation, schlechtes Kurzzeitgedächtnis, Ungeschicklichkeit sowie Defizite bei der *Oberflächen- und Tiefenstruktur der Sprache.*

Der Sprachwissenschaftler Noam Chomsky unterschied nach einer Tiefenstruktur und einer Oberflächenstruktur der Sprache. Erstere besteht aus den Wörtern selbst, letztere liefert die semantische Interpretation. (Anm. d. Übers.)

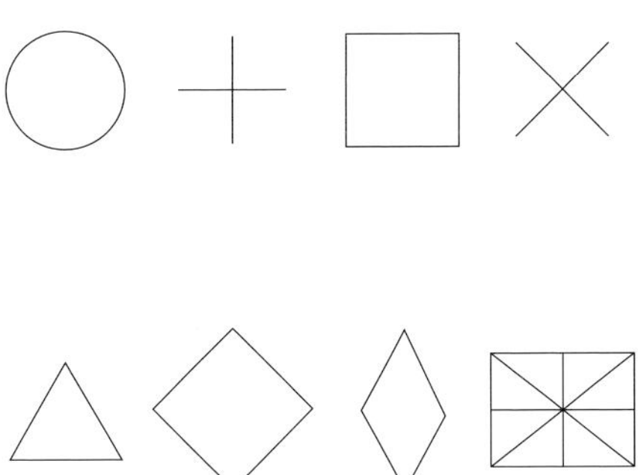

Abbildung 8-1: Tansley-Standard-Figuren. Quelle: Basierend auf den originalen Tansley-Standard-Figuren in Tansley 1967 [45].

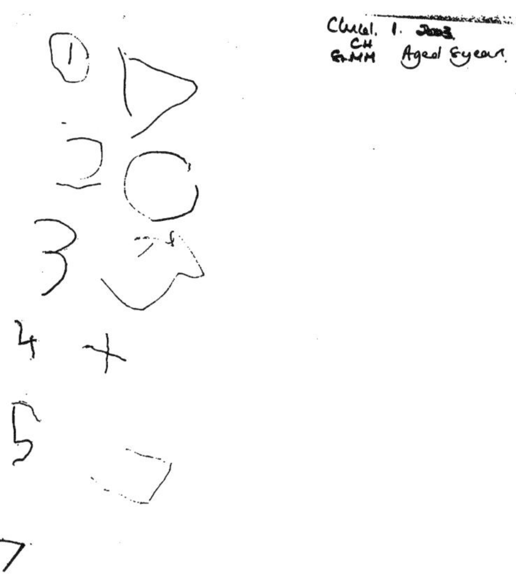

Abbildung 8-2: Beispiel für Probleme bei der grafischen Wiedergabe geometrischer Formen. Quelle: Nachdruck mit Genehmigung des Instituts für Neurophysiologische Psychologie (INPP), Chester.

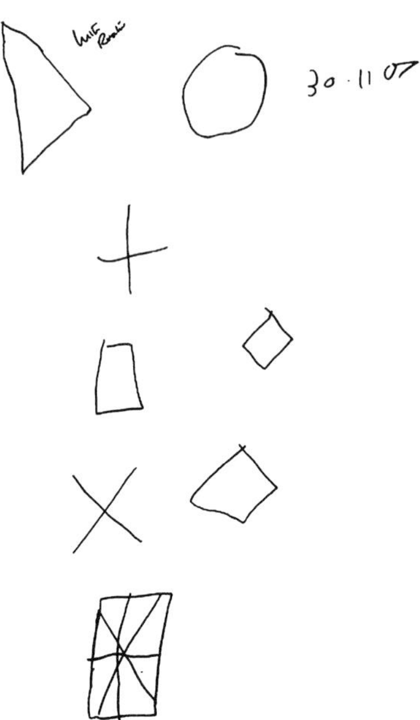

Abbildung 8-3: Beispiel einer konfusen räumlichen Organisation beim Abzeichnen geometrischer Formen. Quelle: Nachdruck mit Genehmigung des Instituts für Neurophysiologische Psychologie (INPP), Chester.

Kohen-Raz empfahl die Verwendung einfacher Pass/Fail-Tests (Tests mit dem Ergebnis bestanden/nicht bestanden) wie den Romberg- und den Mann-Test, um das Gleichgewicht zu beurteilen, außerdem Instrumente zur Messung der posturalen Kontrolle. Ein solches Instrument verkörpert sein interaktives Gleichgewichtssystem, das auf dem Konzept beruht, dass der bipedale Mensch nach wie vor auf vier Balancepunkten (früher vier Füße) steht, und zwar auf beiden Vorderfüßen und beiden Fersen. Diese bilden insgesamt ein tragfähiges Zentrum, wobei das Kleinhirn als Vermittler zwischen den vier Punkten in den entsprechenden vier Kernen fungiert. Die von Kohen-Raz entwickelte Vorrichtung verfügt über zwei Fußplatten mit Sensoren vorne und hinten, die die Gewichtsverteilung und Abweichungen zwischen vorne und hinten und links und rechts erfassen. Die Körperhaltung kann auf festen Plattformen und im Anschluss auf weichen Schaumstoffpolstern geprüft werden, jeweils mit offenen und geschlossenen Augen. Das Gerät misst die allgemeine Stabilität, Synchronisation, Gewichtsprozente und Gewichtsverteilung. Kohen-Raz' Studien haben unterschiedliche Messwerte in verschiedenen Populationen gezeigt:

- Autistische Kinder scheinen besser abzuschneiden, wenn sie mit geschlossenen Augen auf Schaumstoffpolstern stehen (erhöhtes propriozeptives Feedback).
- Gehörlose Kinder sind mit geöffneten Augen besser (vestibuläre Probleme?).
- Bei Kindern mit diagnostizierter Legasthenie ist das posturale System, das normalerweise der Kompensation dient, schwächer. Je geringer die Frequenz des kontinuierlichen Schwankens, desto reifer ist die Haltungskontrolle. Dies äußert sich dann auch in einer verbesserten Lernfähigkeit.

Auf Grundlage dieser Studienergebnisse begann Kohen-Raz mit Erstklässlern ein Programm mit integrativen Gleichgewichts- und Bewegungsübungen. Die Übungen wurden im Freien durchgeführt und waren eher locker strukturiert, so dass die Kinder improvisieren konnten. Dies waren die Lerninhalte für die Kinder während der Aktivitäten:

- Wahrnehmung des Unterschieds und der Grenzen zwischen *persönlichem* und *allgemeinem* Raum;
  - innerhalb des persönlichen Raums waren die Bewegungen frei und unbegrenzt;
  - innerhalb des allgemeinen Raums muss der persönliche Raum anderer Kinder wahrgenommen und respektiert werden;
- Durchführung von paarweisen Übungen;
- Training zur Körperwahrnehmung;
- Bewegung des Körpers zwischen statischen und sich bewegenden Objekten mit okulomotorischer Stimulation und posturalem Stress;
- Fokus auf bimanueller Koordination, Ausführung synergetischer Bewegungen und Hemmung synkinetischer Reaktionen;
- Ausführung von Übungen mit monokularer und binokularer Okklusion;
- Aufforderung, die beabsichtigte und ausgeführte motorische Handlung verbal zu beschreiben.

Am Ende des Programms zeigten die Kinder, die an den Übungen teilgenommen hatten, statistisch signifikant größere Fortschritte im Lesen und Rechnen als die Kinder der Kontrollgruppe (Versuchsgruppe [*n* = 469] und Kontrollgruppe [*n* = 535], die aus 14 verschiedenen Schulen für kulturell benachteiligte Bevölkerungsschichten rekrutiert wurden) [44].

Der Einsatz des interaktiven Gleichgewichtssystems wurde ausgeweitet und umfasst nun neben der Gleichgewichtsschulung auch Möglichkeiten für Assessments. Das Tetrax-Biofeedback-Gerät bietet Betroffenen die Möglichkeit, die Schwerkraftverlagerungen des Körpers zu beobachten und eine mangelhafte Haltungskontrolle zu verbessern, indem sie ihre Körperbewegungen entsprechend den Anweisungen eines Therapeuten oder mit Hilfe von Computerspielen steuern, die mit dem Tetrax-Gerät verbunden sind. Das Tetrax-Gerät hat Fußplatten mit Sensoren, die wie das Gaspedal, die Bremse oder der Rückwärtsgang eines Autos funktionieren können. An das Gerät ist auch ein Computerbildschirm angeschlossen, so dass ein Computerspiel mit den Füßen gespielt werden kann, wie z. B. ein Labyrinth durchlaufen oder „Räuber und Gendarm", indem man einfach den Vorderfuß oder die Ferse jeden Fußes drückt oder anhebt. Auf diese Weise kann die Steuerung des Gleichgewichts und der Körperhaltung modifiziert werden, indem die propriozeptiv-vestibuläre Interaktion im Hinblick auf das Erreichen eines visuell-kortikalen Ziels verstärkt wird.

Vestibuläre und zerebelläre Funktionen werden auch im Rahmen der INPP-Methode getestet, die von Peter Blythe und David McGlown in den 1970er Jahren entwickelt wurde (siehe **Kap. 10**). Die INPP-Methode setzt Testverfahren zur Überprüfung primitiver und posturaler Reflexe und Reaktionen sowie standardisierte neurologische Tests zum Nachweis einer Kleinhirnbeteiligung ein, um vestibuläre, posturale und zerebelläre Probleme bei Kindern und Erwachsenen nachzuweisen. Einzelne aberrante Reflexe beeinträchtigen Körperhaltung, motorische Koordination und vestibulär-zerebelläre Funktionen, aber auch Störungen in der Arbeitsweise dieser Systeme werden durch die Präsenz aberranter Reflexe aufgedeckt. Die Überprüfung der primitiven Reflexe und der posturalen Reaktionen bei älteren Schulkindern kann dazu beitragen, diejenigen Kinder zu identifizieren, die von einem Bewegungsübungsprogramm profitieren würden. Zudem werden klinische Kriterien geliefert, anhand derer der für jedes Kind am besten geeignete und seinem Entwicklungsstand entsprechende Typ von Bewegungsübungen ausgewählt werden kann.

In den 1980er und 1990er Jahren veröffentlichten Henrietta und Alan Leiner zusammen mit Robert Dow die Ergebnisse einer Reihe von Untersuchungen über die Funktionsweise des Kleinhirns, die auf der Theorie basierten, dass das Kleinhirn an mehr als nur der Koordination motorischer Aktivitäten beteiligt ist. Sie stützten ihre Untersuchungen auf die Prämisse, dass „sich das Kleinhirn im Laufe der menschlichen Evolution stärker vergrößert hat als jeder andere Teil des Gehirns mit Ausnahme der Großhirnrinde“ [46], [47] und dass „die phylogenetisch neuen Teile des Kleinhirns sich nicht parallel zur Großhirnrinde als Ganzes entwickelten, sondern speziell zu den zerebralen Assoziationsarealen“ [48], [49]. Die Anzahl der Nervenzellen im vergrößerten menschlichen Kleinhirn übersteigt die der Nervenzellen in der Großhirnrinde und „dieser zerebelläre Mechanismus im Hinterhirn ist durch Millionen von Nervenfasern mit vielen Teilen des Hirnstamms und des Vorderhirns verbunden, einschließlich aller Lappen der Großhirnrinde“ [50]. Das Kleinhirn kann somit als Koordinator zwischen dem Hirnstamm, dem Mittelhirn und der Hirnrinde und zwischen dem Körper und dem Vorderhirn fungieren. Sie vertraten auch die Meinung, dass das Kleinhirn eine wichtige Rolle bei der Manifestation geistiger Fähigkeiten spielt, „möglicherweise indem es durch die Verarbeitung von Ideen als schneller informationsverarbeitender Zusatz des Assoziationskortex dient und dass das Kleinhirn durch seine Verbindungen mit dem Hirnstamm als adaptives Steuergerät zur Regulierung motorischer Reflexe wie des vestibulookularen Reflexes dienen könnte“ [51].

1986 vertraten Leiner et al. [48] die Ansicht, dass es die einzigartige Vergrößerung bestimmter Bereiche des jüngsten Teils des Kleinhirns beim Menschen – des Nucleus neodentatus, – ist, die es ihm ermöglicht hat, die Leistung jedes anderen Teils des Gehirns, mit dem es durch wechselseitige neuronale Verbindungen verbunden ist, zu verbessern und dass das Kleinhirn zu geistigen Fähigkeiten beiträgt. Mit Hilfe von *Positronen-Emissions-Tomografie* (PET)-Scans konnten sie zeigen, dass der Nucleus neodentatus aktiv an kognitiven Operationen wie Wortassoziationsaufgaben, Imagination von Bewegungsabläufen, Fehlererkennung usw. beteiligt ist. Diese mentalen Aufgaben werden ohne motorische Aktivität ausgeführt, obwohl man immer davon ausgegangen war, dass die Hauptfunktion des Kleinhirns die Modulation motorischer Aktivitäten ist.

PET – ein hochspezialisiertes bildgebendes Verfahren, das kurzlebige radioaktive Substanzen verwendet, um dreidimensionale Farbbilder dieser im Körper aktiven Substanzen zu erzeugen. Diese Bilder werden als PET-Scans bezeichnet.

Um zu verstehen, warum vestibuläre und posturale Probleme einige der „höheren“ Funktionen des Kleinhirns beeinflussen können, ist es notwendig, die hierarchische Organisation des Kleinhirns genauer zu betrachten.

Die Großhirnrinde versetzt uns Menschen in die Lage, die höheren Funktionen zu erfüllen, die uns als Menschen auszeichnen Das Kleinhirn hingegen koordiniert alle unsere Bewegungen. Obwohl es von sich aus nichts initiieren kann, überwacht das Kleinhirn die Impulse aus den motorischen Zentren im Gehirn und den Nervenenden in den Muskeln. Die eingehenden Impulse übertreffen die efferenten Impulse um mindestens 3 : 1, und dabei ist es die Aufgabe des Kleinhirns, unerwünschte Zusatzbewegungen zu eliminieren und zu hemmen für die Feinabstimmung der motorischen Leistung. Die Impulse aus dem Kleinhirn werden an das Gleichgewichtssystem, die Augen, die Muskeln und Gelenke der unteren Gliedmaßen und den Rumpf weitergeleitet. Letztendlich ist das Kleinhirn für die Regulierung der posturalen Reaktionen und des Muskeltonus verantwortlich [52] und wurde von Sherrington als das Kopfganglion des propriozeptiven Systems beschrieben [53].

PET-Scans liefern Informationen über die Chemie des Körpers, die durch andere Verfahren nicht verfügbar sind. PET untersucht Stoffwechselaktivitäten oder Körperfunktionen. PET wurde bisher vor allem in der Kardiologie, Neurologie und Onkologie eingesetzt.

Ähnlich der Struktur des Gehirns als Ganzes ist das Kleinhirn in drei phylogenetischen Schichten organisiert. An der Basis befindet sich das Archicerebellum.

Das Archicerebellum ist ein evolutionärer Auswuchs des vestibulären Systems, von wo aus bestimmte Fasern direkt zur Kleinhirnrinde gelangen. Die meisten dieser Fasern leiten Informationen über die vestibulären Kerne und das RAS im Hirnstamm weiter. Über dem Archicerebellum befindet sich das Paleocerebellum, das Aktionspotenziale von der Haut, den Gelenken und den primären Nervenenden, den neuromuskulären Spindeln (taktil und propriozeptiv), erhält. Das Neocerebellum hat sich bei Säugetieren zusammen mit der Großhirnrinde entwickelt, wobei es seine maximale Größe bei Primaten erreicht hat. Die jüngste evolutionäre Entwicklung – der Nucleus neodentatus – ist einzigartig beim Menschen. Das Neocerebellum spielt eine wichtige Rolle bei der Regulierung von Hand- und Mundbewegungen und beeinflusst die Präzision und Steuerung der motorischen Aspekte der Sprachproduktion, Finger- und Handbewegungen (s. **Tabelle 8-1**).

Die Erstglieder Archi-, Paläo- und Neo- stammen aus dem Griechischen und bedeuten ‚uralt' (zu griechisch *arche* ‚Anfang'), ‚alt' (griechisch *palaios* ‚alt') und ‚neu' (griechisch *neos* ‚neu').

Die Ergebnisse von Leiners Studie stützen die Hypothese, dass das Kleinhirn im Zusammenspiel mit anderen Strukturen als Teil eines frontal-subkortikalen Systems agiert, das sich der Speicherung und Organisation zeitlich aufeinanderfolgender Verhaltensweisen [54], dem assoziativen Lernen [49], der Wortgenerierung [55] und der schnellen Verlagerung der Aufmerksamkeit von einer Aufgabe zur anderen [56] widmet. Hallett und Grafman [54] vertreten die Ansicht, dass „die Rolle des Kleinhirns bei der zeitlich sequenziellen kognitiven Verarbeitung analog zu seiner Rolle bei der motorischen Verarbeitung sei und dass es sich dabei um einen Mechanismus handele, durch den kognitive Ereignisse sequenziert und zeitlich geordnet werden."

1994 entwickelte eine Gruppe von Forschern an der Universität Sheffield einen frühen Screening-Test, der auch als „Wobble-Test" für Legasthenie bekannt wurde. Dieser Test basierte auf der vestibulär-zerebellären Theorie, die erstmals 1973 von Frank und Levinson erörtert wurde, und verwendete als Teil des Testverfahrens auch das Konzept des Belgau Balance Boards.

Eine der Forscherinnen aus der Forschergruppe [58] hatte während ihrer Arbeit an einer Schule für Kinder mit Legasthenie bemerkt, dass sich die Gleichgewichtsfähigkeit von Kindern mit Legasthenie signifikant von der anderer Kinder unterschied, wenn sie bei Gleichgewichtstests eine Augenbinde trugen. Bei zusätzlichen Tests zur Funktion des Kleinhirns zeigten sich ähnliche Diskrepanzen zwischen den beiden Gruppen.

Das Kleinhirn könnte als ein extrem komplexes Autopilot-System beschrieben werden. Wenn wir neue Fertigkeiten erlernen, wird dieses System nach und nach so programmiert, dass es, wenn wir diese Fertigkeit wieder benötigen, die Führung übernimmt und die Aktivität automatisiert ausgeführt wird. Bei Kleinhirnproblemen hat man Schwierigkeiten beim Erlernen neuer Fähigkeiten. Dann müssen Sie, selbst wenn Sie es doch gelernt haben, vielleicht immer noch darüber nachdenken, was Sie jedes Mal tun. Die US-amerikanische Forschung und unsere eigenen Arbeiten scheinen mit Recht darauf hinzuweisen, dass dies bei Legasthenie der Fall sein könnte. [59]

Der Sheffield-Test umfasst die Bereiche Gleichgewicht, Reimwörter, Wiederholen von Nonsens-Wörtern, Drücken eines Knopfes beim Hören eines Tons und Benennen von Gegenständen, die auf Karten abgebildet sind – alles Bereiche, in denen Legastheniker in der Regel

Tabelle 8-1: Organisation und funktionelle Hauptverbindungen im menschlichen Kleinhirn

Phylogenetisch	Hauptverbindungen	Funktion
Archicerebellum	Vestibulär	Haltung (unbewusst)
Paleocerebellum	Rückenmark (sensorisch)	Fortlaufende Bewegungen z. B. Gehen, Laufen etc.
Neocerebellum	Zerebraler Kortex über Pons	Feinmotorische Koordination, besonders von Mund und Händen (motorische Aspekte der Sprache)
Nucleus neodentatus	Assoziationskortex	Wortassoziation • mentale Vorstellung von Bewegungssequenzen (Ideation) • übungsbezogenes Lernen • Fehlerentdeckung • Einschätzung von Zeitintervallen und Geschwindigkeit sich bewegender Stimuli • schnelles Wechseln der Aufmerksamkeit zwischen sensorischenModalitäten • kognitive Operationen im dreidimensionalen Raum

Basierend auf Ergebnissen von PET-Scans, veröffentlicht in Leiner et al. [57].

Probleme zeigen. Die Idee war, den Test als Screening-Instrument einzusetzen, um Kinder mit frühen Anzeichen für Legasthenie zu erfassen.

Im Jahr 2005 schlossen sich zwei Mitglieder desselben Teams mit anderen Wissenschaftlern zusammen mit dem Ziel, die neurobiologischen Ursachen von Legasthenie zu ergründen. Sie führten eine Studie mit normalen Lesern ($n = 19$) und Kindern mit entwicklungsbedingter Legasthenie ($n = 16$) durch. Beide Gruppen wurden gebeten, verschiedene kognitive, Lese- und Schreibfähigkeits- sowie Gleichgewichtsaufgaben zu erfüllen.

Die Kinder balancierten während eines Zeitraums von 10 Sekunden mit offenen oder geschlossenen Augen auf dem linken oder rechten Fuß, wobei ihre Bewegungen mit einem „Motion-Tracking-System" aufgezeichnet wurden. Legasthene Kinder waren bei beiden Aufgaben, die mit geöffneten Augen durchgeführt wurden, weniger stabil als die Kinder der Kontrollgruppe (linker Fuß $P = 0{,}02$, rechter Fuß $P = 0{,}012$). Während es keine Unterschiede zwischen den Gruppen bei der Aufgabenbewältigung mit geschlossenen Augen gab, setzten die legasthenen Kinder signifikant häufiger einen Fuß zur Kontrolle ihres Gleichgewichtes ab als die Kontrollkinder ($P < 0{,}05$). Die Analyse der Fälle ergab, dass 50 % der Legasthenikergruppe bei den Gleichgewichtsaufgaben mit geöffneten Augen in die Kategorie „beeinträchtigt" fielen. Berücksichtigt man die durchschnittlichen Gleichgewichtswerte und die Anzahl der Fälle, in denen der Fuß abgesetzt wurde, so zeigten nur drei unserer legasthenen Kinder keine Anzeichen von Gleichgewichtsproblemen. Es gab starke Korrelationen zwischen den Lese- und Rechtschreibwerten und den durchschnittlichen Werten bei den Gleichgewichtsaufgeben mit geöffneten Augen ($r = 0{,}52$ bzw. $0{,}44$). Obwohl nicht alle Kinder mit entwicklungsbedingter Legasthenie eine beeinträchtigte Gleichgewichtsfähigkeit aufweisen, können motorische Dysfunktionen mit einer gestörten Entwicklung der Lesefähigkeit in Verbindung gebracht werden. Dies könnte auf mehrere Faktoren zurückzuführen sein, darunter die Beteiligung des Kleinhirns, des magnozellulären Systems oder auf eine allgemeine Entwicklungsunreife. [60]

Im selben Jahr wurden die ersten Ergebnisse einer modifizierten Version des klinischen INPP-Programms veröffentlicht, angepasst für den Einsatz in Schulen [61]. Das INPP-Schulprogramm besteht aus zwei an der Entwicklung orientierten Testbatterien zum Einsatz bei

1. Kindern im Alter von 4 bis 6 Jahren und
2. Kindern ab 7,5 Jahren.

Die Testbatterien sind so konzipiert, dass sie sowohl das statische als auch das dynamische Gleichgewicht, drei Reflexe, die nachweislich bei SpLS eine Rolle spielen, und zusätzlich die visuelle Diskriminierung und die VMI überprüfen. Das INPP-Schulprogramm enthält auch spezielle entwicklungsbezogene Bewegungsübungen, die so konzipiert sind, dass sie mit einer Gruppe von Kindern über ein Schuljahr hinweg täglich 10 Minuten lang durchgeführt werden können. Das Programm wird seit 1996 in vielen Grundschulen im Vereinigten Königreich und in Deutschland eingesetzt. Die veröffentlichten Ergebnisse fassen die Befunde einer Reihe unabhängiger Studien an einzelnen Schulen mit mehr als 810 Probanden zusammen.

Eine der in der Zusammenfassung enthaltenen Studien wurde an sieben Schulen in Nordirland durchgeführt [62]. Ein Ziel dieser Studie war, festzustellen, ob Restreaktionen frühkindlicher Reflexe einen schlechten Schulerfolg vorhersagen. Sodann wollte man die Wirksamkeit des INPP-entwicklungsbezogenen Übungsprogramms für Schulen evaluieren, indem man die Durchführung der vorgegebenen Übungen mit Lernfortschritten in den betreffenden Bereichen verglich.

Das Programm wurde für Kinder ausgewertet, die ein deutliches Profil an persistierenden Restreflexen aufwiesen und nicht ihrer Intelligenz entsprechende Schulleistungen erbrachten – Kriterien, für die das Programm konzipiert wurde – sowie für Kinder insgesamt, unabhängig von ihren Reflex- oder Schulleistungsergebnissen.

In einer kontrollierten Studie an P5-Kindern (sieben- bis neunjährige Kinder) wurden zu Beginn und Ende des Schuljahres (September 2003 und Juni 2004) Reflexe, Gleichgewicht, Lernleistungen sowie Konzentration und Koordination überprüft. In jeder Schule nahm jeweils eine P5-Klasse an den Übungen teil und eine nicht.

In jeder Schule nahmen auch zwei P2-Klassen (Vier- bis Fünfjährige) an der Untersuchung teil. Alle Kinder in dieser Stichprobe wurden mit der INPP-Testbatterie getestet, die für Vier- bis Sechsjährige entwickelt wurde. Darüber hinaus beurteilten die Lehrkräfte den Lernstatuts der Kinder mit Hilfe des „Educational Baseline Assessment“ (Bewertung der Lernausgangsvoraussetzungen). Keine der P2-Klassen führte die Übungen durch, aber der Reflexstatus der Kinder zu Beginn des Schuljahres wurde mit den Lernergebnissen am Ende des Jahres verglichen, um zu untersuchen, ob das Vorhandensein persistierender Restreflexe zu Beginn des Schuljahres den Lernfortschritt am Ende des Jahres vorhersagen konnte. Insgesamt 672 P2- und P5-Kinder nahmen an der Untersuchung teil. Die folgenden Schlussfolgerungen konnten gezogen werden:

- Von den P5-Kindern wiesen 35 % und von den P2-Kindern 48 % bei der Erstuntersuchung erhöhte Werte aberranter Reflexe auf.
- Ein Lesealter unterhalb ihres chronologischen Alters hatten 15 % (49) der P5-Kinder. Von diesen hatten 28 ebenfalls höhere Werte an aberranten Reflexen.
- Erhöhte Werte aberranter Reflexe korrelieren mit schlechten schulischen Voraussetzungen zu Beginn der Studie.
- Kinder, die an dem Übungsprogramm teilnahmen, zeigten eine statistisch signifikant stärkere Abnahme der persistierenden Reflexe als Kinder, welche die Übungen nicht durchführten.
- Kinder, die an dem Übungsprogramm teilnahmen, zeigten eine hochsignifikante Verbesserung des Gleichgewichts und der Koordination sowie einen kleinen, aber statistisch

signifikanten Anstieg der kognitiven Entwicklung im Vergleich zu Kindern, die nicht an den Übungen teilnahmen.

- Bei den Kindern, die ihrem chronologischen Alter gemäße Lernvoraussetzungen hatten, wurde kein Unterschied beim Lesen, Schreiben oder Rechtschreiben festgestellt.
- Kinder mit einem hohen Maß an aberranten Reflexen und einem Lesealter unterhalb ihres chronologischen Alters machten im Verlauf des Übungsprogramms größere Fortschritte.
- Bei den P2-Kindern korrelieren die persistierenden Reflexe mit einer schlechteren kognitiven Entwicklung, einem schlechten Gleichgewicht und nach Einschätzung des Lehrers mit schlechter Konzentration und Koordination.
- Neurologische Werte und die Lehrerbeurteilung zu Beginn der Studie sagten schlechtere Lese- und Schreibfähigkeitsergebnisse am Ende der Studie voraus.

Ziel der Forschung war es, an allen teilnehmenden Schulen (einschließlich der nordirischen Studie) zu untersuchen, ob neurologische Dysfunktionen ein signifikanter Faktor sind, der den schulischen Leistungen einer allgemeinen Schulpopulation zugrunde liegt. Alle Kinder wurden mit der altersentsprechenden INPP-Entwicklungs-Testbatterie zusammen mit zusätzlichen standardisierten Leistungsmessungen zur Beurteilung des Zeichnens (Goodenough-Harris [63]) und Lesens zu Beginn und am Ende des Programms getestet.

Insgesamt wurden 440 Kinder im Alter von 8 bis 10 Jahren mit der INPP entwicklungsbezogenen Test-Batterie und zusätzlichen schulischen Leistungsmessungen untersucht. 235 Kinder nahmen täglich an den Bewegungsübungen teil, die übrigen 205 Kinder nicht. Die Kinder, welche die täglichen INPP-Übungen durchführten, erzielten bei den gemessenen Anzeichen neurologischer Dysfunktion, Gleichgewicht und Koordination eine signifikant größere Verbesserung als die Vergleichsgruppe. Kinder, die bei Tests auf neurologische Dysfunktion mehr als 25 % der vollen Punktzahl erreichten und deren Lesealter zu Beginn unter dem chronologischen Alter lag, zeigten ebenfalls kleine, jedoch signifikant größere Fortschritte beim Lesen als Kinder, die nicht an dem Programm teilnahmen.

Diese Ergebnisse deuten darauf hin, dass Gleichgewichts- und Koordinationsprobleme nicht nur auf Legasthenie beschränkt sind, sondern auch bei Lernproblemen der allgemeinen Schülerpopulation eine Rolle spielen können, sofern keine Diagnose einer spezifischen Lernbehinderung vorliegt. Dies sind die Kinder, die oft nicht als förderungsbedürftig wahrgenommen werden, weil es den Anschein hat, dass sie gut genug mit ihren Lernfortschritten vorankommen. In dieser Hinsicht haben auch andere Forscher Hinweise auf den ATNR in der allgemeinen Schülerpopulation und eine Korrelation zwischen der Persistenz des ATNR und schlechteren Leseleistungen gefunden [64].

8.4 Die Bedeutung vestibulärer Dysfunktion

Bisher erfolgte in diesem Kapitel ein Überblick über verschiedene Entdeckungen, Theorien und Methoden zur Untersuchung und Behandlung vestibulärer Störungen aus der Sicht eines Klinikers. Aber wie erleben die Betroffenen Symptome einer vestibulären Dysfunktion, wie beispielsweise der Patient, bei dem eine vestibuläre Störung diagnostiziert wurde, oder das Kind, das im Klassenzimmer zu kämpfen hat? Wie und warum führen diese subjektiven Symptome zu spezifischen Lern- und emotionalen Problemen?

8.5 Symptome vestibulärer Probleme [65]

Schwindelgefühle können aus einer Vielzahl von Gründen entstehen, aber Schwindel, der als Folge einer Dysfunktion des Labyrinths auftritt, kann zu einer Vielzahl von Symptomen führen. Patienten mit einer Erkrankung des Labyrinths (im Gegensatz zu einer Dysfunktion) beschreiben Schwindelgefühle z. B. so: „Die Welt sieht ganz anders aus als vorher." Häufig werden Ohrsymptome, aber auch andere Symptome wie Gedächtnisprobleme und Müdigkeit festgestellt. Weniger schwerwiegende Symptome können auftreten, wenn *vestibuläre Reflexe* auffällig sind und/oder sich keine Kopfstellreaktionen entwickelt haben. Primitive Reflexaktivität kann nämlich zu einer vestibulär-propriozeptiven Fehlanpassung führen und das Fehlen adäquater Stellreaktionen (Kopfstellreaktionen) führt zu der Unfähigkeit, Körper und Kopfhaltung mit der kortikalen Intention in Einklang zu bringen.

Zu den *vestibulären Reflexen* werden gezählt: TLR, ATNR, STNR und Labyrinth-Kopfstellreaktionen.

Andere häufig genannte Symptome einer vestibulären Dysfunktion sind u. a. das Gefühl, sich zu drehen, nicht im Gleichgewicht zu sein, sich ständig wie betrunken zu fühlen, sich wie an Bord eines Schiffes zu befinden. Hinzu kommen Benommenheit, Ohnmachtsanfälle und das Gefühl, als bewege sich die äußere Umgebung ständig um einen herum – nichts ist stabil. Die visuelle Wahrnehmung kann so beeinträchtigt sein, *dass die Welt erscheint, als sähe man sie durch eine falsche Brille,* da die Augen nicht richtig fokussieren wollen. Wird der Kopf bewegt, verschlimmern sich die Symptome häufig noch.

Auch die Propriozeption kann beeinträchtigt werden, da die von unten nach oben kommenden Signale nicht mit den nach unten gerichteten Signalen des Gleichgewichtssystems übereinstimmen. Die Symptome nehmen zu bei Kopfbewegungen, bei Erkältung (Verstopfung der Nasen- oder Eustachischen Röhre), im Dunkeln (reduzierte Sicht), in kleinen Räumen oder in überfüllten Umgebungen (Geschäfte und Supermärkte) oder auch beim Gebrauch eines Computers. Müdigkeit und hormonelle Schwankungen im Zusammenhang mit der Menstruation können die Symptome ebenfalls verschlimmern. Da die Auswirkungen einer vestibulären Dysfunktion nur über die anderen Sinnessysteme erlebt werden können, kann sie zu einer erhöhten Empfindlichkeit in einem oder mehreren Sinneskanälen führen, wie z. B. zu einer erhöhten Sensitivität gegenüber Licht, Geruch, Schall und auch zu Sinnestäuschungen.

Spezifische Ohrsymptome [65] können ein Gefühl von Flüssigkeit in beiden Ohren, Tinnitus, vorübergehende Taubheit und erhöhte Geräuschempfindlichkeit sein.

Zu den allgemeinen Symptomen gehören Übelkeit, Müdigkeit und geringe Ausdauer. Dies kommt häufig bei Innenohrproblemen vor, weil das Gehirn seine gesamte Energie in die Aufrechterhaltung des Gleichgewichts investieren muss, da in solchen Fällen das Gleichgewicht kein automatischer, unterbewusst ablaufender Prozess ist.

Als kognitive Symptome können Probleme mit dem Gedächtnis und dem Denken auftreten, die wahrscheinlich auf einen verzerrten sensorischen Input, die Unfähigkeit, irrelevante sensorische Stimuli herauszufiltern (Stimulusgebundenheit) und eine Überlastung der mentalen Verarbeitung zurückzuführen sind. Die Patienten klagen darüber, dass sie sich geistig schwerfällig fühlen, als ob sie durch einen mentalen Nebel gehen würden, entrückt und innerlich leer.

Das Schlafverhalten kann ebenfalls beeinträchtigt sein. So geben Betroffene lebhafte Träume und häufiges Aufwachen an.

Auch emotionale Symptome wie Depression und Angst können sich entwickeln: erstere als Folge des Gefühls, sich allgemein unwohl und ohne Verbindung zur Welt zu fühlen; letztere, weil das emotionale Gefühl der Sicherheit zum Teil auf körperlicher Stabilität beruht. Wenn die vestibuläre Dysfunktion extrem ist, kann sie zum Verlust von Selbstvertrauen, Selbstsicherheit und Selbstwertgefühl führen. Es ist daher kaum verwunderlich, wenn ein Kind mit einer nicht erkannten vestibulären

Dysfunktion in der Schule auch Verhaltensprobleme entwickelt.

Zusammenfassend lässt sich sagen, dass das vestibuläre System daran beteiligt ist, eine stabile Grundlage für die Wahrnehmung zu schaffen, die aus den Informationen anderer sensorischer Kanäle gewonnen wird, bevor sie in das Gehirn gelangen – Licht, Schall, Bewegung, Gravitationsenergie, Luftdruck und Temperatur. Das vestibuläre System ist verantwortlich für die Steuerung und Feinabstimmung unseres Sehens, Hörens, Gleichgewichtssinns, Bewegungs-, Höhen- und Tiefensinns, unseres Geruchssinns, Zeitsinns und Richtungssinns. Auch Ausprägungen von Angst und Depressionen, wie oben erwähnt, werden durch das Gleichgewichtssystem gesteuert. Daher kann jeder einzelne oder auch mehrere dieser Bereiche bei einer Innenohrfunktionsstörung beeinträchtigt werden. Spezifische Lernschwierigkeiten und Wahrnehmungsprobleme sind nur einige der möglichen Symptome, die bei einer Funktionsstörung des Innenohrs auftreten können.

Da die Funktion des vestibulären Systems über das RAS so eng mit dem ANS verbunden ist, kann eine Innenohrfunktionsstörung zu jedem Zeitpunkt im Leben auch erhebliche Auswirkungen auf Emotionen und Verhalten haben. Yates [66] weist darauf hin, dass „es nicht allgemein bekannt ist, dass das vestibuläre System an der autonomen Regulation beteiligt ist“. Untersuchungen haben ergeben, dass eine vestibuläre Nervenstimulation niedriger Intensität zu einer Senkung des arteriellen Blutdrucks führt. Yates stellt fest: „Es ist denkbar, dass vestibuläre Signale eine allgemeine Rolle bei der Regulierung der Grunderregbarkeit vieler Arten von präganglionären Neuronen spielen und dazu dienen, das sympathische Nervensystem auf die Verarbeitung spezifischerer Inputs vorzubereiten, die sich aus Haltungsänderungen ergeben können“ [66]. Diese Interaktion zwischen dem vestibulären System, dem Körper und dem ANS wird in späteren Kapiteln untersucht, in denen die Beziehung zwischen vestibulärer Dysfunktion und Angst beleuchtet wird.

Referenzen

1. Hippocrates. Epidemics 2/4–7. The nature of man. Hippocrates VII Trans. Wesley D Smith. Cambridge, MA: Loeb Classical Library, Harvard University Press; 1994.
2. Golding J. Motion sickness: friend or foe? The inaugural lecture of John Golding. 03.2007; London. 2007.
3. Cox JM. Practical observations in insanity. London: Baldwin and Murray; 1804. 106.
4. Hallaran WS. An enquiry into the causes producing the extraordinary addition to the number of insane, together with extended observations on the care of insanity: with hints as to the better management of public asylums. Cork: Edwards & Savage; 1810.
5. Purkinje J. Beyträge zur näheren Kenntnis des Schwindels aus heautognostischen Daten. Medicinische Jahrbücher des kaiserlich-königlichen österreichischen Staates. 1820;6:79–125.
6. Flourens MJP. Recherches experimentales sur les propriétés et les functions du système nerveux dans les animaux vertébrés. Paris: Crevot; 1824.
7. Flourens MJP. Experiences sur les canaux semi circulaires de l'oreille. Mémoire Académie Royale Sciences (Paris). 1830;9:455–77.
8. Hawkins JE, Schacht J. Sketches of otohistory. Part 7: The nineteenth-century rise of laryngology. Audiology and Neurootology. 2005;10(3):130–3. https://doi.org/10.1159/000084022
9. Menière P. Mémoire sur des lesions de l'oreille interne donnant lieu à des symptômes de congestion cérébrale apoplectiforme. Gazette Médicale de Paris. 1861;55:17–32.
10. Goltz F. Über die physiologische Bedeutung der Bogengänge des Ohrlabyrinths. Archives of Physiology. 1870;3:172–92. https://doi.org/10.1007/BF01855753
11. Breuer J. Über die Function der Bogengänge des Ohrlabyrinthes. Wiener Medizinische Jahrbücher. 1874;4:72–124.
12. Breuer J. Beiträge zur Lehre vom statischen Sinne (Gleichgewichtsorgan, Vestibularapparat des Ohrlabyrinths). Zweite Mitteilung. Wiener Medizinische Jahrbücher. 1875;5:87–156.
13. Breuer J. Neue Versuche an den Ohrbogengängen. Pflügers Archiv für die gesamte Physiologie. 1889;44:135–42. https://doi.org/10.1007/BF01789776
14. Breuer J. Über die Funktion der Otolithen-Apparate. Pflügers Archiv für die gesamte Physio-

logie. 1891;48:195–306. https://doi.org/10.1007/BF01802737
15. Mach E. Physikalische Versuche über den Gleichgewichtssinn des Menschen. Sitzungsberichte der Wiener Akademie der Wissenschaften. 1873;68:124–40.
16. Wiest G, Baloh RW. The pioneering work of Josef Breuer on the vestibular system. Archives of Neurology. 2002;59:1647–53. https://doi.org/10.1001/archneur.59.10.1647
17. James W. The sense of dizziness in deaf mutes. American Journal of Otology. 1882;4:239–54.
18. Audesirk T, Audesirk G. Biology. Life on earth. Upper Saddle River, NJ: Prentice-Hall; 1996.
19. Balametrics. Homepage. 2021. Verfügbar unter: http://www.balametrics.com
20. Schilder P. The vestibular apparatus in neurosis and psychosis. The Journal of Nervous and Mental Disease. 1933;78(1):1–23. https://doi.org/10.1097/00005053-193307000-00001
21. Schilder P. Zeitschrift für die gesamte Neurologie und Psychiatrie. Über Halluzinationen. 1920;53:169–98.
22. Bauer J. Der Báránysche Zeigeversuch und andere cerebellare Symptome bei traumatischen Neurosen. Wiener Klinische Wochenschrift. 1916;36.
23. Leidler R, Loewy K. Der Schwindel bei Neurosen. Monatsschrift für Ohrenheilkunde und Laryngo-Rhinologie. 1923;57(1):21–40.
24. von Weizsäcker V. Zitiert in: Schilder P. The vestibular apparatus in neurosis and psychosis. The Journal of Nervous and Mental Disease. 1933;78(1):1–23. https://doi.org/10.1097/00005053-193307000-00001
25. Goldstein K. Zitiert in: Schilder P. The vestibular apparatus in neurosis and psychosis. The Journal of Nervous and Mental Disease. 1933;78(1):1–23. https://doi.org/10.1097/00005053-193307000-00001
26. Compston A. From the archives. Brain. 2005;128(7):1475–7. https://doi.org/10.1093/brain/awh566
27. Cawthorne T. The physiological basis for head exercises. The Journal of the Chartered Society of Physiotherapy. 1944;30:106.
28. Cawthorne T. Vestibular injuries. Proceedings of the Royal Society of Medicine. 1946;39:270–2. https://doi.org/10.1177/003591574603900522
29. Cooksey FS. Rehabilitation in vestibular injuries. Proceedings of the Royal Society of Medicine. 1946;39:273–5. https://doi.org/10.1177/003591574603900523
30. Barsch RH. A perceptual motor curriculum. Bd. 1, Achieving motor perceptual efficiency. A self-oriented approach to learning. Seattle, WA: Special Child Publications; 1968.
31. Goodenough F. Measurement of intelligence by drawings. New York: World Book; 1926.
32. Frank J, Levinson H. Dysmetric dyslexia and dyspraxia. Hypothesis and study. Journal of The American Academy of Child Psychiatry. 1973; 12(4):690–701. https://doi.org/10.1016/S0002-7138(09)61276-0
33. Bender L. A visual motor gestalt test and its clinical uses. New York: American Orthopsychiatric Association; 1938.
34. Levinson HN. A solution to the riddle – dyslexia. New York: Springer; 1980. https://doi.org/10.1007/978-1-4613-9774-8
35. Levinson HN. Smart but feeling dumb. New York: Warner Books; 1984.
36. Levinson HN. Phobia free. New York: M Evans; 1986.
37. Levinson HN. Total concentration. New York: M Evans; 1990.
38. Levinson HN, Sanders A. The upside down kids. New York: M Evans; 1991.
39. Levinson HN. Turning around the upside down kids. New York: M Evans; 1992.
40. Levinson HN. Feeling smarter and smarter. Lake Success, NY: Stonebridge Publishing; 2000.
41. Levinson HN. A scientific watergate. Lake Success, NY: Stonebridge Publishing; 1994.
42. De Quirós JB, Schrager OL. Neurological fundamentals in learning disabilities. Novato, CA: Academic Therapy Publications; 1978.
43. Schrager OL. Balance, control, age and language development. In: 12th European Conference on Neuro- Developmental Delay in Children with Specific Learning Difficulties. 03.2000; Chester. 2000. Paper.
44. Kohen-Raz R. Postural correlates of learning and disabilities and communication disorders. In: The European Conference of Neuro- developmental Delay in Children with Specific Learning Difficulties. 03.2004; Chester. 2004.
45. Tansley AE. Reading and remedial reading. London: Routledge and Kegan Paul; 1967.
46. Passingham RE. Changes in the size and organisation of the brain in man and his ancestors. Brain, Behavior and Evolution. 1975;11:73–90. https://doi.org/10.1159/000123626

47. Stephan H, Andy OJ. Quantative comparative neuroanatomy of primates: an attempt at a phylogenetic interpretation. In: Petras JM, Noback CR, Hrsg. Annals. Bd. 167, Comparative and evolutionary aspects of the vertebrate nervous system. New York: New York Academy of Sciences; 1969. S. 370–87. https://doi.org/10.1111/j.1749-6632.1969.tb20457.x
48. Leiner HC, et al. Does the cerebellum contribute to mental skills? Behavioral Neuroscience. 1986;100:443–54. https://doi.org/10.1037/0735-7044.100.4.443
49. Leiner HC, et al. The human cerebro-cerebellar system: its computing, cognitive and language skills. Behavioral Brain Research. 1991;44:113–28. https://doi.org/10.1016/S0166-4328(05)80016-6
50. Zagon IS, et al. Neural populations in the human cerebellum: estimations from isolated cell nuclei. Brain Research. 1977;127:279–82. https://doi.org/10.1016/0006-8993(77)90541-8
51. Wallace DH. Vestibular and auditory stimulation. A narrative review of the empirical and professional literature covering vestibular and auditory stimulation across three age groups: infants. 1996.
52. Bloedal JR, Bracha V. Duality of the cerebellar motor and cognitive function. International Review of Neurobiology. 1997;41(6):613–34.
53. Sherrington C. The integrative function of the nervous system. Cambridge: Cambridge University Press; 1906.
54. Hallett M, Grafman J. Executive function and motor skill learning. International Review of Neurobiology. 1997;41:297–323. https://doi.org/10.1016/S0074-7742(08)60357-8
55. Posner MI, Raichle ME. Images of mind. New York: Freeman; 1994.
56. Courchesne E, et al. Impairment in shifting attention in autistic and cerebellar patients. Behavioral Neuroscience. 1994;108:848–65. https://doi.org/10.1037/0735-7044.108.5.848
57. Leiner HC, et al. Cognitive and language functions of the human cerebellum. Trends in Neuroscience. 1993;16:444–7. https://doi.org/10.1016/0166-2236(93)90072-T
58. Fawcett AJ. The Independent, 26 April 1994, London. Zitiert in: A wobble now means less work later. 1994.
59. Dean P. The Independent, 26 April 1994, London. Zitiert in: A wobble now means less work later. 1994.
60. Stoodley CJ, et al. Impaired balancing ability in dyslexic children. Experimental Brain Research. 2005;167(3):370–80. https://doi.org/10.1007/s00221-005-0042-x
61. Goddard Blythe SA. Releasing educational potential through movement: a summary of individual studies carried out using the INPP test battery and developmental exercises programme for use in schools with children with special needs. Child Care in Practice. 2005;11(4):415–32.
62. North Eastern Education and Library Board (NEELB). An evaluation of the pilot INPP movement programme in primary schools in the North Eastern Education and Library Board Northern Ireland, Final Report. Prepared by Brainbox Research Ltd for the NEELB. 2004.
63. Harris DB. Children's drawings as measures of intellectual maturity. New York: Harcourt Brace and World; 1963.
64. McPhillips M, Sheehy N. Prevalence of persistent primary reflex and motor problems in children with reading difficulties. Dyslexia. 2004;10:316–38. https://doi.org/10.1002/dys.282
65. Vestibular. Vestibular assessment & management certification. 2021. Verfügbar unter: http://www.vestibular.org/vestibular
66. Yates BJ. Vestibular influences on the sympathetic nervous system. Brain Research Reviews. 1992;17:51–9. https://doi.org/10.1016/0165-0173(92)90006-8

9 Die Auswirkungen von neuromotorischer Unreife (NMU) bei Erwachsenen und Jugendlichen

Mit NMU verbundene Probleme sind nicht auf die Kindheit beschränkt. Während Kinder heranwachsen, entwickelt und verändert sich das Nervensystem weiter. Wenn jedoch Probleme im Zusammenhang mit aberranten primitiven Reflexen in der Kindheit nicht korrigiert werden, neigen die damit verbundenen Probleme dazu, mit ihnen mitzuwachsen – als roter Faden oder als Wesenszug, verwoben mit der jeweiligen Persönlichkeit. Aberrante primitive Reflexe und posturale Reaktionen sind Ausdruck einer strukturellen Schwäche in der Funktionsweise des ZNS. Sie können auch im späteren Leben noch die Leistungsfähigkeit und Widerstandsfähigkeit gegen bestimmte Arten von Stress untergraben. Dies kann sich auf verschiedene Weise zeigen: Lern- und/oder emotionale Schwierigkeiten, die während des Übergangs von der Schule zu Ausbildung oder Studium auftreten, niedrige Toleranzschwelle für Stress sowie Angst, Agoraphobie und Panikstörung.

In einem Beitrag von Peter Blythe und David McGlown aus dem Jahr 1980 beschrieben sie dies als „eine organische Basis für Neurosen" und als fruchtbaren Boden für die Entwicklung von „Sekundärneurosen" [1].

Die Autoren begannen so:

Wenn die Fähigkeit einer Person, im Alltag adäquat zu funktionieren, beeinträchtigt ist und keine organische Pathologie vorliegt, so lautet die am häufigsten verwendete Terminologie zur Beschreibung dessen, was mit der Person geschehen ist, dass sie einen Nervenzusammenbruch erlitten hat. In Großbritannien wird häufig der medizinische Terminus Neurasthenie verwendet, was auf eine „Schwäche" der Nerven hindeutet, während in Schweden derselbe Patientenzustand als Nervenkollaps bezeichnet wird. Alle drei Beschreibungen deuten auf eine Fehlfunktion des ZNS hin, wodurch die Entstehung eines Symptoms oder Syndroms ermöglicht wird, das entweder einzeln oder kollektiv als Neurose klassifiziert wurde.

Im Gegensatz zum Blickwinkel einer ZNS-Beteiligung gab es im Laufe der Jahre reichlich Spekulationen darüber, warum einige Menschen an emotionalen Störungen – Neurosen – leiden, während andere eine angeborene Immunität gegen die Stressoren des Lebens zu haben scheinen. Die Theorien reichten von spezifischer bis unspezifischer genetischer Schwäche, intrauteriner endokriner Erfahrung, Geburtstrauma, frühen emotional traumatischen Lebenserfahrungen einschließlich „fehlender Bindung" und „Trennungsangst", gestörten Liebesbeziehungen in der Familie, falsch erlernten Verhaltensreaktionen bis hin zu konstitutionellen Schwächen. Dieser Beitrag präsentiert die Ergebnisse von 10 Jahren Forschung (1969–1979) [...], die gezeigt hat, dass viele Patienten, sowohl Kinder als auch Erwachsene, die an neurotischen Symptomen oder Syndromen leiden, sowie diejenigen, die gegen die gewählte Therapie resistent zu sein scheinen, ein bisher unentdecktes Spektrum von ZNS-Dysfunktionen haben, die nun als primäre Ursache anerkannt werden sollten, wobei in solchen Fällen die emotionalen Symptome die sekundäre Neurose sind. [1].

Man kann es auch so formulieren: Ein Cluster unreifer Reflexe, die bis ins Erwachsenenalter persistieren, kann ein Individuum dazu prädisponieren, anfälliger für Stress zu sein. Dies ist darauf zurückzuführen, dass eine erhöhte kortikale Aktivität erforderlich ist, um die Grundfunktionen der Körperhaltung, des Gleichgewichts, der Bewegungskontrolle und der Wahrnehmung zu unterstützen und die zugrundeliegenden Schwächen zu kompensieren, zu überdecken oder zu „übersteuern". Der Kortex, der zu stark in die Verarbeitung von Informationen involviert ist, die normalerweise von den unteren Zentren erledigt werden, kann „überladen" werden. Dies kann sich wiederum auf die kognitive Verarbeitung, die kognitive Attribution und auch auf die körperliche Befindlichkeit auswirken.

Die Auswirkungen aberranter Reflexe über die Kindheitsjahre hinaus hängen vom Reflexprofil des Individuums ab (wie viele Reflexe beteiligt sind, um welche Reflexe es sich handelt und wie stark die einzelnen Reflexe sind), aber auch von vielen anderen umweltbedingten und sozialen Faktoren, die als Mittler zwischen den Auswirkungen von Unreife des ZNS und der Belastbarkeit oder Anfälligkeit für die Entwicklung emotionaler Störungen wirken können. Zu den positiven Umweltfaktoren gehören ein glückliches und stabiles häusliches Umfeld, die Fähigkeit, etwas zu schaffen und ein Leben in einer Umwelt, die nicht fortwährend Stress auf die schwächsten Systeme ausübt.

1967 entwickelten Holmes und Rahe [2] eine Bewertungsskala für Lebensstressoren (Social Readjustment Rating Scale), um die Beziehung zwischen Stress und Krankheitsanfälligkeit zu untersuchen. Sie listeten Lebensereignisse nach dem Grad der Anpassung auf, der erforderlich ist, um sich an die Veränderung des Lebens anzupassen. Diese Liste beginnt mit dem Tod eines Ehepartners mit einem Rating von 100, gefolgt von Scheidung (72), Ehetrennung (65), Tod eines nahen Familienangehörigen (63), Körperverletzung oder Krankheit (53). Heirat (50) und Urlaub (13), die gewöhnlich als glückliche Ereignisse angesehen werden, werden auf der Skala ebenfalls als stressend aufgeführt. Sie fanden heraus, dass eine Person mit einem Score von 200–250 Punkten im Verlauf eines Jahres eine 50 %ige Wahrscheinlichkeit hat, krank zu werden oder seinen Gesundheitszustand zu verändern. Mit einem Score von 300 oder mehr steigt die Wahrscheinlichkeit auf 80 %. Individuen mit unreifen Reflexen sind besonders anfällig für Stress, wenn eine Neujustierung in einem Bereich bestehender Schwäche erforderlich ist.

In Übereinstimmung mit den Befunden von Holmes und Rahe treten die Symptome unreifer Reflexe häufig zum ersten Mal während oder nach Zeiten erheblicher Veränderungen auf. Studierende, die während der Schulzeit gute Leistungen erbracht haben, können zum ersten Mal Schwierigkeiten bekommen, wenn sie sich an die Anforderungen weiterführender Bildungseinrichtungen anpassen müssen: Die Kombination aus Verlassen des Elternhauses, Verantwortung für sich selbst übernehmen, neue Freunde finden und die Bewältigung großer Mengen an Lektüre in einer weniger strukturierten Lernumgebung kann Schwierigkeiten an die Oberfläche bringen, die zuvor durch harte Arbeit, strukturierten Unterricht und ein unterstützendes familiäres und schulisches Umfeld verdeckt wurden. Weitere wichtige Ereignisse oder Veränderungen im Leben sind Prüfungen, Vorstellungsgespräche, das Zusammenleben in Wohngemeinschaften sowie die Anpassung an die raschen hormonellen Veränderungen und Veränderungen des Lebensstils, die mit der Geburt eines Kindes, einem neuen Arbeitsplatz oder veränderten Umständen oder einer veränderten Umgebung einhergehen und darauf folgen. Der Beginn der Pubertät kann ein Auslöser für das Auftreten emotionaler Probleme sein, und obwohl es dafür viele Gründe geben kann, lassen in einigen Fällen die in der

Pubertät auftretenden hormonellen Veränderungen, die normalerweise die neurologische Entwicklung festigen, die Probleme wieder aufleben, die in den ersten dreieinhalb Lebensjahren zurückgelassen wurden.

Erwachsene, die unerkannte Probleme im Zusammenhang mit vestibulärer Dysfunktion und/oder aberranten Reflexen haben, sind tendenziell die Patienten, die keinen langfristigen Nutzen aus pharmakologischen Interventionen oder Interventionen zur Verhaltensänderung zu ziehen scheinen. Diejenigen Erwachsenen, die eine neuromotorische Entwicklungstherapie anstreben, haben in der Vergangenheit oft über mehrere Jahre hinweg eine Reihe verschiedener Therapien erhalten, aus denen sie ein gutes Verständnis der *psychologischen* Gründe für ihre auftretenden Probleme gewonnen haben. Trotz ihres Wunsches nach Verbesserung führten diese Therapien jedoch nicht zu grundlegenden Verhaltensänderungen. Das kann daran liegen, dass eine Veränderung der Denkmuster und/oder des Verhaltens nicht die Art und Weise, wie sie sich fühlen, verändert. „Wenn Gefühle der Angst oder Furcht stärker sind als die Logik, werden auf lange Sicht die Gefühle gewinnen." (P. Blythe, persönliche Mitteilung).

Wenn zugrundeliegende neurologische Entwicklungsprobleme auf neurologischer und körperlicher Ebene erkannt und behandelt werden (manchmal unter Einbeziehung einer unterstützenden kognitiven Verhaltenstherapie), sind Erwachsene in der Lage, ihre emotionalen Probleme zu überwinden und Studierende sind besser gerüstet, um in ihren gewählten Karrieren erfolgreich zu sein.

9.1 Probleme in Ausbildung und Studium

Während es immer mehr Beweise für die Theorie gibt, dass persistierende frühkindliche Reflexe Schwierigkeiten beim Erlernen von Grundfertigkeiten wie Lesen und Schreiben zugrunde liegen können, wird die Rolle der posturalen Reaktionen und die *Beziehung* zwischen primitiven Reflexen und posturalen Reaktionen bei der Unterstützung höherer Aspekte des Lernens oft entweder ignoriert oder missverstanden. Viele motorische Trainingsprogramme zielen darauf ab, die Entwicklung der posturalen Reaktionen durch vestibuläre Stimulation und allgemeines motorisches Training zu stimulieren. Einige Kinder erzielen mit diesen Programmen signifikante Fortschritte, bei anderen verbessern sich Haltung und Koordination, doch gibt es nur wenige oder gar keine Crossover-Effekte im Hinblick auf verbesserte schulische Leistungen. Dies kann daran liegen, dass die Intervention auf eine *höhere* entwicklungsneurologische Ebene ausgerichtet ist und nicht auf die primäre Ebene der Dysfunktion.

Der Schlüssel zum Erfolg eines jeden Interventionsprogramms besteht darin, mit der Intervention auf der untersten Fähigkeitsstufe (und nicht Unfähigkeitsstufe) zu *beginnen*, auf der der Patient sich befindet und darauf aufzubauen. *Posturale Reaktionen* können auch durch Übungen im Sitzen und Stehen stimuliert und trainiert werden. Zwar werden durch die Stärkung der posturalen Reaktionen die allgemeine Koordination und das Gleichgewicht verbessert, doch hemmen sie nicht notwendigerweise die zugrundeliegenden primitiven Reflexe. In diesen Fällen werden die so trainierten posturalen Fertigkeiten funktionell leistungsfähig, wenn sie in der Trainingsumgebung geübt werden, aber entwickeln sich nicht zu dauerhaft integrierten Funktionen. Das bedeutet, dass die frisch antrainierten Fertigkeiten, wenn sie an eine neue oder andere Situation angepasst werden müssen, nicht zugänglich sind und nicht zur Lösung neuer Probleme und zur Anpassung an neue oder sich schnell verändernde Situationen eingesetzt werden können. Auf der Verhaltensebene führt ein solches Profil zur Tendenz, neue Situationen zu vermeiden, zum Wunsch, in einer vertrauten „Komfortzone" zu bleiben und zu einer mangelnden Bereitschaft, neue Fähigkeiten zu erlernen oder neue Probleme zum ersten Mal anzugehen.

Posturale Reaktionen entwickeln sich, während primitive Reflexe darunter fortbestehen.

Ein anderes Profil kann auftreten, wenn die primitiven Reflexe zwar gehemmt wurden, die posturalen Reaktionen sich jedoch nicht vollständig entwickeln. Dieses Profil kann zu einem funktionalen „Niemandsland" führen, in dem das Individuum das zu lösende Problem zwar sehen kann, aber nicht weiß, „wie" es zu lösen ist. Dies ist das erwachsene Äquivalent zu den Kindern, die von einem Schulleiter als Kinder, „die fast schon da sind" (P. Griffin, persönliche Mitteilung) beschrieben werden – Individuen, die alle Zutaten und das Potenzial für Erfolg haben, die aber nicht in der Lage zu sein scheinen, sie miteinander zu kombinieren, um sie in eine konsistente Leistung umzuwandeln.

Dieser Mangel an Integration auf der physischen Ebene spiegelt sich oft in Lernstilen und im Verhalten wider. Jugendliche oder Erwachsene, die entweder unterentwickelte oder schlecht integrierte posturale Reaktionen haben, können Schwierigkeiten haben, sich an neue Situationen anzupassen, bekannte Konzepte oder Methoden zur Problemlösung anzuwenden, bekannte Fakten mit neuen Informationen zu verbinden und zu integrieren. Multitasking, Befolgung von Abläufen, Bewältigung großer Informationsmengen (Informationsüberladung) und flexibles Denken sind weitere Herausforderungen [3].

Eine fortgeschrittene kognitive Verarbeitung erfordert sowohl eine hierarchische als auch eine bilaterale Integration der Hirnfunktionen. Eine Schwäche in bilateraler Integration kann die Fähigkeit zur Problemlösung beeinträchtigen. Spezifische Probleme mit Mathematik liefern Beispiele dafür, wie sowohl eine schwache bilaterale Integration als auch eine schwache hierarchische Organisation das Lösen mathematischer Probleme erschweren können. Dies wird an bestimmten Arten von Dyskalkulie deutlich. Um zu verstehen, wie posturale und vestibuläre Probleme höhere Hirnfunktionen in Bezug auf Mathematik beeinträchtigen können, ist es nützlich, einige spezifische Merkmale von Dyskalkulie genauer zu untersuchen.

9.1.1 Dyskalkulie

Um eine Lösung für ein mathematisches Problem zu finden, müssen beide Gehirnhälften zusammenarbeiten. Die Durchführung einer einfachen arithmetischen Berechnung kann bis zu neun Änderungen in der hemisphärischen Dominanz mit sich bringen. Hinzu kommt die Fähigkeit, Rechenschritte zu sequenzieren (Kleinhirn), Zahlenwerte im Arbeitsgedächtnis zu speichern und die Antwort auch verbal zu formulieren. Renee Lawton Brown [4] von der Hampstead Dyslexia Clinic verwendete das in **Abbildung 9-1** gezeigte Beispiel, um die Mindestanzahl von Interaktionen und Arbeitsschritten zu veranschaulichen.

Abbildung 9-1 illustriert, wie laterale (interhemisphärische) Kommunikation in *beide* Richtungen – von rechts nach links und von links nach rechts – erforderlich ist, um Rechenaufgaben zu lösen.

Die Auswirkung von Schwächen in der hierarchischen Struktur auf kognitive Leistungen ist weniger unmittelbar offensichtlich, kann aber besser verstanden werden, wenn man die Rolle des vestibulären Systems und des Kleinhirns, insbesondere im Zusammenhang mit Dyskalkulie, erneut untersucht. *Dys* bedeutet ‚schwierig' und *calculia* ist vom lateinischen Wort *calculus* abgeleitet, was ‚kleiner Stein' bedeutet. Im ursprünglichen Kontext bezieht es sich auf die damalige zum Zählen genutzte Verwendung von Kieselsteinen, woraus sich später der Abakus entwickelte. Diese frühere Verwendung von Steinen als „Denkwerkzeuge" oder als konkrete Repräsentationen von Vorstellungen lässt vermuten, dass die physische Interaktion seit Generationen als Hilfsmittel diente, ein Zahlenverständnis zu entwickeln.

58 x 79 = ?

AUFGABE	HEMISPHÄRE
1. Erkennen von Zahlen und Symbolen	Rechts
2. Die Bedeutung der Symbole erfassen	Links
3. Notwendige Vorgehensweise erkennen und Rechenschritte der Reihe nach ausführen	Links
4. Zwischenergebnisse im Arbeitsspeicher halten	Links
5. Ein Zahlenmuster (Multiplikationstafel) finden und die Zahlen korrekt in Säulen ausrichten	Rechts
6. Ergebnis in den Arbeitsspeicher integrieren	Links
7. Erkennen der errechneten Zahl	Rechts
8. Prüfung der Plausibilität der Antwort (Schätzung)	Rechts
9. Die Antwort formulieren	Links

Abbildung 9-1: Interhemisphärische Zusammenarbeit und Verfahren bei der Lösung einfacher mathematischer Probleme. Quelle: Basierend auf einem ursprünglich von Renee Lawton Brown, Hampstead Dyslexia Clinic, entwickelten Beispiel.

Dyskalkulie ist gekennzeichnet durch einen Entwicklungsrückstand von einem Jahr oder mehr beim Erwerb numerischer Fähigkeiten, darunter

- Unfähigkeit, Zahlensymbole zu erkennen;
- Zahlendreher (direktional);
- Nichterkennen mathematischer Operationen bei Rechenaufgaben oder Problemlösung (prozedurale Sequenzierung und interhemisphärische Kommunikation);
- Unfähigkeit, das Einmaleins abzurufen (Sequenzierung) und
- Unfähigkeit, die richtige Anordnung der Zahlen bei der Berechnung einzuhalten (vestibulär und/oder visuelle Raumvorstellung).

Es hat sich herausgestellt, dass Dyskalkulie häufiger bei Kindern mit niedrigerem sozioökonomischem Status auftritt. Anders als bei Legasthenie ist sie gleichmäßig zwischen den Geschlechtern verteilt. Es besteht ein Zusammenhang zwischen Frühgeburt und späteren Schwierigkeiten in der Rechenfertigkeit [5]. Laut Badian [6] gibt es drei Arten von Dyskalkulie:

1. Schwierigkeiten mit Rechenverfahren wie Addition, Subtraktion und Multiplikation,
2. Dyskalkulie als Folge von Aufmerksamkeitsdefiziten, was z. B. das Erlernen und Abrufen des Einmaleins und die Abfolge von Rechenschritten beeinträchtigt und
3. räumliche Dyskalkulie, die die Schwierigkeiten beim Umgang mit mehrspaltigen Rechenproblemen und den Stellenwerten der einzelnen Ziffern innerhalb einer Zahl beschreibt.

Eine Dysfunktion in einer der beiden Hemisphären kann den Erwerb numerischer Fähigkeiten beeinträchtigen. Sie scheint jedoch tiefgreifender zu sein, wenn sie in der linken Hemisphäre vorliegt [7], [8], [9].

Es hat sich gezeigt, dass eine Dysfunktion der *linken* Hemisphäre mit einer Dyspraxie und einer unterdurchschnittlichen Leistung bei Aufgaben wie dem *Embedded Figures Test* [10] (Figur-Grund-Effekt), mit schlechter auditiver und visueller Diskriminierung und mit motorischen Koordinationsfähigkeiten assoziiert ist.

Embedded Figures Test – Test der Wahrnehmung geometrischer Figuren, die in komplexe Figuren eingebettet werden und erkannt bzw. wiedererkannt werden müssen. (Anm. d. Übers.)

Eine Dysfunktion der *rechten* Hemisphäre in einer Gruppe von Kindern, die auf Hirnscans (MRT oder Computertomografie (CT)) keine Anzeichen einer strukturellen Anomalie zeigten, manifestierte sich als grapho-motorische

Beeinträchtigung und langsame kognitive und motorische Leistungen, obwohl die Leseentwicklung normal war [11]. Weitere Symptome in der rechten Hemisphäre betrafen emotionale und zwischenmenschliche Schwierigkeiten, Anpassungsschwierigkeiten an neue Situationen, Schwierigkeiten bei der Aufrechterhaltung von Freundschaften, die Neigung zu Zurückgezogenheit und Schüchternheit, wenig Augenkontakt sowie Schwierigkeiten mit der räumlichen Wahrnehmung und der Vorstellungskraft. Einige aus dieser Gruppe wiesen auch Merkmale einer ADHS auf, die – so die Vermutung – eine sekundäre Auswirkung der Dysfunktion der rechten Hemisphäre und von Hirnstammfaktoren sein könnte [11]. Viele dieser Symptome, die mit einer Dysfunktion der rechten Hemisphäre assoziiert sind, können auch als Folge einer Dysfunktion im vestibulären System und den damit verbundenen Bahnen auftreten, welche die Prozesse der visuellen Wahrnehmung in der rechten Hemisphäre unterstützen.

Risey und Briner [12] endeckten Gemeinsamkeiten zwischen Patienten mit zentralem Schwindel und Dyskalkulie. Aufgefordert, in Zweierschritten rückwärts zu zählen, übersprangen oder vertauschten Patienten mit diagnostiziertem Vertigo fortlaufend die Zehnerreihen. Wenn sie z. B. rückwärts zählten, gingen sie so vor: 98, 96, 94, 92–80–88, 86, 84, 82–70–78, 76 ... und so weiter. Der Fehler trat bei jeder Zehnerreihe auf, außer beim Übergang von 12 auf 8. Wiederholungen brachten das gleiche Ergebnis, selbst wenn sie auf den Fehler hingewiesen wurden und sie den Fehler erkannten. Vertigo-Patienten hatten im Vergleich zu Nicht-Vertigo-Patienten auch Schwierigkeiten mit Kopfrechnen und zentral-auditiver Verarbeitung, niedrigere Werte für Arithmetik und Digit Span-Fehler beim Hamburg-Wechsler-Intelligenztest für Erwachsene (HAWIE, seit 2013 WAIS-IV) und Schwierigkeiten mit dem Backward-Digit-Span-Recall-Test im Vergleich zu Nicht-Vertigo-Patienten. Dies deutet darauf hin, dass eine vestibuläre Dysfunktion visuelle, auditive und mentale *Sequenzierungs*prozesse beeinträchtigen kann.

Vertigo – die physischen Merkmale des Schwindels umfassen Desorientierung und den Verlust der Haltungs- und Augenkontrolle, begleitet von zusätzlichen autonomen Symptomen wie Frösteln, Übelkeit, Erbrechen und kaltem Schwitzen, die von einer primären Dysfunktion des Gleichgewichtssystems herrühren.

Digit-Span-Test – ein Test für das Kurzzeitgedächtnis, mit dem die Anzahl von Zahlen ermittelt wird, die der Proband nach dem Hören korrekt vorwärts und rückwärts wiederholen kann. *Backward-Digit-Span-Recall-Test* – einer der sensitivsten Tests zum Nachweis kognitiver Dysfunktionen. (Anm. d. Übers.)

9.2 Vestibuläre Verbindungen zum RAS

Wir haben bereits gesehen, wie das vestibuläre System unabhängig vom motorischen Kortex agiert, da seine Aktionen als Reaktion auf Veränderungen der Kopfposition reflexartig sind. Vom Innenohr gelangen die primären Neuronen zum Gehirn, wo sich ihre Zellkörper im vestibulären Ganglion ansammeln. Axone verlassen dieses Ganglion und treten in den Hirnstamm ein, wo sie in vier vestibulären Kernen enden. Von hier aus besteht eine Vielzahl von Verbindungen zu den okulomotorischen Zentren, der retikulären Formation, dem Thalamus und dem Rückenmark. Die Verbindungen vom vestibulären System zu anderen Hirnzentren sind wahrscheinlich weiter verbreitet und vielfältiger als bei jedem anderen Sinnessystem. Die vier vestibulären Kerne haben sechs Hauptverbindungen:

1. vestibulozerebelläre Verbindungen – beteiligt an der Koordination der motorischen Aktivität und des Gleichgewichts;
2. vestibulospinale Bahnen – beteiligt an der Aufrechterhaltung des körperlichen Gleichgewichts durch Reflexe;

3. vestibulookulare Verbindungen – beteiligt an der Regulierung der Bewegungen der Augäpfel und an der Aufrechterhaltung der Stabilität des Bildes auf der Netzhaut, auch wenn der Kopf bewegt wird;
4. vestibulokortikale Verbindungen – beteiligt an der bewussten Wahrnehmung von Benommenheit, Desorientierung, Schwindel etc.;
5. akzessorische Bahnen, die mit den absteigenden retikulären Bereichen und Kernen des Hirnstamms verbunden sind, die dann über den multisynaptischen retikulospinalen Trakt zu den unteren Motoneuronen gelangen;
6. vestibulocollische Leitungsbahn.

Wie bereits erwähnt, reguliert das RAS den Grad der kortikalen Wachheit insgesamt und bestimmt den *Schlaf-/Wachrhythmus*. Bewusstsein hängt vom zyklischen Wechselspiel zwischen einem Erregungssystem, nämlich dem RAS, einem Slow-Wave-Sleep-Zentrum (SWS-Zentrum, ‚Tiefschlaf'-Zentrum) und einem paradoxen Schlafzentrum (REM-Schlaf) ab, die sich alle im Hirnstamm befinden. Die Gehirnzellen, die das Bewusstsein steuern, bilden eine Kette, die sich durch das Zentrum des Hirnstamms bis zum Mittelhirn erstreckt, von wo aus sich seine Aktivität sowohl auf die linke als auch auf die rechte Hemisphäre ausbreitet. Nerven, die Informationen transportieren, zweigen von den wichtigsten sensorischen und motorischen Bahnen in das RAS ab, um es ständig über die Aktivität anderer Teile des Nervensystems auf dem Laufenden zu halten. Das RAS verfügt auch über ein sogenanntes *Torsystem* [13], [14], das wie ein Lautstärkeregler die Menge der sensorischen Reize reguliert, die den Kortex erreichen, indem es das Tor schließt oder öffnet. Das Schließen des Tores verhindert, dass noch weitere Informationen den Kortex erreichen, wodurch die Erregung im Körper zurückgehalten wird. Das Öffnen des Tores ermöglicht, dass mehr Informationen den Kortex erreichen (s. **Abbildung 9-2**).

Die von Melzack und Wall 1962 vertretene Gate-Control-Theorie des Schmerzes (Kontrollschrankentheorie) geht von der Idee aus, dass die Wahrnehmung körperlicher Schmerzen nicht als direkte Folge der Aktivierung von Schmerzrezeptor-Neuronen auftritt, sondern durch die Interaktion zwischen verschiedenen Neuronen, die zugleich schmerzübertragend und nicht schmerzübertragend sind, moduliert wird. Die Theorie besagt, dass die Aktivierung von Nerven, die keine Schmerzsignale übertragen, Signale von Schmerzfasern stören oder blockieren und die Schmerzwahrnehmung eines Individuums hemmen kann. Man geht davon aus, dass dies ein Faktor ist, der bei ADHS eine Rolle spielt, wenn die Erregungslevel im Körper verbleiben und nicht höher bis zum Kortex verteilt werden. Eine der Wirkungen von Methylphenidat (Ritalin), das zur Behandlung der Symptome von ADHS verwendet wird, besteht darin, dass es das Tor zum RAS öffnet und dadurch dem Kortex ermöglicht, zunehmend Kontrolle auszuüben.

Verbindungen vom vestibulären zum retikulären System sind besonders wichtig bei der somatischen Erfahrung von Desorientierung, Erregungszuständen und damit verbundenen Ängsten. Das liegt daran, dass die absteigende retikuläre Formation Impulse aus dem Hypothalamus an Zielorgane des ANS weiterleitet, welche die Herzfrequenz, den Blutdruck, die Atmung, die Produktion von Magensäure usw. beeinflussen. Diese Systeme werden unterhalb der Ebene der bewussten Kontrolle innerviert. Eine anomale vestibuläre Funktionsweise hat das Potenzial, über das RAS entweder die sympathischen oder parasympathischen Abteilungen des ANS zu überstimulieren, was zu spezifischen physiologischen Veränderungen führt, die schnell mit dem auslösenden Ereignis in Verbindung gebracht werden – eine physiologische Leitungsbahn zur bewussten Erfahrung von Angst oder Furcht.

Retikuläres Aktivierungssystem (RAS), bestimmt den Wachheitsgrad

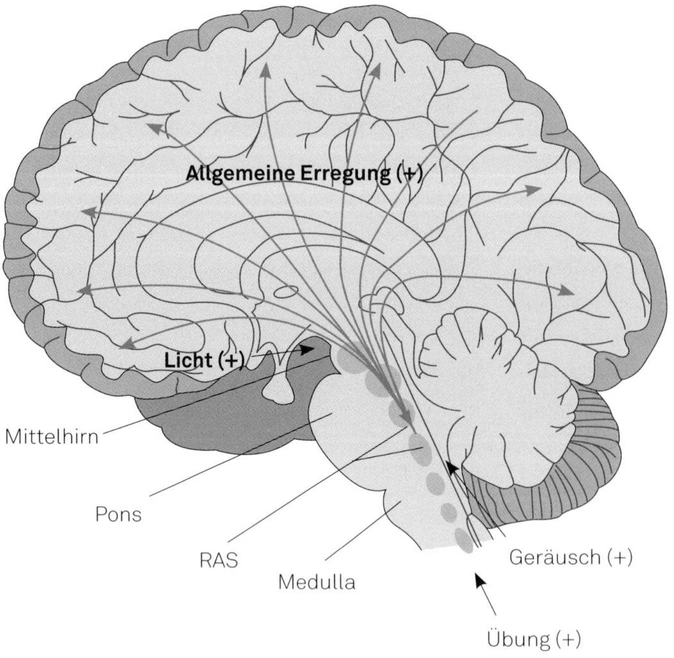

Abbildung 9-2: Die sechste vestibuläre Verbindung – die vestibulocollische oder zervikocollische Nervenbahn – innerviert den vestibulocollischen Reflex (VCR).

In seiner Funktion ist der VCR ein dynamisches Stabilisierungssystem, das Kopfbewegungen mitprägt, insbesondere im kritischen Bereich von 1 bis 3 Hz, wo das Kopf-Nacken-System eine Schwingungsinstabilität aufweist. VCR-Schaltkreise sind so ausgelegt, dass sie Reflexantworten auf aktive, intendierte Kopfbewegungen unterdrücken und es dem Reflex ermöglichen, unerwünschten Schwingungen oder durch externe Störeinflüsse induzierten Bewegungen entgegenzuwirken. In der Phase aktiver Blickverlagerungen hören viele vestibulookulare-Neuronen auf, sich zu entladen. Vestibulocollische Neuronen hingegen entladen sich weiterhin und reagieren auf von außen einwirkende Kopfbewegungen, während sie die durch die aktiven Kopfbewegungen hervorgerufene Aktivierung der Bogengänge ignorieren. Die für dieses Verhalten verantwortlichen Mechanismen sind Gegenstand laufender Untersuchungen. Es bleibt auch abzuwarten, in welcher Weise diese Neuronen an Reflexen beteiligt sind, die durch die Aktivierung von Otolith-Rezeptoren generiert werden. [15]

Alain Berthoz beschrieb in seinem Buch *The Brain's Sense of Movement* [16], wie Gedanken „eine verinnerlichte Form der Handlung" seien, und in einem späteren Buch, *Emotion and Reason* [17], erklärte er, Emotion sei „eine Simulation von Handlung, eine Nachempfindung eines hypothetischen Zustands oder einer Reaktion auf eine Situation, die angenehm oder schrecklich sein kann, wobei die üblichen Handlungspfade umgangen werden". Viele Jahre zuvor hatte Darwin angemerkt, dass „es keinen Gedanken ohne eine körperliche Aktion gibt" [17]. Wenn diese Gedankenmodelle richtig sind, dann ist es kaum verwunderlich, dass ein verarmtes oder beeinträchtigtes Bewegungsvokabular und/oder mangelnde Bewegungserfahrungen die Denkprozesse und Emotionen eines Individuums beeinflussen und stören können. In zwei meiner früheren Bücher, *The Well Balan-*

ced Child [18] und *What Babies and Children Really Need* [19], habe ich ausgeführt, wie alle Lebewesen die Erfahrung von Bewegung gemeinsam haben und dass Bewegung, im Sinne von körperlicher Bewegung, seit langem mit Emotionen verbunden ist. Im Lateinischen wurde der Ausdruck *mōtus animā* verwendet, um eine „Bewegung des Geistes" zu beschreiben, während das moderne Wort *Emotion* eine nachklassische Form ist, die von vulgärlateinisch *ēmovēre*" abgeleitet ist und ‚herausbewegen, emporwühlen" bedeutet. Im Französischen wurde daraus *émouvoir*, welches von der englischen Sprache ausgeliehen und im Sinne von ‚bewegend, Agitation' verwendet wurde [20].

Zusammenhänge zwischen Erkrankungen des Gleichgewichtsapparates, Schwindel und psychischen Symptomen sind seit langem bekannt, wurden aber meist aus der Perspektive der Wirkung der Psyche auf den Körper betrachtet. Freud [21] erachtete Schwindel als eines der Hauptsymptome einer Angstneurose, obwohl er die Ursache der Angst mit einer Frustration der *Libido* in Verbindung brachte. French [22] glaubte, dass Übelkeit und Schwindelgefühle auf psychogener Ebene entstehen, wenn ein Patient zu starke Abwehrmechanismen entwickelt. Bauer und Schilder [23] vermuteten, dass psychogener Schwindel ein Ausdruck der Unversöhnlichkeit zwischen zwei Sphären psychischer Erfahrung ist, also ein Konflikt. Später jedoch wiesen Schilders klinische Beobachtungen auf „eine umfassendere Rolle des Gleichgewichtsapparats in der neurologischen Entwicklung und im Verhalten hin und es war seine Überzeugung, dass organische Veränderungen des Gleichgewichtsapparats für die Ätiologie bestimmter Neurosen und Psychosen von großer Bedeutung sein könnten [24], [25]".

Peto vertrat die Ansicht, dass das vestibuläre System der Vorläufer jener mentalen Funktionen ist, die als Über-Ich zusammengefasst werden. Diese psychologischen Modelle könnten ihren Ursprung sowohl in der Entwicklung und Integration des Nervensystems als auch in äußeren Lebensereignissen haben [26].

Libido – psychische Energie, die mit den Trieben der Sexualität verknüpft ist.

Freuds Persönlichkeitstheorie basierte auf dem Konzept dreier wirkender Kräfte: dem *Es* (Unbewusstes), dem *Ich* (Bewusstes) und dem *Über-Ich* (Gewissen). Freud zufolge agiert der Säugling in den ersten Lebensmonaten auf der Ebene des Es, der Energiekraft oder Libido, die den instinktiven Aspekt der Persönlichkeit umfasst. Diese enthält die primitiven Motivationsantriebe für die physiologischen Grundbedürfnisse des Überlebens und des Wohlbefindens wie Nahrung, Wasser, Sexualität und Wärme. Das Es wirkt im irrationalen und emotionalen Teil der Psyche und befasst sich ausschließlich mit instinktiven Trieben und Ansprüchen. Es ist das ewige Kind, das sagt: „Ich will und ich will es jetzt." Das Ich (Ego) beginnt seine langsame und allmähliche Entwicklung gegen Ende der frühen Kindheit und symbolisiert den Kontakt des Kindes mit seiner äußeren Umgebung, wobei sein Zweck darin besteht, die Bedürfnisse und Ansprüche des Es in einem Rahmen zu befriedigen, der sowohl für die Gesellschaft als auch für das Über-Ich akzeptabel ist. Das Ich entwickelt sich aus einem wachsenden Bewusstsein, dass man nicht immer haben kann, was man will, und es funktioniert nach einem Realitätsprinzip. Das Über-Ich beginnt sich im Alter von etwa 5 Jahren zu entwickeln und arbeitet auf der Grundlage des Prinzips der Perfektion, das sich aus der Verinnerlichung der von der umgebenden Familie und der Gesellschaft gelehrten Moral, der Glaubenskodizes und der religiösen Praxis ergibt (das innere Elternteil). Einfach ausgedrückt: Wenn die Bedürfnisse und Anforderungen des Es auf eine umwelt- und sozialverträgliche Art und Weise erfüllt werden können, ist das Ego gesund. Wenn andererseits Gefühle und Motivationsantriebe stärker sind als die Fähigkeit des Ichs, sie einzudämmen oder erfolgreich zwischen den Anforderungen des Es und den Erwartungen des Über-Ichs zu verhandeln, erlebt das Ich Konflikte.

Unreife in den Funktionsabläufen des ZNS kann das Gleichgewicht zwischen Gefühlen und Logik (dem Es und dem Über-Ich) stören, wodurch das Ich Konflikte und Stress erleidet. Dies kann das Gefühl erzeugen, in verschiedene Richtungen gezogen zu werden und letztendlich Gefühle der Hilflosigkeit auslösen (**Abbildung 9-3**).

Abbildung 9-4 zeigt ein weiteres Modell, das die verschiedenen Ebenen innerhalb des Gehirns veranschaulicht, auf denen angstauslösende Stimuli vermittelt werden. Die Entwicklungsstadien im ZNS beginnen auf der Ebene des Rückenmarks. Es geht über primitive Reflexe bis hin zu den posturalen Reaktionen, die kollektiv als mentale Entwicklungsbausteine fungieren, um höhere Zentren zu unterstützen, die an der emotionalen Regulation und an der Integration der drei Freud'schen Bewusstseinsebenen, des Es, des Ichs und des Über-Ichs, beteiligt sind.

Eine Instabilität auf jeder Ebene der posturalen Integration stellt eine strukturelle Schwäche in der Funktionsweise des Nervensystems dar, die sich darauf auswirken kann, ob, wie, wann und wo im Kortex Informationen weitergeleitet werden, was möglicherweise die Fähigkeit des Kortex untergräbt, niedrigere Funktionen zu kontrollieren.

Wie in den vorangegangenen Kapiteln erörtert, sind die körperlichen Symptome einer vestibulär-propriozeptiv-okularen Dissoziation die gleichen wie bei Reiseübelkeit und Vertigo. Der Ursprung des Wortes *Vertigo* bedeutet ‚Schwimmen im Kopf' und wird heute verwendet, um Empfindungen von Schwindel, Instabi-

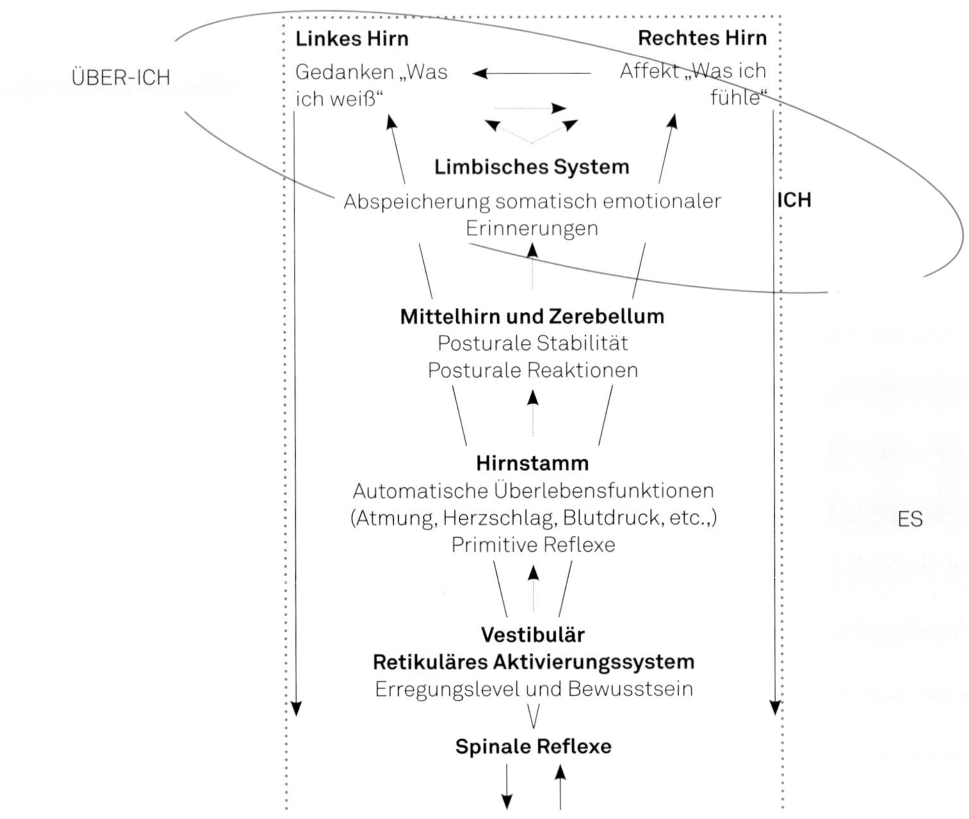

Abbildung 9-3: Wechselbeziehung zwischen verschiedenen Hirnzentren und emotionalem Affekt.

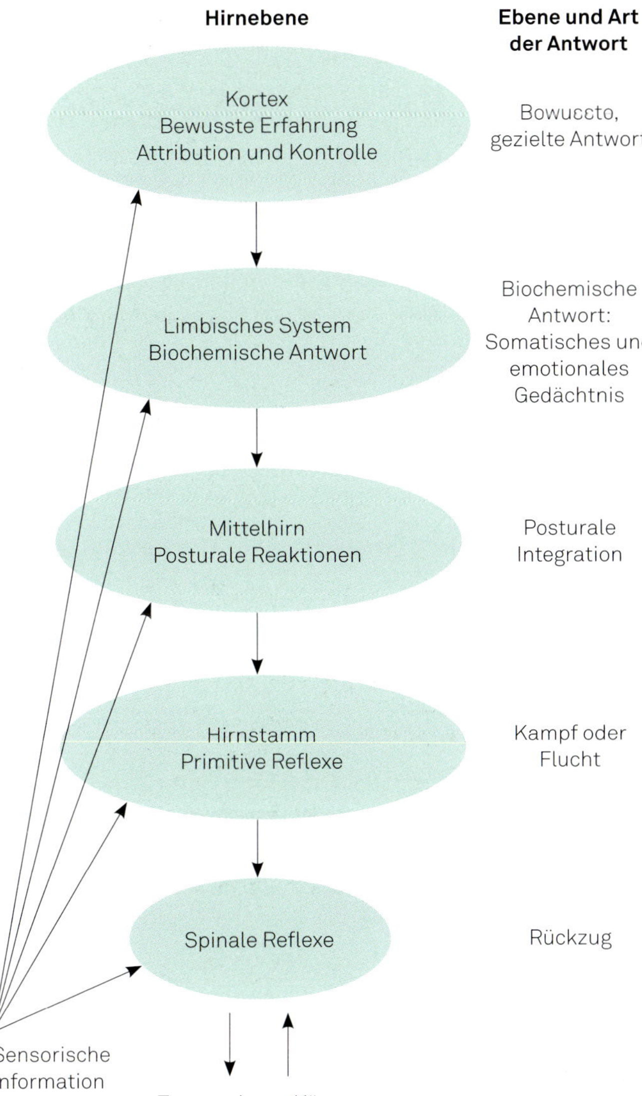

Abbildung 9-4: Strukturelle Stabilität im Zentralnervensystem (ZNS) – ein Bezugsrahmen für emotionale Stabilität.

lität und visuellen Störungen zu beschreiben, die als Reaktion auf Kopfbewegungen auftreten und die bei anfälligen Personen in der Höhe verstärkt auftreten. Schwindel, Benommenheit und Reiseübelkeit hängen mit dem Gleichgewichtssinn, dem visuellen und räumlichen Orientierungssinn zusammen, die normalerweise entweder bei subjektiven oder objektiven Bewegungen provoziert werden, obwohl Schwindel auch beim Stillstehen auftreten kann. Durch das Zusammenspiel von Schwerkraft- und Haltungssensoren erfährt das Gehirn, wo sich der Körper im Raum befindet, in welche Richtung er zeigt, in welche Bewegungsrichtung er sich bewegt und ob er sich dreht oder stillsteht. Bei einem Konflikt zwischen den verschiedenen Sensoren, die an Gleichgewicht und Orientierung beteiligt sind, treten körperliche, wahrnehmungsbezogene und emotionale Symptome auf.

Bereiche des Nervensystems, die an der Aufrechterhaltung von Gleichgewicht und Orientierung beteiligt sind:

- Innenohr – überwacht die Bewegungsrichtungen (intern)
- Augen – überwachen externe Signale in Bezug auf die Körperposition im Raum
- Propriozeptoren – Muskeln, Sehnen und Gelenke, die darüber informieren, welcher Teil des Körpers unten ist und den Boden berührt.

9.2.1 Mögliche Symptome vestibulärer Störungen

Art und Schweregrad der mit Gleichgewichtsstörungen verbundenen Symptome können variieren. Dazu gehören Schwindel und Benommenheit, Gleichgewichtsverunsicherung und räumliche Orientierungsprobleme, Seh-, Hör-, kognitive und psychische Störungen. Das englische Wort *dizzy* bedeutete ursprünglich ‚wirr im Kopf' – eine Beschreibung dessen, was im Innenohr passiert, wenn vestibuläre Reaktionen auf Bewegungen des Kopfes nach Beginn oder Ende der Bewegung nur langsam zur Ruhe kommen. Symptome von Schwindel können sein, dass man sich selbst als drehend oder wirbelnd verspürt („subjektives Schwindelgefühl") oder die Umgebung derartig wahrnimmt („objektives Schwindelgefühl"). Zusätzlich kann das Gefühl auftreten, zu schweben oder mit Gewichten beschwert zu sein oder in eine Richtung gezogen zu werden. Eine erwachsene Patientin, die die meiste Zeit ihres Lebens unter Angst und bisher nicht diagnostizierten Gleichgewichtsproblemen gelitten hatte, berichtete, wie sie als Kind „die Treppe hinunterschwebte und (ihre) Mutter erschreckte, indem sie ihr in der Luft schwebend auf die Schulter klopfte!"

Die Beherrschung des Gleichgewichts kann auf unterschiedliche Weise beeinträchtigt sein, angefangen bei allgemeiner Ungeschicklichkeit, Schwierigkeiten beim Gehen in einer geraden Linie bis hin zu Drehbewegungen wie z. B. das Biegen um eine Ecke. Die Körperhaltung kann beeinträchtigt sein, wobei der Kopf zeitweise zur Seite geneigt sein kann. Ist das Gleichgewicht bereits instabil, besteht tendenziell eine erhöhte Empfindlichkeit gegenüber kleinen Veränderungen der Bodenbeschaffenheit.

Auch das Sehen kann auf verschiedene Weise betroffen sein: von der Fokussierung, Konvergenz und Akkommodation bis hin zur Blickverfolgung. Letzteres ähnelt den Sehproblemen, die bei einigen Arten von Legasthenie auftreten, wenn sich die Buchstaben auf der Seite zu bewegen, zu schweben oder zu verschwimmen scheinen oder wenn Doppelbilder auftreten. Die Lichtempfindlichkeit ist manchmal erhöht, insbesondere unter fluoreszierendem oder flackerndem Licht (ähnlich den Symptomen des SSS). Dies ähnelt auch dem Beispiel der im vorigen Kapitel beschriebenen Wirkung auf Fische, wenn das die Schwerkraft wahrnehmende Organ entfernt worden war und sie stimulusgebunden auf Licht reagierten, um sich im Raum zu orientieren [27].

Visuelle Störungen können belebte visuelle Umgebungen extrem stressig machen, so dass Menschenmengen in großen Geschäften und U-Bahn-Stationen der Stadt oder komplexe Muster auf Teppichen oder Tapeten körperliche Beschwerden wie Übelkeit und Kopfschmerzen – eine visuell ausgelöste Form der Reiseübelkeit – hervorrufen können. Wenn multisensorische Informationen diskrepant sind, können sie die kognitive Verarbeitung stören. Wenn ein Individuum nicht in der Lage ist, aus seiner Umwelt „schlau" zu werden, führt dies zu erhöhter Ängstlichkeit. Wenn die physische Ursache dieser Empfindungen nicht erkannt wird, neigt man dazu, sie als psychisch bedingt zu deuten.

Vestibuläre Störungen können auch das Hören und die Hörverarbeitung beeinträchtigen. Es kann zu Hörverlust, Verzerrungen und/oder Tinnitus, zu Schwierigkeiten bei der Lokalisierung der Schallquelle kommen, was sich auf die Orientierung im Raum auswirken kann. Auch kann die Fähigkeit beeinträchtigt werden, bestimmte Geräusche auszublenden oder auszuwählen. Häufig ist dies auch mit einer erhöhten Empfindlichkeit gegenüber lauten Geräuschen verbunden. Vestibuläre Störungen können die Empfindlichkeit in einem oder mehreren Sinneskanälen verändern. Das liegt daran, dass das vestibuläre System keine eigene spezifische Wahrnehmung seiner selbst hat. Wir werden uns seiner Funktionsweise erst bewusst, wenn es in der einen oder anderen Weise gestört ist. Die Störung wird dann über die anderen Sinne wahrgenommen.

Man geht davon aus, dass vestibuläre Störungen bei vielen Verhaltensweisen, die mit autistischen Spektrumstörungen in Verbindung gebracht werden, eine Schlüsselrolle spielen. Da Autisten nicht in der Lage sind, sensorische Informationen zu integrieren, ist ihr kognitives Verständnis der Welt zerfallen. Hyper- oder Hyposensitivität in verschiedenen Sinneskanälen führt dann zum Bedarf an alternativen Abwehrmechanismen, die durch Rückzug oder Überstimulation eines anderen Sinnessystems gekennzeichnet sein können.

Da Sehen und Hören beteiligt sind, kann auch die Wahrnehmungsfähigkeit – die kognitive Interpretation externer sensorischer Reize – beeinträchtigt sein. Es kann Probleme mit der Tiefenwahrnehmung oder dem Figur-Grund-Effekt geben. Der Patient ist schnell erschöpft, wenn er versucht, einer Welt, in der die Wahrnehmung instabil und unzuverlässig ist, einen „Sinn" zu verleihen. Dies kann die Konzentration, die Aufrechterhaltung der Aufmerksamkeit und das Kurzzeitgedächtnis beeinträchtigen. Der Patient kann in bestimmten Umgebungen oder beim Ausführen bestimmter Aufgaben schnell verwirrt oder desorientiert sein. Das Ausmaß an Stress, das bei dem bloßen Versuch, einfach nur zu funktionieren, erzeugt wird, kann psychologische Auswirkungen wie den Verlust von Selbstvertrauen, Selbstsicherheit und Selbstwertgefühl haben. Depressionen, Ängste und Panikstörungen sind oft sekundäre Folgen vestibulär bedingter Störungen. Wenn vestibulär verursachte Ängstlichkeit immer in bestimmten Situationen auftritt, dann kann die Person ein Vermeidungsverhalten entwickeln. Wird dies zu einem festgefügten Verhaltensmuster, kann es zur Entwicklung von Agoraphobie oder anderen Phobien führen. Vestibuläre Störungen können primärer oder sekundärer Natur sein, wobei aberrante Reflexe entweder symptomatisch für eine primäre vestibuläre Störung sind oder als Folge einer unreifen Haltungsentwicklung zu einer vestibulären Dysfunktion beitragen.

Phobie stammt aus dem Griechischen und bedeutet ‚Furcht, Angst'.
Der Begriff *Agoraphobie* meint ‚Platzangst', also die Angst, einen freien Platz zu überqueren (griechisch *agora* ‚Marktplatz').

Die Identifizierung der Ätiologie anomalen Verhaltens ist entscheidend für den Behandlungserfolg. Angst kann als Reaktion auf exogene und/oder endogene Faktoren entstehen. Exogene Ängste sprechen in der Regel gut auf Therapien an, die sich mit bestehenden Lebensproblemen und psychischen Verhaltensmustern befassen, wie z. B. die kognitive Verhaltenstherapie (KVT) oder eine pharmakologische Behandlung. Endogene Ängste, die durch innere Faktoren hervorgerufen werden (und auch dafür kann es viele Gründe geben), besonders solche, die sich speziell im Zusammenhang mit einer vestibulären Dysfunktion entwickeln, sprechen besser auf Methoden an, die auf die physische Ursache des Problems abzielen. Dazu könnte eine vestibulär-zerebellär harmonisierende Medikation gehören, wie sie z. B. von Levinson zur Behandlung von Angststörungen verschrieben wird, oder physische Interventionsproramme, die auf die Verbesserung von Gleichgewichtsfunktionen und die Integration frühkindlicher Reflexe abzielen.

9.2.1.1 Agoraphobie

1982 veröffentlichten Blythe und McGlown [28] die Ergebnisse einer Pilotstudie, die das Vorhandensein von NMU bei einer Stichprobe von 23 erwachsenen Patienten mit diagnostizierter Agoraphobie untersucht hatte (19 weibliche, 4 männliche: mittleres chronologisches Alter 41 Jahre). Die Tests wurden in drei Bereichen durchgeführt:

1. grobmotorische Koordination und Gleichgewicht,
2. Präsenz aberranter primitiver Reflexe und posturaler Reaktionen und
3. okulomotorische und visuelle Wahrnehmungsprobleme.

Die Ergebnisse sind in **Abbildung 9-5** und **Abbildung 9-6** dargestellt.

Über 95 % der Stichprobe zeigten Probleme mit dem statischen Gleichgewicht beim Romberg-Test. Der gleiche Prozentsatz zeigte Anzeichen eines erhöhten physiologischen Nystagmus. Ein erhöhter physiologischer Nystagmus kann aus einer Reihe von Gründen auftreten, aber zwei Varianten sind insbesondere mit entweder direkter vestibulärer Stimulation als Folge der Kopfdrehung oder indirekter Stimulation als Folge visueller Stimulation aus der Umgebung verbunden.

Unter normalen Bedingungen sorgen die VOR dafür, dass das visuelle Bild auf der Netzhaut stationär gehalten wird, wenn sich der Kopf bewegt (rotiert). Die Bewegung des Kopfes in jede Richtung geht mit einer gleich schnellen Ausgleichsbewegung der Augen in die entgegengesetzte Richtung einher. Auf diese Weise wird das visuelle Bild auf der Netzhaut zentriert gehalten. Wenn die Augen ein Objekt präzise verfolgen, wird die Bewegung der Endolymphe in den Bogengängen durch die gleiche Geschwindigkeit der Gegenbewegung der Augen kompensiert. Dies wird als *fließende Folgebewegung* der Augen bezeichnet. Wenn der Kopf zu weit gedreht wird und es nicht möglich ist, das Bild bei maximaler Bewegung der Augen stationär zu halten, kommt es zu einer schnellen sakkadischen Augenbewegung in dieselbe Richtung wie die Kopfbewegung, so dass der Blick wieder auf das Objekt fixiert ist und eine weite-

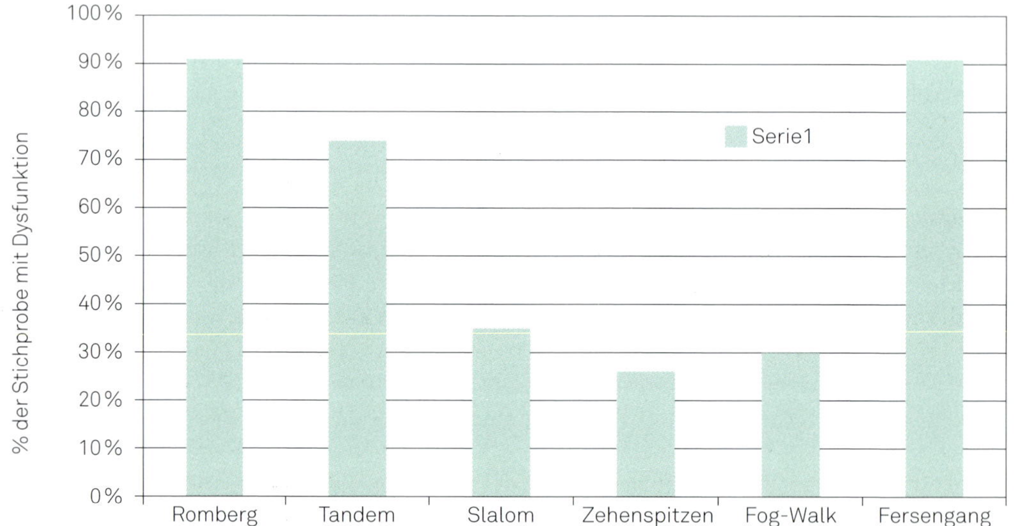

Abbildung 9-5: Prozentualer Anteil der Patienten mit auffälligen Befunden bei den Tests zur grobmotorischen Koordination und Gleichgewicht. Quelle: Adaptiert von Blythe 1982.

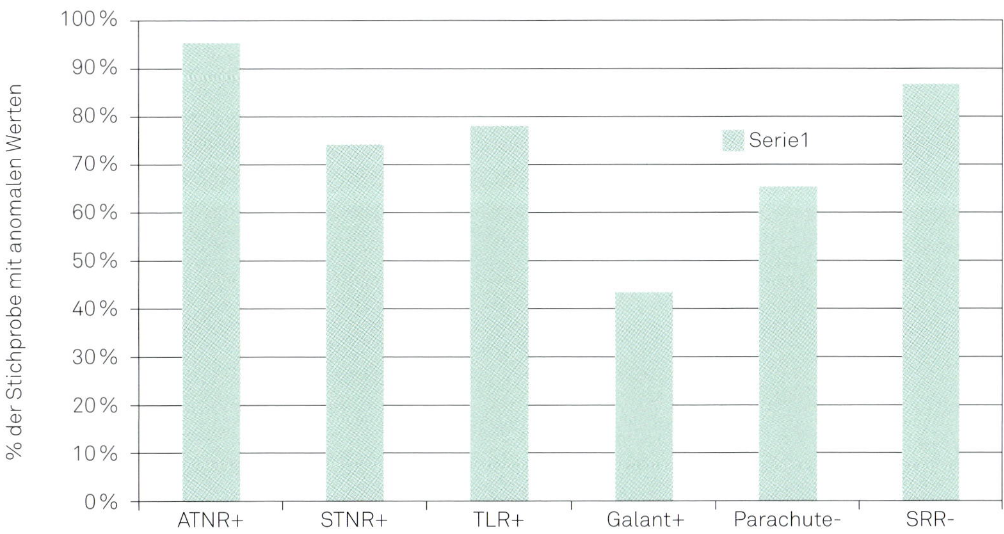

Abbildung 9-6: Prozentualer Anteil der Patienten mit auffälligen Ergebnissen bei Tests auf aberrante primitive Reflexe und posturale Reaktionen. (ATNR+: asymmetrisch tonischer Nackenreflex vorhanden; STNR+: symmetrisch tonischer Nackenreflex vorhanden; TLR+: tonischer Labyrinthreflex vorhanden; Parachute-: Parachute-Reaktion nicht vorhanden; SRR-: segmentale Rollreaktion nicht vorhanden.) Quelle: Adaptiert von Blythe 1982.

re *fließende Folgebewegung* möglich ist. Der Wechsel zwischen fließender Folgebewegung und *sakkadischer* Augenbewegung wird als *Nystagmus* bezeichnet. Der Nystagmus, der durch die Stimulation der Bogengänge (Kopfbewegung) hervorgerufen wird, wird als *vestibulärer Nystagmus* bezeichnet. Nystagmus, der durch Bewegung der Umgebung hervorgerufen wird, wobei der Kopf stillsteht, wird als *optokinetischer Nystagmus* bezeichnet. Ein erhöhter Nystagmus unter beiden Bedingungen deutet auf eine unzureichende Integration der Nervenzellgruppen hin, die an der vestibulären Informationsverarbeitung beteiligt sind. Somit können nicht alle Reize verrechnet werden, die sich auf Kopfbewegungen, visuelle Signale über Bewegungen des Bildes auf der Netzhaut und propriozeptive Signale über Bewegungen der Augen relativ zum Kopf beziehen. Anomale Tonus-, Labyrinth- und Kopfstellreaktionen können die Integration auf dieser Ebene stören (**Abbildung 9-7**).

Sakkaden – schnelle und sprunghafte Blickbewegung der Augen zur Erfassung eines neuen Ziels, bevor es fixiert wird. Während einer Sakkade ist die visuelle Wahrnehmungsfähigkeit stark eingeschränkt (Anmerkung der Übers.).

Die Befunde deuteten in hohem Maße auf eine Störung des ZNS hin, wobei 82 % der Probanden ein ausreichend großes Cluster von Funktionsstörungen aufwiesen, um die Diagnose einer sekundären Agoraphobie zu rechtfertigen.

In einer kleineren Stichprobe von acht Probanden, bei denen Agoraphobie diagnostiziert wurde, fand Ljunggren [29] heraus, dass alle Probanden einen gewissen Grad okulomotorischer Schwäche und ein Profil aberranter Reflexe aufwiesen – nur ein Proband hatte weniger als fünf nicht gehemmte oder nicht transformierte primitive Reflexe und posturale Reaktionen, was der Definition einer NMU entspricht.

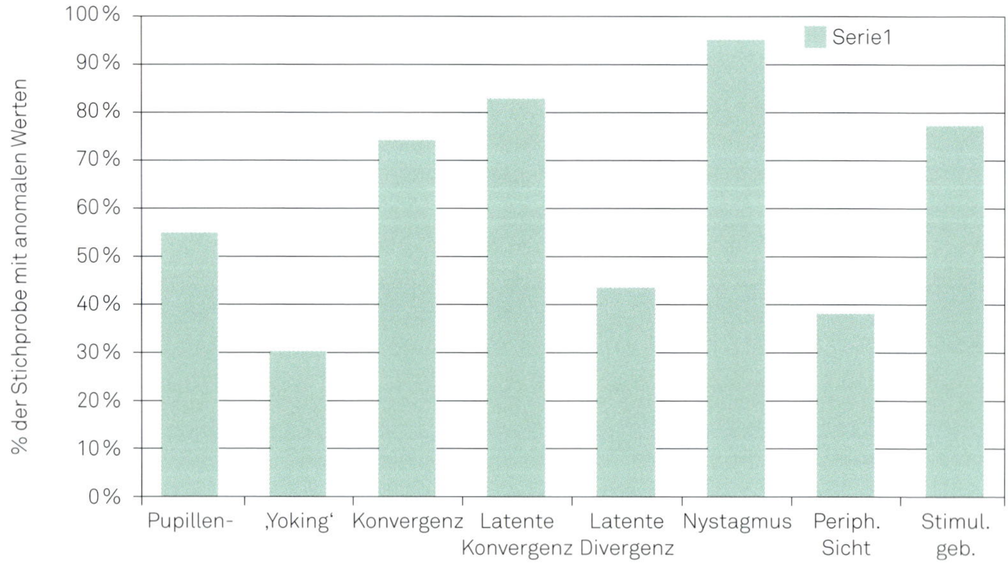

Abbildung 9-7: Prozentualer Anteil der Patienten mit auffälligen Befunden bei Tests auf okulomotorische und visuelle Wahrnehmungsstörungen. Quelle: Adaptiert von Blythe 1982.

In einer späteren Studie [30], in der die Vorgeschichte von 103 Patienten mit diagnostizierter Agoraphobie anhand des Blythe-McGlown-Screening-Fragebogens für Erwachsene untersucht wurde, beschrieben über 90 % der Patienten Probleme mit der Okulomotorik, 90 % litten unter erhöhter Lichtempfindlichkeit, 88 % hatten Probleme mit dem Gleichgewicht und 87 % nannten Probleme mit der Koordination. Die vollständige Analyse der in dieser Gruppe untersuchten entwicklungsbezogenen und symptomatischen Kriterien ist in **Abbildung 9-8** dargestellt.

9.2.1.2 Angststörungen

Die Definition von Angststörungen, die im *Diagnostic Statistical Manual of Mental Disorders IV (DSM-IV)* als „neurotische, stressbedingte und *somatoforme* Störungen" klassifiziert werden, wurde in der neuen Ausgabe, DSM-5, geändert. Zu den Subtypen, die im DSM-IV aufgelistet waren, gehörte die allgemeine Angststörung [31]:

1. Panikstörung ohne Agoraphobie
2. Panikstörung mit Agoraphobie
3. Agoraphobie ohne Vorgeschichte einer Panikstörung
4. spezifische Phobie
5. soziale Phobie
6. Zwangsstörung
7. Posttraumatische Belastungsstörung (PTBS)
8. akute Belastungsstörung

> *Somatoform* – bezieht sich auf eine Gruppe psychisch induzierter Zustände, die die Merkmale einer körperlichen Krankheit aufweisen, für die jedoch keine organische Ursache gefunden werden kann.

DSM-5 gibt eine weiter gefasste Definition, die folgende Aspekte einschließt:

Störungen, die gemeinsame Merkmale von übermäßiger Angst und Furcht in Verbindung mit Verhaltensstörungen aufweisen.

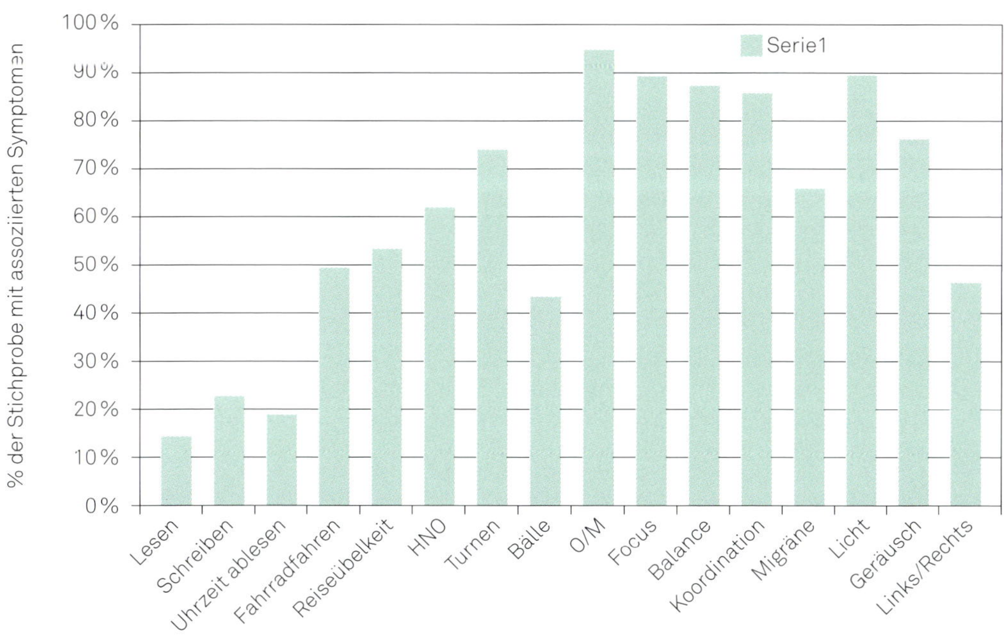

Abbildung 9-8: Analyse der entwicklungsbezogenen Indikatoren bei 103 Patienten mit diagnostizierter Agoraphobie und/oder Panikstörung. Quelle: Blythe P. 1988.

Die Angststörungen unterscheiden sich voneinander durch die Art der Objekte oder Situationen, die Furcht, Ängstlichkeit oder Vermeidungsverhalten hervorrufen, wie auch durch die damit verbundenen inneren Vorstellungen.

Angststörungen unterscheiden sich von in der Entwicklung normalerweise auftretenden Ängsten und Befürchtungen dadurch, dass sie übermäßig lange über entwicklungsmäßig angemessene Zeiträume hinaus andauern. Sie unterscheiden sich von vorübergehender Angst oder Angstzuständen, die oft durch Stress hervorgerufen werden, dadurch, dass sie persistent sind (in der Regel 6 Monate oder länger andauern).

Da Personen mit Angststörungen die Gefahr in Situationen, die sie fürchten oder vermeiden, typischerweise überschätzen, wird die primäre Beurteilung, ob Angst oder Furcht übermäßig oder unverhältnismäßig ist, vom Kliniker unter Berücksichtigung kultureller Kontextfaktoren vorgenommen. [32]

Einige Störungen, die jetzt zur umfassenden Kategorie der Angststörungen gehören, werden im DSM-5 in drei aufeinanderfolgenden Kapiteln beschrieben: Angststörungen, Zwangsstörungen und verwandte Störungen sowie Traumata und stressverwandte Störungen. Dieser Schritt betont die Besonderheit jeder Kategorie und signalisiert gleichzeitig, dass sie miteinander verbunden sind.

Eine bedeutende Veränderung ist der entwicklungsbezogene Ansatz und die Untersuchung von Störungen über die gesamte Lebensspanne hinweg, auch bei Kindern und älteren Erwachsenen. Einige Erkrankungen werden als Syndrome zusammengefasst, weil die Symptome nicht deutlich genug sind, um die Störungen voneinander zu trennen. Andere sind in verschiedene Gruppen aufgeteilt worden. Selektiver Mutismus wurde in die Kategorie der Angststörungen aufgenommen.

Einige Angststörungen wie z. B. die PTBS stehen in direktem Zusammenhang mit Lebensereignissen, während sich andere als sekundäre Folge einer Hypersensitivität in der Funktion des Nervensystems entwickeln können.

Angst kann sich auf drei Weisen manifestieren:

1. kognitiv: in Gedanken,
2. somatisch: in physiologischen und biologischen Prozessen,
3. emotional: in Gefühlen.

Unterschiedliche Methoden der Behandlung von Angststörungen zielen auf verschiedene Komponenten der Angst ab. Die KVT z. B. konzentriert sich auf die Veränderung von Denkprozessen, wie spezifische Attributions- und Reaktionsmuster als Reaktion auf angstauslösende Situationen (Training von Gedanken zur Verhaltenskontrolle). Im Gegensatz zu anderen Gesprächstherapien konzentriert sich die KVT auf die Probleme und Schwierigkeiten im Hier und Jetzt. Anstatt sich auf die Ursachen von Stress oder auf Symptome in der Vergangenheit zu konzentrieren, wie es die Psychoanalyse tut, sucht die KVT nach Möglichkeiten, den gegenwärtigen Gemütszustand zu verbessern. Eine pharmakologische Behandlung zielt darauf ab, physiologische und biologische Prozesse zu verändern. Der neuromotorische Behandlungszusatz überprüft, ob es physische Gründe für die situative Angst gibt, und macht sich dann auf die Suche nach den zugrundeliegenden störenden Mechanismen, um diese nach Möglichkeit zu korrigieren.

Ein klinischer Psychologe, der in einem Krankenhaus in Schottland arbeitet, führte eine Studie mit 26 Patienten durch, um die Inzidenz anomaler Reflexe bei Erwachsenen zu untersuchen, die sich wegen einer Angststörung in klinische Behandlung begeben hatten. Anhand von Tests, die aus der klinischen INPP-Testbatterie ausgewählt wurden, überprüfte Forrest 26 Patienten und 26 Mitglieder einer Kontrollgruppe auf das Vorhandensein der folgenden Reflexe:

- vestibuläre Reflexe (primitiv)
  - Moro-Reflex
  - TLR
  - STNR
  - ATNR
  - Landau-Reflex
- Taktile Reflexe (primitiv)
  - Palmarreflex
  - Suchreflex
  - Saugreflex
- Posturale Reaktionen
  - Augen-Kopfstellreaktionen
  - Labyrinth-Kopfstellreaktionen
  - Amphibienreaktionen
  - Segmentale Rollreaktionen

Forrest fand einen signifikanten Unterschied in den Mittelwerten der Reflex-Testwerte zwischen der Gruppe von Patienten mit Ängsten und den Teilnehmern der Kontrollgruppe, wobei der TLR und unterentwickelte Labyrinth-Kopfstellreaktionen bei den Angstpatienten im Vergleich zur Kontrollgruppe die höchsten Werte aufwiesen. In ihrer Diskussion der Befunde führt sie aus, dass „diese Reflexe einen Einfluss auf die sensorische Verarbeitung ausüben und zwar in so einem Maße, dass die Beziehung des Individuums zur Schwerkraft nicht gut genug funktionieren kann. Daraus ergeben sich eine Vielzahl von Problemen, darunter Störungen des Gleichgewichts, der Koordination und der Propriozeption, allesamt gesteuert durch das zentrale Nervensystem.“ [33]

9.2.1.3 Warum sollten Restreaktionen eines TLR und unzureichend entwickelte Kopfstellreaktionen an Angstzuständen beteiligt sein?

In **Kap. 3** wurde erläutert, wie bei normalen Stellreaktionen die posturale Stabilität und die Kontrolle des Muskeltonus trotz einer Veränderung der Kopfposition erhalten bleiben. Wenn der TLR jedoch immer noch präsent ist, führt eine Vorwärts- oder Rückwärtsbewegung des Kopfes durch die Mittelebene zu reflexiven Veränderungen des Beuge- oder Streckmuskeltonus. Dadurch wird die Fähigkeit des Körpers, das Gleichgewicht aufrecht zu halten, beeinträchtigt. Diese Aktionen des Körpers entsprechen dann nicht den Vorstellungen des vestibulären Systems oder des motorischen Kortex, was zu einer Dissoziation oder einer vestibulär-propriozeptiven Fehlanpassung [34] und zum Auftreten von körperlichen Empfindungen ähnlich der Reiseübelkeit und der Erfahrung von Angst führt.

Risikofaktoren bei Personen, die diese Art von Ängsten entwickeln, können schon länger vorhanden sein. Beuret [35] beschrieb, wie die Entwicklung dieses Musters bereits vor dem Auftreten von Symptomen bei einer Gruppe junger Erwachsener beobachtet werden konnte, die erstmalig im College Anzeichen schulischen Versagens zeigten.

In den ersten Jahren der Schulzeit hatten diese Schülerinnen und Schüler keine offensichtlichen Anzeichen von Lernschwierigkeiten gezeigt und lernten problemlos Lesen und Schreiben. Doch

[...] im Alter von 9 bis 12 Jahren begannen sie, unnötiges Lesen und Schreiben zu vermeiden. In einigen Fällen kehrten sie wieder zur Druckschrift zurück. Die schulischen Leistungen entsprachen jedoch ihren Fähigkeiten. Der einzige Faktor, der in allen Fällen vorhanden war, war eine Vorgeschichte von Reiseübelkeit oder leichtere Varianten wie Kopfschmerzen, Übelkeit oder Benommenheit beim Lesen in einem fahrenden Fahrzeug.

Im Alter von 13 bis 14 Jahren traten Kopfschmerzen bei längerem Lesen auf, die schulischen Leistungen fielen unter die Leistungsfähigkeit und es war eine deutlich längere Zeit zum Lernen erforderlich, um die Noten zu halten. Im Alter von 14 bis 18 Jahren traten dann an Schultagen Kopfschmerzen und Müdigkeit auf. Häufig brauchten sie nach der Schule ein Nickerchen. Es zeigte sich eine merkliche Lücke zwischen Fähigkeit und Leistung. Um die Noten aufrechtzuerhalten, mussten sie noch länger lernen und die Konzentration begann beim Lesen nachzulassen.

Auf dem College- oder der Universität wurden sie dann von den gestiegenen akademischen Anforderungen insgesamt überfordert. Sie entwickelten rasch Stress- und Dekompensationssymptome, darunter Kopfschmerzen (die gelegentlich zu Migräne führten), zunehmende Müdigkeit, Desorganisation, Gedächtnis- und Konzentrationsschwierigkeiten sowie Angstzustände und/oder Depressionen. Die Noten sanken rapide und sie stellten ihre Fähigkeit und Intelligenz in Frage. [36]

9.3 Manifestationen von NDD[10] im Jugend- und Erwachsenenalter – eine klinische Betrachtungsweise

Dr. med. Lawrence J. Beuret

Bei Jugendlichen und Erwachsenen mit NMU treffen mehrere Faktoren zusammen, die eine schwer fassbare und diffuse Symptomatik erzeugen. Frühe Lese- und Lernschwierigkeiten sind in der Regel nicht vorhanden; feinmotorische und Schreibprobleme sind minimal; die grobmotorische Koordination ist wenig beeinträchtigt; die sportlichen Fähigkeiten können überdurchschnittlich sein und das Verhalten in dem Alter liegt im Rahmen altersgerechter Normen. Intellektuell „nicht das Potenzial ausschöpfend" und emotional und/oder auf der Verhaltensebene nicht auf akzeptierte therapeutische oder pharmakologische Interventionen ansprechend sind die Kennzeichen der NMU in dieser Population. Dies unterscheidet sich wesentlich von jüngeren Kindern, deren

10 NDD = Neurodevelopmental Delay; im heutigen Sprachgebrauch: NMU. (Anm. d. Übers.)

Symptome eng mit der fortgesetzten Präsenz primitiver Reflexe korrelieren.

Die Unterentwicklung oder das Fehlen posturaler Reaktionen hat einen viel größeren Einfluss auf die Entwicklung von Symptomen und funktionellen Einschränkungen in dieser älteren Population. DeQuirós und Schrager [34] liefern einen der detailliertesten Einblicke in die Pathologie, die durch die unvollständige Entwicklung dieses Systems der posturalen Reaktionen entsteht. Zusammenfassend stellen sie fest, dass jeder Schwachpunkt in den kritischen Systemen der posturalen Kontrolle durch die Intervention der höchsten (zuletzt entwickelten) Areale des ZNS kompensiert werden muss. Dies folgt dem Diktat des Jackson'schen Gesetzes [37]: Die am höchsten entwickelten, komplexesten Funktionen werden geopfert, um früher entwickelte, primitivere und überlebenswichtigere Funktionen aufrechtzuerhalten.

Beim Menschen zählen dazu hoch entwickelte und komplexe kortikale Aktivitäten wie Verstehen, exekutive Funktionen, analytische und synthetische Fähigkeiten sowie kognitive und Verarbeitungskompetenz.

Primitive Reflexe haben sehr spezifische und ziemlich vorhersehbare Symptome und Einschränkungen, die mit ihnen verknüpft sind. Wenn posturale Reaktionen fehlen oder unvollständig entwickelt sind, manifestieren sie sich mit diffusen, schwerer fassbaren Zeichen und Symptomen. Kompensatorische Prozesse und Faktoren wie Persönlichkeit, IQ, Interessen, Lernstile und Stresspegel überlagern, verschleiern, modifizieren und individualisieren diese bereits unklaren Manifestationen weiter.

Werden die Abfolgen der normalen Hemmung der primitiven Reflexe und des Auftretens der posturalen Reaktionen chronologisch betrachtet, lässt das sich daraus ergebende Muster in **Abbildung 9-9** vermuten, dass sich das System der posturalen Reaktionen erst dann entwickelt, wenn die Hemmung der primitiven Reflexe aktiv begonnen hat oder nahezu abgeschlossen ist.

Die klinische Evidenz beweist eher das Gegenteil. Jüngere Kinder, die intensiv mit Ergotherapie und SI behandelt wurden, zeigen häufig hochgradig oder vollständig entwickelte posturale Reaktionen (Augen- und Labyrinth-Kopfstellreaktionen, Amphibienreaktion, Segmentale Rollreaktion, transformierter tonischer Nackenreflex (TTNR)). Diejenigen, die zuvor keine Ergotherapie oder SI erhalten hatten, zeigen eine gleichmäßigere Verteilung von persistierenden primitiven Reflexen und unvollständigen oder fehlenden posturalen Reaktionen. Diese Behandlungsmethoden verwenden verschiedene Formen der vestibulären Stimulation, die die Entwicklung des Systems der Haltungsreaktionen fördern sowie das Gleichgewicht und die grobmotorische Koordination verbessern. In der älteren Population sieht man üblicherweise ein Reflexprofil, bei dem die Hemmung der primitiven Reflexe praktisch abgeschlossen ist, die posturalen Reaktionen jedoch unvollständig entwickelt sind oder fehlen.

Das Ansprechen auf die Behandlung bestätigt ferner, dass es sich bei den primitiven und posturalen Reflexsystemen tatsächlich um zwei unabhängige Systeme und nicht um aufeinander folgende handelt. Die Entwicklung der posturalen Reaktionen ist völlig unabhängig von dem Stand der Hemmung der primitiven Reflexe. Wenn die Behandlung mit einer Reihe von Übungen zur vestibulären und propriozeptiven Integration begonnen wird, entwickeln sich die posturalen Reaktionen sehr rasch, auch wenn unvollständig gehemmte primitive Reflexe auf dem gleichen Niveau bleiben oder viel langsamer an Stärke abnehmen.

In vier Fällen, in denen die Patienten die neuromotorische Entwicklungstherapie vorzeitig abgebrochen hatten und 4 bis 10 Jahre später die Behandlung wieder aufnahmen, waren die primitiven Reflexe unverändert geblieben oder hatten sich weiter abgeschwächt, aber die anfänglich entwickelten posturalen Reaktionen hatten sich wieder zurückentwickelt, die vestibulär-propriozeptiven Symptome waren wieder da und die Okulomotorik hatte sich verschlech-

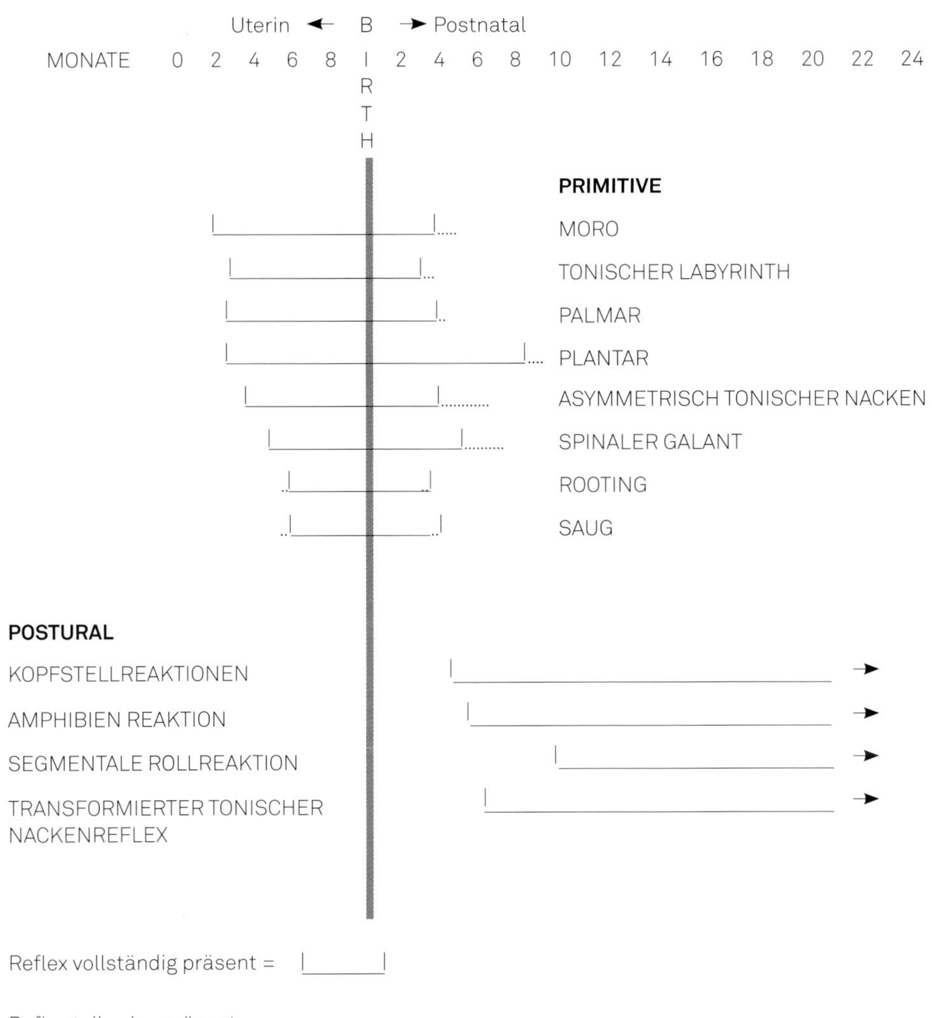

Abbildung 9-9: Chronologische Präsenz primitiver Reflexe und posturaler Reaktionen.

tert. Alle vier nahmen die Behandlung wieder auf, weil im College erneut Leseschwierigkeiten aufgetaucht waren.

In dieser älteren Population entwickelt sich die vestibulär-propriozeptive Inkongruenz zum roten Faden, der sich durch die Vorgeschichte, die Tests und das Ansprechen auf die Behandlung eines Individuums zieht. Reiseübelkeit oder eine anomale Reaktion auf Bewegung ist in allen Fällen vorhanden, obwohl Intensität und Häufigkeit stark mit bestimmten Persönlichkeitsfaktoren korrelieren [38]. Wie später in Bezug auf Persönlichkeitsfaktoren und ihre Beziehung zu Kompensationsmechanismen näher erläutert wird, korrelieren Persönlichkeitsfaktoren besonders stark mit früheren Verhaltensmustern als Folge von NMU sowie mit den während der Behandlung beobachteten Reaktionen.

Die Reiseübelkeit – Brechreiz, Schwindel, Kopfschmerzen und Müdigkeit sind die am häufigsten berichteten Symptome – tritt in der Regel als Reaktion auf den Versuch auf, während der Fahrt in einem fahrenden Fahrzeug zu lesen oder etwas visuell zu fixieren (z. B. eine

Straßenkarte zu lesen). Andere auffällige Reaktionen auf Bewegung können gleichzeitig mit oder unabhängig von der Reiseübelkeit auftreten. Dabei kann es sich um unerwünschte Reaktionen auf seitliche, vertikale, unterbrochene und drehende Krafteinwirkungen handeln, wie sie z. B. auf kurvenreichen Straßen, in hügeligem Gelände, im Stop-and-go-Verkehr, in Karussells und in Aufzügen auftreten.

Wenn eine der oben genannten anomalen Reaktionen auf Bewegung vorliegt, bestätigen parallele Befunde in der Eingangsdiagnostik ebenfalls das Vorliegen einer vestibulär-propriozeptiven Störung. Am häufigsten wird dabei die Fehleinschätzung des Bewegungsausmaßes in bestimmten Testsituationen beobachtet.

Siehe **Kap. 11** hinsichtlich weiterer Einzelheiten zu den Tests der diagnostischen Beurteilung.

Der Romberg-Test ist ein neurologischer Standardtest für das statische Gleichgewicht, der in der Eingangsdiagnostik verwendet wird. Hierbei steht man barfuß, die Füße berühren sich, Arme an den Seiten, die Augen sind geschlossen. Die normale Reaktion auf diesen Test ist ein leichtes regelmäßiges Schwanken oder eine Abweichung von 0.5 bis 1.0 cm von einer zentralen Achse. Wenn die Testpersonen gebeten werden, mit Daumen und Zeigefinger zu veranschaulichen, wie groß der von ihnen empfundene Bewegungsbereich war, beträgt die *wahrgenommene* Entfernung 5 bis 8 cm, also ein Mehrfaches der *tatsächlichen* Abweichung. In selteneren Fällen kann die Schwankungsbreite 3 bis 5 cm betragen, wobei die gefühlte Entfernung dann aber deutlich geringer angegeben oder als völlig fehlend empfunden wird.

Zu weiteren Testbereichen, die die Rolle dieser vestibulär-propriozeptiven Fehlfunktion dokumentieren, gehören die Tests der Augen- und Labyrinth-Kopfstellreaktionen, dynamische Gleichgewichtstests und okulomotorische Tests. Bestehende Fehlfunktionen hierbei erzeugen ungewöhnliche Reaktionen während der Testverfahren und sind nützlich, um den Schweregrad der vestibulär-propriozeptiven Störung abzuschätzen. Darüber hinaus bieten sie eine fortlaufende Methode zur Überprüfung des Behandlungserfolges.

Eine typische Reaktion während der seitlichen Bewegungen beim Testen der Kopfstellreaktionen ist ein gesteigertes Gefühl des Fallens oder des Gleichgewichtsverlusts. Dies entspricht dem gesteigerten Empfinden des Schwankens beim Romberg-Test.

Beim Testen der Kopfstellreaktionen sitzt die Testperson auf dem Boden, die Beine sind gerade nach vorn gestreckt und berühren sich. Bei der Augen-Kopfstellreaktion wird ein Punkt in 1 bis 2.5 m Entfernung in Augenhöhe fixiert. Bei den Tests zu den Labyrinth-Kopfstellreaktionen sind die Augen geschlossen, wobei sich die Testperson eine visuelle Fixierung des Punkts in Augenhöhe vorstellt. Die Testperson wird in Stufen von jeweils 15° von der Senkrechten bis 60° nach links, dann wieder in die Senkrechte, dann nach rechts und wieder zurück in die Senkrechte gekippt.

Das übersteigerte Bewegungsempfinden (aufgrund der vestibulär-propriozeptiven Fehlanpassung) führt zu Widerstand gegen die seitliche Bewegung, zur Streckung des homolateralen Arms oder auch zur reflexartigen Streckung des kontralateralen Beins in dem Versuch, die als zu stark empfundene Bewegung einzuschränken oder ihr entgegenzuwirken. Diese Reaktionen sind völlig unwillkürlich und für die Testpersonen selbst oft überraschend.

Während der Tests zum dynamischen Gleichgewicht wird die Geschwindigkeit oft intuitiv erhöht, um die Instabilität des Gleichgewichts auszugleichen. Im Verlauf der okulomotorischen Tests können Schwindel, Gleichgewichtsprobleme, Druckgefühl an Stirn oder Schläfen oder Kopfschmerzen und Druckempfindungen in den Augen auftreten sowie Übelkeit bei den Tests, die schnelle und intermittierende horizontale Augenbewegungen erfordern. Bezeichnenderweise zeigen sich die gleichen Symptome bei derselben Testperson, wenn sie versucht, in einem fahrenden Fahrzeug zu lesen.

Sobald die Behandlung den inkongruenten sensorischen Input korrigiert, berichten die Patienten über eine Abnahme und schließlich Behebung der Reiseübelkeit, eine verbesserte Balance, ein besseres Leseverständnis und das Fehlen von Augenbeschwerden. Unmittelbar parallel dazu kommt es zu einer Verringerung und schließlich zu einem Verschwinden auffälliger Nebenwirkungen während der Testung.

Bei Jugendlichen und Erwachsenen wird das anfängliche Beratungsgespräch mit Fragebogen zu einem vielseitigen Instrument. Anhand von Gespräch und Fragebogen können die Patienten bei ihren unterschiedlichen Beschwerden erkennen, welche Rolle zugrundeliegende physische Aspekte einer NMU bei ihren Problemen gespielt haben. Patienten kommen in der Regel wegen schulischer Leistungsschwächen oder wegen Verhaltens- und emotionaler Probleme, die auf herkömmliche therapeutische oder pharmakologische Interventionen nicht angesprochen haben. Pädagogen und Therapeuten, die um die Auswirkungen wissen, die eine NMU in ihren jeweiligen Berufsfeldern haben können, erachten eine NMU-Checkliste als sehr hilfreich, die eine Zusammenfassung der Risikofaktoren und häufigen Erscheinungsformen bietet. Damit wird das Konzept eines physischen oder neuromotorischen Prozesses eingeführt, der den Patientenproblemen zugrunde liegt.

Es gibt einen zusätzlichen Blythe-McGlown-Fragebogen für Erwachsene. Je nach Alter des Betroffenen können ein oder beide Fragebögen verwendet werden.

Während der Anfangsberatung liefert der Screening-Fragebogen von Blythe und McGlown die Grundlage für die Anamnese und den Gesprächsverlauf. Eine sorgfältige Erhebung der Vorgeschichte und der aktuellen Situation der Problematik deckt für die betroffene Person (und die Angehörigen) parallele Muster in den körperlichen, schulischen, verhaltensmäßigen und emotionalen Aspekten auf.

Besonders für Jugendliche wie auch für ihre Eltern kann es eine große Erleichterung sein, wenn für ihre Probleme ein zugrundeliegender körperlicher Zusammenhang identifiziert wird. Auf diese Weise wird die Ursache eines Problems in einem neutralen physischen Bereich angesiedelt und nicht als „jemandes Schuld" angesehen. Dadurch kann die Ursache des Problems wirkungsvoll auf eine verbreitete zugrundeliegende Ursache – NMU – zurückgeführt werden, über die niemand die Kontrolle hatte. Wenn diese Sichtweise während des ersten Treffens klar vermittelt wird, gestaltet es sich nicht so schwierig, die Mitarbeit des Teenagers für spätere Tests und Übungsprogramme zu gewinnen.

Leider können ausreichende oder überdurchschnittliche schulische Leistungen in den ersten Schuljahren es erschweren, eine dennoch vorliegende NMU zu erkennen. Eine kontinuierliche Verschlechterung der schulischen Leistungen eines Teenagers wird höchstwahrscheinlich auf die Verhaltensmuster oder auf Motivationsprobleme zurückgeführt, die in dieser Altersgruppe häufig auftreten.

Trotz des Vorhandenseins von NMU kann eine schulische Leistungsfähigkeit in den ersten Schuljahren auf eine Reihe von Faktoren zurückgeführt werden. Die NMU kann schwächer ausgeprägt sein – ein weniger schweres Trauma des ZNS –, die sich nur dann manifestiert, wenn die schulischen Anforderungen einen bestimmten Schwellenwert überschreiten. Das Kind kann über hoch entwickelte kompensatorische Fähigkeiten verfügen, die regelmäßig bei Kindern mit höheren IQs beobachtet werden. Das schulische Umfeld mag besonders unterstützend gewesen sein und sich nicht an einen starren Zeitplan und einer fordernden Struktur ausgerichtet haben wie z. B. in Schulen der Montessori- und Waldorfpädagogik oder auch im Homeschooling.

Was auch immer den frühen schulischen Erfolg unterstützt hat, so gibt es doch einen untrüglichen Indikator, der signalisiert, wann ein Schüler/eine Schülerin eine kritische Schwelle erreicht und mit Dekompensieren beginnt: Er/sie liest nicht mehr aus eigenem Antrieb. Wenn das Interesse an nicht erforderlichem, nicht vorgegebenem Lesestoff nachzulassen beginnt, signalisiert dies den Beginn einer allmählichen Verschlechterung der Leistungen, was dann zu dem Vermerk „seine Fähigkeiten nicht voll ausschöpfend“ führt.

Wenn das ZNS, das bereits durch eine vorliegende NMU funktionell geschwächt ist, zunehmend mit komplexen neurologischen Verarbeitungsprozessen wie dem Lesen konfrontiert wird, besteht die erste Abwehrstrategie im Umgang mit diesem Stressor in der Vermeidung. Der endgültige Auslöser für eine Dekompensation kann aus verschiedenen Quellen kommen. Stetig steigende schulische Anforderungen, insbesondere der Umfang des Lesens, und die zunehmende Komplexität des zu verstehenden Lesestoffs sind ein herausragender Faktor. Emotionaler Stress – Scheidung der Eltern, Umzug, Schulwechsel, Verlust enger Freunde – kann „das Fass zum Überlaufen“ bringen. In einer sorgfältig dokumentierten Geschichte der Leseentwicklung – frühes Interesse am Lesen, Lesefortschritte in den ersten Schulklassen, Veränderungen in der Art des Lesematerials, körperliche Symptome im Zusammenhang mit längerem Lesen – wird eine Veränderung des Leseverhaltens oder des Lernstoffs sich im Nachhinein als erster Indikator für diesen Dekompensationspunkt erweisen.

Einige beobachtete Ausnahmen von diesem Muster unterstützen sogar seine Gültigkeit. Studierende, die in erster Linie auditive Lerner sind, hatten möglicherweise nie Interesse an nicht erforderlicher Lektüre. Eine hohe auditive Merkfähigkeit erlaubte es ihnen, bis weit in die frühen Jahre der Highschool hinein angemessene oder sogar überdurchschnittliche schulische Leistungen mit wenig oder gar keinem Lesen zu erbringen. Eine hervorragende auditive Merkfähigkeit, gepaart mit einem hohen IQ und gut entwickelten logischen Fähigkeiten, ermöglichte es ihnen, sich durch Vorträge und Diskussionen mit Klassenkameraden wesentliches Grundwissen anzueignen. Mit Hilfe dieser ausgeprägten logischen Fähigkeiten konnten sie die „Lücken effektiv ausfüllen“ und schulische Leistungen erbringen, die mit denen ihrer Klassenkameraden vergleichbar waren, die durch Lesen lernten. Diese Vorgehensweise gerät jedoch ins Wanken, wenn ergänzendes Lesen für den Erwerb grundlegenden Kurswissens absolut notwendig ist. Die Folge ist dann eine schlagartige Verschlechterung der Leistungen.

Ein Schüler wurde mir von seinem Therapeuten zur Überprüfung auf NMU und Behandlung überwiesen, als er begann, ein für ihn untypisches störendes und trotziges Verhalten im Klassenzimmer zu zeigen. Die Veränderung begann während seines 2. Jahres an der Highschool und ging mit einer rapiden Verschlechterung der schulischen Leistungen einher. Nachdem er gute Fortschritte in seinem Therapieprogramm gemacht hatte, fragte ich ihn, ob ihm klar war, warum er ein solches Verhalten gezeigt hatte. Er sagte, er habe gehofft, dass der Lehrer ihn niemals zum Lesen auffordern würde, wenn er nur unausstehlich genug sei.

Ein hochbegabter Schüler begann in der dritten Klasse Migräne zu bekommen. Diese nahm in den nächsten 2 Jahren an Intensität und Häufigkeit zu. Aus seiner Lesevorgeschichte ging hervor, dass er die Zeit, die er mit nicht erforderlichem Lesen verbrachte, nie verkürzt hatte, selbst dann nicht, als die Migräne häufiger auftrat und eindeutig mit seinem ständigen Lesen zusammenhing. Seine ausgeprägte Lernmotivation überlagerte jeden natürlichen Impuls zur Vermeidung und Einschränkung des Lesens, auch wenn Migräne häufig die Folge war. Ein Wechsel zu anderen Lesestoffen und -formaten kann diesen Punkt signalisieren, auch wenn die Lesezeit insgesamt nicht verändert wird. Viele Jungen hören auf, Bücher zu lesen, lesen aber weiterhin eifrig Sportmagazine und den Sportteil der Zeitung. Hier reduzieren Kombinationen von hochinteressanten Themen in Verbindung mit schmalen Druckspalten die okulomotorische Belastung so weit, dass das Lesen augenscheinlich unverändert fortgesetzt werden kann. Ein Mädchen im Teenageralter berichtete, dass sie weiterhin so viel wie immer lese, außer dass sie, wie ihre Mutter bemerkte, von biografischen Büchern zu Liebesromanen gewechselt habe. Der Wechsel zu einem weniger anspruchsvollen intellektuellem Niveau, begleitet von hohem Interesse, ermöglichte es ihr, die Menge des Lesestoffes unverändert beizubehalten.

Jugendliche, deren schulische Leistungen sich verschlechtern, werden gegebenenfalls einem schulpsychologischen Dienst überwiesen, um über geeignete Testverfahren die Ursachen zu identifizieren. Leider sind jedoch die Ergebnisse von Tests, die bei jüngeren Kindern erfolgreich zur Identifikation von Lernproblemen eingesetzt werden, bei älteren Schülern häufig unklar und inkonsistent. IQ-Tests beruhen auf einer statistisch signifikanten Diskrepanz zwischen verbalen Leistungen und Schulleistungsergebnissen. Bei einer Lernbehinderung wird der Leistungswert durch NMU-basierte Faktoren wie feinmotorische Schwierigkeiten, Probleme bei der Hand-Auge-Koordination, okulomotorische Funktionsstörungen und Probleme bei der Raumwahrnehmung signifikant gesenkt. Diese Diskrepanz stellt eine eindeutige Evidenz für eine Lernbehinderung dar, und es folgen automatisch geeignete Abhilfemaßnahmen und Unterstützung.

Die Ergebnisse von IQ-Tests bei Heranwachsenden mit zunehmenden NMU-basierten Schwierigkeiten bieten jedoch ein ganz anderes Bild. Die verbale Punktzahl wird hoch sein und die Leistungsfähigkeit wird nicht so stark reduziert sein wie bei einer klassischen Lernbehinderung. Der Testpsychologe wird zwar möglicherweise eine ungewöhnliche Streuung innerhalb der verschiedenen Untertests feststellen, aber im Großen und Ganzen ist der Unterschied zu verbalen Leistungen nicht so stark ausgeprägt. Dies kann auf zwei Faktoren zurückgeführt werden. Die mit NMU verbundenen motorischen Funktionsstörungen – Feinmotorik, Okulomotorik – sind nicht so stark ausgeprägt wie bei einer Lernbehinderung oder werden möglicherweise besser kompensiert. Eine unvollständige Entwicklung posturaler Reaktionen kann bestimmten Typen seltsamer Unterttest-Streuungen aufgrund höhergradiger kortikaler Beeinträchtigungen zugrunde liegen, aber der endgültige Effekt ist nicht ausreichend genug ausgeprägt, um eine Lernbehinderung definitiv zu diagnostizieren. Das nicht eindeutige Endergebnis führt dazu, jede ausgeprägte Verschlechterung der schulischen Leistung eher auf Einstellungs- oder Motivationsprobleme des/der Heranwachsenden zurückzuführen.

Begabte Schülerinnen und Schüler sowie solche mit einem höheren IQ sind bekanntermaßen von allen unterstützenden Leistungen der Bildungssysteme ausgeschlossen, obwohl die Verschlechterung oder Inkonsistenz der Leistungen von Eltern und Lehrern gleichermaßen beobachtet wird. In diesen Situationen wird ein hoher IQ gar zu einem Nachteil. Die hohe Gesamtzahl von IQ-Punkten überschreitet die Schwelle, die als „qualifizierend für Fördermaßnahmen“ definiert ist.

Begabte Jugendliche mit NMU können sich in einem Dilemma der besonderen Art befinden, was sowohl für die Person selbst als auch für Lehrer und Eltern gilt. Der hohe IQ verleiht eine bemerkenswerte Fähigkeit, die Symptome zu kompensieren, zu überwinden oder zu verändern, die ein Durchschnittsschüler mit einem gleichen Grad an NMU zeigen würde. Interesse und Lernbegierde können die normale Wahrnehmung dieser Symptome wirksam verdrängen oder ausschalten und sowohl die Lesegeschichte des Schülers als auch seine Reaktion auf bestimmte Testverfahren auf NMU verzerren.

Dieser Unterschied im Erleben und Wahrnehmen von Symptomen, die typischerweise mit NMU einhergehen, lässt sich wie folgt veranschaulichen. Wenn NMU signifikante Störungen der Okulomotorik verursacht, sind Auswirkungen auf den Leseprozess zu erwarten. Die erwarteten Reaktionen wären:

„Wenn du liest, besonders über einen längeren Zeitraum, stellst du fest, dass du dann oft Zeilen überspringst oder dieselbe Zeile erneut liest?" *Ja.*

„Bemerkst du an dem Punkt, an dem du anfängst, Zeilen zu überspringen oder erneut zu lesen, irgendwelche körperlichen Symptome wie Druck oder Unwohlsein um die Augen herum, Kopfschmerzen oder Müdigkeit?" *Ja, ich beginne viel zu gähnen, und wenn ich versuche weiter zu lesen, bekomme ich Kopfschmerzen an den Schläfen.*

„Wenn du beginnst, dich müde zu fühlen oder Kopfschmerzen zu haben, bemerkst du dann, dass etwas mit den Druckbuchstaben auf der Seite passiert, wie z. B., dass Buchstaben verschwommen oder doppelt erscheinen oder sich auf der Seite zu bewegen scheinen?" *Ja, es sieht dann so aus, als würden einige Buchstaben aus den Wörtern verschwinden.*

Bei einer Überprüfung der Okulomotorik wird dieselbe Person über Symptome berichten, die parallel zu denen auftreten, die durch längeres Lesen provoziert werden. Langsame und schnelle horizontale Augenbewegungen werden unregelmäßig oder sind schwer aufrechtzuerhalten, vorübergehende Kopfschmerzen treten auf, und es kann zum Gähnen kommen. Beim Testen der Wiederherstellung des beidäugigen Sehens (also des Mechanismus hinter der scheinbaren Bewegung oder Verzerrung der Druckbuchstaben) zeigt sich eine deutliche Verzögerung.

Bei hochbegabten Jugendlichen können die Antworten und Testsymptome völlig unterschiedlich sein. Alle Fragen zu körperlichen oder visuellen Symptomen, die typischerweise mit einer längeren Lektüre einhergehen sollten, werden mit *Nein* beantwortet. Während der okulomotorischen Tests werden keine Begleiterscheinungen gemeldet, obwohl eine schwere Störung der horizontalen Augenbewegungen vorliegt und die Wiederherstellung beidäugigen Sehens anomal verlängert ist.

Dieser Unterschied in der Symptom*wahrnehmung* deutet auf mehrere mögliche Strategien hin. Die Motivation zum Lesen und Lernen kann bei begabten Jugendlichen die normalerweise erlebten Begleiterscheinungen völlig außer Kraft setzen. Begabten Schüler und Schülerinnen vertreten folgende innere Überzeugungen: „Ich kann alles tun, was ich mir vornehme. Ich sollte in der Lage sein, alles tun zu können und zwar perfekt. Ich bin begabt und kann deshalb keine Probleme mit dem Lesen oder Lernen haben." Diese Meinungen können zur Konstruktion ausgeklügelter Verleugnungsstrategien führen, die jegliche Wahrnehmung von Problemen auslöschen. Eine weitere Strategie kann darin bestehen, dass die Probleme nicht „logisch" erscheinen und daher von höheren kortikalen Strukturen abgetan, geleugnet oder außer Kraft gesetzt werden.

Der Bericht eines begabten Oberschülers über seine Vorgeschichte von Reiseübelkeit veranschaulicht deutlich ein Beispiel für die Fähigkeit, ein körperliches Symptom kognitiv zu eliminieren. Als Antwort auf die Frage „Hattest du in der Vergangenheit schon einmal Reiseübelkeit oder leidest du gegenwärtig daran?", antwortete er: „Die hatte ich früher als Kind häufig. Aber vor 3 Jahren entschied ich, dass ich sie nicht mehr haben müsse. Ich musste eine Zeit lang daran arbeiten, aber mittlerweile habe ich sie nie mehr."

Menschen mit hoher Intelligenz, die auf sich selbst gestellt sind, werden viele symptomatische Schlüsselindikatoren für NMU leugnen, nicht wahrnehmen oder wegrationalisieren. Dies kann dazu führen, dass die während der Anfangsberatung gewonnene Gesamtbewertung in Bezug auf eine vorliegende NMU niedrig oder grenzwertig ist, obwohl über signifikante Risikofaktoren (schwierige Schwangerschaft, Geburt oder schwerwiegende Gelbsucht) berichtet wurde. Hier kann die Einbeziehung kurzer Tests zur Überprüfung des Gleichgewichts, der Feinmotorik und der Okulomotorik bekräftigen, dass tatsächlich ein Problem besteht. Diese für die Eltern dann objektive Aufdeckung beeinträchtigter vestibulärer und okulomotorischer Funktionen kann den niedrigen oder grenzwertigen Screening-Score dann überzeugend relativieren.

Da in der jugendlichen Population gehäuft emotionale Störungen und Verhaltensstörungen auftreten, gehen Pädagogen in der Regel davon aus, dass sich die schulischen Leistungen *aufgrund* dieser Probleme verschlechtern. Eine sorgfältige Untersuchung der Lese- und Lernvorgeschichte zeigt jedoch das Gegenteil: Der schulische Leistungsabfall beginnt, *bevor* die emotionalen Störungen und Verhaltensstörungen auftreten. Konfrontiert mit unklaren Ergebnissen aus den Leistungstests, wenden sich viele Eltern leistungsschwacher Jugendlicher an private Anbieter, um IQ-Tests oder neuropsychologische Untersuchungen durchführen zu lassen. Hinweise auf die Ursache des Problems können sich jedoch auch innerhalb des Schulsystems finden. Bundes- und einzelstaatliche Vorschriften in den Vereinigten Staaten verlangen inzwischen standardisierte Tests für alle Schüler und Schülerinnen. In diesen Testergebnissen kann ein für NMU typisches Muster sichtbar werden. Solche Schüler und Schülerinnen werden einen hohen Prozentrang bei den verbalen und sprachlichen Fähigkeiten erreichen, aber der Wert beim Leseverstehen wird deutlich niedriger ausfallen. Die meisten Pädagogen können sich jedoch die Bedeutsamkeit dieses Unterschieds nicht erklären.

Aus neuromotorischer Entwicklungsperspektive erscheint dies aber logisch. Solche Schüler und Schülerinnen verfügen *isoliert* über eine angemessene Grundlage in Sprache und Vokabular, aber ihnen fehlt die Fähigkeit, diese auf das Leseverstehen anzuwenden, insbesondere weil eine okulomotorische Dysfunktion das Erkennen und Verstehen behindert. Die Aufmerksamkeit, die erforderlich ist, um anomale horizontale Augenbewegungen adäquat zu kontrollieren, so dass der Text präzise gelesen werden kann, reduziert letztlich die kognitive Fähigkeit zu verstehen, *was* gelesen wurde.

Persönlichkeitsmerkmale spielen eine weitere Rolle bei der Entscheidung, wie sich NMU letztendlich beim Heranwachsenden und beim Erwachsenen manifestiert. Die von Jungian beschriebenen Merkmale der Introvertiertheit und Extrovertiertheit haben die wohl umfassendste Wirkung, Kompensationsprozesse und Entwicklung von Symptomen zu verschleiern. Diese Merkmale können auf formale Weise aus dem Myers-Briggs-Typenindikator [39], aus der sozialen Introversionsskala des Minnesota Multiphasic Personality Inventory (MMPI) [40] oder einfach aus Beobachtungen und Informationen aus der Vorgeschichte ermittelt werden. Sie beeinflussen die Entwicklung und Manifestation von Symptomen auf bemerkenswert konsistente Weise.

Jüngste Forschungsergebnisse belegen, dass Introvertierte und Extrovertierte Informationen tatsächlich auf unterschiedliche Weise verarbeiten [41]. In Studien, die Persönlichkeitsmerkmale und Reaktionen auf Bewegung korrelieren, beschreiben Reason and Brand [38], wie unterschiedlich introvertierte und extrovertierte Menschen Bedingungen erleben, die Reiseübelkeit auslösen. Zusammen mit ergänzenden Erkenntnissen aus der psychopharmakologischen Literatur [42] legen ihre Untersuchungen nahe, dass Reiseübelkeit sowohl eine kortikale als auch eine vestibuläre Komponente aufweist. Der introvertierte Mensch ist sehr empfindsam, häufig davon betroffen und in der Lage, die unterschiedlichen Symptome von Reiseübelkeit zu beschreiben. Der Extrovertierte hingegen ist viel unempflindlicher und erleidet und beschreibt viel weniger Symptome.

In der jugendlichen und der erwachsenen Population, die von NMU betroffen ist, gibt es eine ähnliche Parallele, was die Wahrnehmung und die Beschreibung von Symptomen durch diese beiden Persönlichkeitstypen betrifft. Dieser Unterschied in der Symptomwahrnehmung ist nicht ausschließlich auf Reiseübelkeit beschränkt, sondern erstreckt sich auch auf eine Vielzahl okulomotorischer Symptome, die auf eine NMU zurückzuführen sind.

Der Einfachheit halber kann der Introvertierte als introspektiv charakterisiert werden. Er mag oder muss gar Zeit für sich allein verbringen, fühlt sich instinktiv für sein Handeln und dessen Folgen verantwortlich, ist innerlich motiviert durch das, was getan werden muss oder sollte, hat eine hohe Frustrationstoleranz und wird als verantwortungsbewusst und ausdauernd angesehen. Der Extrovertierte ist sozial und interaktiv orientiert, benötigt kontinuierliches Interesse und die entsprechende Relevanz für eine ausdauernde Beteiligung an Aufgaben, verweist die Verantwortung instinktiv auf andere Faktoren außerhalb seines Selbst, präsentiert sich als ungeduldig und mit einer geringen Frustrationstoleranz und wird leicht als verantwortungslos und unorganisiert angesehen.

Die Antwort des Introvertierten bezüglich der Symptome während des Lesens könnte lauten:

Wenn ich mehr als drei Seiten lese, merke ich, dass meine Aufmerksamkeit zu schwinden beginnt. Ich muss dann noch einmal von vorne beginnen und den Text ein- oder zweimal durchlesen, um ihn wirklich zu verstehen. An diesem Punkt beginne ich darüber nachzudenken, eine Pause beim Lesen einzulegen. Wenn ich mich jedoch zwinge, das Kapitel zu Ende zu lesen, fange ich an, den Druck um meine Augen herum und die Kopfschmerzen über meinen Augen zu spüren. Dann ergibt das, was ich gerade lese, nicht mehr viel Sinn.

Die Antwort des Extrovertierten ist typischerweise eher ausweichend: *Ich vermeide das Lesen, sooft ich kann.* „Und warum?“ *Weil es langweilig ist.*

„Spürst du etwas um deine Augen herum oder Kopfschmerzen, wenn du dich dazu zwingst, mehr zu lesen?“ *Nein, ich lese nicht lange genug, dass so etwas passieren kann.*

Beide sind gleichermaßen von den durch NMU verursachten okulomotorischen Störungen und Verständnisproblemen betroffen, aber berichten davon und reagieren darauf sehr unterschiedlich. In beiden Fällen können inhärente Reaktionen, die sich aus Persönlichkeitsunterschieden ergeben, das Erkennen des zugrundeliegenden Lernproblems, das durch NMU hervorgerufen wird, verdecken und verzögern. Der Extrovertierte kann leicht den Eindruck erwecken, es sei ihm nicht ernst mit seinen Zensuren, er sei mehr an sozialen Kontakten interessiert, er habe eine „Attitüde“, er sei eben respektlos, impulsiv und zu zerstreut – das klassische Einstellungs- und Verhaltensproblem.

Die instinktive Reaktion des Introvertierten „intensiver zu lernen“ kann ebenfalls das Eintreten schulischen Leistungsabfalls aufgrund von NMU verdecken. Wenn für den Introvertierten Probleme mit dem Leseverständnis beginnen, schlagen sich diese möglicherweise nicht in den einzelnen Kursnoten nieder, da die Lernzeit verlängert wurde, um ein weniger leistungsfähiges Leseverstehen zu kompensieren. Nur wenn man den Zeitaufwand für das Lernen eines Individuums mit dem von Gleichaltrigen vergleicht, die ähnliche Noten erhalten, kann man etwaige Schwierigkeiten erkennen. Energiemangel, Depressionen, Angst und sozialer Rückzug sind häufige Folgen des Bemühens eines Introvertierten, seine Noten zu halten.

Während der Anfangsphasen der Behandlung normalisieren sich die vestibulär-propriozeptiven Funktionen und die Okulomotorik verbessert sich. Noch bevor die physische Funktion dieser Systeme vollständig korrigiert ist, kann es zu einer deutlichen Verbesserung sowohl im emotionalen als auch im Verhaltensbereich kommen. Diese können mit Testinstrumenten wie dem MMPI objektiv dokumentiert werden.

Mehrere Faktoren können zu den emotionalen und Verhaltensänderungen während der Behandlung von NMU beitragen. Das Therapieprogramm entlastet das ZNS definitiv von den entwicklungsbedingten Stressoren, die ihm auferlegt wurden. Die Energielevel steigen und das Vermeidungsverhalten nimmt ab. Selbstzweifel und negative Selbstbilder, die durch die schulische Verschlechterung entstehen, werden weniger, da das Lesen effizienter wird und sich das Leseverstehen verbessert. Eltern berichten übereinstimmend, dass das Behandlungsprogramm bei ihren Kindern bewirkt, „dass sie mehr mit sich im Reinen sind."

Studierende mit NMU sind während der ersten 2 Jahre auf dem College am stärksten gefährdet. Ein Student mit NMU mit einem für die Aufnahme an einem College gerade ausreichenden schulischen Zeugnis ist bereits einem erheblichen Stress ausgesetzt. Die großen Veränderungen, die bei Studierenden in dieser Phase ihres schulischen Lebens auftreten, führen zu einem kumulativen Stressniveau, wie es durch Standard-Stress-Rating-Skalen [2] quantifiziert werden kann und das dem Stressniveau während einer Scheidung entspricht. Dazu gehören der Auszug aus dem früheren Zuhause, erhöhte schulische Anforderungen, deutliche Veränderungen im Lehrplan und veränderte Lebens- und Essgewohnheiten.

Leider werden diese Studierenden, wenn bei ihnen eine NMU unentdeckt bleibt, einfach zu einem statistischen Opfer – jede Institution rechnet mit einem bestimmten Prozentsatz von Studienabbrechern. Parallel zu den selbstwertschädigenden Auswirkungen des schulischen Leistungsabfalls treten bei diesen Studierenden Symptome auf, die gemeinhin als psychosomatisch bezeichnet werden: Migräne, Konzentrationsschwierigkeiten, Schlafstörungen, Angstzustände und Depressionen. Oft wird angenommen, dass sie ihr früheres schulisches Potenzial und ihren bisherigen Erfolg irgendwie sabotieren. Erhöhter Alkohol- und Drogenkonsum erscheinen als Versuche, sich selbst zu therapieren und diese Symptome zu lindern. Auch hier gilt, dass frühere Schulerfolge eine genaue Diagnose des eigentlichen Problems, nämlich einer zugrundeliegenden NMU, verhindern.

Erwachsene mit NMU melden sich in den Vereinigten Staaten selten von sich aus zur Behandlung, sondern werden von Fachleuten aus Psychologie und Psychiatrie überwiesen oder haben bei der Behandlung ihrer Kinder Ergebnisse gesehen und erkennen sich in einigen der Probleme wieder. Die meisten berichten, dass sie immer das Gefühl hatten, nie wirklich ihr wahres Potenzial ausgeschöpft zu haben. Das Alter scheint die Ansprechbarkeit eines Patienten auf die Behandlung nicht zu beeinflussen. Meine ältesten Patienten sind gegenwärtig 63 und 64 Jahre alt. Bei beiden haben sich ihre vestibulär-prorpiozeptiven und neuromotorischen Fähigkeiten als Reaktion auf das reflexhemmende Behandlungsprogramm ähnlich schnell wie bei Kindern und Jugendlichen verbessert. Der Hauptunterschied bei Erwachsenen liegt darin, dass sie fast durchweg parallel therapeutische Unterstützung benötigen, um mit den Veränderungen, die durch das Behandlungsprogramm auftreten, umgehen zu können und einen Einblick zu erhalten, wie die NMU ihr Leben in der Vergangenheit begrenzt hat.

Bevor die Bedeutung neuromotorischer Entwicklungsprobleme für die zukünftige Bildungspolitik thematisiert wird, ist es hilfreich, die Entwicklung der INPP-Methode von ihren Anfängen in den späten 1960er Jahren bis zur Gegenwart im Kontext anderer Theorien und Praktiken zu untersuchen, was im folgenden Kapitel ausführlicher dargestellt wird.

Referenzen

1. Blythe P, McGlown DJ. An organic basis for neuroses and the existence, detection and treatment of secondary neuroses. Göteborg: Svenska Institutet för Neurofysiologisk Psykologi; 1980.
2. Holmes TH, Rahe RH. Social readjustment rating scale. Journal of Psychosomatic Research. 1967;11:213–8. https://doi.org/10.1016/0022-3999(67)90010-4
3. Beuret LJ. The role of postural reflexes in learning. Part 2. In: 12th European Conference of Neuro-developmental Delay in Children with Specific Learning Difficulties. 03.2000; Chester, UK. 2000. Paper.
4. Lawton Brown R. Dyslexia and maths. In: 2nd European Conference of Neuro-developmental Delay in Children with Specific Learning Difficulties. 03.1990; Chester, UK. 1990. Paper.

5. O'Hare A. Dysgraphia and dyscalculia. In: Whitmore K, Hart H, Willems G, Hrsg. A neurodevelopmental approach to specific learning disorders. London: MacKeith Press; 1999.
6. Badian NA. Developmental dyscalculia. In: Mykelbust HR, Hrsg. Progress in learning disabilities. New York: Grune and Stratton; 1983.
7. Shalev RS, et al. Developmental dyscalculia. Cortex. 1988;24:555–61. https://doi.org/10.1016/S0010-9452(88)80049-2
8. Manor O, et al. The acquisition of arithmetic in normal children: assessment by a cognitive model of dyscalculia. Developmental Medicine and Child Neurology. 1993;35:593–601.
9. Shalev RS, Manor O, Amir N, Wertman-Elad R, Gross-Tsur VV. Developmental dyscalculia and brain laterality. Cortex.31:357–65. https://doi.org/10.1016/S0010-9452(13)80368-1
10. Witkin HA, et al. Children's embedded figures test. Palo Alto, CA: Consulting Psychologists Press; 1971. https://doi.org/10.1037/t06471-000
11. Manor O, Amir N. Developmental right hemisphere syndrome: clinical spectrum of the nonverbal learning disability. Journal of Learning Disabilities. 1995;28:80–6. https://doi.org/10.1177/002221949502800202
12. Risey J, Briner W. Dyscalculia in patients with vertigo. Journal of Vestibular Research. 1990; 1:31–7.
13. Melzack R, Wall P. Pain mechanisms: a new theory. Science. 1965;150:171–9. https://doi.org/10.1126/science.150.3699.971
14. Wall PD, Melzack R. On nature of cutaneous sensory mechanisms. Brain. 1962;85:331–56. https://doi.org/10.1093/brain/85.2.331
15. Peterson BW, Boyle RD. The vestibular system. New York: Springer; 2004. 343–74.
16. Berthoz A. The brain's sense of movement. Cambridge, MA: Harvard University Press; 2000.
17. Berthoz A. Emotion and reason. The cognitive science of decision making. Oxford: Oxford University Press; 2003.
18. Goddard Blythe SA. The well balanced child. Stroud: Hawthorn Press; 2004.
19. Goddard Blythe SA. What babies and children really need. How mothers and fathers can nurture children's growth for health and wellbeing. Stroud: Hawthorn Press; 2008.
20. Ayto J. Dictionary of word origins. St Ives: Columbia Marketing; 1990.
21. Freud S. Zitiert in: Brown J.A.C. Freud and the post Freudians. Harmondsworth: Penguin Books; 1991.
22. French TM. Beziehungen des Unbewussten zur Funktion der Bogengaenge. The International Journal of Psycho-analysis. 1930;16:73–86.
23. Bauer J, Schilder P. Über einige psychophysiologische Mechanismen funktioneller Neurosen. Zeitschrift für Nervenheilkunde. 1919;164:279–99. https://doi.org/10.1007/BF01667358
24. Shaskan DA, Roller WL. Paul Schilder. Mind explorer. New York: Human Sciences Press; 1985.
25. Schilder P. The vestibular apparatus in neurosis and psychosis. Journal of Nervous and Mental Disease. 1933;78:1–23, 137–164. https://doi.org/10.1097/00005053-193308000-00005
26. Peto A. To cast away. Psychoanalytic Study of the Child. 1970;25:401. https://doi.org/10.1080/00797308.1970.11823288
27. Audesirk T, Audesirk G. Biology. Life on earth. Upper Saddle River, NJ: Prentice Hall; 1996.
28. Blythe P, McGlown D. Agoraphobia – is it organic? World Medicine. 1982;57–9.
29. Ljunggren M. Agoraphobia – an organic basis? An explanatory neuropsychological approach Unveröffentlichte Masterarbeit, Universitet Göteborg, Psychologiska Institutionen. 1982.
30. Blythe P. An analysis of the developmental history of 103 patients diagnosed with agoraphobia and/or panic disorder. In: 2nd International Conference of Neuro-Developmental Delay. 10.1988; Stockholm. 1988.
31. American Psychiatric Association, Hrsg. Diagnostic and statistical manual of mental disorders IV (DSM-IV). Washington, DC: American Psychiatric Association; 1994.
32. American Psychiatric Association, Hrsg. Diagnostic and statistical manual of mental disorders. Fifth edition. DSM-5. Washington DC: American Psychiatric Association; 2005.
33. Forrest DS. Prevalence of primitive reflexes in patients with anxiety disorders Thesis submitted to the University of Edinburgh in part fulfilment of Doctorate in Clinical Psychology. 2002.
34. De Quirós JL, Schrager OL. Neuropsychological fundamentals in learning disabilities. Novato, CA: Academic Therapy Publications; 1979.
35. Beuret LJ. The role of neuro-developmental delays in advanced academic failure. In: 4th European Conference of Neuro-Developmental Delay in Children with Specific Learning Difficulties. 03.1992; Chester, UK. 1992.

36. Beuret LJ. Seminar paper. Chester: Institute for Neuro-Physiological Psychology Supervision; 1994.
37. Roeckelein JE. Dictionary of theories, laws, and concepts in psychology. Westport, CT: Greenwood Press; 1998.
38. Reason JT, Brand JJ. Motion sickness. London: Academic Press; 1975.
39. Briggs Myers I. MBTI manual (a guide to the development and use of the Myers Briggs type indicator). 3. Aufl. Washington, DC: Consulting Psychologists Press; 1998.
40. Butcher JN, Williams CL. Essentials of MMPI-2 and MMPI-A interpretation. 2. Aufl. Minneapolis, MN: University of Minnesota Press; 2000.
41. Johnson DL, et al. Cerebral blood flow and personality: a positron emission tomography study. American Journal of Psychiatry. 1999;156:252–7.
42. Croucher T, Hindmarch I. The spiral after effect (SAE) as a measure of motion sickness susceptibility and the effect on the SAE of an antimotion sickness drug and a central nervous system depressant. Psychopharmacology. 1973;32:215–22. https://doi.org/10.1007/BF00422144

10 Die Entwicklung der INPP-Methode – von der Theorie zur Tatsache

Peter Blythe

Die Entstehungsgeschichte einer Theorie der neurologischen Entwicklungsverzögerung, ursprünglich von INPP als NDD (Neuro Developmental Delay) definiert, begann sich inmitten eines Strudels von Theorien, Behauptungen und Gegenbehauptungen über die möglichen Ursachen spezifischer Lernschwierigkeiten (SpLS) – in den USA „spezifische Lernbehinderungen“ genannt – herauszubilden: Dyskalkulie, Dysgraphie, Leseprobleme, Rechtschreibschwierigkeiten, ADS, ADHS, spezifische Legasthenie und das, was derzeit als Entwicklungskoordinationsstörung DCD bezeichnet wird. Dies geschah trotz der Tatsache, dass die Mehrheit der Forscher seit langem anerkannt hatte, dass den meisten SpLS eine neurologische Dysfunktion zugrunde liegt.

Der erste wirkliche Nachweis einer neurologischen Ursache kam von Rudolf Berlin aus Stuttgart, einem Arzt und Augenchirurgen, der einen Patienten hatte, der aufgrund einer Hirnverletzung die Lesefähigkeit verloren hatte. Als er 1872 diesen Fall zu Papier brachte, beschrieb er den Zustand als „Dyslexie“. Einige Jahre später, 1877, untersuchte ein deutscher Neurologe, Adolf Kussmaul von der Universität Heidelberg, einen Erwachsenen, der nach einer zerebralen Gefäßverletzung seine Lesefähigkeit verloren hatte, obwohl er noch fließend sprechen konnte. Er nannte den Zustand „Alexie“ oder „Wortblindheit“.

Von diesem Zeitpunkt an häuften sich die Bezeichnungen für die neurologische Dysfunktion. In den 1960er Jahren gab es diagnostische „Etiketten“ wie „geringfügige“ oder „diffuse Hirnschäden“, „zerebrale Dysfunktion“ und mindestens 30 weitere seltsame Bezeichnungen. Das Ergebnis war, dass 1963 unter der Schirmherrschaft des Ministeriums für Gesundheit, Erziehung und Wohlfahrt in Washington, DC, eine spezielle US-Task Force gebildet wurde, um die zahlreichen terminologischen Abweichungen zu untersuchen und die Identifizierung von SpLS voranzutreiben.

Unter der Leitung von Samuel D. Clements, einem Psychologen aus Chicago, erstellte die Task Force 1966 ihren ersten Bericht mit dem Titel *Task Force One: Minimale zerebrale Dysfunktion bei Kindern* [1]. In diesem Dokument wurde vorgeschlagen, in Zukunft den Begriff *minimale zerebrale Dysfunktion (MCD)* zu verwenden und nicht mehr die früheren Begriffe, die suggerierten, dass die Schwierigkeiten des Kindes auf irgendeine Form von Hirnschädigungen zurückzuführen seien. Dementsprechend sprach Clements von „minimaler zerebraler Dysfunktion“ und bezog sich dabei

> auf Kinder mit fast durchschnittlicher oder überdurchschnittlicher Intelligenz mit bestimmten Lern- oder Verhaltensstörungen, die in unterschiedlicher Ausprägung mit Funktionsabweichungen des Zentralnervensystems (ZNS) einhergehen. Diese Abweichungen können sich in verschiedenen Kombinationen von Beeinträchtigungen der Wahrnehmung, der Konzep-

tualisierung, der Sprache, des Gedächtnisses und der Kontrolle der Aufmerksamkeit, der Impulse oder der motorischen Funktion manifestieren. [1]

Der Bericht der Task Force One wies ferner darauf hin, dass MCD das Ergebnis genetischer Variationen, biochemischer Störungen, perinataler Hirnschädigungen oder anderer Krankheiten oder Traumata während der Reifung und Entwicklung des ZNS oder auch unbekannter Ursachen sein könnte. Er stellte zudem fest, dass auch eine schwere sensorische Deprivation ein kausaler Faktor sein könnte, und endete schließlich mit den Worten: „Während der Schulzeit ist eine Vielzahl von Lernbehinderungen die auffälligste Manifestation des Zustands, der mit diesem Begriff bezeichnet wird."

Dann stellte sich der Bericht selbst in Frage, indem er bis zu 99 Anzeichen oder Symptome auflistete, die bei Kindern mit diagnostizierter MCD gefunden werden konnten, wobei die 10 am häufigsten gefundenen Symptome Hyperaktivität, Wahrnehmungs- und Bewegungsstörungen, emotionale Labilität, allgemeine Koordinationsdefizite, Störungen der Aufmerksamkeitsspanne, Impulsivität, Störungen des Gedächtnisses oder Denkens, SpLS beim Lesen, Schreiben, Rechtschreiben und Rechnen, Sprach- und Hörstörungen, unklare neurologische Zeichen und elektroenzephalogische Unregelmäßigkeiten waren. Wenn das noch nicht ausreichte, um das Konzept der MCD zu diskreditieren, so waren viele der „Symptome" der MCD solche beobachtbaren Verhaltensmuster wie Koordinationsprobleme, Hyperaktivität, schlechte Impulskontrolle, Gedächtnisstörungen usw., die keine Erklärung für die Ursache lieferten. Selbst die neurologischen Zeichen, die erkannt wurden, wurden als Soft Signs betrachtet, wie z. B. gemischte Lateralität, schlechter Muskeltonus, Anzeichen von Gleichgewichtsverunsicherung oder Mangel an guten Fingerbewegungen (Dysdiadochokinese). Nach der Veröffentlichung des Berichts der Task Force One beschäftigen sich eine Reihe von Forschungsarbeiten damit, den kausalen Faktor der MCD herauszufinden. Diese wurden 1976 von Underwood so zusammengefasst: „Die Dysfunktion kann eine genetische, erbliche Erkrankung sein oder eine Schädigung des Zentralnervensystems vor der Geburt (Röteln, Toxämie, Medikamentenreaktion, rh-Faktor usw.), während des Geburtsvorgangs (Schädelbruch, Gelbsucht, Anoxie usw.) oder in der frühen Kindheit, während sich das Gehirn noch in der Entwicklung befindet (hohes Fieber, Fieberkrämpfe, Masern, Keuchhusten usw." [2]

Trotz aller Forschungen hatte niemand, abgesehen von der Entdeckung anomaler EEG-Muster spezifischer Läsionen, genau nachgewiesen, wie die genetische Übertragung oder verschiedene Angriffe auf das ZNS – von denen einige von Underwood im vorhergehenden Text erwähnt werden – die Funktion des ZNS beeinträchtigt hatten. Dies bedeutete, dass die Diagnose einer MCD nur durch eine Gruppe der in der Task Force One erwähnten Symptome gestellt werden konnte. Genau dieses Fehlen einer verlässlichen und reproduzierbaren Diagnosestellung von MCD führte nicht nur zu Verwirrung, sondern auch dazu, dass namhafte Mitglieder der Ärzteschaft, wie der schottische Kinderneurologe Tom Ingram, erklärten: „MCD ist keine Diagnose; es ist ein Ausweichen davor, eine Diagnose zu stellen" [3].

Zur Klarstellung sei darauf hingewiesen, dass diese Art von Reaktion bereits 4 Jahre vor der Veröffentlichung des Clements-Berichts aufgetreten war, als sich eine internationale Studiengruppe von führenden Neurologen und Psychologen im September 1962 in Oxford traf, um zu erörtern, wie die korrekte Bezeichnung lauten sollte, um diejenigen Kinder zu identifizieren, die innerhalb des Bildungssystems Lern- und Verhaltensschwierigkeiten zeigten. Zu der Zeit lautete der damals vorherrschend verwendete Begriff *minimale Hirnschädigung*. Mitglieder der Studiengruppe hielten diesen Begriff für ungenau, weil er nahelegte, dass eine Verletzung vorlag, die anatomische Veränderungen verursachte, obwohl es keine Beweise oder Vorgeschichte für eine Schädigung gab. Die Gruppe schlug daher vor, den diagnostischen Begriff *minimale zerebrale Dysfunktion* zu verwenden, weil es Hinweise darauf gab, dass die Großhirnrinde trotz fehlender Beweise für eine Schädigung oder eines niedrigen IQs nicht in der Lage war, bestimmte Aufgaben zu erfüllen [4].

Die Unfähigkeit, klinische Evidenz für eine Fehlfunktion des ZNS zu erbringen, veranlasste viele andere dazu, noch kritischer zu sein als Ingram. Becker [5] beschrieb MCD 1974 in seiner Arbeit *Minimal Cerebral (Brain) Dysfunction – Clinical Fact, Neurological Fiction?* (Minimale zerebrale (Hirn-)Funktionsstörung – Klinische Tatsache, neurologische Fiktion?) als „einen Dschungel schwammiger und unklarer Grenzen, unscharfer Vorstellungen und teilweise überlappender Synonyme".

Pädagogen und Lehrer neigten im Großen und Ganzen dazu, das Konzept der MCD und seine Bedeutung für Schulkinder entweder zu verunglimpfen oder zu ignorieren. Barbara D. Bateman von der Abteilung für Sonderpädagogik an der Universität von Oregon in Eugene veranschaulichte diese ablehnende Haltung mit folgenden Worten: „Ich behaupte nicht, dass sich die zentralen Nervensysteme nicht voneinander in einer Weise unterscheiden, die zweifellos mit Lernleistungen zusammenhängt; ich unterstreiche jedoch die Tatsache, dass direkte ZNS-Manipulationen außerhalb der Domäne des Pädagogen liegen." Später in derselben Arbeit fügte sie hinzu: „Medizinische Klassifikationen wie MCD sind für die pädagogische Praxis ebenso irrelevant wie pädagogische Klassifikationen für die medizinische Praxis [6]".

Da allgemein angenommen wurde, dass bei einem Kind mit MCD nichts getan werden konnte, um die Problematik zu lindern, ist es nicht verwunderlich, dass Bateman feststellen konnte, dass die Bereitschaft der „Pädagogen", die MCD-Klassifikation zu verwenden, zu einem anderen Ergebnis geführt hat. Sie hat eine scheinbar elegante und seriöse Entschuldigung sowohl für das Nicht-Unterrichten als auch für schlechten Unterricht geliefert. Der Lehrer, dem gesagt wird, dass Mark eine MCD hat, könnte sehr nachvollziehbar mit einer Version von „Kein Wunder, dass ich nicht in der Lage war, ihn zu unterrichten" reagieren und aufhören, es zu weiter zu versuchen. Mark ist plötzlich etwas anderes geworden als ein gewöhnliches Kind, das mehr und besser unterrichtet werden müsste als andere Kinder. „Er gehört ja jetzt in die Verantwortung anderer" [6].

Diese Haltung wurde 1969 von Chalfant und Scheffelin noch unverblümter zum Ausdruck gebracht: „(a) Der Pädagoge kann das Gehirn nicht reparieren, (b) er weiß nicht, was er anders machen würde, wenn er wüsste, dass das Gehirn geschädigt ist, und (c) Rückschlüsse auf das Gehirn oder daraus resultierende Probleme führen dazu, dass Fördermaßnahmen abgebrochen werden, da angenommen wird, dass der Schaden und seine Auswirkungen auf das Verhalten dauerhaft sind" [7].

Die vorangegangenen Aussagen und die Einstellung zu MCD und Pädagogik wurden von S. Alan Cohen von der Yeshiva University in New York so auf den Punkt gebracht:

> Die klinischen Label ‚minimale Hirnfunktionsstörung' und ‚Legasthenie' sowie andere wahrnehmungsbezogene oder neurologische Bezeichnungen sind für Heilpädagogen nicht besonders hilfreich. Die Heilpädagogik befasst sich mit Kindern, die schulische Leistungen nicht gut erbringen. Sie können andere Symptome haben oder auch nicht, aber der Grund für ihre Überweisung an einen Heilpädagogen ist nicht ihre neurologische Erkrankung, sondern ihre Unfähigkeit, eine Reihe von Aufgaben zu erfüllen, die von der Schule als ‚Lesen' definiert werden. [8]

Um alle Einwände bezüglich MCD – so auch die zuvor erwähnten – auszuräumen, begann ich im März 1969 an einem College of Education in Lancashire mit einem meiner Studenten der angewandten Psychologie, David McGlown, mit dem Versuch, herauszuarbeiten, welche bedeutende Rolle physische, entwicklungsbedingte Faktoren bei SpLS zu spielen schienen [9], [10].

Innerhalb von 2 Jahren konnten drei Faktoren isoliert werden. Hierbei handelte es sich um:

1. abweichende Muster der motorischen Entwicklung,
2. Anzeichen von gekreuzter Lateralität oder ausgeprägter Uneindeutigkeit der lateralen Dominanz von Auge, Hand oder Fuß und
3. deutliche visuelle Wahrnehmungsprobleme, einschließlich Schwierigkeiten bei der Funktionsfähigkeit der VMI.

Dabei war uns bewusst, dass es andere zusätzliche Hinweise auf eine neurologische Beteiligung geben kann und häufig auch gibt.

Um jegliches Missverständnis der ursprünglichen Terminologie zu vermeiden, hielten wir es für notwendig, genau zu klären, was mit jedem der drei oben genannten Faktoren gemeint war.

„Abweichende Muster der motorischen Entwicklung“ sollten auf die fortgesetzte Präsenz des primitiven ATNR und das Fehlen dessen hinweisen, was als „transformierter tonischer Nackenreflex“ (TTNR) bezeichnet wurde.

Als Ergebnis der Forschungsarbeiten, die wir durchgeführt hatten, stellte sich heraus, dass der ATNR 24 Wochen nach der Geburt nicht gehemmt, sondern transformiert und durch die entgegengesetzte Reaktion auf Kopfbewegungen ersetzt wird. Das heißt, anstatt eine Streckung der Gliedmaßen auf der Gesichtsseite und eine Beugung der Hinterhauptsgliedmaßen zu erhalten, bekommt man mit dem TTNR eine Beugung der Gliedmaßen auf der Gesichtsseite und eine Streckung der Hinterhauptsgliedmaßen. Dies bedeutete, dass man in jedem Alter feststellen kann, ob der ATNR noch präsent ist und damit die Herausbildung eines vollständigen TTNR verhindert.

Wenn der ATNR über die vorgesehenen nachgeburtlichen 24 Wochen hinaus ungehemmt bleibt oder wenn er durch ein physisches Trauma oder pathologische Prozesse wieder enthemmt wird, „hat er eine gravierende Auswirkung auf die Motorik eines Patienten [11]“.

In einer Gruppe von Kindern mit SpLS konnten wir bei 84.21 % der Kinder einen noch präsenten oder teilweise präsenten ATNR feststellen.

Die Bedeutung eines in unterschiedlicher Stärke persistierenden ATNR liegt in seiner Auswirkung auf die spätere motorische Entwicklung. So beeinflusst er die Fähigkeit des Säuglings, später auf dem Bauch zu kriechen oder auf Händen und Knien zu krabbeln. Diese hierarchischen Bewegungsmodi sind nicht nur Vorläufer für die Erlangung der aufrechten Haltung und des Gehens, sondern auch wichtige Stadien, die die Entwicklung des Nervensystems und die Reifung der Wahrnehmung bahnen [12]. Damit behaupteten wir, dass es sich um Funktionen handelt, die die neuronale Entwicklung fördern, womit eine erhöhte Funktionsfähigkeit ermöglicht wird. Diese Hypothese wurde bis zu einem gewissen Grad von Frau J. Davies bestätigt, die mit George Pavlidis arbeitete, der zu dieser Zeit ein Forschungsstipendiat in der Abteilung für Psychologie an der Universität Manchester war. In Unkenntnis der von uns geleisteten Arbeit erforschten Pavlidis und Davies die Rolle visueller Wahrnehmungsprobleme – okulomotorische Probleme – bei Legasthenie. Zusätzlich zu ihrer Beobachtung, dass bei allen von ihnen untersuchten legasthenen Kindern eine okulomotorische Funktionsstörung vorlag, fanden sie auch einen zweiten „universellen“ Faktor, nämlich dass keines der legasthenen Kinder die motorischen Phasen des Kriechens und Krabbelns durchlaufen hatte (P. Blythe, persönliche Mitteilung). Dies wurde später von Pavlidis [13] im Jahr 1981 bestätigt, als er schrieb, dass ein hoher Prozentsatz der Kinder mit Leseschwierigkeiten und Legasthenie nicht die Entwicklungsstadien des Kriechens und Krabbelns durchlaufen hatte.

Zusätzlich zur Überprüfung, ob der ATNR immer noch präsent war, beinhaltete der Begriff *abweichende Muster der motorischen Entwicklung* damit auch das Auslassen der motorischen Phasen, in denen ein Kind mit dem Bauch in Kontakt mit dem Boden kroch und dann begann, der Schwerkraft zu trotzen, indem es auf Händen und Knien krabbelte. Wir waren in der Lage, die Antwort darauf zu finden, indem wir ein Kind aufforderten, sich auf den Boden zu legen und dann vorwärts zu kriechen. Die von uns durchgeführte Forschungsarbeit hatte – zumindest zu unserer Zufriedenheit – gezeigt, dass ein Kind, das diese motorische Entwicklungsstufe als Säugling aufgrund eines aberranten ATNR nicht abgeschlossen hatte, dies auch in einem späteren Alter nicht schaffen würde, es sei denn, es hätte ein spezielles Training hierfür erhalten.

„Anzeichen von gekreuzter Lateralität oder ausgeprägter Uneindeutigkeit der lateralen Dominanz von Auge, Hand oder Fuß" wurden seit langem mit SpLS in Verbindung gebracht. Bereits 1925 stellte Orton fest, dass Kinder mit SpLS häufiger beidhändig waren als ihre Altersgenossen, die keine derartigen Probleme hatten, und 1969 schrieb Oliver Zangwill: „Unsere Ergebnisse stimmen gut mit der Ansicht überein, dass der Ursprung dieser Störungen in einer Anomalie der zerebralen Dominanz zu suchen ist" [14]. Um seine Behauptung zu untermauern, zitierte Zangwill den eingebürgerten französischen Professor Julián de Ajuriaguerra, der eine höhere Inzidenz von Beidhändigkeit bei Legasthenikern festgestellt hatte, und kam zu dem Schluss, dass diese „oft unzureichend lateralisiert sind."

Schließlich wurde der Terminus „visuelle Wahrnehmungsprobleme" definiert als das Vorhandensein eines erhöhten physiologischen Nystagmus und beeinträchtigter Augenmuskelbewegungen, was sich als fehlende Zusammenarbeit der Augen, latenten Strabismus, als Unfähigkeit, irrelevante visuelle Stimuli innerhalb einer bestimmten visuellen Umgebung zu ignorieren (Stimulusgebundenheit) und als beeinträchtigte Augenfolgebewegungen beobachten ließ. Auch schlossen die Wahrnehmungsprobleme visuomotorische Schwierigkeiten – schlechte Hand-Auge-Koordination – mit ein. In diesem Zusammenhang ist erwähnenswert, dass Clements et al. 84 Kinder mit MCD (SpLS) untersuchten und sie mit 45 Kindern verglichen, die als Kontrollgruppe keine Anzeichen von MCD gezeigt hatten. Es zeigte sich, dass bei 98 % der Kinder mit MCD visuomotorische Schwierigkeiten vorlagen, während in der Kontrollgruppe hierfür keine Hinweise gefunden wurden [15].

Stellte sich heraus, dass alle drei der vorgenannten diagnostischen Kategorien bei dem leistungsschwachen Kind vorhanden waren, entschieden wir uns, das Gesamtproblem als *organische Hirnfunktionsstörung („Organic Brain Dysfunction" – OBD)* zu bezeichnen. Dieser diagnostische Begriff wurde gewählt, um Pädagogen und Lehrer auf die Tatsache aufmerksam zu machen, dass Kinder mit durchschnittlicher bis überdurchschnittlicher Intelligenz, die in der Schule scheiterten, eine Häufung kleiner, aber nachweisbarer physischer Fehlfunktionen haben könnten, die sie daran hinderten, ihre Intelligenz auf normale und vertretbare Weise zu demonstrieren. Das heißt, dass bei ihnen das Gehirn und die verschiedenen Körperteile niemals eine automatisierte Funktionstüchtigkeit erlangen konnten.

Auf dem „Symposium über Legasthenie: Ihre Diagnose und Behandlung" an der Universität Manchester im Februar 1978 wurde eine kleine Studie mit 36 Kindern (27 Jungen und 9 Mädchen) mit verschiedenen Ausprägungen von SpLS vorgestellt. Dabei wurden die folgenden Daten präsentiert:

1. TTNR nicht oder nur teilweise präsent: 88.88 %
2. ATNR präsent: 84.21 %
3. Abweichende Muster der motorischen Entwicklung beim Kriechen und Krabbeln: 96.30 %
4. Gekreuzte Lateralität oder ausgeprägte Uneindeutigkeit der lateralen Dominanz: 96.30 %
5. Erhöhter physiologischer Nystagmus: 96.30 %
6. Wahrnehmungsprobleme:
   - mangelnde Zusammenarbeit der Augen: 48.15 %
   - latente Konvergenz oder Divergenz: 51.85 %

- Stimulusgebundenheit: 74.07 %
- visuelle Unterscheidungsprobleme: 62.96 %
- visuomotorische Integrationsprobleme: 100.00 %

1971 waren wir nicht nur davon überzeugt, dass wir den Grad der OBD bei einem lernbehinderten Kind erkennen und messen konnten, sondern wir konzipierten auch ein motorisches Trainingsprogramm zur Hemmung des ATNR und zur Stimulierung der TTNR, um das Kind durch die Entwicklungsstadien des Kriechens und Kriechens zu führen, um eine gute grob- und feinmotorische Koordination der Muskeln zu entwickeln und schließlich Okulomotorik und Hand-Auge-Koordination zu fördern.

Das OBD-Übungsprogramm musste täglich durchgeführt werden und dauerte 30 bis 40 Minuten. Obwohl es sowohl für das Kind als auch für die Eltern anstrengend war, brachte es bei vielen Kindern Erfolg. Dies zeigte eine kleine Forschungsarbeit, die 1983 von der psychologischen Abteilung der Göteborger Bildungsbehörde abgeschlossen wurde: Zwei auf Sonderpädagogik spezialisierte Lehrer, die ebenfalls in den OBD-Methoden fortgebildet worden waren, bekamen eine Gruppe von Kindern mit SpLS überwiesen, bei denen alle bisherigen Interventionsmethoden versagt hatten, wodurch jede Chance auf den Hawthorne-Effekt zunichte gemacht wurde. Die Kinder, die in der Behandlungsgruppe waren, profitierten alle vom OBD-Programm und konnten in den Regelschulprozess eingegliedert werden [16].

Hawthorne-Effekt – beschreibt ein Phänomen bei experimentellen Studien, bei denen allein die Tatsache, dass eine Untersuchung durchgeführt wird, einen verzerrenden Effekt auf die Ergebnisse der Teilnehmer hat. (Anm. d. Übers.)

1973 erschien das Buch *Stress Disease* [17]. Dadurch kam der Verfasser mit einer großen Zahl stressanfälliger Personen in Kontakt, deren Symptome trotz wiederholter medizinischer oder psychologischer Interventionsversuche nicht verschwanden. Diese konnte er dann auf das Vorhandensein von OBD untersuchen und in der Folge das INPP-Übungsprogramm bei ihnen durchführen [18], [19], [20], [21], [22].

Nach der Gründung des INPP im Jahre 1975 in Chester, England, setzten wir unsere Forschungsarbeiten fort. Dabei wurde uns langsam deutlich, dass es nicht ausreichte, die OBD-Diagnostik auf die Untersuchung der Präsenz oder Restaktivität eines ATNR zu beschränken. Es war notwendig, das Vorhandensein all der primitiven Reflexe zu untersuchen, die laut medizinischen Lehrbüchern bei „normalen" Kindern nicht präsent sein sollten. Zu unserer Überraschung stellten wir fest, dass bei vielen Kindern mit SpLS immer noch ein Cluster (drei oder mehr) aberranter primitiver Reflexe präsent war, gleichzeitig fehlten bei ihnen die lebenswichtigen posturalen Reaktionen. Diese Erkenntnis war ein bedeutender Durchbruch, denn sie hatte zur Folge, dass wir von nun an das ZNS präzise auf Funktionsstörungen untersuchen konnten, anstatt uns auf Soft Signs wie Gleichgewichtsstörungen und unreife Kriech- und Krabbelmuster verlassen zu müssen.

Eine Reihe kleinerer Forschungsarbeiten, die wir durchführten oder veranlasst hatten, hatte ergeben, dass unter den Kindern ohne Lernschwierigkeiten oft nur *ein* primitiver Restreflex nachweisbar war, der sich jedoch nicht auf ihre schulischen Leistungen auswirkte. Obwohl dies damals für uns eine Neuigkeit war, entdeckten wir später, dass Kennard im Jahr 1900 zwei Gruppen junger Menschen untersucht hatte, von denen eine Gruppe als „organische" Patienten in ein Krankenhaus eingewiesen worden war und die zweite Gruppe aus „überdurchschnittlich" leistungsfähigen Gymnasiasten bestand. Kennards Ziel war es, die Prävalenz von 18 „Soft Sings" oder geringfügigen neurologischen Symptomen in den beiden Gruppen zu testen. Bei 9 % der Gymnasiasten hatte er Hinweise auf den primitiven Babinski-

Reflex gefunden, der theoretisch nicht über das Alter von 24 Monaten hinaus präsent sein sollte [23].

Nach der Uberprüfung auf Präsenz aller primitiven Reflexe und auf Fehlen der posturalen Reaktionen bestand der nächste Schritt darin, neue reflexhemmende Bewegungen zu konzipieren, um alle diejenigen primitiven Reflexe zu hemmen, die bei Kindern im Schulalter gefunden wurden, und so höheren Arealen des Gehirns die Möglichkeit zu geben, die benötigten posturalen Reaktionen „freizusetzen".

1983 verließ McGlown das INPP, um die Arbeit am BIRD-Zentrum (Centre for Brain Rehabilitation and Development) als nationale Wohltätigkeitsorganisation fortzusetzen, die einige Jahre zuvor vom INPP gegründet worden war. Es waren Differenzen zwischen uns darüber entstanden, welche Bewegungen notwendig waren, um ein erfolgreiches INPP-Förderprogramm umzusetzen. Dies war jedoch nicht der Hauptgrund, warum McGlown beschloss, das INPP zu verlassen.

Angesichts der neuen Erkenntnisse, die wir gewonnen hatten, wurde mir klar, dass es nicht mehr genügte, ein Kind einfach auf dem Bauch kriechen und auf Händen und Knien krabbeln und dann in einem stilisierten Gangmuster gehen zu lassen, um die aberranten Reflexe zu hemmen. Vielmehr würde mit einer erfolgreichen Hemmung der aberranten primitiven Reflexe dem Gehirn die Möglichkeit gegeben, die noch fehlenden posturalen Reflexe auszulösen, und mit der Transformation würde das Kind dann beginnen, richtig zu kriechen und zu krabbeln, ohne dass weitere therapeutische Maßnahmen erforderlich wären.

Im folgenden Jahr, 1984, wurde klar, dass der diagnostische Begriff *OBD*, wie er ursprünglich 1971 definiert worden war, nicht mehr gültig war. Der Grund dafür war, dass eine Persistenz des ATNR das Kind daran hindern kann zu kriechen. In diesen Fällen war das Auslassen der Kriechphase nicht die Ursache für die später auftretenden Probleme, sondern *ein* Symptom für eine bestehende Verzögerung der neurologischen Reifung. In ähnlicher Weise würde ein persistierender STNR bei einem Kind die nächste motorische Entwicklungsstufe des Krabbelns auf Händen und Knien verhindern. Die alleinige Verwendung des fehlenden Kriechens oder Krabbelns als diagnostisches Kriterium war daher hinfällig. Ebenso könnte eine fortgesetzte Aktivität eines ATNR zu einer gekreuzten Lateralität oder ausgeprägten Uneindeutigkeit der lateralen Dominanz führen. Und schließlich könnte der TLR, so er bis zur 13. Lebenswoche nicht gehemmt wird, die Herausbildung der lebenswichtigen Kopfstellreaktionen behindern und nachfolgend zu visuellen Wahrnehmungsproblemen führen [24], [25], [26].

Um das Dilemma dieser Definitionen zu überwinden, begannen wir, anstelle von OBD den Terminus „ZNS-Dysfunktion" zu verwenden, aber es zeigte sich bald, dass auch hiermit ein Mangel an klinischer Objektivität bestand, so dass das INPP 1987 den Begriff *Neurodevelopmental Delay - NDD* (neurologische Entwicklungsverzögerung) einführte. Im darauffolgenden Jahr stieß Sally Goddard Blythe, die heutige Direktorin des INPP und international anerkannte Autorin, zu uns. Durch ihre veröffentlichten Forschungsarbeiten und ihre Bücher und Aufsätze hat sie die Arbeit wesentlich weiterentwickelt - wie dieses Buch deutlich macht.

Um den Hintergrund von NDD auf den Punkt zu bringen, hatte ich 1980 ausgeführt, dass „die angeborenen mechanistischen Prozesse, die bei der Hemmung, Modifizierung und Transformation der basalen Reflexe eine Rolle spielen, beobachtbar und, was noch wichtiger ist, in jedem Alter *wiederholbar* sind, um bei der Rehabilitation neurologischer Beeinträchtigungen zu helfen", und dass „jeder Reflex einen Zweck hat und erst dann vollständig gehemmt wird, wenn er die ihm zugedachte Aufgabe erfolgreich abgeschlossen hat."

Sally Goddard Blythe knüpfte an die vorangegangene Aussage in einem Paper an, das sie auf der 2. Europäischen Konferenz über neurologische Entwicklungsverzögerung bei Kindern mit SpLS, die 1990 hier in Chester stattfand, präsentierte. Dort führte sie mit Verweis auf E. Thelan aus, dass „die Behandlung aberranter Reflexe auf dem ursprünglichen Konzept der Replikation [...] beruht", insofern als „[...] alle menschlichen Babys während des ersten Lebensjahres bestimmte stereotype Bewegungen machen [27]". Diese Bewegungen enthalten in sich das natürliche Antidot zum jeweiligen Reflex im entsprechenden Entwicklungsstadium und bahnen so einerseits die Hemmung eines primitiven Reflexes und andererseits die anschließende Auslösung einer posturalen Reaktion und treiben so die weitere Entwicklung des ZNS voran [26].

10.1 Postskript

Da die Forschung zunehmend gezeigt hat, dass SpLS multifaktorieller Natur sind, wurde klar, dass der in den 1980er Jahren für den INPP-Ansatz verwendete Begriff der *NDD* zu weit gefasst war, um die am INPP entwickelten spezifischen klinischen Test- und Therapiemethoden zu kennzeichnen.

Neurologische Entwicklungsstörungen werden vom DSM-5 definiert als

eine Gruppe von Zuständen, die im Laufe der kindlichen Entwicklung auftreten. Die Störungen manifestieren sich typischerweise früh in der Entwicklung, oft noch vor dem Eintritt des Kindes in die Grundschule, und sind durch Entwicklungsdefizite gekennzeichnet, die zu Beeinträchtigungen der persönlichen, sozialen, schulischen oder beruflichen Funktionsfähigkeit führen. Die Bandbreite der Entwicklungsdefizite reicht von sehr spezifischen Beeinträchtigungen des Lernens oder der Kontrolle exekutiver Funktionen bis hin zu globalen Beeinträchtigungen der sozialen Fähigkeiten oder der Intelligenz. Neurologische Entwicklungsstörungen treten häufig zusammen mit anderen Störungen auf. So haben Personen mit Autismus-Spektrum-Störung oft eine intellektuelle Behinderung (geistige Entwicklungsstörung), und viele Kinder mit einer Aufmerksamkeitsdefizit-/Hyperaktivitätsstörung (ADHS) haben zugleich eine spezifische Lernstörung. Bei einigen Störungen umfasst das klinische Erscheinungsbild sowohl Symptome eines Übermaßes als auch Defizite und Verzögerungen beim Erreichen zu erwartender Meilensteine. [28]

Diesen diagnostischen Kategorien können mehrere Faktoren zugrunde liegen: neurologische, strukturelle, auditive und visuelle Verarbeitungsschwierigkeiten, Stoffwechselfunktionen, kognitive Beeinträchtigungen und Aspekte des sozialen Umfelds. Während man am INPP nach diesen Faktoren schaut und zum Zwecke spezieller Untersuchungen und Behandlungen gegebenenfalls weiterverweist, sucht die INPP-Methode speziell nach Anzeichen von neuromotorischer Unreife (NMU), die durch Restaktivität primitiver Reflexe über den 6. Lebensmonat hinaus und unterentwickelte Haltungsreaktionen bei Kindern im Schulalter nachgewiesen werden können. *NMU* beschreibt spezifischer als *NDD* die Theorie und Praxis der INPP-Methode und wird heute als Begriff zur Beschreibung dieser spezifischen Anzeichen verwendet.

Zusätzlich zu dem von Peter Blythe entwickelten klinischen Programm des INPP wurde 1996 ein Screening-Test und ein entwicklungsbezogenes Bewegungsübungsprogramm für den Einsatz in (Vor)Schulen entwickelt [29], (2013) [30]. Die Publikation eines Screening-Tests für Ärzte folgte 2014 [31], der medizinische Fachleute darin unterstützen sollte, Zeichen von NMU bei ihren Patienten zu erkennen und ihnen eine entsprechende Behandlung zu empfehlen.

Referenzen

1. Clements S. Minimal brain dysfunction in children: terminology and identification. Washington, DC: Task Force 1. U.S. Department of Health, Education and Welfare; 1966. https://doi.org/10.1037/e518482009-001

2. Underwood R. Learning disability as a predisposing cause of criminality. Canada's Mental Health. 1976;24(4):11–6.
3. Ingram TTS. Soft signs. Developmental Medicine and Child Neurology. 1973;15:527–30. https://doi.org/10.1111/j.1469-8749.1973.tb05079.x
4. Bax M, MacKeith R, Hrsg. Minimal cerebral dysfunction. London: The National Spastics Society, Education and Information Unit in Association with William Heinemann Medical Books; 1962.
5. Becker RD. Minimal brain dysfunction – clinical fact, neurological fiction? The Israel Annals of Psychiatry and Related Disciplines. 1974;12:87–160.
6. Bateman BD. Educational implications of minimal brain dysfunction. Annals of the New York Academy of Sciences. 1973;205:245–50. https://doi.org/10.1111/j.1749-6632.1973.tb43181.x
7. Chalfant JC, Scheffelin M. Central processing dysfunctions in children. Bethesda, MD: National Institute of Neurological Disorders and Stroke, National Institute of Health; 1969. https://doi.org/10.1037/e373432004-001
8. Cohen AS. Minimal brain dysfunction and practical matters such as teaching kids to read. Annals of the New York Academy of Sciences. 1973;205:251–61. https://doi.org/10.1111/j.1749-6632.1973.tb43182.x
9. Blythe P, McGlown DJ. An organic basis for neuroses and educational difficulties. Chester: Insight Publications; 1979.
10. Blythe P. The history of the Institute for Neuro-Physiological Psychology (INPP). Chester: INPP; 1990.
11. Bobath B. Abnormal postural reflex activity caused by brain lesions. 2. Aufl. London: William Heinemann Medical Books; 1971.
12. Gesell A. The ontogenesis of infant behavior. In: Carmichael L, Hrsg. Manual of child psychology. New York: Wiley; 1954. S. 295–331. https://doi.org/10.1037/10756-006
13. Pavlidis G, Miles T. Dyslexia research and its application to education. New York: John Wiley and Sons; 1981.
14. Zangwill OL. Cerebral dominance in its relation to psychological function. Edinburgh: Oliver & Boyd; 1960.
15. Blythe P, McGlown DJ. An organic basis for neuroses and educational difficulties. Chester: Insight Publications; 1979.
16. Bernhardsson K, Davidson K. A different method of helping children with learning difficulties – the Dala clinic final report in Schwedisch. Gothenburg, Sweden: The Psychological Division of Gothenburg Education Authority; 1983.
17. Blythe P. Stress disease. London: Arthur Barker; 1973, siehe auch: London: Pan Books; 1976. Taschenbuchausgabe.
18. Blythe P. Minimal brain dysfunction and the treatment of psychoneuroses. Journal of Psychosomatic Research. 1978;22(4):247–55. https://doi.org/10.1016/0022-3999(78)90047-8
19. Blythe P, McGlown DJ. An organic basis for neuroses and the existence, detection and treatment of secondary neuroses. Gothenburg, Sweden: Svenska Institutet for Neurofysiologisk Psykologi; 1980.
20. Vose RH. Agoraphobia. London: Faber & Faber; 1981.
21. Blythe P, McGlown DJ. MBD & OBD. Swedish Medical Journal. 1981;78(1,2):45–8.
22. Blythe P, McGlown DJ. Agoraphobia – is it organic? World Medicine. 1982;10.
23. Kennard MA. Value of equivocal signs in neurologic diagnosis. Neurology. 1966;10:753–64. Zitiert in: Blythe, P., McGlown, D.J. An organic basis for neuroses and educational difficulties. Insight Publications, Chester. https://doi.org/10.1212/WNL.10.8.753
24. Blythe P. A new approach that explains specific learning difficulties and provides an effective treatment. Chester: INPP; 1988.
25. Blythe P. Reflex newsletter. Oculo-motor dysfunctions and the effect on functioning. Chester: INPP; 1987.
26. Goddard S. INPP monograph series. Bd. 1, The developmental basis for learning difficulties and language disorders. Chester: INPP; 1990.
27. Thelan E. Rhythmical stereotypes in normal human infants. Animal Behaviour. 1979;27:699–715. https://doi.org/10.1016/0003-3472(79)90006-X
28. American Psychiatric Association, Hrsg. Diagnostic and statistical manual of mental disorders. Fifth edition. DSM-5. Washington DC: American Psychiatric Association; 2013. https://doi.org/10.1176/appi.books.9780890425596
29. Goddard Blythe SA. The developmental test battery and exercise programme for use in schools with children with special needs. Chester: The Institute for Neuro-Physiological Psychology; 1996. Restricted publication.

30. Goddard Blythe SA. Assessing neuromotor readiness for learning. The INPP developmental screening test and school intervention programme. Chichester: Wiley-Blackwell; 2012. https://doi.org/10.1002/9781119945017

31. Goddard Blythe SA. Neuromotor immaturity in children and adults. The INPP screening test for clinicians and health practitioners. Chichester: Wiley-Blackwell; 2014. https://doi.org/10.1002/9781118736852

11 Weitere an spezifischen Lernschwierigkeiten (SpLS) beteiligte Faktoren

11.1 Die Fäden entwirren

Der Schlüssel zum Erfolg eines jeden Therapieprogramms liegt in der Identifizierung mitwirkender zugrundeliegender Faktoren, einer gründlichen Überprüfung und der Abstimmung der Intervention auf die Bedürfnisse des betroffenen Menschen. Zwar treten bei Kindern mit SpLS häufig Probleme mit der Körperhaltung, dem Gleichgewicht und der motorischen Kontrolle auf, doch sind sie nicht immer die Hauptursache. Andere Faktoren physischer (aber nicht notwendigerweise medizinischer) Art, die zu Lese-, Schreib-, Rechtschreib- und Konzentrationsproblemen beitragen können, sind u. a. auditive Verarbeitungsprobleme, strukturelle Probleme, die die skeletale Ausrichtung beeinflussen, biochemische (einschließlich ernährungsbedingte) Faktoren, unentdeckte Sehschwächen und anomale Hirnwellenvarianten, die die Aufmerksamkeit und Konzentration beeinträchtigen.

11.1.1 Auditive Verarbeitungsstörungen (AVS)

In **Kap. 7** haben wir ausgeführt, wie eine Vorgeschichte häufiger HNO-Infektionen oder Phasen intermittierenden Hörverlusts in den ersten Lebensjahren zu späteren Lern- und Verhaltensproblemen beitragen können, selbst wenn ein normales Hörvermögen seit Jahren wiederhergestellt ist. Der Grund dafür ist, dass die kritische Phase für das Einhören in die Klänge der Muttersprache in den ersten 3 Lebensjahren liegt, mit einem „Fenster" für die weitere Entwicklung bis zu einem Alter von etwa 6 Jahren. Kinder, die in den ersten 6 Lebensjahren Zeiten beeinträchtigten Hörens erlebt haben, können noch viele Jahre lang Probleme mit bestimmten Aspekten der auditiven Verarbeitung haben. Soziale Faktoren und Umweltfaktoren können ebenfalls eine Rolle spielen, wie z. B. das Leben in einer Umgebung mit vielen Hintergrundgeräuschen oder mit wenig wechselseitiger sprachlicher Interaktion in den ersten Lebensjahren.

Eine zentral-auditive Verarbeitungs- und Wahrnehmungsstörung (ZAVWS) „ist ein Defizit in der perzeptuellen (d. h. neuronalen) Verarbeitung akustischer Reize und der diesen Prozessen zugrundeliegenden neurobiologischen Aktivität, die die auditiv evozierten Potenziale hervorruft" [1]. Mit anderen Worten: Mit dem Hörsystem ist alles in Ordnung, aber die neuronalen Bahnen, die mit dem Gehirn verbunden sind, sind „abgeschaltet".

Auditive Diskriminierung ist die Fähigkeit, den Unterschied zwischen verschiedenen Tonfrequenzen und bestimmten Sprachlauten zu erkennen, insbesondere ähnliche Laute in der englischen Sprache wie *s* und *f*, *f* und *th*, *th* und *sh*, *sh* und *ch* (alles hochfrequente Laute) sowie auch *p* und *b*, b und *d*, *m* und *n* (mittlere Frequenz).

Wenn ein Kind nicht in der Lage ist, den Unterschied zwischen ähnlichen Lauten zu hören, haben die Regeln der Rechtschreibung (auf Englisch) wenig Relevanz. Der einzige Grund dafür, dass *b* in eine Richtung und *d* in die entgegengesetzte Richtung zeigt, liegt darin, dass jeder Buchstabe einen *anderen* Laut symbolisiert (s. **Abbildung 11-1**).

Die Spanne zwischen einer medizinischen Diagnose von Schwerhörigkeit und der Hörschärfe, die erforderlich ist, um die Laute der Sprache in mündlicher und schriftlicher Form leicht zu erkennen und zu verwenden, kann bis zu 40 Dezibel bei bestimmten Frequenzen betragen. Kinder können die standardmäßigen medizinischen Hörtests bestehen, aber es fehlt ihnen immer noch die nötige Trennschärfe, um verschiedene Laute zu unterscheiden und die Laute der geschriebenen Sprache korrekt und sicher zu verwenden.

Laut Paul Madaule, Direktor des Listening Centre in Toronto [2] [3], erfordert das Lesen die Übersetzung der visuellen Symbole auf der Buchseite in ein Bild des inneren Hörens, das im Gedächtnis verankert wird. Das Schreiben erfordert den umgekehrten Prozess: die Übersetzung der Gedanken in innere Sprache, die dann über das motorische System von den Hörzentren in die Sehzentren übertragen wird. Ein Problem in irgendeiner der Komponenten, nämlich auditiv, visuell und – im Falle des Schreibens – motorisch, kann die Fähigkeit beeinträchtigen, geschriebene Sprache zu verwenden. Eine schlechte auditive Diskriminierung kann zu Schwierigkeiten bei der Zuordnung von visuellen Symbolen zu den richtigen Lauten führen. Dies kann als Folge früherer Hörprobleme auftreten, wenn das Gehirn vorübergehend nicht in der Lage war, feine Unterschiede zu „hören", oder wenn es eine signifikante Diskrepanz zwischen der Hörschärfe in bestimmten Frequenzen und der optimalen Hörkurve für die betreffende Sprache gibt.

Tomatis [4], ein französischer HNO-Chirurg, entwickelte ein Interesse an professionellen Opernsängern, die die Fähigkeit zu verlieren begannen, bestimmte Töne präzise zu treffen. Bei einer gründlichen Untersuchung ihrer Stimmbänder und ihres Gehörs stellte er fest, dass in vielen Fällen das Problem nicht an der Stimme, sondern an den Ohren lag. Jahrelanges lautes Singen hoher Töne hatte den Hörapparat beschädigt und als das Hörvermögen schlechter wurde, war die Stimme nicht mehr in der Lage, die Töne mit ihrer früheren Präzision zu „treffen". Er schloss daraus, dass die Stimme nur das

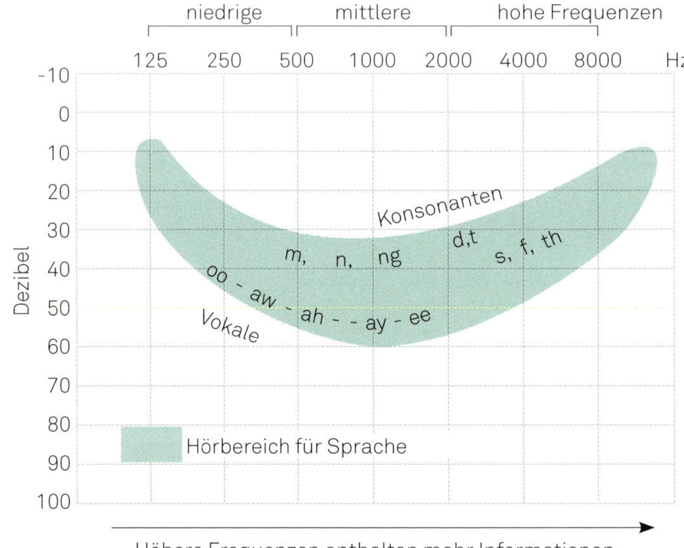

Abbildung 11-1: Die Sprachbanane.

produzieren kann, was das Ohr hören kann. Die Auswirkungen von Hörverlust auf die Sprachentwicklung waren seit langem bekannt, aber er fragte sich, ob subtile Unterschiede im Hörvermögen bei anderen Sprachstörungen, insbesondere bei Problemen mit der Schriftsprache wie Legasthenie, eine Rolle spielen könnten. Mit Hilfe der Tonfrequenzanalyse stellte er fest, dass jede Sprache einen bestimmten Frequenzbereich verwendet, mit variablen Schärfegraden, die zum Hören und Aussprechen von Lauten erforderlich sind, mit Lautvariationen und Akzenten, die für diese Sprache einzigartig sind. Geringe Abweichungen der Hörkurve einer Person von der „optimalen" Kurve für die Sprache könnten theoretisch zu Schwierigkeiten beim Hören und Sprechen führen mit Auswirkungen auch auf das „Sehen", was diese Laute bedeuten (s. **Abbildung 11-2**). **Abbildung 11-3** zeigt die Unterschiede im Hören auf jedem Ohr in der audiometrischen Kurve eines Kindes im Vergleich zu der von Tomatis ermittelten „optimalen" Kurve. Abbildung 11-3 stellt die Ergebnisse eines audiometrischen Tests dar, der bei einem Kind durchgeführt wurde, das alle vorherigen Hörtests bestanden hatte und nicht routinemäßig für weitere Untersuchungen überwiesen worden war. Tomatis entwickelte daraufhin eine Hörtrainingsmethode unter Verwendung speziell gefilterter Töne.

Tomatis' Theorie liefert auch eine Erklärung dafür, warum es mit zunehmendem Alter immer schwieriger wird, eine Fremdsprache ohne den geringsten Akzent zu lernen. Während sich das Gehör in den ersten Jahren gut in die Laute einer Sprache (Muttersprache) einhören konnte, wird es im späteren Leben schwieriger, neue Laute oder Variationen zu lernen, die außerhalb der muttersprachlichen Klangkurve liegen. Die Laute der englischen Sprache fallen hinsichtlich der Frequenzsensitivität (je nach Dialekt) in ein relativ schmales Band tiefer und mittlerer Fre-

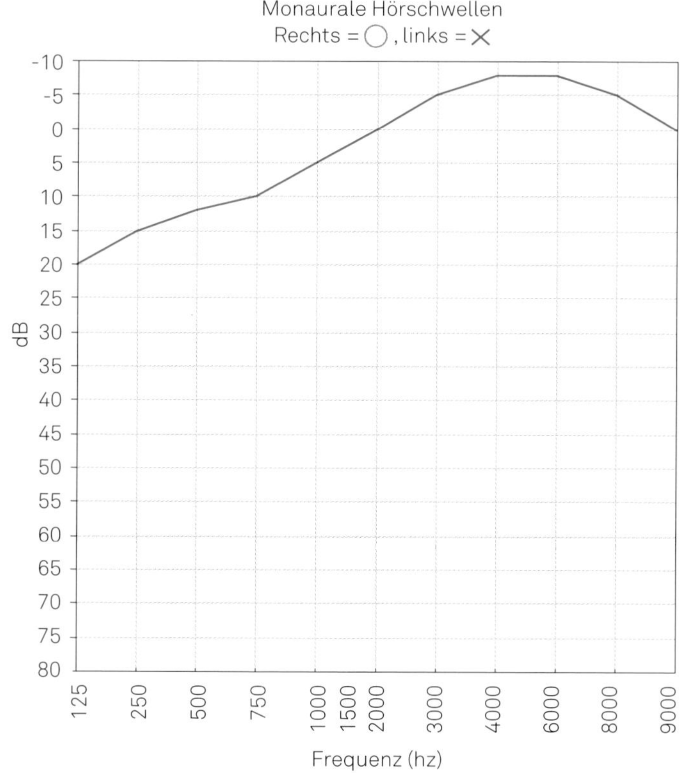

Abbildung 11-2: Optimale Hörkurve (Tomatis).

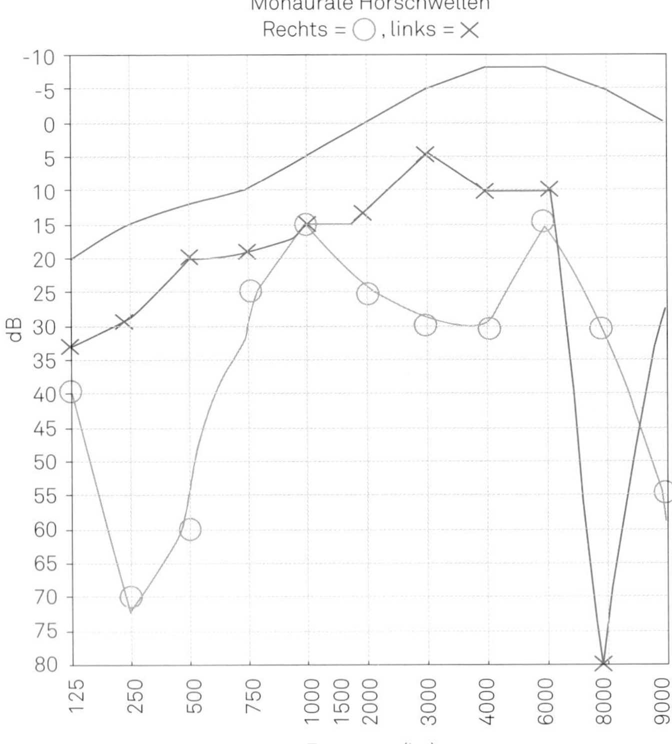

Abbildung 11-3: Audiometrische Untersuchung eines Kindes mit Lese- und Rechtschreibproblemen. Kind A: Neunjähriges Kind mit schweren Leseproblemen. Angesichts des 70-Dezibel-Verlusts bei 250 Hz im rechten Ohr und des 80-Dezibel-Verlusts bei 6000 Hz im linken Ohr wurde dieses Kind für weitere HNO-ärztliche Untersuchungen überwiesen, bevor ein Hörtraining empfohlen werden konnte.

quenzen, erfordern aber ein exzellentes Gehör in den hohen Frequenzen. Dies sind die Frequenzen, die während und nach einer Mittelohrentzündung oder aufgrund vergrößerter Polypen oder Mandeln, eines Paukenergusses oder eines allergischen Schnupfens am häufigsten beeinträchtigt werden.

Das Gehör kann noch bis zu 8 Wochen nach Abklingen der akuten Infektion beeinträchtigt sein.

Auditive Verzögerung (hemisphärenspezifische Verarbeitung)

Tomatis stellte auch fest, dass die Geschwindigkeit, mit der Laute verarbeitet werden, je nach der Route, die von den Ohren zum Gehirn führt, und je nachdem, welches Ohr das dominante Ohr ist, variieren kann.

Das rechte Ohr ist hierbei der schnellste Weg vom Ohr zu der bei der Mehrheit der Menschen (ca. 96 %) in der linken Hemisphäre der Großhirnrinde befindlichen Hirnregion, in der Sprache dekodiert wird, dem Gyrus temporalis superior (auch Wernicke-Zentrum genannt). Die vom linken Ohr verarbeiteten Töne gelangen zu einem kleineren Sprachzentrum in der rechten Hemisphäre, von wo aus sie über das Corpus callosum in die linke Hemisphäre zur Dekodierung gelangen müssen. Daraus ergibt sich ein kleiner Unterschied in der Zeit, die die Laute benötigen, um das Hauptsprachzentrum zu erreichen. Der Zeitunterschied im Gehirn, das einen Laut als *d* oder als *t* interpretiert, ist ein winziger Unterschied von etwa einem 40–60/1000stel einer Sekunde zwischen Beginn und Ende des ersten und zweiten Lautsignals. Dadurch können minimale Verzögerungen in der zeitlichen Abfolge von Lauten, die das Gehirn erreichen, eine Rolle bei der Fehlwahrnehmung bestimmter Laute spielen und die auditive Diskriminierung beeinträchtigen.

Eine auditive Verzögerung kann auch das auditive Kurzzeitgedächtnis beeinträchtigen. Eine der Eigenschaften von Schall ist, dass er vergänglich ist und erinnert werden muss, wenn er seine Signifikanz behalten soll. Eine Verzögerung bei der Verarbeitung von Tönen kann es erschweren, sich an eine Abfolge einzelner Laute zu erinnern (notwendig für die Wortbildung) und verbalen Anweisungen zu folgen. Der Effekt ist ähnlich, als würde man einem Nachrichtensprecher im Fernsehstudio dabei zusehen, wie er während der Sendung über Satellit ein Gespräch mit einem Überseekorrespondenten führt. Der Zuschauer bekommt mit, dass es einen Bruchteil der Zeitverzögerung zwischen dem Nachrichtenstudio, das die Frage stellt, und dem Journalisten, der sie empfängt, gibt. Im Allgemeinen kann selbst eine geringfügige Verzögerung in der Verarbeitungsgeschwindigkeit die Menge an auditiven Informationen, die ein Kind auf einmal verarbeiten kann, reduzieren. Dies kann als Teil eines Aufmerksamkeits-/Verhaltensproblems fehlinterpretiert werden, anstatt als symptomatisch für eine Funktionsstörung in einem bestimmten Aspekt der auditiven Verarbeitung gedeutet zu werden. Eine auditive Verzögerung kann sich bei der Beurteilung durch die Wechsler-Intelligenzskala für Kinder (WISC) als schlechte Leistung beim Digit Span Test zeigen.

Auditive Konfusion (Orientierung)

Eine auditive Konfusion steht in engem Zusammenhang mit dem Phänomen der auditiven Stimulusgebundenheit (Unfähigkeit, irrelevante auditive Stimuli herauszufiltern) und ist gewöhnlich das Ergebnis früher Probleme beim Richtungshören. In **Kap. 8** haben wir uns mit einigen Arbeiten von Ray Barsch in Bezug auf den Menschen als ein sich im Raum orientierendes Wesen befasst. Bevor ein Kind einen spezifischen Laut in einer akustischen Umgebung selektieren kann, muss es zunächst in der Lage sein, die Quelle des Geräusches zu lokalisieren. Die Orientierung, so Barsch, ist der erste Schritt, um auf spezifische und nicht auf multiple Sinnesreize zu achten. Die willkürliche im Gegensatz zur reflexiven akustischen Schallorientierung beginnt sich im Alter von etwa 4 Monaten zu entwickeln, etwa zur gleichen Zeit, in der der Moro-Reflex gehemmt wird und der akustische Stapediusreflex sich entwickelt. Darüber hinaus hat der Säugling dann auch ausreichend Kontrolle über die Augenbewegungen, um seinen Blick auf die Schallquelle zu richten. (Letzteres hängt mit der Reifung der vestibulären Bahnen zusammen, die an der Kopfkontrolle beteiligt sind). Eine akustische Konfusion beim älteren Kind kann das Ergebnis einer Reihe von Entwicklungsfaktoren sein: unterentwickelte Kopfstellreaktionen, unreife vestibuläre Funktionsfähigkeit, ein noch aktiver Moro-Reflex, ein unterentwickelter akustischer Stapediusreflex, einseitiger Hörverlust und eine Vorgeschichte von Hörbeeinträchtigungen oder fehlender Ohrpräferenz (Lateralität). Jeder einzelne Faktor oder eine Kombination dieser Faktoren kann zu Schwierigkeiten bei der Schallorientierung beitragen, die die Aufmerksamkeit, die Fähigkeit, Vordergrundgeräusche von Hintergrundgeräuschen zu trennen (selektives Hören), und die Konzentrationsfähigkeit beeinträchtigen. Symptome einer auditiven Konfusion können oft auch im Verhalten beobachtet werden.

Hyperakusis (Geräuschüberempfindlichkeit)

In den ersten Lebensjahren werden bei allen Kindern Hörtests durchgeführt, um frühe Anzeichen einer Hörschädigung zu erkennen, doch die Auswirkungen einer Überempfindlichkeit werden weder gescreent noch in einer routinemäßigen Vorsorgeuntersuchung überprüft. Eine Hyperakusis kann bei schwerhörigen Kindern, bei Kindern mit einer Vorgeschichte intermittierender Hörbeeinträchtigungen sowie bei Kindern mit hypersensiblem Gehör bestehen. Sie kann über alle Frequenzen oder nur bei spezifischen Frequenzen auftreten und sich sowohl auf das Lernen als auch auf das Verhalten auswirken.

Um Zuhören lernen zu können, muss man zunächst gelernt haben, Hintergrundgeräusche auszublenden. Dies ist eine der Funktionen des akustischen Stapediusreflexes, der die Lautstärke des in das Innenohr eindringenden Schalls um bis zu 20 Dezibel reduziert, und zwar nicht nur als Reaktion auf äußere Geräusche, sondern auch als Reaktion auf intern erzeugte Geräusche, nämlich wenn eine Person ihre eigene Stimme benutzt. Dies schützt nicht nur das empfindliche Innenohr vor Schäden durch allgemeinen Lärm, sondern ermöglicht es einer Person auch, zu sprechen, ohne durch den Klang der eigenen Stimme abgelenkt zu werden. Es kann passieren, dass bei Kindern, die in der Vergangenheit aufgrund eines Paukenergusses, einer Verstopfung im Ohr oder einer Infektion ein vermindertes Hörvermögen hatten, die Sensibilitätsschwelle, bei der normalerweise der akustische Stapediusreflex ausgelöst wird (s. **Kap. 2.16.1**), während der Dauer der Hörbeeinträchtigung erhöht war. Sobald die Hörschärfe wiederhergestellt ist, ist der Reflex bei niedrigeren Schwellen möglicherweise weniger reaktiv, so dass er keinen wirksamen Schutz gegen laute, ablenkende oder störende Geräusche bietet.

Guy Bérard, ein weiterer französischer HNO-Chirurg aus Annecy in Frankreich, entwickelte einen Hörtest zur Identifizierung von Hyperakusis und stellte fest, dass diese bei einigen Personen aus dem autistischen Spektrum besonders häufig auftrat. Einige ihrer „Autismen“ – spezifische Arten stereotyper, vermeidender und sich wiederholender Verhaltensmuster – sollten daher eher im Sinne von Abwehrmechanismen gegen unerträgliche oder unangenehme Hörmilieus verstanden werden. Er hat dies als „Hören ist gleich Verhalten“ [5] bezeichnet und ein auditives Integrations Training (AIT) entwickelt, das gefilterte Musik verwendet, bei der Klänge in zufälligen Abständen von einem zum anderen Ohr geleitet werden, um die Patienten für bestimmte Geräusche zu desensibilisieren und eine erhöhte Toleranz gegenüber allen Frequenzen aufzubauen. AIT wird immer noch effektiv zur Behandlung auditiver Hypersensitivität in spezialisierten Zentren und Kliniken auf der ganzen Welt eingesetzt.

Frequenz- und hemisphärenspezifische Stimulation

Inzwischen gibt es viele unterschiedliche Methoden von Hörtherapien: Musiktherapie und computergestützte Therapieprogramme mit animierten Videospielen und Sprachverarbeitungsprogrammen, die es Forschern und Klinikern ermöglichen, die Amplitude und *Dauer* von Sprachlauten zu verändern [6]. Letzteres basiert auf Beobachtungen, dass die Verlängerung der Dauer von kurzen, sich schnell verändernden Übergangselementen innerhalb der akustischen Wellenform von Sprachsilben zu einer signifikant verbesserten sprachlichen Diskriminierung dieser Silben bei Kindern mit Sprachstörungen führt [7].

> Die Dauer von Sprachlauten kann auch einfach durch die Vertonung von Wörtern verändert werden. Empirische Belege dafür, dass regelmäßiges Singen bestimmte Sprachprobleme verbessern kann, werden in *The Well Balanced Child* [14] vorgestellt.

Eine andere Methode, die Johansen Individualisierte Auditive Stimulation (JIAS), die in Dänemark an Kindern mit Legasthenie getestet wurde [8], arbeitet mit frequenzspezifischer Stimulation und bei Bedarf auch mit hemisphärenspezifischer Stimulation, um die auditive Unterscheidung und laterale Verarbeitung bei Kindern zu verbessern, die in diesen Bereichen Probleme haben. Die JIAS bietet eine klinische Methode zur Identifizierung, Beurteilung, Behandlung und anschließenden Auswertung von Störungen der auditiven Diskriminierung und der lateralen Hörverarbeitung. Bei der Erstuntersuchung wird ein vollständiger Hörschwellentest durchgeführt. Dabei wird nicht nur überprüft, ob das Kind einen Hörverlust hat, sondern es wird auch die individuelle Hörkurve des Kindes ermittelt, die dann mit der optimalen (Tomatis-)Kurve verglichen werden kann. Ein binauraler Hörtest sowie ein dichotischer Hörtest werden ebenfalls durchgeführt, um festzustellen, ob das Kind ein dominantes Ohr entwickelt hat und ob das dominante Ohr mit der allgemeinen lateralen Präferenz übereinstimmt. Wenn es Abweichungen zwischen der individuellen Hörkurve und der Optimalkurve gibt, wird eine frequenzspezifische Musik ausgewählt, die mit Hilfe einer speziell entwickelten Software so eingestellt wird, dass die Defizite und Überempfindlichkeiten in der individuellen Kurve kompensiert werden. Je nach den Ergebnissen der binauralen und dichotischen Hörtests kann die Musik auch ein Ohr speziell stärker stimulieren. Das Kind hört die Musik 10 Minuten pro Tag. Nach jeweils 6 bis 8 Wochen wird erneut getestet. Je nach den Änderungen, die sich in den audiometrischen Testergebnissen zeigen, werden an der ausgewählten Musik Anpassungen vorgenommen. Beispiele für Änderungen der audiometrischen Kurven vor und nach der JIAS sind in **Abbildung 11-4 a-c** zu sehen.[11]

Paul Madaule entwickelte einen Screening-Fragebogen, um Kinder zu identifizieren, die Zeichen einer AVS aufweisen. Ähnlich wie die INPP-Fragebögen ist dieser auditive Fragebogen nur als Instrument für ein Erstscreening gedacht, um herauszufinden, welche Kinder eine weitere (klinische) Untersuchung auf eine AVS erhalten sollten. Er sollte nicht als Grundlage für eine Diagnose verwendet werden.

11.1.2 Eine Checkliste für das Zuhören

Entwickelt von Paul Madaule. The Listening Centre, Toronto, Canada. Reproduziert mit Genehmigung von Paul Madaule (alle Rechte vorbehalten).

Wir können das Zuhören nicht sehen. Die einzige Möglichkeit, einen Zugang dazu zu erhalten, ist indirekt – durch Fähigkeiten, die auf die eine oder andere Weise damit verbunden sind.

Diese Checkliste umfasst einen Katalog von Fähigkeiten und Verhaltensweisen, die es Ihnen ermöglichen, sich selbst, Ihr Kind oder Ihre Schülerinnen und Schüler in Bezug auf das Zuhören zu beurteilen. Es gibt keine Punktzahl, kreuzen Sie einfach so viele Kästchen an, wie Sie es für richtig halten.

Rezeptives Zuhören

Dabei handelt es sich um ein Zuhören, das nach außen gerichtet ist. Es verbindet uns mit der Welt um uns herum, mit dem, was zu Hause, bei der Arbeit oder im Klassenzimmer geschieht.

- kurze Aufmerksamkeitsspanne
- Ablenkbarkeit
- Missverstehen von Fragen
- Verwechslung ähnlich klingender Wörter
- häufiger Wiederholungsbedarf
- Unfähigkeit, eine Reihe von Anweisungen zu befolgen

Expressives Zuhören

Dies ist ein Zuhören, das nach innen gerichtet ist. Wir benutzen es, um unsere Stimme zu kontrollieren, wenn wir sprechen und singen, und unsere Augen, wenn wir lesen oder schreiben.

- flache und monotone Stimme
- zögerliches Sprechen
- geringer Wortschatz
- schlechte Satzstruktur
- übermäßige Verwendung stereotyper Ausdrücke
- Unfähigkeit, die Melodie zu halten
- Verwechslung oder Umkehrung von Buchstaben
- Leseschwierigkeiten
- Rechtschreibfehler

---

11 Auch in Deutschland, Österreich und der Schweiz hat sich JIAS seit vielen Jahren fest etabliert. Informationen zur Methode, Kursen und Adressen von Anbietern der Methode unter www.hoertraining-ias.de (Anm. d. Übers.).

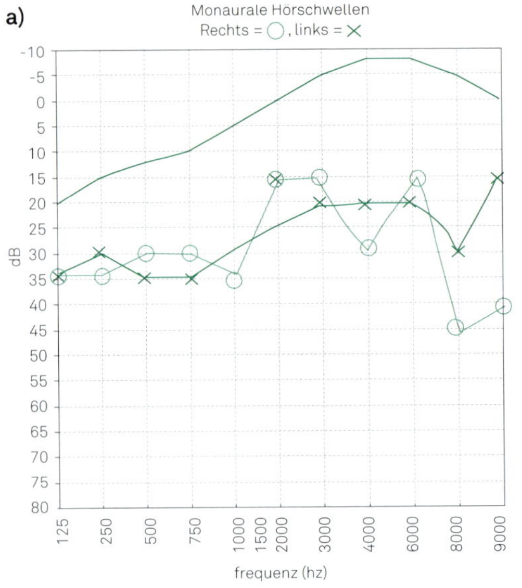

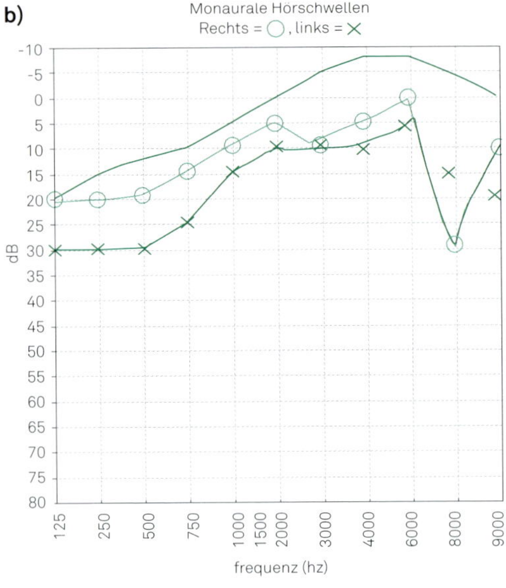

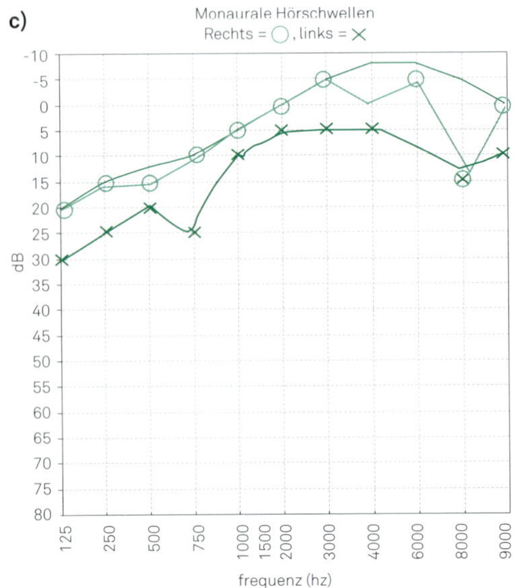

Abbildung 11-4: Beispiele für die audiometrische Untersuchung eines Kindes vor und nach 12 Wochen JIAS. (a) Kind B: vor der Anwendung von JIAS. (b) Kind B: 12 Wochen nach Beginn der JIAS. (c) Kind B: 18 Wochen nach Beginn der JIAS. Kind B benötigt noch mindestens 4 weitere Monate Hörtherapie, um das linke Ohr in den tiefen Frequenzen und beide Ohren zwischen 5 000 und 8000 Hz zu verbessern.

Motorische Fähigkeiten

Das Ohr des Körpers, das das Gleichgewicht, die Koordination und das Körperbild steuert, bedarf ebenfalls besonderer Aufmerksamkeit.

- schlechte Körperhaltung
- Zappeligkeit
- tollpatschige, unkoordinierte Bewegungen
- schlechtes Rhythmusgefühl
- unordentliche Handschrift
- Probleme mit Organisation, Struktur
- Verwechslung von links und rechts
- gemischte Dominanz
- mangelnde sportliche Fähigkeiten

Schutzmaßnahmen

Zuhören ist auch die Fähigkeit, Informationen, die wir nicht brauchen, auszublenden oder uns vor „Lärm" zu schützen. Schwierigkeiten auf dieser Ebene sind oft mit Verhaltens- und sozialen Anpassungsproblemen verbunden.

- auditive Hypersensitivität
- geringe Toleranz oder Frustration
- mangelndes Selbstvertrauen
- schlechtes Selbstbild
- Schwierigkeiten, Freundschaften zu schließen
- Tendenz zum Rückzug, Vermeidung von Kontakten
- Reizbarkeit
- Unreife
- ablehnende Einstellung gegenüber Schule/ Arbeit

Das Energieniveau

Die Sinnesorgane, insbesondere das Ohr, spielen eine entscheidende Rolle bei der Bereitstellung und Regulierung der Energie, die wir brauchen, um ein harmonisches und erfülltes Leben zu führen.

- Schwierigkeiten, morgens aufzustehen
- Müdigkeit am Abend
- Gewohnheit, Dinge aufzuschieben
- Hyperaktivität
- Neigung zu Depressionen
- sich mit alltäglichen Aufgaben überfordert fühlen
- geringe Motivation, Antriebslosigkeit

Vorgeschichte

Diese Informationen geben Aufschluss über die möglichen Ursachen eines Hörproblems.

- stressige Schwangerschaft
- schwierige Geburt
- Adoption
- frühe Trennung
- motorische Entwicklungsverzögerung
- Verzögerung bei der Sprachentwicklung
- häufige Ohrinfektionen

Paul Madaule entwickelte ein Programm zur Verbesserung des Zuhörens – den Listening Fitness Trainer (LiFT) [9]. Dabei handelt es sich um ein elektronisches Audiogerät, das zum Hör- und Stimmtraining eingesetzt wird. Kinder mit auditiven Verarbeitungsproblemen haben oft eine schlechte Wahrnehmung ihrer eigenen Stimme. Obwohl Tomatis schon behauptet hatte, dass die Stimme nur das produzieren kann, was das Ohr hören kann, erkannte sein Schüler Paul Madaule, dass auch die Stimme ein Trainingswerkzeug ist und dass die Verwendung der Stimme die auditive Verarbeitung durch Stimulation der Feedbackschleife beim Hören und Sprechen verbessern kann.

Auf die Bedeutung der Stimme in Bezug auf den frühen Spracherwerb wies ich auch schon in meinem Buch *What Babys and Children Really Need* hin:

> Die flüchtige Natur des Schalls bedeutet, dass man sich daran erinnern muss, damit er von Nutzen ist. Eine Möglichkeit, Töne zu speichern, besteht darin, sie zu wiederholen. Wenn die Stimme aktiviert wird, wirkt der Körper als Resonanzkörper, der das Hören erleichtert. Bei Säuglingen, bei denen der Kopf klein ist und die Ohren näher beieinander liegen, hilft die Vokalisierung, das Ohr zu trainieren, wobei das Ohr wiederum die Stimme verfeinert. Bei Hörgeschädigten hat sich herausgestellt, dass sie auf viel leisere Geräusche reagieren, wenn sie die Geräusche selbst erzeugen, da der Gebrauch der Stimme über die Knochenleitung Vibrationen erzeugt, die das Mittelohr umgehen. Gleichzeitig trägt die Wiedergabe von Tönen mit der Stimme dazu bei, die Fähigkeit zur präzisen Tonhöhe zu verbessern und die Unterscheidungsfähigkeit zu erhöhen. Der Gebrauch der eigenen Stimme des Kindes ist damit für das Ohr vergleichbar mit einer Gymnastikstunde. [10]

Ähnliche Beobachtungen über die Bedeutung der Arbeit mit der Stimme machte Colin Lane, der sich ursprünglich auf das Unterrichten hörgeschädigter Studenten spezialisiert hatte. Eine der Hausaufgaben für die Schüler bestand darin, Sprachlaute auf einem Tonbandgerät zu hören und zu wiederholen, um u.a. die Klarheit der Artikulation zu verbessern. Einer der Schüler machte dabei bemerkenswerte Fortschritte. Als die Lehrer herauszufinden versuchten, warum dieser Schüler größere Fortschritte gemacht hatte als andere, entdeckten sie, dass der Schüler, anstatt die Stimme eines anderen Schülers auf Tonband zu hören, seine eigene Stimme aufgenommen hatte und so seine eigene Sprechweise als „Modell" für seine Übungen benutzte. Trotz der Tatsache, dass die von ihm aufgenommenen Laute unklar waren, verbesserte sich seine Sprache, als er seine *eigene* Stimme als „Modell" für das Lautieren benutzte. Colin Lane war davon so fasziniert, dass er für ein Postgraduiertenstudium an die Universität von Exeter zurückkehrte und seine Doktorarbeit über den Einsatz der *eigenen* Stimme des Kindes als eines der effektivsten Lehrinstrumente abschloss. Darüber hinaus hat er ein Hör- und Stimmprogramm entwickelt, um die Konzentrations- und Lesefähigkeit zu verbessern: Aural-Read-Response-Oral-Write (A.R.R.O.W) [11].

Zuerst hört sich das Kind den Text, der verwendet wird, über Kopfhörer an, bevor es ihn selber liest. Dann nimmt das Kind denselben, nun laut von ihm vorgelesenen Text auf Tonband auf und diktiert ihn dann anschließend sich selber vom Band. Zum Schluss überprüft er seine Niederschrift an Hand der schriftlichen Vorlage auf Rechtschreibfehler. (Anm. d. Übers.)

11.1.3 Probleme im Zusammenhang mit dem Skelettsystem

Eine Fehlausrichtung des Skeletts kann sowohl die Struktur (Skelettsystem) als auch die funktionelle Entwicklung (Nervensystem) beeinträchtigen und dadurch die Haltung, das Gleichgewicht, die Koordination und damit verbundene Funktionen beeinflussen. Es gibt viele Arten struktureller Anomalien, die aus verschiedenen Gründen auftreten können. Ein bei Kindern mit SpLS häufig beobachtetes Beispiel ist die *Kopfgelenk-induzierte Symmetrie-Störung (KISS)*. KISS wird in erster Linie von Therapeuten behandelt, die auf Manuelle Medizin spezialisiert sind. In Europa sind Praktizierende der Manuellen Medizin häufig Ärzte oder Chiropraktiker, die eine spezielle Ausbildung in der Diagnose und Behandlung von KISS absolviert haben.

KISS beeinflusst den kraniovertebralen Übergang bei Neugeborenen und Kleinkindern. Nach Heiner Biedermann, der seit vielen Jahren mit KISS arbeitet, können Probleme am kraniovertebralen Übergang als einer der Hauptgründe für Haltungsasymmetrien und damit für eine Asymmetrie der knöchernen Strukturen des Schädels und der Wirbelsäule angesehen werden. Bei mehr als 35000 Kleinkindern und Neugeborenen, die von ihm und seinen Kollegen aufgrund einer Vielzahl von Problemen behandelt wurden,

stellten wir fest, dass die subokzipitale Region – zwischen dem *Okziput* und *C3* (dem kraniozervikalen Bereich) – eine sehr wichtige Rolle in der sensomotorischen Entwicklung spielt, die über die zu diesem Zeitpunkt gesehenen Symptome hinausgeht und weit in die Adoleszenz und sogar ins Erwachsenenalter hineinreicht. Craniale Asymmetrie, funktionelle Asymmetrien und asymmetrische neurologische Muster tragen alle zu dieser Diagnose bei.

Okziput – der untere und hintere Teil des Kopfes im Übergang zum Hals
Kranium – Schädel
zervikal – zum Hals gehörig

„Der Terminus KISS-Syndrom wird verwendet, um eine scheinbar nicht kohärente Gruppe von Symptomen und Beschwerden bei Neugeborenen und Kleinkindern zusammenzufassen, deren dominantes Merkmal der Torticollis (Schiefhals) ist, oft in Verbindung mit einer

Asymmetrie des Kopfes." [12] Zu den Risikofaktoren für KISS gehören: intrauterine Fehlstellung, mechanische Eingriffe bei der Geburt, z. B. Zange und Saugglocke, verlängerte Wehentätigkeit und Mehrlingsgeburten.

Klinische Anzeichen von KISS können sein:
- Torticollis,
- einseitige *Mikrosomie*,
- C-Skoliose und motorische Asymmetrien,
- eine einseitig verzögerte Reifung der Hüftgelenke und
- eine verlangsamte motorische Entwicklung.

Symptome, die bei der Beurteilung der neurologischen Entwicklung oder bei der Erhebung der Anamnese beobachtet werden können, sind:
- asymmetrische Haltung,
- Schiefhaltung des Kopfes (Schiefhals),
- Opisthotonus (Kopf in Retroflexion gehalten),
- nicht in der Lage, auf dem Rücken zu liegen,
- gleichbleibende Schlafstellung, Kind weint, wenn es bewegt wird,
- asymmetrische Motorik,
- asymmetrische Haltung des Rumpfes und der Extremitäten, manchmal eine dem ATNR ähnliche Kopfneigung.

Es kann auch eine Vorgeschichte von Schlafstörungen geben:
- Baby wacht jede Stunde weinend auf,
- extreme Empfindlichkeit des Nackens,
- kraniale Skoliose,
- Schwellung einer Seite der Gesichtsweichteile – Asymmetrie der Gesichtszüge,
- Blockierungen der Iliosakralpunkte,
- asymmetrische Entwicklung und Beweglichkeit der Hüften,
- Fieber unbekannter Ursache,
- Appetitlosigkeit und
- andere Symptome von Störungen des ZNS.

Mikrosomie – Kleinwuchs

Obwohl der Locus im subokzipitalen Bereich liegt, ist die gesamte Wirbelsäule involviert und kann viele andere Funktionen beeinflussen, z. B. die Entwicklung der Kopfstellreaktionen und die Hemmung primitiver Reflexe.

Die Stabilisierung des Kopfes ist ein komplexer Prozess, der das Zusammenspiel von Reflexen umfasst, die durch vestibuläre, visuelle und propriozeptive Signale ausgelöst werden. Die meisten afferenten propriozeptiven Signale gehen von der kraniozervikalen Verbindung aus. Jedes Hindernis, das diese afferenten Signale behindert, hat überaus weitreichende Konsequenzen für das sich entwickelnde Nervensystem, das auf geeignete Reize (und Rückkopplungen) angewiesen ist, um sich selbst zu organisieren – die zerebrale Organisation beginnt für das Neugeborene am Kopf. [12]

Mit anderen Worten: Strukturprobleme können die Entwicklung in anderen Bereichen „blockieren", die die Haltung, das Gleichgewicht, die Integration und die Entwicklung von Reflexen und davon abhängigen Funktionen einschließlich der Kontrolle der Augenbewegungen, die für das Lesen und Schreiben notwendig sind, beeinflussen.

11.1.4 Ernährung und Kommunikation im Nervensystem

Das Nervensystem wird durch Neuronen gesteuert. Neuronen sind spezialisierte Zellen, die für die Produktion von Handlungen, Gedanken und Gefühlen verantwortlich sind. Neuronen sind infolge zweier Merkmale in der Lage, Informationen zu verarbeiten, zu übermitteln und zu speichern. Sie besitzen
1. die Fähigkeit, elektrische Signale zu erzeugen und zu leiten, und
2. die Fähigkeit, chemische Substanzen auszuschütten, die die Aktivität anderer Zellen, insbesondere anderer Neuronen, verändern können. Diese chemischen Substanzen werden als *Neurotransmitter* bezeichnet.

Neurotransmitter – eine Substanz, die von Neuronen hergestellt, gespeichert und freigesetzt wird. Neurotransmitter sind chemische Botenstoffe zwischen Nervenzellen an chemischen Synapsen.

Beide Arten der Kommunikation resultieren aus der Bewegung von Ionen durch die Nervenmembran. Die Effizienz der Übertragung ist von mehreren Faktoren abhängig. Ein Faktor, der die Kommunikation von Neuronen beeinflussen kann, ist der Ernährungsstatus. Das liegt daran, dass die Ernährung viele der chemischen Komponenten für die Kommunikation innerhalb des Nervensystems liefert.

Das Thema Ernährungsfaktoren bei SpLS verdient ein mehrbändiges Fachbuch. Doch trotz der Bedeutung der Ernährung für die Beeinflussung und Regulierung vieler wichtiger Funktionen wird die Rolle der Ernährung als bedeutsamer Untersuchungsgegenstand bei Konzentrations- und Verhaltensproblemen oder anderen Aspekten des Lernens im schulischen Bildungswesen eher kurz beleuchtet. Im Kontext dieses Buches sollen einige Beispiele veranschaulichen, warum der Ernährungszustand eines Kindes, das Probleme hat, nicht übersehen werden sollte.

In seinem Buch *The Second Brain* [13] schilderte Michael Gershon, wie „Nerven in einer chemischen Sprache miteinander sprechen" und

dass es im Darm ein Gehirn gibt. Der hässliche Darm hat mehr Verstand als das Herz und verfügt wohl auch über eine größere Gefühlskapazität. Er ist das einzige Organ, das ein intrinsisches Nervensystem enthält, das in der Lage ist, bei völliger Abwesenheit von Input aus dem Gehirn oder Rückenmark Reflexe zu steuern. Als unsere Vorfahren aus dem Urschlamm auftauchten und ein Rückgrat erwarben, entwickelten sie auch ein Gehirn im Kopf – und einen Darm mit einem eigenen Verstand.

Er führte weiter aus,

dass wir in unserem Darm mehr Nervenzellen haben als im Rest unseres peripheren Nervensystems. Das enterische Nervensystem ist zudem ein riesiges chemisches Reservoir, in dem jede einzelne Klasse von im Gehirn gefundenen Neurotransmittern vertreten ist. Neurotransmitter sind die Worte, mit denen Nervenzellen untereinander und mit den Zellen unter ihrer Kontrolle kommunizieren.

Die Funktion des Darms an dem einen Ende des Verdauungssystems wird durch den Nährstoffeintrag am anderen Ende beeinflusst. Was den chemischen Zustand des Körpers betrifft, so sind wir das, was wir essen. Die Bedürfnisse des Körpers von einem Tag auf den anderen werden von den Genen, dem Klima, der Umwelt und den Anforderungen des täglichen Lebens beeinflusst. In den wohlhabenden Ländern der Welt neigen wir nicht dazu, an Mangelernährung zu denken, aber die wachsenden Probleme von Fettleibigkeit und Nahrungsmittelunverträglichkeit stellen ebenfalls Formen der Mangelernährung dar.

Dieses Thema wird in einem meiner früheren Bücher, *The Well Balanced Child* [14], ausführlicher behandelt. Ein Auszug aus dem Kapitel über Ernährung ist hier eingefügt:

Marotten und Moden können sich im Laufe der Zeit vollständig wandeln. Zu Beginn des 21. Jahrhunderts scheint die lange Zeit für richtig gehaltene Auffassung, dass eine fettarme Ernährung gut für das Herz sei, nicht mehr zuzutreffen, denn neue Erkenntnisse beginnen, diese vereinfachte Sichtweise zu widerlegen. Man hat nun entdeckt, dass Menschen mit fettreicher Ernährung tatsächlich häufig niedrigere Cholesterinspiegel haben. Zurzeit besteht ein allgemeiner Konsens darin, dass eine gesunde Ernährung nicht aus „guten" und „schlechten" Nahrungsmitteln zusammengesetzt ist, sondern vielmehr von einem Gleichgewicht zwischen verschiedenen Nahrungsmittelgruppen, verschiedenen

Fettarten, dem Klima und dem Lebensstil abhängt.

Proteine und Aminosäuren spielen eine wichtige Rolle bei der Genexpression, während Fette einen Hauptbestandteil des Gewebes des Nervensystems ausmachen. Bestimmte Fette sind wichtig für die Entwicklung von Gehirn- und Körpergewebe. „Der Aufbau von Hirngewebe erfordert ein Eins-zu-eins-Gleichgewicht zwischen Omega-3- und Omega-6-Fettsäuren. Omega-3-Fettsäuren sind in der Nahrungskette an Land relativ knapp, überwiegen aber in der marinen Nahrungskette“ [15]. Die moderne Ernährung, die einen hohen Anteil an verarbeiteten Lebensmitteln und tierischen Fetten aufweist, ist zugunsten von Omega-6-Fettsäuren geprägt, wobei die typische amerikanische Ernährung schätzungsweise ein 6:1-Verhältnis von Omega-6- zu Omega-3-Fettsäuren aufweist. Essenzielle Fettsäuren sind notwendig, um die Membranbarriere zu bilden, die die Zellen umgibt. Die Myelinscheide – die Fettschicht, die bestimmte Nervenbahnen umgibt – ermöglicht eine schnellere Informationsübertragung entlang der Nervenfasern und verhindert Interferenzen oder störende Einflüsse benachbarter Bahnen.

Mikronährstoffe wie Zink, Kalzium, Magnesium, Mangan und Selen spielen eine entscheidende Rolle bei der Aufnahme und Nutzung von Nährstoffen durch den Körper und bei der Synthese essenzieller Fettsäuren, die auch als Vorläufer von Hormonen fungieren. Ein Mangel in einem Bereich kann zu einem Überangebot an anderer Stelle führen. Kalzium z. B. trägt dazu bei, die Bleikonzentration im Körper niedrig zu halten. Wenn der Kalziumspiegel niedrig ist, steigt der Bleispiegel tendenziell an und umgekehrt. Zink trägt zum Schutz vor erhöhten Aluminiumwerten bei und ist an der Aufrechterhaltung des richtigen Verhältnisses von Zink und Kupfer im Blut beteiligt. Niedrige Zinkspiegel können die Wundheilung, den Appetit (wie bei Magersucht) und auch den Geschmack beeinträchtigen, was dazu führt, dass ein Kind nur eine schmale Auswahl an geschmacksneutralen Nahrungsmitteln zu sich nimmt und sich weigert, genau die Nahrungsgruppen auszuprobieren, die den zugrundeliegenden Mangel ausgleichen könnten. Moderne verarbeitete Lebensmittel wie Weißbrot und Zucker verlieren bei der Verarbeitung viel von ihrem Zinkgehalt.

Fettsäuren und Gehirnentwicklung

Tierisches Leben entstand zunächst im Meer, wo es einen Überfluss an Omega-3-Fettsäuren gab. Dies sind dieselben Fettsäuren, die heute die wesentlichen Bestandteile der Fotorezeptoren der Augen und der Zellmembranen des Gehirns bilden. Die Membranen der Nervenzellen bestehen aus einer dünnen Doppelschicht von Fettsäuremolekülen, aus denen das Gehirn die speziellen Fettarten zusammensetzt, die es in seine Zellmembranen einbaut. Myelin besteht ebenfalls zu mindestens 70 % aus Fett, von dem die häufigste Fettsäure Ölsäure ist. (Ölsäure ist in der menschlichen Muttermilch reichlich vorhanden).

> Myelin – weiße Zellen, die aus Lipiden und Proteinen bestehen, die eine Schutzhülle um einige Nervenfasertypen bilden und dazu beitragen, die Übertragung elektrischer Impulse zu erleichtern. Myelin fungiert auch als elektrischer Isolator, der die Effizienz der Nervenleitung erhöht und Interferenzen oder „Störfunk“ von benachbarten Bahnen verhindert.

Anomalien in der Verfügbarkeit und im Metabolismus von Fettsäuren wurden mit geringeren schulischen Leistungen, Hyperaktivität, Depressionen, mit Alzheimer, Parkinson und Schizophrenie in Verbindung gebracht. Interessanterweise wurden mindestens 3 dieser Erkrankungen auch mit Anomalien in der Verfügbarkeit von Dopamin in Verbindung gebracht – einem Neurotransmitter, der an der Regulation der Motorik und der Belohnungszentren im Gehirn beteiligt ist.

David Horrobin vermutete in seinem Buch *The Madness of Adam and Eve* [16], dass Fette, insbesondere Fettsäuren, die in Küstenregionen, in denen die Bewohner einen großen Anteil an Meeresfrüchten in ihrer Ernährung haben, im Überfluss vorhanden sind, wahrscheinlich eine wichtige Rolle in der menschlichen Evolution gespielt haben. „Wir wurden Menschen aufgrund ziemlich kleiner genetischer Veränderungen des Fettes in unserem Schädel [...] das Gehirn ist ein Organ, das hauptsächlich aus Fett besteht und viel Energie zum Laufen benötigt. Obwohl es nach Gewicht nur etwa 2 % des Körpers ausmacht, verbraucht es etwa 20 % der Energie. Ich glaube, dass das reichhaltige Nahrungsangebot der aquatisch/marginalen Vegetation zusammen mit Mutationen des Fettstoffwechsels, die es dem Gehirn ermöglichten, sich zu verändern und effektiver zu werden, die Hauptursachen waren, die die Entwicklung der Jagd und aller damit verbundenen Fähigkeiten ermöglichten. Diese Nahrungsvorräte ermöglichten es auch, dass unsere Eingeweide mit dem Wachstum unseres Gehirns kleiner wurden.

Omega-3-Fettsäuren sind für die gesamte Entwicklung des menschlichen Gehirns während der Schwangerschaft und in den ersten beiden Lebensjahren notwendig.

Das Omega-3-Fett und sein Derivat, DHA (Docosahexaensäure), ist für die Entwicklung eines Kindes so wichtig, da sich bei einem Mangel bei Mutter und Kind das Nervensystem und das Immunsystem des Kindes möglicherweise nie vollständig entwickeln, was ein Leben lang zu unerklärlichen emotionalen, Lern- und Immunsystemstörungen führen kann. [17]

Forscher in Adelaide, Australien, haben vermutet, dass Fischölsupplemente bei der Behandlung von ADHS besser als Ritalin sein könnten.

Es wird geschätzt, dass 5 bis 10 % der Kinder im Schulalter (meist Jungen) in Europa an ADHS leiden. Die Vergleichszahlen für die Vereinigten Staaten und Australien liegen bei 3 bis 7 % bzw. 11 %. Die Hauptsymptome der Erkrankung sind Aufmerksamkeitsschwierigkeiten, Hyperaktivität und Impulsivität. ADHS wird auch mit Lernschwierigkeiten beim Lesen, Rechtschreiben und Rechnen in Verbindung gebracht und kann psychiatrische Probleme mit sich bringen, die das Kind bis ins Erwachsenenalter begleiten. Es gibt zahlreiche Hinweise darauf, dass ADHS mit einem Fettsäuremangel oder -ungleichgewicht in Verbindung steht. Langkettige Fettsäuren wie Eicosapentaensäure (EPA) und Docosahexaensäure (DHA) sind für eine ordnungsgemäße Gehirnfunktion unerlässlich. So haben mehrere Studien mit Kindern mit ADHS gezeigt, dass ihnen diese essenziellen Fettsäuren fehlen. Forscher an der Universität von Südaustralien berichten, dass ein EPA- und DHA-haltiges Nahrungsergänzungsmittel die Symptome von ADHS wirksam reduziert. [18]

Andere Studien haben gezeigt, dass auch Fischöl die Symptome von ADHS wirksam verringert. Forscher der Universität Oxford untersuchten, ob eine Supplementierung mit Fischölen Kindern mit entwicklungsbedingter Koordinationsstörung und ADHS helfen würde.

Neurologische Entwicklungsstörungen treten immer häufiger bei Kindern im Schulalter auf. Es wird geschätzt, dass etwa 5 % der britischen Schulkinder an einer entwicklungsbedingten Koordinationsstörung leiden, während 1 bis 2 % an ADHS leiden. In den Vereinigten Staaten wird die Prävalenz von ADHS auf 4 % geschätzt. Eine entwicklungsbedingte Koordinationsstörung ist gekennzeichnet durch Probleme mit der Motorik (manuelle Geschicklichkeit, Geschicklichkeit im Umgang mit Bällen und Gleichgewicht) sowie durch Lernschwierigkeiten, Verhaltensprobleme und mangelnde soziale Fähigkeiten. Die Hauptsymptome von ADHS sind kognitive Probleme (Probleme mit Denken, Lernen und Erinnern), Hyperaktivität, Ängstlichkeit, Schüchternheit, Perfektionismus, oppositionelles Verhalten, soziale Probleme, exzessive Redseligkeit, Ruhelosigkeit und hoher Geräuschpegel. [19]

An der klinischen Studie nahmen 100 Kinder im Alter von 5 bis 12 Jahren teil, bei denen eine entwicklungsbedingte Koordinationsstörung diagnostiziert worden war und die ebenfalls Symptome von ADHS zeigten. Die Kinder erhielten nach dem Zufallsprinzip täglich 6 Placebo-Kapseln (Olivenöl) oder 6 Kapseln einer EFA-Mischung. Die Hälfte der Kinder erhielt die EFA-Mischung 6 Monate lang, die andere Hälfte das Placebo 3 Monate lang und danach die EFA-Mischung für die restlichen 3 Monate der Studie.

Die Verbesserungen in den EFA-Gruppen waren erheblich. Während bei den motorischen Fähigkeiten keine Verbesserung festgestellt wurde, verbesserten sich sowohl die Lese- als auch die Rechtschreibleistungen signifikant. Der durchschnittliche Anstieg des Lesealters betrug in den ersten 3 Monaten 9,5 Monate in der EFA-Gruppe gegenüber 3,3 Monaten in der Placebo-Gruppe. In ähnlicher Weise betrug der Anstieg des Rechtschreibalters in den ersten 3 Monaten der Studie 6,6 Monate in der EFA-Gruppe gegenüber 1,2 Monaten in der Placebo-Gruppe. Die Symptome von ADHS zeigten ebenfalls eine wesentliche Verbesserung, insbesondere bei Kindern, die Hyperaktivität, kognitive Probleme, Ängstlichkeit und Schüchternheit gezeigt hatten. Die Rate der in den ersten 3 Monaten festgestellten Verbesserungen setzte sich in den folgenden 3 Monaten der Studie fort. Die Forscher kamen zu dem Schluss, dass die Nahrungsergänzung mit EFA eine sichere, verträgliche und wirksame Behandlung zur Verbesserung des schulischen Fortschritts und des Verhaltens von Kindern mit entwicklungsbedingter Koordinationsstörung sein könnte. (Dies gilt aber nicht notwendigerweise für die beeinträchtigten motorischen Fähigkeiten.)

Neben Fettsäuren stellen bestimmte Fischöle eine wichtige Vitamin-D-Quelle dar. Die Hauptquelle für Vitamin D ist die ultraviolette Strahlung im Sonnenlicht, obwohl es aus Nahrungsquellen wie Lebertran ergänzt werden kann. Wie in **Kap. 7** erwähnt, ist Vitamin D unerlässlich für die Aufnahme von Kalzium, das für die Bildung gesunder Knochen verantwortlich ist. Ein Mangel kann nicht nur zu Rachitis, sondern auch zu schlechter Ausbildung der Zähne, zu Wachstumsstörungen und allgemeinen Erkrankungen führen. Menschen mit dunkler Haut sind in kühlen gemäßigten Zonen einem größeren Risiko eines Vitamin-D-Mangels ausgesetzt, da eine erhöhte Pigmentierung die Fähigkeit der Haut verringert, das Vitamin aus Sonnenlicht herzustellen. In nördlichen Regionen wie Skandinavien, wo die Sonneneinstrahlung im Winter gering ist, ist Fisch ein Hauptbestandteil der Nahrung. Im Vereinigten Königreich ist dies nicht mehr der Fall und die Rachitis, von der angenommen wurde, dass sie durch eine allgemein verbesserte Ernährung eliminiert wurde, und andere Anzeichen eines Vitamin-D-Mangels treten erneut wieder auf.

Früher wurde die Vitamin-D-Hypovitaminose als ein Problem der öffentlichen Gesundheit betrachtet, das hauptsächlich ethnische Minderheitengruppen in Großbritannien betrifft, aber eine kürzlich durchgeführte Studie hat gezeigt, dass das Problem auch unter der einheimischen Bevölkerung sehr real ist. Bei in Schottland lebenden Studienteilnehmern war die Wahrscheinlichkeit, niedrige Vitamin-D-Konzentrationen zu haben, doppelt so hoch im Vergleich zu Studienteilnehmern in anderen Regionen Großbritanniens. Dasselbe Ergebnis zeigte sich auch bei adipösen Teilnehmern. Ein Vitamin-D-Mangel kann durch Aufenthalte im Freien vermieden werden und dadurch, dass man sich nicht vollständig vor jeglicher Sonnenbestrahlung schützt, fetten Fisch isst und sein Gewicht kontrolliert [20].

Zu Beginn des 20. Jahrhunderts wurden in Großbritannien und Europa „Freiluftschulen“ ins Leben gerufen, um die körperliche Gesundheit und das Wohlbefinden der Kinder zu verbessern, die in den Innenstädten aufwuchsen, wo die dreifache Geißel des Sonnenlichtmangels in den Wintermonaten, der schlechten Ernährung und der beengten Wohnverhältnisse zur Verbreitung von Tuberkulose und Rachitis führte. Da diese einst gefürchteten Kinderkrankheiten durch eine verbesserte öffentliche Gesundheitspraxis und Impfprogramme weitgehend ausgerottet wurden, neigt die moderne Gesellschaft dazu, sich hinsichtlich der Ursachen dieser Krankheiten nachlässig zu zeigen. Eine sitzende Lebensweise mit vermehrtem Einsatz von Technologie wirkt sich nicht nur auf die körperliche Betätigung der Kinder aus, sondern auch auf die Zeit, die sie im Freien verbringen. Die christliche Tradition, freitags Fisch zu essen, ist heute weitgehend ein Relikt aus früheren Zeiten, und fundierte Ratschläge zum Schutz vor Hautkrebs bedeuten, dass viele Kinder nur einem Minimum an Sonnenbestrahlung ohne Sonnenschutzmittel ausgesetzt sind. (Die empfohlene Mindestdauer der Sonnenbestrahlung lautet 15 Minuten pro Tag in den Wintermonaten in kühlen gemäßigten Zonen.) Die Zeit, die Kinder im Freien verbringen, variiert von Land zu Land und von Kultur zu Kultur erheblich. In Finnland verbringen Kinder im Kindergarten täglich 2 bis 3 Stunden im Freien, es sei denn, die Temperatur fällt unter minus 15 Grad Celsius. Im Gegensatz dazu ergab eine 2014 durchgeführte Umfrage von Mothercare unter 1 000 Kindern und Familien, dass viele Kinder im Vereinigten Königreich, ungeachtet der Tatsache, dass die Temperaturen hier in den Wintermonaten nicht so extrem niedrig sind, weniger als 30 Minuten pro Tag im Freien spielen [21]. Zwar sind Mangelkrankheiten in wohlhabenden Ländern immer noch relativ selten, doch Untersuchungen über die Rolle von Vitamin D deuten darauf hin, dass ein langfristiger Mangel zum Ausbruch einer Reihe von Krankheiten im späteren Leben beitragen kann, darunter auch Multiple Sklerose [22]. Eine Insuffizienz bei älteren Menschen korreliert hochgradig mit einem zunehmenden kognitiven Verfall und Leistungseinbußen, insbesondere im Zusammenhang mit Gedächtnisverlust, der mit der Alzheimer-Krankheit und Demenz einhergeht [23].

Eine Studie an britischen Erwachsenen mittleren Alters [20] zeigte, dass eine Mehrheit von 60 % an Hypovitaminose D leidet und 90 % während des Winters und Frühjahrs suboptimale Werte aufweisen. Menschen, die südlich von Birmingham im Vereinigten Königreich leben, erhalten im Winter gerade genug Sonnenlicht mit ausreichender Stärke, um den Vitamin-D-Spiegel aufrechtzuerhalten. Diejenigen, die nördlich von Birmingham leben, erhalten ihn nicht, es sei denn, es wird eine zusätzliche Nahrungsquelle zur Verfügung gestellt. Da das Durchschnittsalter der Bevölkerung steigt, ist es möglich, dass Krankheiten wie Osteoporose im Alter mit Hypovitaminose D im früheren Leben in Verbindung gebracht werden können. Auch gibt es Hinweise darauf, dass Arthritis (sowohl Osteoarthritis als auch entzündliche Typen) bei Menschen mit niedrigem Vitamin-D-Spiegel schneller voranschreitet.

Der Zusammenhang zwischen Vitamin D und der Kalziumaufnahme ist von Bedeutung, da Kalzium auch für die elektrische Signalübertragung durch die Nervenzellen benötigt wird. Im Gehirn sind verschiedene Arten von Ionen vorhanden, von denen vier in besonderer Weise an der elektrischen Signalübertragung beteiligt sind. Dabei handelt es sich um Natrium, Kalium, Chlorid und Kalzium. Natrium ist für die Initiierung des Nervenimpulses verantwortlich und am exzitatorischen postsynaptischen Potenzial beteiligt; Kalium ist für die Wiederherstellung des Ruhepotenzials während des Nervenimpulses verantwortlich und an hemmenden postsynaptischen Potenzialen beteiligt; Chlorid ist an hemmenden postsynaptischen Potenzialen beteiligt und Kalzium ist für die Freisetzung von Neurotransmittern an der Synapse notwendig. Ein Ungleichgewicht in einem der Elektrolyte kann sowohl die Erregbarkeit des Nervensystems beeinträchtigen als auch die Funktion wesentlicher Organe wie des Herzens.

Bei den Essgewohnheiten geht es nicht nur um das Essen. Viele andere Faktoren spielen eine Rolle, darunter die genetische Bestimmung der Stoffwechselrate, frühe Fütterungsmuster, die Auswahl der Ernährung und in einigen Fällen auch emotionale Probleme und der Einfluss von Gleichaltrigen, Eltern und Medien, die Auswirkungen auf die Ess*gewohnheiten* haben können. Essen ist damit auch stark mit dem *sozialen Kontext* verknüpft und dies ist ein Bereich, auf den Eltern und Erzieher während der gesamten Schulzeit Einfluss nehmen können, indem sie *regelmäßige*, ernährungsphysiologisch ausgewogene und *überwachte* Mahlzeiten anbieten und so dazu beitragen, den Blutzuckerspiegel über den Tag hinweg stabil zu halten.

Die Aufrechterhaltung eines stabilen Blutzuckerspiegels ist wichtig, da Glukose für eine kortikale Funktionstüchtigkeit unerlässlich ist. Nahrungsmittel, die einen hohen Zucker-/Fett- und/oder Kohlenhydratgehalt haben, verursachen einen sofortigen und starken Anstieg des Blutzucker- und Insulinspiegels. Wenn jedoch zu viel Insulin produziert wird, sinkt der Blutzuckerspiegel stark ab, was dann zu einem Verlangen nach mehr Glukose führt. In diesem Stadium verlangt ein Kind dann nach einem „Quick-Fix"-Snack wie einer Limonade, einer Packung Chips oder einem Schokoriegel. (Eine Limonade enthält das Äquivalent von sieben Teelöffeln Zucker.) Damit wird die unmittelbare Zuckerkrise zwar vorübergehend gelöst, aber ein ähnliches Muster wird sich innerhalb von 2 bis 3 Stunden wiederholen. Heißhungerattacken auf Zucker erhöhen auch die Wahrscheinlichkeit von Fettleibigkeit.

Es dauert bis zu 20 Minuten, bis der Hypothalamus (ein spezifischer Bereich des Gehirns, der an der Wahrnehmung von Hunger und Sättigung, Sexualverhalten und Temperaturkontrolle beteiligt ist) Signale aus dem Magen und Darm registriert, die anzeigen, wann genügend Nahrung gegessen wurde und ein Kind ein Sättigungsgefühl (Völlegefühl) wahrnimmt. „Fast"-Food, im Gehen zu sich genommene Nahrung und sogar Essen in einer Cafeteria kann den schnellen Verzehr fördern, was bedeutet, dass mehr Nahrung ausgewählt und gegessen wird, als tatsächlich benötigt wird, *bevor* die Sättigungszentren Zeit hatten, „genug" zu registrieren.

Viele Sekundarstufenschüler im Vereinigten Königreich beginnen den Tag ohne Frühstück, mit einem über die Nacht abgesenkten Blutzuckerspiegel. Die natürliche Reaktion des Körpers auf einen niedrigen Blutzuckerspiegel besteht darin, diesen durch eine *Erhöhung des Adrenalinausstoßes* auszugleichen. Eine solche biochemische Abfolge kann Aufmerksamkeit, Konzentration und Impulskontrolle beeinflussen. Langfristig erhöht ein Pendelmuster von hohen und niedrigen Blutzuckerwerten die Reizbarkeit, Müdigkeit und Anfälle von Hyperaktivität. Energieverlust und reduzierte Kooperationsbereitschaft treten ebenfalls auf. Zu den Symptomen einer reaktiven Hypoglykämie gehören erhöhte Nervosität, Reizbarkeit, Schlappheit, extremer Hunger, Heißhunger auf Zucker, Zittern, Weinerlichkeit, Ungeduld, Kopfschmerzen, Benommenheit, Konzentrationsstörungen, Schwindel, Verwirrung, Ohnmacht und in extremen Fällen auch Krampfanfälle.

Adrenalin, auch als Epinephrin bezeichnet, wirkt stimulierend auf das sympathische Nervensystem, erhöht den Blutdruck, steigert die Glukosemenge im Blut und verengt kleinere Blutgefäße.

Es ist nachgewiesen, dass Adipositas unweigerlich mit Insulinresistenz assoziiert ist [24]. Insulinresistenz ist gekennzeichnet durch die Unfähigkeit des Körpers, auf das von ihm produzierte Insulin zu reagieren und es zu verwenden, was dazu führt, dass der Blutzuckerspiegel trotz erhöhter Insulinsekretion höher bleibt, als er sollte. Eine erhöhte Insulinsekretion als Reaktion auf Nahrung und nahrungsbedingte Signale, von der man annimmt, dass sie bei übergewichtigen Personen stärker auftritt als bei normalgewichtigen, macht sie anfälliger für Hungergefühle, wobei sie dazu neigen, mehr von genau den Nahrungsgruppen zu essen, die letztlich das Problem verschlimmern. Rasch wechselnde Blutzuckerspiegel können auch die Reaktionsfähigkeit des Körpers auf Insulin langfristig beeinträchtigen, was ein Grund dafür sein kann, dass Kinder im Alter von 10 und

12 Jahren in Großbritannien heute die Art von Diabetes entwickeln, die früher nur bei Erwachsenen mittleren Alters vorkam.

Lebensmittelallergien und -unverträglichkeiten (die oft ein Symptom für einen Mangel an Vitaminen, Mineralien und EFAs sind, die für eine ausreichende Synthese und Absorption benötigt werden) oder der übermäßige Verzehr eines bestimmten Lebensmittels führen dazu, dass opiatähnliche Substanzen in den Blutkreislauf freigesetzt werden. Dies wiederum kann dazu führen, dass sich das Kind wie leicht „stoned" fühlt und sich oft auch so verhält, wodurch Motivation, Konzentration und Lernen beeinträchtigt werden.

Eine Vorgeschichte von Allergien, gestörter Immunfunktion, übermäßiger Müdigkeit mit dunklen Ringen unter den Augen und schlechter Impulskontrolle in Abwesenheit offensichtlicher kausaler Faktoren kann insgesamt auf ein zugrundeliegendes Ernährungsungleichgewicht hinweisen, das im Idealfall von einem auf Ernährungs- und Umweltmedizin spezialisierten Arzt untersucht und korrigiert werden sollte. Obwohl dies in einem allgemeinen schulischen Umfeld oft nicht möglich ist, gibt es viel, was getan werden könnte, um den Konsum von „Junkfood" (englisch wörtlich ‚Schrott-Essen') zu reduzieren und sicherzustellen, dass das Kind in regelmäßigen Abständen isst.

Das Gehirn wird oft mit einem Computer verglichen, doch das menschliche Gehirn ist weit mehr als das. Es ist auch eine chemische Fabrik, die auf alle physischen Funktionen des Körpers reagiert, die das allgemeine Wohlbefinden, die Gedanken, Stimmungen und die Leistung beeinflussen. Der Verstand – das Produkt der Beziehung zwischen Gehirn und Körper und seiner Interaktion mit der Umwelt – kann nicht eine Minute vom chemischen Zustand des Körpers getrennt werden. Da die elektrische Kommunikation innerhalb des Nervensystems von der Freisetzung von Neurotransmittern abhängt und die Ernährung die Bausteine für viele der Substanzen liefert, aus denen Neurotransmitter letztendlich bestehen, hat der Ernährungszustand Auswirkungen auf Konzentration, Intelligenz, Aufmerksamkeitsspanne, Problemlösung und emotionale Stabilität.

11.2 Der Einsatz physischer Tests zur Beurteilung der neuromotorischen Reife in (Vor)Schulen

Die Autorin ist sich dessen bewusst, dass anomale primitive Reflexe und posturale Reaktionen nicht bei *allen* Kindern mit SpLS und Verhaltensproblemen oder emotionalen Problemen präsent sind und dass die Ätiologie dieser Störungen viele Ursachen hat. Nichtsdestotrotz gibt es in der modernen Pädagogik oft eine größere Bereitschaft, davon auszugehen, dass die Umwelt und/oder soziale Faktoren die Hauptursachen für SpLS sein müssen, anstatt bereit zu sein, zu untersuchen, ob das Kind über die körperliche Ausrüstung verfügt, die es für seine Leistungen benötigt. Oberflächlich betrachtet scheint die Veränderung der Lernumgebung des Kindes eine einfachere Option zu sein als die Korrektur zugrundeliegender Probleme physischer Natur, aber auf längere Sicht trifft dies nicht immer zu. Dies bedeutet nicht, dass ein Förderunterricht nicht auch für die Unterstützung von Lerndefiziten, die aufgrund von Umweltfaktoren entstanden sind, unerlässlich ist und die Schülerinnen und Schüler unterstützt, die in der Vergangenheit aufgrund physischer Probleme Lernschwierigkeiten hatten. Eine neuromotorische Entwicklungsförderung versucht nicht, in irgendeiner Weise Fach- oder Förderunterricht zu ersetzen. Der Unterricht könnte jedoch wirksamer werden, wenn der Identifizierung und Lösung zugrundeliegender körperlicher Probleme die gleiche Aufmerksamkeit gewidmet werden würde.

Eine neuromotorische Entwicklungsförderung und spezielle pädagogische Fördermaßnahmen schließen sich nicht gegenseitig aus.

Die folgenden Abbildungen zeigen Beispiele von Kinderzeichnungen der menschlichen Figur vor und nach der Durchführung des in (Vor) Schulen eingesetzten INPP-Bewegungsübungsprogramms. Dabei handelt es sich um ein Programm entwicklungsbezogener Übungen, das in Schulen über die Dauer eines Schuljahres täglich10 Minuten lang eingesetzt werden kann [25]. In den folgenden Beispielen werden pro Kind zwei Zeichnungen gezeigt. Die erste Zeichnung wurde zu Beginn des Schuljahres erstellt, bevor die INPP-Übungen eingeführt wurden; die zweite Zeichnung 8 bis 9 Monate später, als sich die Klasse dem Ende des Übungsprogramms näherte. Beide Zeichnungen erhielten eine Bewertung der „neuromotorischen Reife" auf der Grundlage der physischen Tests, die zu Beginn und am Ende des Programms durchgeführt wurden, sowie eine Prozentrangeinstufung für das Zeichnen der menschlichen Figur (ein Maß für nonverbale kognitive Leistungen).

Die physischen Tests wurden mit der INPP-Testbatterie für (Vor)Schulen [25] durchgeführt. Diese umfasst einfache Tests auf Gleichgewicht, Koordination und drei primitive Reflexe (ATNR, STNR und TLR), die sich bei einem hohen Prozentsatz von Kindern mit SpLS durchweg als präsent erwiesen haben. Jeder Test wird mit einer Bewertungsskala von 0 bis 4 bewertet:

0 = keine beobachtbaren Auffälligkeiten
1 = 25 % Dysfunktion (z. B. Spuren eines primitiven Reflexes erkennbar) oder ein geringfügiges Problem in den Tests auf Gleichgewicht und Koordination)
2 = 50 % Dysfunktion
3 = 75 % Dysfunktion
4 = 100 % Dysfunktion (z. B. primitiver Reflex vollständig erhalten oder Kind kann das Gleichgewicht in einem der Gleichgewichtstests nicht halten)

Zum Schluss der Überprüfung werden die Einzelbewertungen des Kindes addiert, um aus einer möglichen Gesamtpunktzahl von 40 seine individuelle Punktzahl zu ermitteln. Diese gibt einen Hinweis auf den Grad der körperlichen Reife jedes Kindes. Ein Score von 0/40 zeigt, dass die körperliche Reife dem chronologischen Alter entspricht. Ein Score von mehr als 10/40 weist auf einen signifikanten Grad von NMU hin.

Die **Abbildung 11-5**, **Abbildung 11-6**, **Abbildung 11-7**, **Abbildung 11-8**[12] zeigen die Veränderungen sowohl der neurologischen als auch der Prozentrangwerte vor und nach der Durchführung des physischen Programms bei einer Gruppe von 8- bis 10-jährigen Kindern in einer Regelschule im Norden Englands.

Die Verwendung von Prä- und Post-Test-Scores für Marker von NMU in Kombination mit Prozentrang-Scores für den Mann-Zeichen-Test (MZT) ermöglicht es dem Lehrpersonal, Kinder zu identifizieren, die aufgrund ihrer neurologischen Unreife unterdurchschnittliche Leistungen erbringen könnten. Abbildung 11-5 zeigt ein Kind, dessen neurologisches Ergebnis zum Zeitpunkt der ersten Beurteilung mehr als 50 % Unreife in den Gleichgewichts- und Reflextests anzeigt (21/40). Die Leistung des Kindes beim MZT (nonverbale kognitive Leistung) liegt am unteren Ende der Prozentrangskala (14). Acht Monate später, nach der Durchführung des INPP-Bewegungsübungsprogramms im Unterricht, ist die Punktzahl für neurologische Funktionsstörungen auf 2/40 gesunken und die Leistung im MZT auf 77 gestiegen. Die Verbesserung auf der Prozentrangskala zeigt an, dass in diesem Fall etwas mehr als nur eine Verbesserung des Gleichgewichts und der Koordination stattgefunden hat.

Kind 2 hatte eine signifikant hohe Punktzahl bei den Tests für neurologische Unreife (28/40) und eine niedrige Leistung beim MZT (4) bei der ersten Beurteilung. Bei diesem Kind war zuvor festgestellt worden, dass es zusätzlicher pädagogischer Unterstützung bedurfte. Nach 8 Monaten im Programm zeigt der MZT immer noch eine

12 Abbildungen 11.5-11.8 reproduziert mit Erlaubnis von Goddard Blythe S.A. 2004. The Well Balanced Child. Hawthorn Press, Stroud.

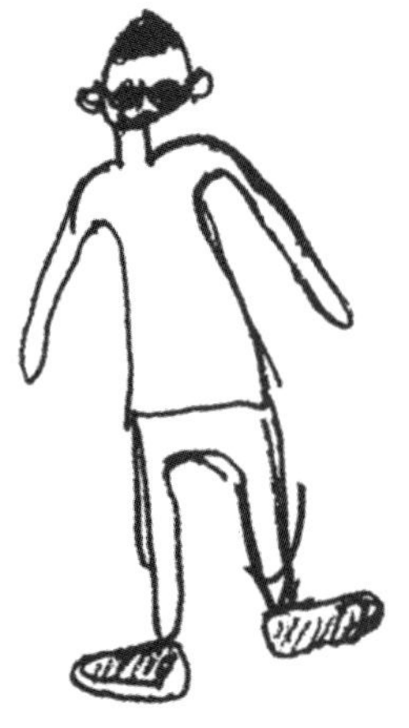

Juni 2001
Neurologische Bewertung 21/40
Prozentrang Bewertung 14

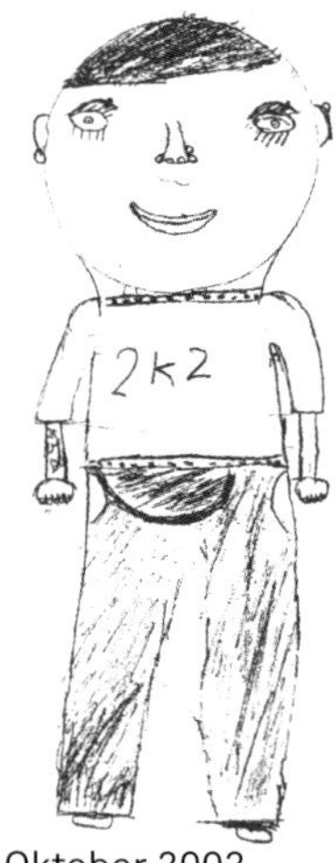

Oktober 2002
Neurologische Bewertung 2/40
Prozentrang Bewertung 77

Abbildung 11-5: Kind 1. Quelle: Blythe 2004. Nachdruck mit Genehmigung von Hawthorn Press Ltd; www.hawthornpress.com.

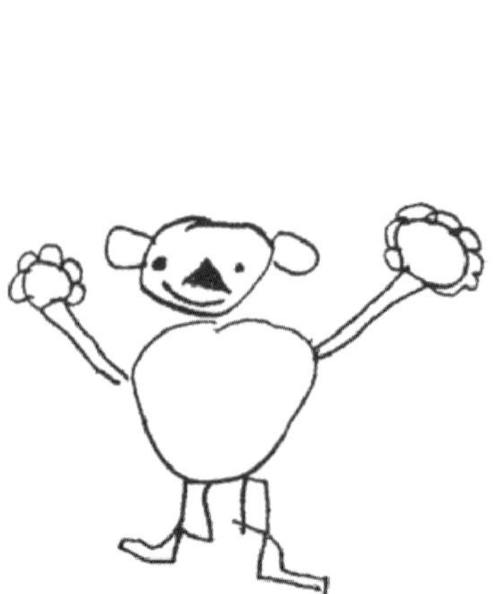

Juni 2001
Neurologische Bewertung 28/40
Prozentrang Bewertung 4

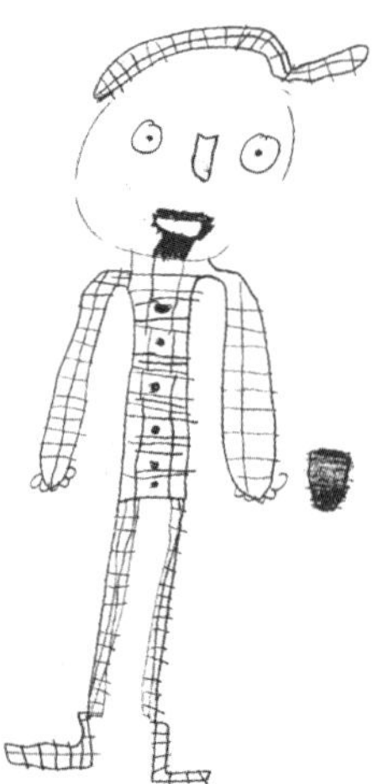

Oktober 2002
Neurologische Bewertung 4/40
Prozentrang Bewertung 68

Abbildung 11-6: Kind 2. Quelle: Blythe 2004. Nachdruck mit Genehmigung von Hawthorn Press Ltd; www.hawthornpress.com

gewisse Unreife, aber die Leistungen sowohl bei den neurologischen Tests (4/40) als auch beim MZT (68) haben sich deutlich verbessert.

Die Zeichnungen von Kind 3 wurden hier mit aufgenommen, um zu veranschaulichen, wie die Verbindung neurologischer und kognitiver Tests dazu beitragen kann, nicht nur die Kinder zu identifizieren, bei denen bereits erkannt wurde, dass sie Leistungen unterhalb ihres chronologischen Alters erbringen, sondern auch Kinder, die unter ihren Möglichkeiten bleiben. Zwar hatte es bei der ersten Überprüfung bei den neurologischen Tests eine auffällige Punktzahl (23/40), aber weil die Leistung dieses Kindes beim MZT innerhalb eines akzeptablen Bereichs lag (Prozentrang von 68), hätte es leicht übersehen werden können, da es ja „gut genug“ war. Die zweite Zeichnung liefert jedoch ein Beispiel

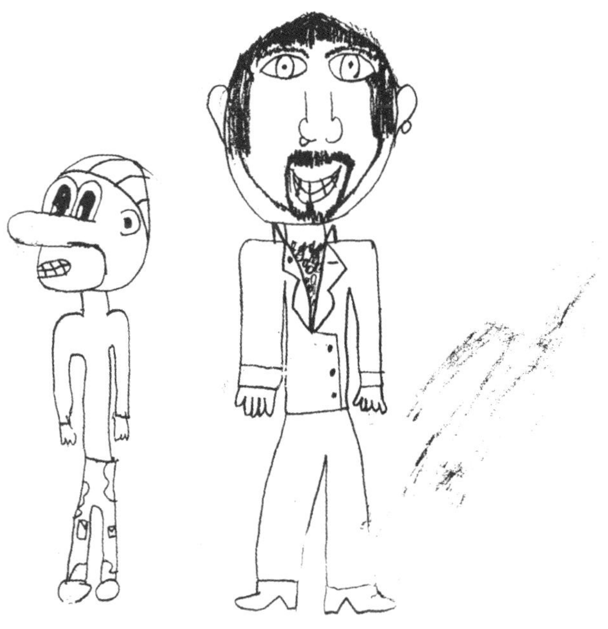

Juni 2001
Neurologische Bewertung 28/40
Prozentrang Bewertung 68

Oktober 2002
Neurologische Bewertung 3,5/40
Prozentrang Bewertung 99

Abbildung 11-7: Kind 3. Quelle: Blythe 2004. Nachdruck mit Genehmigung von Hawthorn Press Ltd; www.hawthornpress.com

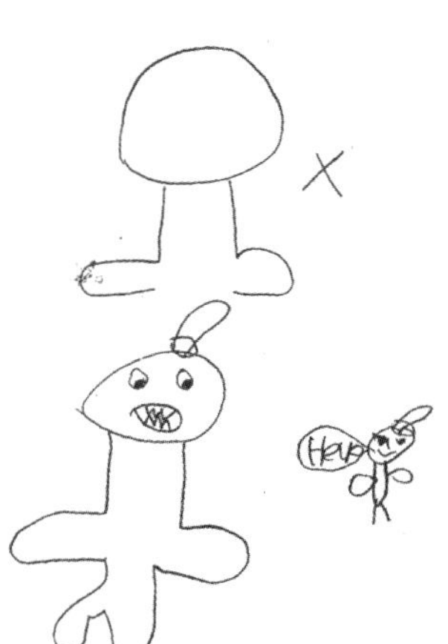

Juni 2001
Neurologische Bewertung 17/40
Prozentrang Bewertung 4

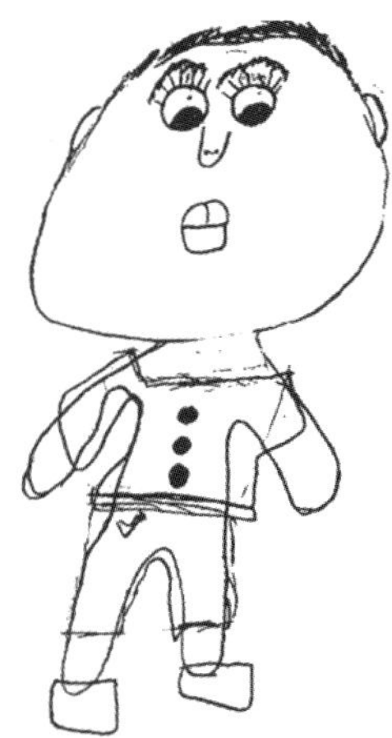

Oktober 2002
Nourologiccho Bowortung 2,5/40
Prozentrang Bewertung 68

Abbildung 11-8: Kind 4. Quelle: Blythe 2004. Nachdruck mit Genohmigung von Hawthorn Procc Ltd; www.hawthornpress.com

dafür, wie ein intelligentes Kind offensichtlich gelernt hat, die zugrundeliegende Unreife zu „kompensieren“ und „angemessene“ Ergebnisse zu erzielen, aber eben nicht sein Potenzial voll zu entfalten. Als die neurologische Dysfunktion korrigiert wurde (3.5/40), stieg die Leistung im MZT auf einen überdurchschnittlichen Wert (Prozentrang von 99).

Kind 4 war in der gleichen Jahrgangsgruppe wie die anderen drei Kinder. Vor der Überprüfung mit Hilfe der INPP-Tests war es bereits als Kind mit besonderem Förderbedarf identifiziert worden. Man beachte, dass der neurologische Score dieses Kindes nicht so hoch ist wie in einigen der vorhergehenden Beispiele, wo die Leistung im MZT trotz signifikanter neurologischer Werte höher war. Dies deutet darauf hin, dass bei diesem Kind wahrscheinlich weitere Probleme vorlagen als nur unreife körperliche Fähigkeiten. Mit anderen Worten: In diesem Fall sind die Reflexanomalien nicht für alle vorhandenen schulischen Schwierigkeiten verantwortlich. Nichtsdestotrotz veränderte sich der neurologische Score durch die körperliche Intervention zum Positiven, und obwohl der MZT bei der zweiten Beurteilung für ein Kind im Alter von 8 bis 10 Jahren immer noch Anzeichen von Unreife zeigt, hat er sich doch deutlich verbessert.

Andere Schulen, die das INPP-Bewegungsübungsprogramm einsetzen, haben lediglich die Veränderungen in den Punktzahlen beim MZT nach dem Aston-Index vor und nach der Durchführung des Übungsprogramms in der Schule bewertet. **Abbildung 11-9**, **Abbildung 11-10**, **Abbildung 11-11** zeigen die Zunahme des mentalen Alters beim MZT im Vergleich zum chronologischen Alter vor und nach der 8- bis 9-monatigen Laufzeit des Programms.

Die Ergebnisse aus der Anwendung des INPP-Screening-Tests und des entwicklungsbezogenen Bewegungsprogramms für den Einsatz in Schulen [14], [26] und anderen Einrichtungen [27] deuten darauf hin, dass neurologische Unreife, die durch das Vorhandensein eines Clus-

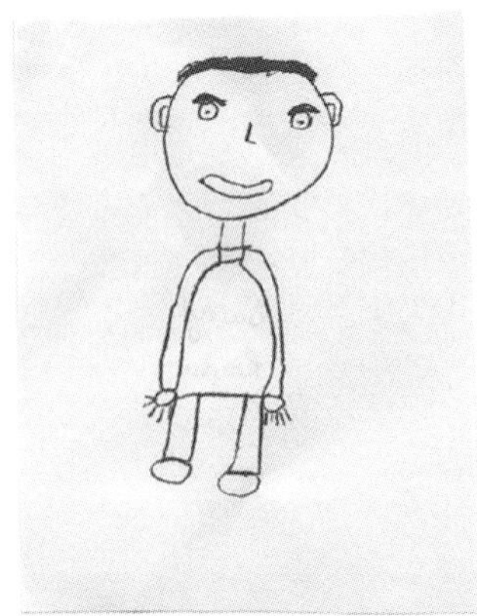

Kind 5. 1. Test
Chronologisches Alter: 8 Jahre
Mentales Alter (Mann-Zeichen-Test): 8-9 Jahre

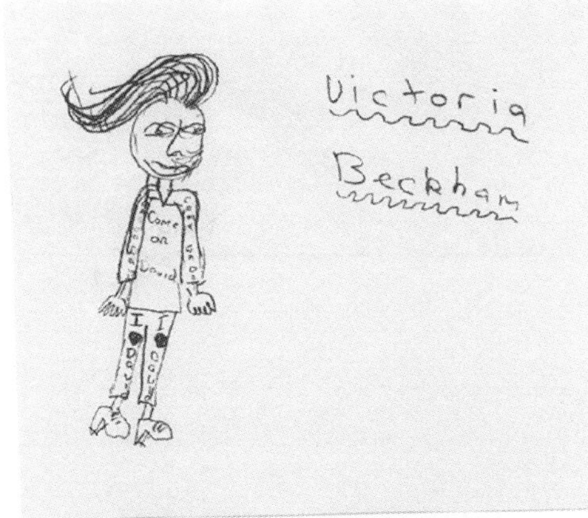

Kind 5. 2. Test
Chronologisches Alter: 9 Jahre
Mentales Alter (Mann-Zeichen-Test): 10-11 Jahre

Abbildung 11-9: Kind 5. Veränderung der Punktzahl beim Mann-Zeichen-Test (MZT) für das mentale Alter im Vergleich zum chronologischen Alter vor und nach der Anwendung des INPP-Schulprogramms. Quelle: Mit Genehmigung vom Institut für Neurophysiologische Psychologie (INPP), Chester, reproduziert.

ters anomaler primitiver Reflexe und posturaler Reaktionen bei Kindern im Schulalter nachgewiesen wird, in vielen Fällen auf spezifische, täglich durchgeführte entwicklungsbezogene Bewegungsübungen anspricht. Trotz der wachsenden Zahl an Beweisen, die den Nutzen von Entwicklungsübungen auf individueller Basis oder in Schulen unterstützen, sind diese Befunde zum Zeitpunkt der Abfassung dieses Buches immer noch umstritten. Die Veränderungen, die sich im Reflexstatus, im Gleichgewicht und in der Koordination beobachten lassen, werden zwar von der Ärzteschaft als zumindest „möglich" eingestuft, aber von Pädagogen, die sofor-

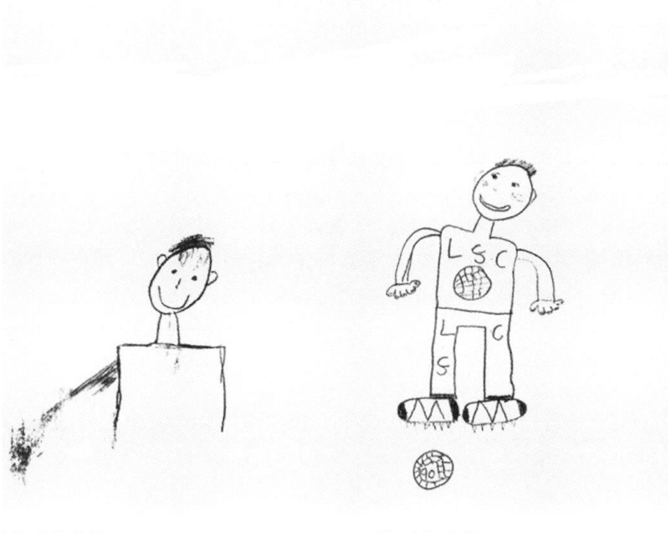

Kind 6. 1. Test
Chronologisches Alter: 8 Jahre
Mentales Alter (MZT): 4-5 Jahre

Kind 6. 2. Test
Chronologisches Alter: 9 Jahre
Mentales Alter (MZT): 9+ Jahre

Abbildung 11-10: Kind 6. Veränderung der Punktzahl beim Mann-Zeichen-Test (MZT) für das mentale Alter im Vergleich zum chronologischen Alter vor und nach der Anwendung des INPP-Schulprogramms. Quelle: Mit Genehmigung vom Institut für Neurophysiologische Psychologie (INPP), Chester, reproduziert.

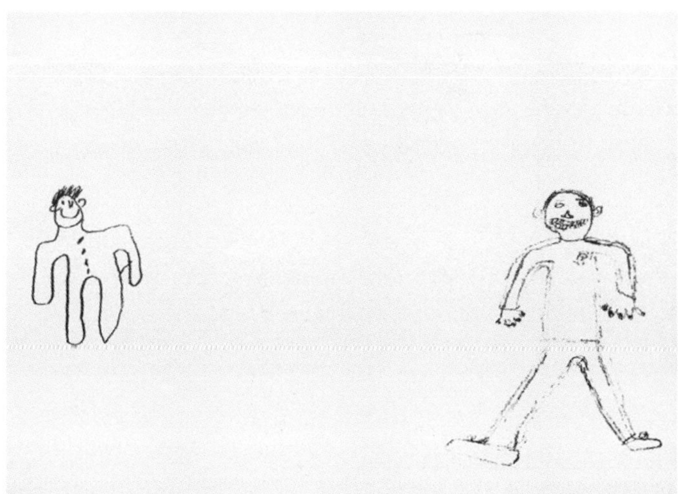

Kind 7. 1. Test
Chronologisches Alter: 8 Jahre
Mentales Alter (MZT): 6 Jahre

Kind 7. 2. Test
Chronologisches Alter: 9 Jahre
Mentales Alter (MZT): 10 Jahre

Abbildung 11-11: Kind 7. Veränderung der Punktzahl beim Mann-Zeichen-Test (MZT) für das mentale Alter im Vergleich zum chronologischen Alter vor und nach der Anwendung des INPP-Schulprogramms. Quelle: Mit Genehmigung vom Institut für Neurophysiologische Psychologie (INPP), Chester, reproduziert.

tige Auswirkungen auf Lesen, Schreiben, Rechtschreibung und Mathematik sehen wollen, oft als von untergeordneter Bedeutung abgetan.

Alle Studien zum Einsatz des INPP-Programms an (Vor)Schulen haben signifikante Verbesserungen bei den Tests auf Reflexe, Gleichgewicht und Koordination sowie beim Draw-a-Person-Test nach Beendigung des täglichen entwicklungsbezogenen Übungsprogramms gezeigt. Kinder, die zu Beginn sowohl signifikante Anzeichen neurologischer Unreife (mehr als 25 %) als auch ein Lesealter unterhalb ihres chronologischen Alter hatten, zeigten im Vergleich zu den Kontrollgruppen am Ende der Versuchsperiode kleine, aber signifikante Verbesserungen im Lesen und in der Rechtschreibung. [28]. (In einigen dieser Studien waren die Teilnehmerzahlen in ausgewählten Gruppen zu gering, um statistische Signifikanz zu erreichen.) Andere unabhängige Studien über Übungsprogramme, die auf dem ursprünglich von Peter Blythe entwickelten klinischen Programm basieren, haben ebenfalls eine Korrelation zwischen der Reflexintegration und verbesserten Leseergebnissen gezeigt [26].

Eines der Probleme bei der Anerkennung der Rolle anomaler Reflexe bei schulischem Underachievement und des Stellenwertes entwicklungsbezogener sensomotorischen Trainingsprogramme könnte darin bestehen, dass eine unmittelbare Eins-zu-Eins-Beziehung zwischen motorischem Wahrnehmungstraining und Verbesserungen der Lese-, Rechtschreib-, Schreib- oder Rechenkompetenz erwartet wird. Die erfolgreiche Behandlung anomaler Reflexe hat nicht immer eine *sofortige* Auswirkung auf die im Klassenzimmer sich zeigenden Symptome, sondern stellt vielmehr die Grundlagen bereit, die für den längerfristigen Schulerfolg notwendig sind. Die ersten Veränderungen, die von den Schulen, die das INPP-Schulprogramm anwenden, berichtet werden, sind

- Verbesserungen im Verhalten, insbesondere auf dem Schulhof, und in der Rücksichtnahme auf andere;
- räumliches Vorstellungsvermögen, einschließlich eines verbesserten Bewusstseins für soziale Distanz;
- Körperhaltung und die Fähigkeit, still zu sitzen;
- die Fähigkeit, längere Zeit schreiben zu können, ohne dass die Hand müde wird, ordentlicheres Schriftbild und verbesserte sportliche Fähigkeiten;
- Selbstvertrauen und erhöhte Frustrationstoleranz [29].

Lesen, Rechtschreibung und Rechnen sind gewöhnlich die letzten Bereiche, die Anzeichen einer Verbesserung zeigen und sie setzen sich noch einige Zeit nach Abschluss des Programms fort. Verbesserte körperliche Fähigkeiten müssen also erst einmal eine gewisse Zeit lang vorhanden sein, bevor sich die Noten in den Lese-, Schreib- und Rechenleistungen ebenfalls verbessern.

Eine an der Swanwick School in Derbyshire [30] durchgeführte Studie mit 93 Kindern testete zu Beginn des Projekts alle Kinder mit der INPP-Testbatterie und teilte die Teilnehmer dann in drei Gruppen ein:

1. Gruppe 1 führte die INPP-entwicklungsbezogenen Bewegungsübungen ein Schuljahr lang täglich in der Schule unter Aufsicht der Lehrer durch (Experimentalgruppe).
2. Gruppe 2 führte jeden Tag unspezifische Bewegungsübungen (ähnlich den Übungen im Sportunterricht) über denselben Zeitraum wie die Versuchsgruppe durch.
3. Gruppe 3 führte keine täglichen Bewegungsübungen durch, sondern folgte dem normalen Lehrplan des Sportunterrichts.

Am Ende des Schuljahres wurden bei allen Kindern die neurologischen INPP-Tests erneut durchgeführt und die mittleren Gesamtpunktzahlen für die neurologischen Tests berechnet. **Abbildung 11-12** zeigt den Unterschied in den Durchschnittswerten zwischen den Gruppen zu Beginn und am Ende des Schuljahres.

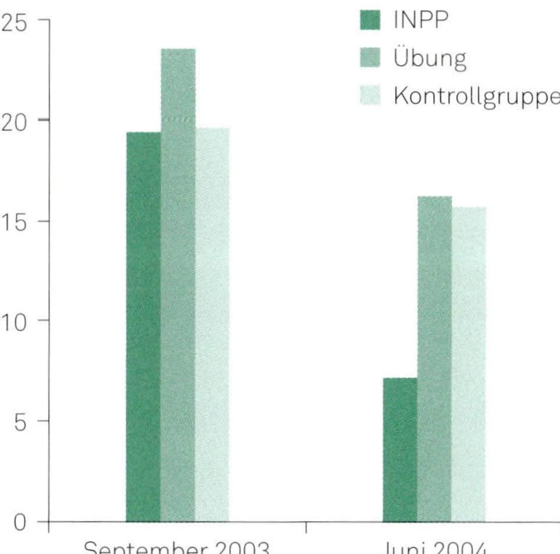

Abbildung 11-12: Veränderungen der Mittelwerte der neurologischen Tests. Swanwick-Schule, Derbyshire.

Die neurologischen Werte der Kinder in allen drei Gruppen nahmen im Laufe des Schuljahres ab, was zeigt, dass die physische Entwicklung im Rahmen der normalen Entwicklung weiter voranschreitet. Bei den Kindern, die täglich unspezifische körperliche Übungen machten, war die Verbesserung (Abnahme) der positiven neurologischen Scores fast doppelt so hoch wie bei den Kindern, die keine regelmäßigen täglichen Übungen machten, was darauf hindeutet, dass regelmäßige Bewegung wichtig für die Erhaltung und Verbesserung der entwicklungsbezogenen „Fitness" für das Lernen ist. Die Gruppe mit den unspezifischen Übungen machte jedoch nur halb so viel Fortschritte wie die Kinder, die die spezifischen Bewegungsübungen durchführten, was darauf hindeutet, dass die größte Verbesserung erreicht wird, wenn Bewegungsübungen auf den jeweiligen Entwicklungsbedarf der Gruppe abgestimmt sind.

Die Bedeutung dieser Ergebnisse wurde von einem Kinderarzt im Ruhestand im Norden Englands so zum Ausdruck gebracht:

Wir als Ärzte haben vor mehr als 30 Jahren viele dieser Tests als Teil der medizinischen Routineuntersuchungen an Kindern durchgeführt. Wir traten dann in eine Ära der evidenzbasierten Medizin ein, in der es nicht nur darum ging, zu zeigen, dass ein Problem erkannt worden war, sondern auch darum, eine wirksame Abhilfe schaffen zu können. Da wir damals oft nicht wussten, wie wir Kindern helfen sollten, die diese grundlegenden physischen Tests nicht bestanden, wurden Routineuntersuchungen nach und nach eingestellt. (A. Paynter, persönliche Mitteilung)

Er sagte weiter, dass

Kinder mit dem Körper und nicht nur mit dem Gehirn lernen. Da sich das Bildungsministerium so sehr auf kognitives Lernen und das Gesundheitswesen auf Krankheiten konzentriert, haben wir diese wichtige Übergangsphase verpasst. Dieses Programm bietet Körpererziehung im wahrsten Sinne des Wortes. [31]

Die gleiche Abgrenzung der Berufsfelder hat dazu geführt, dass das Kind mit neurologischen Funktionsstörungen häufig durch das Netz der professionellen Dienste fällt, die für die Identifizierung, Untersuchung und Bereitstellung wirksamer Abhilfemaßnahmen zuständig sind. Kinder mit schwerwiegenden Problemen werden in der Regel innerhalb des Gesundheitssystems identifiziert und behandelt, aber diejenigen mit leichten bis mittelschweren Funktionsstörungen rutschen einfach durch das Netz, und es wird nicht erkannt, dass auch sie der Untersuchung oder Unterstützung durch das Gesundheitssystem bedürfen. (Ein Kind mit einer 30-Dezibel-Hörkurve würde in diese Kategorie fallen.) Zwar können andere mit der Medizin verbundene Angebote wie Physiotherapie, Ergotherapie oder Logopädie hinzugezogen werden, doch zum Zeitpunkt der Abfassung dieses Buches können Familien im Vereinigten Königreich bis zu 3 Jahre auf die Untersuchung und Behandlung durch diese Anbieter warten – und zwar nicht, weil sich die einzelnen Berufsgruppen der Notwendigkeit nicht bewusst sind, sondern wegen der Art und Weise, wie diese Angebote finanziert, zugeteilt und verwaltet werden. Dabei werden diese Kinder nicht als vorrangig behandlungsbedürftig betrachtet. Physio- oder Ergotherapie wird, sofern verfügbar, oft in einstündigen Gruppensitzungen einmal wöchentlich über einen Zeitraum von 6 bis 8 Wochen durchgeführt. Die Kinder machen während und nach der Intervention deutliche Fortschritte, aber in vielen Fällen wird die Therapie nicht lange genug fortgeführt, um die Verbesserungen über einen längeren Zeitraum zu erhalten.

Es bestehen zudem wichtige Unterschiede zwischen den INPP-Programmen und anderen motorischen Trainingsprogrammen hinsichtlich der Entwicklungsebene, auf der die physischen Übungen beginnen. Beispielsweise arbeiten Bewegungsprogramme wie die von A. Jean Ayres entwickelte SI, die von vielen darin speziell ausgebildeten Ergotherapeuten eingesetzt wird, an den Prinzipien der Entwicklung und deren Modulation durch sensomotorisches Training. Wenn in einem Sinnesmodus eine Über- oder Untererregung vorliegt, kann die Stimulation eines anderen Sinnes zur Beruhigung oder Erregung angewandt werden. Zum Beispiel kann eine propriozeptive Stimulation zur Abschwächung einer Über- oder Untererregung des vestibulären Systems und eine vestibuläre Stimulation zur Verbesserung der motorischen Fähigkeiten eingesetzt werden. Klinische Beobachtungen bei Patienten, die am INPP in Chester und in Chicago behandelt wurden, zeigen, dass SI zwar sehr wirksam zur Stimulierung der posturalen Reaktionen und zur Verbesserung des Gleichgewichts, der Koordination und des Selbstvertrauens sein kann, dass jedoch anomale primitive Reflexe (entwicklungsbezogen frühere Reflexe) manchmal aktiv bleiben und weiterhin die schulische Leistungsfähigkeit untergraben.

Viele andere motorische Trainingsprogramme beginnen mit einem Gleichgewichtstraining im Stehen oder in der Vierfüßlerposition. Diese Programme scheinen bei der Verbesserung der posturalen Kontrolle erfolgreich zu sein, indem sie ebenfalls die posturalen Reaktionen stimulieren und dem Kleinhirn helfen, effizienter zu funktionieren. Wenn dies die Ebene ist, von der die Gleichgewichtsstörung des Kindes ausgeht, dann sind diese Programme auch erfolgreich. Wenn jedoch ein Cluster primitiver Reflexe präsent ist, entstehen zwar neue Fähigkeiten als Ergebnis des Trainings, diese werden jedoch nicht notwendigerweise *integriert,* und in diesen Fällen ist es wahrscheinlich, dass SpLS fortbestehen.

Unseres Erachtens gibt es also keine alleinige „Wunderheilung" für SpLS durch sensomotorische Trainingsprogramme. Vielmehr gibt es viele verschiedene Interventionsmethoden, die erfolgreich sein können, *wenn die Intervention auf die Entwicklungsbedürfnisse des Kindes abgestimmt ist*. Das Testen primitiver Reflexe ist in dieser Hinsicht nützlich, da primitive Reflexe einige der frühesten Entwicklungsmarker für Reife bei der Kontrolle des Gleichgewichts, der Körperhaltung, der motorischen Fähigkeiten und der Funktion des ZNS darstellen. Wie bereits erwähnt, gibt es Schlüsselphasen in der Entwicklung, in denen primitive Reflexe präsent sein sollten, in denen sie gehemmt werden sollten und in denen sich die posturalen Reaktionen entwickeln sollten. Die Überprüfung auf Reflexe bietet daher eine Methode, mit der die geschulte Fachkraft untersuchen kann, ob die innere Welt des Kindes (ZNS) seinem chronologischen Alter entspricht und ihm ermöglicht, die Erwartungen der äußeren Welt zu erfüllen. Sie liefert auch Anhaltspunkte, anhand derer entschieden werden kann, welche Art und welcher Level von Fördermaßnahmen für das jeweilige Kind geeignet sind. Eine Überprüfung neuromotorischer Fähigkeiten soll die wichtige Rolle des Schulpsychologen bei der Beurteilung kognitiver Fähigkeiten und Leistungen nicht ersetzen. Vielmehr hilft sie in einigen Fällen, wenn eine SpLS identifiziert wurde, zu erklären, *warum* signifikante Diskrepanzen auf der WISC auftauchen. Wenn z. B. ein ATNR die VMI beeinträchtigt, kann dies erklären, warum es Diskrepanzen zwischen den verbalen Leistungen und den Leistungswerten eines Kindes auf der WISC gibt, oder, wenn vestibuläre und visuell-perzeptive Probleme im Verlauf der klinischen Überprüfung am INPP identifiziert wurden, warum das Kind Probleme mit räumlichen Aufgaben wie *block design und picture assembly* hat. Eine engere Zusammenarbeit zwischen den Berufsgruppen, die kognitive Leistungen untersuchen, kann nur im langfristigen Interesse des Kindes sein, da die Ursache diverser Probleme identifiziert werden kann und Interventionen auf den/die betroffenen Bereich(e) ausgerichtet werden können.

Blockdesign und *picture assembly* (oder completion) sind zwei Untertest im Wechsler IQ-Test zur Überprüfung von Wahrnehmungsorganisation und Verarbeitungsgeschwindigkeit. (Anm. d. Übers.)

11.3 Anwendungen der INPP-Methode

Das klinische Testverfahren der INPP-Methode wird auf individueller Basis durchgeführt und verwendet eine Reihe von Tests zur Überprüfung folgender Bereiche:

- statisches Gleichgewicht
- dynamisches Gleichgewicht
- Soft Signs neurologischer Dysfunktionen
- Kleinhirnbeteiligung
- Diadochokinese
- primitive Reflexe
- posturale Reaktionen
- Lateralität
- okulomotorische Funktionen
- visuelle Wahrnehmung
- Schreiben und Abschreiben
- MZT
- audiometrische Überprüfung

Auf der Grundlage der jeweiligen Testergebnisse wird ein individuelles Übungsprogramm zum Training des Gleichgewichts sowie zur Reflexstimulation und -hemmung zusammengestellt. Die Übungen müssen über einen Zeitraum von durchschnittlich 12 Monaten *täglich* durchgeführt werden. Das Reflexprofil wird alle 8 Wochen neu bewertet und das Übungsprogramm entsprechend den Fortschritten angepasst.

Die meisten Übungen basieren auf Bewegungsmustern, die Kinder im ersten Lebensjahr ausführen, zu einer Zeit, in der die primitiven Reflexe normalerweise gehemmt sind. Grundkonzept des Übungsprogramms ist die Replikationstheorie von Blythe, die besagt:

> Es ist möglich, dem Gehirn eine zweite Chance zu geben, die hemmenden Bewegungsmuster zu registrieren, die im entsprechenden Entwicklungsstadium hätten ausgeführt werden sollen, oder ein Entwicklungsstadium erneut zu durchlaufen, das möglicherweise während des intrauterinen Lebens, der Geburt oder des Säuglingsalters ausgelassen oder nicht vollständig abgeschlossen wurde. Alle menschlichen Babys machen während des ersten Lebensjahres bestimmte stereotype Bewegungen [32]. Diese Bewegungen enthalten das natürliche „Gegengift“ gegen den entsprechenden Reflex in diesem Entwicklungsstadium und tragen dazu bei, einerseits die Hemmung eines primitiven Reflexes und andererseits die spätere Entwicklung einer reiferen posturalen Reaktion zu fördern. [33]

Da die meisten Kleinkinder das Stehen und Gehen erst lernen, *nachdem* die Mehrzahl der primitiven Reflexe gehemmt worden ist – in der Regel im Alter von 9 bis 12 Monaten –, sind die im klinischen Programm des INPP verwendeten Bewegungsmuster weitgehend bodengebundene Übungen, die sich auf das Training des Gleichgewichts in den frühesten motorischen Entwicklungsphasen konzentrieren.

Im Rahmen des *entwicklungsbezogenen INPP-Bewegungsprogramms für (Vor)Schulen* werden Pädagogen darin geschult, Screening-Tests durchzuführen, um Kinder zu identifizieren, bei denen noch Restreaktionen primitiver Reflexe und Probleme mit Gleichgewicht und Koordination vorliegen. Das Bewegungsübungsprogramm folgt dem Ablauf der Bewegungsentwicklung im ersten Lebensjahr und kann mit einer Schulklasse oder mit ausgewählten Gruppen durchgeführt werden. Die Lehrkräfte richten das Programm entsprechend den Bedürfnissen der Gruppe aus, wählen aber keine speziellen Übungen für einzelne Kinder aus.

11.4 Die Neuropädagogik

Das Konzept der neurologischen Schulreife ist nicht neu. Der *Quick Neurological Screening Test (QNST)* wurde bereits 1978, vor fast 40 Jahren, veröffentlicht. In ihrer Einführung erläuterten die Autoren des QNST, wie dieser kurze (ca. 20 Minuten lange) Einzeltest konzipiert wurde, um „die neurologische Integration in Bezug auf das Lernen abzuklopfen“ [34] und um „einen Laien in die Lage zu versetzen, zwischen normalen und anomalen Kennzeichen zu unterscheiden, die die Lern- und Verhaltensprozesse beeinflussen können“ [34]. Als mein ältester Sohn Mitte der 1980er Jahre eingeschult werden sollte, wurden alle Kinder im Vereinigten Königreich vom Schularzt routinemäßig im Rahmen einer medizinischen Untersuchung überprüft. Hierbei mussten sie auf einem Bein stehen, durch den Raum hüpfen, einen Haufen Bauklötze aufstapeln etc. Zusätzlich wurden einfache Tests zur Beurteilung des Seh- und Hörvermögens durchgeführt. Seit 1989 gab es eine Abkehr von diesen routinemäßigen Entwicklungschecks aller Kinder hin zu „einem ganzheitlicheren, pädagogischen und problemlösenden Ansatz für die Bedürfnisse des Kindes und der Familie“ [35]. Tatsächlich hat dies dazu geführt, dass viele Kinder, die nicht mit einem eindeutigen medizinischen Problem auffallen, einfach durch das Netz fallen und in den Lücken zwischen Medizin, Pädagogik und pädagogischer Psychologie verloren gehen. Das Versäumnis, Entwicklungsstörungen frühzeitig zu erkennen, kann zum Scheitern von Frühinterventionen führen [36].

Ein Gesundheitsförderungsprogramm für Kinder beim Vorschulcheck, wenn dieser denn durchgeführt wird, sollte idealerweise sicherstellen, dass für alle körperlichen, entwicklungsbedingten oder emotionalen Probleme, die zuvor übersehen oder nicht angesprochen wurden, geeignete Interventionen zur Verfügung stehen. Da der Vorschulcheck jedoch nicht mehr routinemäßig, sondern nur noch bei bestimmten Gruppen durchgeführt wird (z. B. bei Pflegekindern, bei Kindern, die sich in staatlicher Obhut befinden, oder bei Kindern, die bereits Kontakt zu der primären Gesundheitsversorgung haben), gehen die Kinder, die bisher noch nicht erfasst wurden, weiterhin „im System verloren“.

1981 schrieb William Cruickshank einen Artikel mit dem Titel „A New Perspective in Teacher Education. The Neuro-educator“ („Eine neue Perspektive für die Lehrerausbildung. Der Neuropädagoge“), in dem er die Notwendigkeit eines neuen Berufes postulierte, der in der Lage ist, effektive Fördermaßnahmen zu finden, zu bewerten, zu vermitteln und bereitzustellen und der die zwischen Pädagogik, Medizin und Psychologie bestehenden Lücken überbrückt. Er sagte: „Lernbehinderungen sind dem menschlichen Organismus inhärent. Sie sind keine äußeren Merkmale. Insofern muss das Individuum (der Neuropädagoge) die Gesamtheit der *Anatomie des Menschen* verstehen [...] da Lernschwierigkeiten, wenn sie richtig definiert werden, neurologischer Natur sind, muss der Studierende eine solide Einführung in die *Neurologie des Menschen* haben und somit in der Lage sein, die Funktion des neurologischen Systems zu verstehen [...] und der Studierende braucht einen Einführungskurs in die *Neurophysiologie des Menschen*“ [37]. All dies sollte darauf abzielen, dem Neuropädagogen ein Verständnis der physiologischen Prozesse im Zusammenhang mit der Entwicklung der embryonalen und fötalen Stadien des menschlichen Wachstums und ihrer Beziehung zum Lernen zu vermitteln. Er führte weiter aus:

Wir haben nie und nimmer behauptet, dass es eine Eins-zu-eins-Beziehung zwischen dem

Training der Sensomotorik und den Lese-, Rechtschreib-, Schreib- oder Rechenkompetenzen gibt. Aus unseren klinischen Beobachtungen geht jedoch hervor, dass es bei vielen Kindern mit Lernbehinderungen eine sehr reale Beziehung zwischen ihren motorischen Defiziten und ihren Selbstkonzepten gibt. [35]

Referenzen

1. American Speech-Language-Hearing Association. 2006. Verfügbar unter: www.asha.org/members/deskref-journals/deskref/default, Ref. adapted from Handbook of Auditory Processing Disorder. Comprehensive Intervention Vol. 2, p. 3.
2. Madaule P. Seminar on The Ear-Voice Connection. 11.2001; Chester. 2001.
3. Madaule P. When listening comes alive. Norval, Ontario: Moulin Publishing; 1994.
4. Tomatis A. The conscious ear. New York: The Talman Company; 1991.
5. Bérard G. Hearing equals behaviour. New Canaan, CT: Keats Publishing; 1993.
6. Shaywitz SE. Dyslexia. Scientific American. 1996;275(5):98–104. https://doi.org/10.1038/scientificamerican1196-98
7. Tallal P, et al. Language comprehension in language learning impaired children improved with acoustically modified speech. Science. 1996;271:81–4. https://doi.org/10.1126/science.271.5245.81
8. Johansen KV. Dyslexia, auditory laterality and hemispheric-specific auditory stimulation. Nordisk Tidsskrift for Spesialpedagogikk. 2002;80:258–71.
9. The Listening Fitness Trainer (LiFT). Verfügbar unter: www.listeningfitness.com
10. Goddard Blythe SA. What babies and children really need. How mothers and fathers can nurture children's growth for health and well being. Stroud: Hawthorn Press; 2008.
11. ARROW. Verfügbar unter: http://www.self-voice.co.uk/
12. Biederman H. Kinematic imbalance due to suboccipital strain. Journal of Manual Medicine. 1992;6:151–6.
13. Gershon MD. The second brain. The scientific basis of gut instinct. New York: Harper Collins; 1998.
14. Goddard Blythe SA. The well balanced child. Stroud: Hawthorn Press; 2004.
15. Crawford, M. 1994. Zitiert in: Morgan, E. The descent of the child. London: Souvenir Press; 1994.
16. Horrobin D. The madness of Adam and Eve. How schizophrenia shaped humanity. London: Corgi Books; 2001.
17. Finnegan J. The vital role of essential fatty acids for pregnant and nursing women. Celestial arts. 1993. Verfügbar unter: http://www.thorne.com/townsend/dec/efas.html
18. Sinn N, Bryan J. Effect of supplementation with polyunsaturated fatty acids and micronutrients on learning and behavior problems associated with child ADHD. Journal of Developmental and Behavioral Pediatrics. 2007;28:82–91. https://doi.org/10.1097/01.DBP.0000267558.88457.a5
19. Richardson AJ, Montgomery P. The Oxford–Durham study: a randomized, controlled trial of dietary supplementation with fatty acids in children with developmental coordination disorder. Pediatrics. 2005;115:1360–6. https://doi.org/10.1542/peds.2004-2164
20. Hyppönen E, Power C. Hypovitaminosis D in British adults at age 45y: nationwide cohort study on dietary and lifestyle predictors. American Journal of Clinical Nutrition. 2007;85(3):860–8. https://doi.org/10.1093/ajcn/85.3.860
21. Carter C. Daily Telegraph. 6. April. Children spend less than 30 minutes playing outside a week. 2014.
22. Laursen JH, Søndergaard HB, Sørensen PS, Sellebjerg F, Oturai AB. Association between age at onset of multiple sclerosis and vitamin D level-related factors. Neurology. 2015; https://doi.org/10.1212/WNL.0000000000002075
23. DeCarli C, et al. Vitamin D status and rates of cognitive decline in a multiethnic cohort of older adults. JAMA Neurology. 2015; https://doi.org/10.1001/jamaneurol.2015.2115
24. Boden G. Free fatty acids (FFA) – the link between obesity and insulin resistance. Endocrine Practice. 2001;7(1):44–51. https://doi.org/10.4158/EP.7.1.44
25. Goddard Blythe SA. Assessing neuromotor readiness for learning. The INPP developmental screening test and school intervention programme. Chichester: Wiley-Blackwell; 2012. https://doi.org/10.1002/9781119945017
26. Goddard Blythe SA. Releasing educational potential through movement. A summary of indi-

vidual studies carried out using the INPP Test Battery and Developmental Exercise Programme for use in Schools with Children with Special Needs. Child Care in Practice. 2005; 11(4):415–32.

27. McPhillips M, et al. Effects of replicating primary reflex movements on specific reading difficulties in children: a randomised, double-blind, controlled trial. Lancet. 2000;355(2):537–41. https://doi.org/10.1016/S0140-6736(99)02179-0
28. North Eastern Education and Library Board (NEELB). An evaluation of the pilot INPP movement programme in primary schools in the North Eastern Education Library Board Northern Ireland. Final Report. Prepared by Brainbox Research Ltd for the NEELB. 2004.
29. Smith G. Learning through sharing publication series. Learn to move, move to learn. St Aidan's school sports partnership. Inspiring partnerships. 2006. [DVD]. Loughbourough: Youth Sport Trust; 2006. Available from: http://www.youthsporttrust.org/
30. Micklethwaite J. A report of a study into the efficacy of the INPP School Programme at Swanwick Primary School, Derbyshire A controlled study of 93 children. Department for Education and Employment Best Practice Scholarship. Dezember 2004.
31. Paynter A. Learning through sharing publication series. Learn to move, move to learn. St Aidan's school sports partnership. Inspiring partnerships. 2006. [DVD]. Loughbourough: Youth Sport Trust; 2006. Available from: http://www.youthsporttrust.org/
32. Thelan E. Rhythmical stereotypes on normal human infants. Animal Behaviour. 1979;27:699–715. https://doi.org/10.1016/0003-3472(79)90006-X
33. Goddard SA. INPP Monograph Series. Bd. 1/1990, The developmental basis for learning difficulties and language disorders. Chester: INPP; 1990.
34. Mutti M, et al. QNST quick neurological screening test. Novato, CA: Academic Therapy Publications; 1978.
35. Patient Platform Limited. Patient. 2021. Verfügbar unter: http://www.patient.co.uk/
36. Tebruegge M, et al. Does routine child health surveillance contribute to the early detection of children with pervasive developmental disorders? An epidemiological study in Kent, U.K. BMC Pediatrics. 2004;3(4):4. https://doi.org/10.1186/1471-2431-4-4
37. Cruickshank WM. A new perspective in teacher education: the neuroeducator. Journal of Learning Disabilities. 1981;14(6):337–341, 367. https://doi.org/10.1177/002221948101400613

12 Fehlende und Fehl-Diagnosen

Der primäre Zweck einer medizinischen Diagnose ist die Feststellung des Vorhandenseins (oder Nichtvorhandenseins) einer Krankheit als Grundlage für Behandlungsentscheidungen bei symptomatischen oder im Screening positiv getesteten Personen (sogenannte Bestätigungstests). Im Bereich der sonderpädagogischen Förderung oder bei Verhaltensproblemen ist die Aufgabenstellung für die Diagnose nicht sehr klar, da nicht immer eindeutige Behandlungsmöglichkeiten zur Verfügung stehen und die Diagnose oft nur auf der Grundlage von Beobachtungen und nicht auf der Grundlage pathologischer Befunde gestellt werden kann. Im September 2010 stellte ein vom britischen Office for Standards in Education, Children's Services and Skills (Ofsted) veröffentlichter Bericht fest, dass zum damaligen Zeitpunkt fast die Hälfte der Kinder mit besonderem Förderbedarf fehlerhaft diagnostiziert wurde.

Jeden Tag sehe ich in meiner klinischen Praxis Fälle von „fehlenden" Diagnosen. Dabei kann es sich um Kinder mit zugrundeliegenden physischen Problemen wie Hörverlust, Seh- oder Sehverarbeitungsprobleme, unreife motorische Fähigkeiten und Ernährungsfaktoren handeln, aber auch um Kinder, bei denen eine medizinische Diagnose hätte gestellt werden müssen, z. B. bei Zerebralparese. Diese Kinder fallen in eine „Grauzone" zwischen unterschiedlichen Fachgebieten – ihre Symptome sind nicht „schlimm genug", um eine medizinische Diagnose zu rechtfertigen. Dabei fehlt es ihnen an allen körperlichen Voraussetzungen, um den Anforderungen des Lehrplans zu genügen. Solange die zugrundeliegenden Ursachen nicht identifiziert und gegebenenfalls behandelt sind, wird diesen Kindern kein noch so guter Schulunterricht oder seelsorgerische Betreuung helfen, erfolgreich zu sein. Wenn eine wirksame Behandlung nicht zur Verfügung steht, dann ist zumindest eine korrekte Diagnose unerlässlich, um sicherzustellen, dass eine geeignete und sinnvolle Unterstützung bereitgestellt wird. Diese vermittelt dann auch den Lehrkräften ein Verständnis dafür, warum ein Kind sich in einer bestimmten Weise verhält oder eine bestimmte Leistung erbringt. Dieses Verständnis der zugrundeliegenden Mechanismen im Verhalten und in der Leistung des Schulkindes kann die Lernumgebung und den Fortschritt des Kindes erheblich verändern.

Ein Beispiel dafür sind Fälle von Kindern mit auffälligen Gehirnwellen-Varianten. Anomale EEG-Muster können zu einem episodischen Aufmerksamkeitsverlust führen, der gelegentlich oder mehrmals am Tag mehrere Sekunden andauern kann. Es ist sehr leicht, solche Kinder als generell faul, nicht zuhörend, unaufmerksam und unmotiviert anzusehen. Wenn es zu einem vorübergehenden Aufmerksamkeitsverlust kommt, während Anweisungen gegeben werden, verliert das Kind den Faden und es fehlt ihm das nötige Verständnis für die vor ihm liegende Aufgabe. Es versucht gar nicht erst, die Aufgabe in Angriff zu nehmen. Wenn doch, bleibt es teilweise stecken, gibt auf oder wird wütend. Ein Verständnis der Gründe dafür kann die Art und Weise, wie eine Lehrkraft mit dem Problem umgeht, radikal verändern.

Das Kind zu bitten, das zu wiederholen, was ihm gesagt wurde, ist eine Möglichkeit, herauszufinden, wie viel von der Anweisung verarbeitet wurde. Die Lehrkraft kann dann die Anweisung wiederholen und das Kind bitten, sie nachzusprechen. Diese Lehrmethode (die auch bei Kindern mit auditiven Verarbeitungsschwierigkeiten nützlich ist) überprüft, ob das Kind in der Lage war, die Anweisung aufzunehmen. Gleichzeitig trägt die Aufforderung an das Kind, die Anweisung zu wiederholen, dazu bei, die Anweisung in das Kurzzeitgedächtnis zu übertragen.

Verhalten ist eine Art von Sprache. Wenn es uns als Erwachsene an Ressourcen fehlt, um mit den Anforderungen der Umwelt zurechtzukommen und wir zu vielen Stressoren ausgesetzt sind, neigen wir dazu, unsere Unzulänglichkeiten und Ängste durch Verhalten auszudrücken, indem wir vielleicht gereizt, emotionsgeladen, übertrieben scherzhaft werden oder Situationen vermeiden, die Stress hervorrufen. Kinder sind in dieser Hinsicht nicht anders und zeigen bestimmte Verhaltensweisen im Versuch, jeweilige Stressoren und potenzielle Misserfolge zu bewältigen, zu lindern oder zu vermeiden. Beispiele für diese Art der „Selbsttherapie“ könnten sein: übermäßige vestibuläre Stimulation bei einem Kind, das hyposensitiv auf vestibuläre Reize reagiert; ständiges Zappeln und Unaufmerksamkeit bei einem Kind mit schlechter Rumpfstabilität; das Zuhalten der Ohren oder das Bedürfnis, eigene „Geräusche“ zu machen, wenn Hyperakusis oder ein Hörverlust vorliegen oder bei visuellen, propriozeptiven und taktilen Problemen das Bedürfnis, Menschen und Gegenstände zu berühren. In diesen Fällen wird der einfache Versuch, das Verhalten durch Verhaltensmodifikation zu stoppen, in der Regel nur begrenzt Erfolg zeigen, da diese Verhaltensmuster ja eine Funktion erfüllen.

Anhand einzelner Fallstudien sollen in diesem Kapitel einige der Hauptbereiche vorgestellt werden, die üblicherweise den Stempel einer „verfehlten“ oder „falschen“ Diagnose bekommen. Dies dient der Veranschaulichung, wie zugrundeliegende physische Faktoren Lernergebnisse und Lernverhalten beeinflussen können, und soll somit ein Plädoyer sein für:

1. routinemäßige Entwicklungstests der neuromotorischen Fähigkeiten zum Zeitpunkt des Schuleintritts und in Schlüsselphasen des Bildungssystems;
2. verbesserte Kommunikation und interdisziplinäre Zusammenarbeit zwischen Fachdiensten, die sich mit der Abklärung, Behandlung und dem Management spezieller Bedürfnisse befassen;
3. verbesserte Anerkennung innerhalb der Ärzteschaft bezüglich der Wichtigkeit, physische Faktoren zu identifizieren, auch wenn keine wirksamen Behandlungsoptionen zur Verfügung stehen, um die Symptome im Klassenzimmer gezielt zu unterstützen und zu behandeln;
4. verbesserte Ausbildung von Lehrkräften im Hinblick auf den Anteil der physischen wie auch der sozialen Entwicklung am kognitiven Lernen.

12.1 Fallstudien

12.1.1 Ist ASS das richtige „Etikett“?

Adam war ein kleiner Junge von fast 6 Jahren. Er hatte von einem Kinderarzt eines örtlichen Zentrums für Kindesentwicklung die Diagnose ASS erhalten, die einige Monate später von einem unabhängigen Psychologen bestätigt wurde. Er war kürzlich aufgrund von unkontrollierbaren Gefühls- und Aggressionsausbrüchen in der Schule und in geringerem Maße auch zu Hause an den Child and Adolescent Mental Health Service (CAMS) überwiesen worden. Er erhielt daraufhin eine Schulbegleitung. Sieben

Monate zuvor hatte sein Vater Selbstmord begangen. Adams Verhalten wurde als Teil seines „Autismus" angesehen, und er stand auf einer Warteliste, um von einem Psychiater untersucht zu werden.

Adam kam mit seiner Mutter kurz vor seinem sechsten Geburtstag zu mir, um mit mir zu klären, ob zugrundeliegende physische Faktoren zu seinem auffälligen Verhalten beitrugen, nämlich Hyperaktivität, unwillkürliches Schreien und aggressives Reagieren auf bestimmte Geräusche. Seine Mutter beschrieb Episoden, in denen er sich „in eine eigene Welt" zurückzog, in sich gekehrt, mit glasigen Augen und verwirrt. Manchmal nahm er seltsame, repetitive Verhaltensweisen an, wie z. B. im Raum auf und ab zu gehen und Selbstgespräche zu führen, ohne sich der Wirkung auf andere Menschen bewusst zu sein. Er hatte Phasen impulsiven, aggressiven Verhaltens, wenn er sich nicht unter Kontrolle hatte. Dieses Verhalten verschwand jeweils für 2 bis 3 Wochen und tauchte dann ohne ersichtlichen Grund wieder auf. Alle diese Probleme wurden als typische Merkmale von ASS gewertet.

Ich sah Adam an einem „guten" Tag, an dem er kooperativ, gesprächig, fröhlich und freundlich war. In den 90 Minuten, die er bei mir war, zeigte er keine offensichtlichen Anzeichen autistischen Verhaltens. Das ließ mich vermuten, dass sein Verhalten eher reaktiv als angeboren war. Mit anderen Worten: Wenn er nicht durch multisensorische Stimuli oder interne Dysregulation gestresst war, zeigten sich keine typischen autistischen Verhaltensweisen. Dementsprechend empfahl ich eine Überweisung über seinen Hausarzt, um die folgenden Bereiche zu untersuchen:

- Angesichts einer Familienvorgeschichte von Fieberkrämpfen, einer Tante mit Epilepsie und den von seiner Mutter beschriebenen Episoden, in denen er mit glasigen Augen in sich gekehrt, verwirrt und unempfänglich für äußere Reize sei, sollte bei ihm mittels eines EEG abgeklärt werden, ob anomale Hirnstromvarianten bei einigen der zu Hause und in der Schule beobachteten Verhaltensauffälligkeiten eine Rolle spielen könnten.
- Als Adam jünger war, litt er wiederholt an Ohrinfektionen. Obwohl er alle Hörtests bestanden hatte, war seine Sprache immer noch undeutlich und er war überempfindlich gegenüber bestimmten Geräuschen. Einige seiner auffälligen Verhaltensweisen traten auf, wenn er multisensorischen Reizen, insbesondere lauten Geräuschen, ausgesetzt war. Vor diesem Hintergrund würde eine gründliche audiometrische Untersuchung helfen, entweder einen Hörverlust oder eine Überempfindlichkeit auf bestimmte Frequenzen zu erkennen oder auszuschließen, mit dem Ziel, gegebenenfalls eine Hörtherapie durchzuführen.
- Adam hatte eine Vorgeschichte von ernährungsbedingten Problemen. In den ersten Lebenswochen fiel es ihm sehr schwer zu saugen und er entwickelte Durchfall, als seine Mutter im Alter von etwa 4 Monaten versuchte, feste Nahrung einzuführen. Er litt weiterhin unregelmäßig an Durchfall und vertrug keine Schokolade. Ein Test auf Laktoseintoleranz im Alter von 5 Monaten war negativ, aber seitdem waren keine weiteren Untersuchungen durchgeführt worden. Angesichts der umfangreichen wissenschaftlichen Studien, die eine Verbindung zwischen Darmproblemen und ASS herstellen, könnte dies ein zusätzlicher Ansatz für weitere Untersuchungen sein, um herauszufinden, ob eine spezifische Nahrungsmittelunverträglichkeit bei einigen seiner Symptome eine Rolle spielte.

Aktuell sollte Adam durch den CAMS untersucht werden. Meine Sorge war, dass die Diagnose von ASS und das Vorliegen von Verhaltensproblemen die zugrundeliegenden physischen Faktoren verdecken könnten, die möglicherweise zu seinen Verhaltenssymptomen beigetragen haben und die auf medizinische Behandlung oder andere Therapieformen ansprechen könnten.

12.1.2 Was ist ein EEG?

Ein EEG ist eine Untersuchungsmethode, bei der die elektrische Aktivität der Hirnrinde gemessen wird. Die Hirnzellen kommunizieren über elektrische Impulse und sind die ganze Zeit aktiv, auch wenn wir schlafen. Diese Aktivität zeigt sich in Form von Wellenlinien in einer EEG-Aufzeichnung.

Das EEG ist einer der wichtigsten diagnostischen Tests für Epilepsie, kann aber auch bei der Diagnose anderer Hirnerkrankungen zum Einsatz kommen, z.B. bei der Diagnose von Koma, Enzephalopathien und Hirntod. Auf die Kopfhaut aufgesetzte Elektroden nehmen die elektrischen Signale des Gehirns auf und leiten sie an ein EEG-Gerät weiter, das die elektrische Aktivität des Gehirns als eine Reihe von Wellen aufzeichnet. Jede Welle entspricht einer anderen Hirnregion.

EEGs können außerdem dabei helfen, die Ursachen anderer Probleme wie Schlafstörungen und Verhaltensänderungen zu erkennen, indem sie Muster normaler oder anomaler elektrischer Aktivität des Gehirns zeigen. Einige anomale Muster können nicht nur bei Krampfanfällen, sondern auch bei einer Reihe unterschiedlicher Krankheitsbilder auftreten.

Einige Muster deuten auf eine Tendenz zu Krampfanfällen hin. Ärzte bezeichnen diese Wellen auch als „epileptiforme Anomalien" oder „Epilepsiewellen". Dazu gehören Spikes, scharfe Wellen und Spike-and-Wave-Entladungen. Spikes und scharfe Wellen in einem bestimmten Bereich des Gehirns, z.B. im linken Temporallappen, deuten darauf hin, dass partielle Anfälle möglicherweise von diesem Bereich ausgehen könnten. Die primäre generalisierte Epilepsie hingegen wird durch Spike-and-Wave-Entladungen verursacht, die weit über beide Gehirnhälften verteilt sind, insbesondere wenn sie in beiden Hemisphären gleichzeitig beginnen. Das Monitoring von Epilepsien wird in der Regel durchgeführt, um epileptische Anfälle von anderen Arten von Anfällen zu unterscheiden, z.B. von psychogenen nicht epileptischen Anfällen, Synkopen (Ohnmachtsanfällen), subkortikalen Bewegungsstörungen und Migräne-Varianten. Ferner dient es der Klassifizierung von Anfällen zu Behandlungszwecken, der Lokalisierung der Hirnregion, von der ein Anfall ausgeht, und zur Abklärung einer möglichen epilepsiechirurgischen Option.

Darüber hinaus kann das EEG zur Überwachung bestimmter anderer Vorgänge eingesetzt werden, einschließlich der Aufzeichnung von nicht konvulsiven Anfällen/nicht konvulsivem Status epilepticus und Petit-mal-Anfällen (Absencen). Etwa zwei von 1 000 Menschen leiden unter Absencen, die durch eine anomale und intensive elektrische Aktivität im Gehirn verursacht werden. Absencen stellen eine Form generalisierter Krampfanfälle dar.

Typischerweise dauert diese Art von Anfällen zwischen 10 und 30 Sekunden. Die Person, meist ein Kind im Alter von 5 bis 15 Jahren, hört abrupt mit allem auf, was siegerade tut (sprechen, gehen), und scheint „ins Leere zu starren". Absencen verursachen selten eine echte Konvulsion, bei der die Person hinfällt oder kollabiert. Obwohl die Person kurzzeitig das Bewusstsein verliert, erholt sie sich vollständig und ohne anhaltende Verwirrung oder andere Nebenwirkungen. Diese „Anfälle" können selten oder auch mehrmals pro Stunde auftreten. Bei Kindern können Absencen das Lernen behindern, da das Kind während der Dauer der Absence keine externen Informationen verarbeitet und diese Episoden oft als Tagträumerei oder Unaufmerksamkeit fehlinterpretiert werden. Ein Kind kann sich auch desorientiert fühlen, wenn es aus einer Absence herauskommt, und Schwierigkeiten haben, Ereignisse in seiner Umgebung miteinander zu verknüpfen, was zu Angstgefühlen führen kann. Nächtliches Bettnässen und Nachtschreck in Kombination mit den oben genannten Symptomen können auch mit solchen „Episoden" in Verbindung gebracht werden, die den normalen Schlafzyklus stören.

12.1.3 Anomale Hirnwellenvarianten als Faktor bei Aufmerksamkeitsdefizit und Verhaltensproblemen

Ben war 10 Jahre alt und litt unter Angstzuständen, geringem Selbstwertgefühl, gelegentlichem zwanghaftem Verhalten, Lese-, Schreib- und Rechtschreibproblemen und allgemeiner Unzufriedenheit. Bei ihm war Legasthenie formell diagnostiziert worden und er stand unter der Obhut des CAMS-Teams, das gerade dabei war, ihn im Hinblick auf die Feststellung sonderpädagogischen Förderbedarfs und eine mögliche Diagnose von ASS zu untersuchen.

Ich empfahl, ihn auf Anzeichen von NMU zu überprüfen. Dabei stellte sich heraus, dass Ben zusätzlich zu anderen mit NMU übereinstimmenden Merkmalen eine sehr schlechte Kontrolle des statischen Gleichgewichts hatte und häufig ohne ersichtlichen Grund das Gleichgewicht verlor. Der Gleichgewichtsverlust ging zeitweise mit anomalen Augenbewegungen einher, bei denen einige Male nur das Weiße seiner Augen zu sehen war.

Ben schien häufig nicht zu registrieren, was zu ihm gesagt wurde, und in Phasen, die mehrere Sekunden andauerten, „in einer eigenen Welt" zu sein. Ähnliche Anzeichen wurden bei der Durchführung einfacher okulomotorischer Tests beobachtet.

Ben hatte in der Vergangenheit Einschlafprobleme gehabt, weil sein Schlaf häufig von Nachtschrecken begleitet war. Er hatte Ängste vor dem entwickelt, was ihm nachts in seinen Träumen erscheinen würde. Er berichtete auch, dass er gelegentlich ein „Kribbeln" im Hinterkopf verspürte, gefolgt von dem Zwang, repetitive Handlungen auszuführen.

Angesichts dieser ganzen Reihe von Symptomen und einer langen Vorgeschichte von Problemen mit Aufmerksamkeit, Lernen und Angst schrieb ich an seinen Hausarzt und schlug ihm vor, ihn zu einer EEG-Untersuchung zu überweisen, um zu überprüfen, ob anomale Hirnstromvarianten eine Rolle bei seinen Symptomen und Verhaltensweisen spielten. Auch möge er sicherstellen, dass alle relevanten medizinischen Informationen an das CAMS-Teams weitergeleitet würden, bevor er Empfehlungen für Bens zukünftige pädagogische Unterstützung aussprechen würde.

Ben wurde schließlich einem Facharzt für pädiatrische Neurologie vorgestellt, der nach der Untersuchung folgende Meinung vertrat:

> Ich bin nicht sonderlich angetan von der Idee, ein Routine-EEG anzuordnen. Die Vorgeschichte deutet nicht sonderlich auf Epilepsie hin. Wir finden jedoch häufig EEG-Anomalien bei Kindern mit einer Vielzahl unspezifischer Entwicklungsstörungen. Aufgrund der Vorgeschichte dieser gelegentlich auftretenden kurzen Absencen könnte ich keine antiepileptische Behandlung empfehlen. Daher wären alle Anomalien, die wir finden, bestenfalls erkenntnistheoretischer Natur und schlimmstenfalls für seine Eltern verwirrend.

Diese Haltung verdeutlicht die Kluft zwischen Medizin und Pädagogik bei der Anerkennung der Relevanz und *Umsetzung* von Diagnosen im täglichen Leben.

Während Mediziner – wie in diesem Beispiel – die Diagnose eindeutig aus der Perspektive einer wirksamen Behandlung betrachten, scheint der Wert und die wahrgenommene Relevanz der Diagnose mit den verfügbaren medizinischen Behandlungsmöglichkeiten zu enden. Aus der Sicht der *Pädagogik* und des *Verhaltensmanagements* kann das Erkennen anomaler Hirnstromvarianten mit häufigen kurzzeitigen „Abwesenheiten" jedoch die Wahrnehmung des Problems durch den Patienten und seine Familie sowie das *Verhaltensmanagement* erheblich beeinflussen.

Aufgrund des ärztlichen Schreibens war es nicht möglich, für Ben Zugang zu einer EEG-Analyse zu erhalten. Er begann mit einem INPP Programm zur Ausreifung und Hemmung frühkindlicher Reflexe und startete die JIAS. Erste Fortschritte stellten sich ein. Zwischenzeitlich wurde er zusätzlich von einer ergotherapeutischen und einer logopädischen Fachkraft untersucht, die beide die Diagnose eines atypischen Autismus stellten. Zum Zeitpunkt seines abschließenden Reviews am INPP waren die Anzeichen von NMU auf unter 10 % gesunken: Augenfolgebewegungen, Augenfolgebewegungen mit Einbindung der Hand und visuelle Konvergenz lagen im Normbereich und sein Lesealter war von 6 auf 9 Jahre gestiegen. Seine Graphomotorik hatte sich verbessert, aber war noch nicht flüssig. Er hatte weniger Angstzustände, aber er hasste die Schule, fand es schwierig, die Aufmerksamkeit aufrechtzuerhalten, und seine Leistungen lagen immer noch 3 Jahre unterhalb seines chronologischen Alters. Als er in die Sekundarschule wechseln sollte, erhielt er eine Stellungnahme zum sonderpädagogischen Förderbedarf, deren Empfehlungen sich auf die bisherigen „Etiketten" Legasthenie und atypischer Autismus stützten.

Übrigens wurde 4 Monate nach Beginn des NMU-Programms und des Hörtrainings bei seiner Mutter eine fokale Epilepsie diagnostiziert und sie wurde medikamentös eingestellt. Zum Zeitpunkt der Beendigung des INPP-Programms hatte Ben immer noch keinen Zugang zu einer EEG-Untersuchung erhalten.

Bens Fall kam mir in den Sinn, als ich einige Jahre später an einer Konferenz teilnahm, auf der einer der Redner – ein Psychiater – seinen Vortrag mit den Worten begann:

> Würden Ärzte in der Schulmedizin physische Krankheiten so diagnostizieren, wie Psychiater psychische Störungen diagnostizieren, könnten sie aus dem medizinischen Register gestrichen werden. Psychiatrische Diagnosen (wie z. B. ADHS) werden auf der Grundlage der subjektiven Meinung des Diagnostikers über das Vorhandensein oder Nichtvorhandensein bestimmter Verhaltensweisen oder Erfahrungen gestellt, die in einer Ankreuzliste aufgeführt sind. Der Diagnostiker hat keinen Zugang zu unabhängigen Daten (wie z. B. einem Bluttest oder einem Gehirnscan), die ihm helfen könnten, seine hypothetische Diagnose mit einer Art physiologischem Prozess zu verknüpfen. So beschreiben Diagnosen in der Psychiatrie ein Krankheitsbild, können es aber nicht erklären. Behandlungsempfehlungen wie z. B. Medikamente werden daher, wenn sie sich auf psychiatrische Diagnosen als Richtlinie stützen, ohne wissenschaftliche Evidenz gemacht, die die Annahme stützt, dass es sich um einen rationalen Ansatz handelt, der auf Expertenwissen darüber beruht, was schief läuft und wie dies korrigiert werden kann. (S. Timini, persönliche Mitteilung).

(Wenn es nur mehr von seiner Art gäbe!)

12.1.4 Das Verständnis der elektrophysiologischen Gehirnwellen-Dysregulation bei Kindern mit Entwicklungsverzögerungen kann ihnen neue geistige Perspektiven eröffnen und ihre Gesundheit, ihr Lernen und ihr Wohlbefinden fördern

Von Valerie Scaramella-Nowinski (12.1.4–12.1.5)

Zeit ist ein universeller Prozess, der alle biologischen und Verhaltensprozesse kennzeichnet. Jedes menschliche Verhalten erfordert ein elektrophysiologisches Timing im Gehirn, eine geregelte Synchronität von Erregung und Hemmung zwischen Neuronen (Gehirnzellen), die in kurzen Impulsen elektrischer Ströme miteinander kommunizieren.

Das Gehirn produziert rund um die Uhr mit einer Präzision im Millisekundentakt elektrische Energie, die die Gehirnverbindungen von unten nach oben, von oben nach unten, von rechts nach links, von links nach rechts und alle Verbindungen dazwischen aktiviert. Abhängig von der Gesundheit sowohl der Gene als auch von Umweltreizen energetisiert diese im gesamten Gehirn ablaufende elektrisch basierte zelluläre Kommunikation das ganze menschliche Verhalten:

- jede Bewegung, jeden Ton, jedes Bild, jede Berührung, jeden Geschmack, jeden Geruch;

- die Explosion der Sinneserfahrung, die uns hilft, unsere Erfahrungen zu registrieren, zu analysieren und zu speichern;
- die Expression unserer Erfahrungen;
- das Nachdenken über unsere Erfahrungen, ihre Evaluation und Planung;
- das Ausführen unserer Pläne, damit wir miteinander in Beziehung treten und uns unserer Umgebung anpassen können.

Zugrundeliegende elektrophysiologische Hirnwellenanomalien oder sogar subtile Rhythmusstörungen in einer Untergruppe von Kindern können bei Kindern mit neurologischen Entwicklungsverzögerungen auftreten. Je ausgeprägter die Verzögerung ist, desto deutlicher sind diese Hirnwellenstörungen nachweisbar. Manchmal können diese ineffizienten Entladungen im EEG (ein Test, der die Hirnwellenaktivität misst) gesehen und als „generalisiert" beschrieben werden. Das bedeutet, dass Entladungen auf beiden Seiten des Gehirns gleichzeitig auftreten. Manchmal werden die Entladungen als „partiell" beschrieben. Dann ist nur ein begrenzteres Gebiet bzw. begrenzte Gebiete betroffen sind. Generalisierte Entladungen können von kurzer Dauer sein (2 bis 15 Sekunden) und zu Episoden des Starrens, Blinzelns oder stillen/nicht aktiven Verhaltens führen. Einige können länger dauern (1 bis 2 Minuten) und zu Krämpfen führen. Fokale Krampfanfälle können „einfach" (90 Sekunden) sein und als plötzlicher Ruck oder ungewöhnliche sensorische Erfahrung auftreten oder „komplex" (1 bis 2 Minuten), gekennzeichnet durch repetitive Reaktionen wie Augenbewegungen, Lippenlecken/Schmatzen oder verändertes Bewusstsein.

Weiter entwickelte Technologien und neurowissenschaftliche Studien haben unser Wissen erweitert, dass unregelmäßige Hirnwellenaktivität Hirnleistungen über das Krampfgeschehen hinaus beeinflussen kann. Das Gehirn ist ein dynamisches Organ. Aufmerksamkeit, Gedächtnis, Stimmung, Bewegung, Sprache, Denken und exekutive Funktionen sind ebenfalls Hirnleistungen, die beeinflusst werden können.

Wenn unregelmäßige Schwankungen quantifizierbar genug sind, d.h. wenn sie auf EEG-Aufzeichnungen „stark genug" erscheinen, werden sie als „Anfall" bezeichnet. Manchmal sind diese Schwankungen nicht so quantifizierbar und werden als „Dysrhythmien, die nicht mit einem Anfall assoziiert sind" bezeichnet, obwohl sie klinisch mit Studien zu Hirnleistungen korreliert werden können, die eine neurologische Entwicklungsverzögerung zeigen. Langzeitstudien haben auch gezeigt, dass mit zunehmendem Wachstum der Kinder diese unregelmäßigen Schwankungen weiterhin das Timing der Hirnverschaltungen verändern und so die Hirnleistungen verschlechtern können, was oft zu Lasten der Entwicklung des Kindes geht und ihm auch sein Potenzial rauben kann.

Die Bewertung der Hirnleistungen bei neurologischen Entwicklungsverzögerungen kann klinisch mit elektrophysiologischen Anomalien/Rhythmusstörungen korreliert werden und kann zu einer spezifischeren Differenzialdiagnose und einer spezifischeren Behandlung führen. Sie kann die körperliche und geistige Gesundheit der Kinder fördern und dazu beitragen, ihr Potenzial, ihr Lernen, ihre Beziehungen zu anderen und ihr allgemeines Wohlbefinden zu verbessern.

Die folgenden Fallstudien befassen sich mit mehreren Kindern und zeigen, wie eine längere ambulante EEG-Überwachung dazu beitrug, die zugrundeliegenden Probleme zu identifizieren. Wenn diese klinisch mit dem Symptomkomplex der Hirnleistungen korrelierten, konnte ein spezifischerer interdisziplinärer Behandlungsplan ihre Entwicklung fördern.

Allen: Ich traf Allen erstmals im Alter von 6 Jahren. Sein Hausarzt überwies ihn aufgrund einer Vorgeschichte sensomotorischer und Sprech-/Sprachverzögerungen, großer Aufmerksamkeitsprobleme und zunehmender Bedenken hinsichtlich seiner Lese- und Schreibfähigkeit. Seine Schule hatte empfohlen, den Kindergarten zu wiederholen. Seine Eltern berichteten darüber hinaus von zunehmenden Phasen des Tagträumens und vor sich hin Starrens, von Einschlafschwierigkeiten mit vermehrten Bewegungen der Gliedmaßen in der Nacht, Berührungsempfindlichkeit, nächtlicher und täglicher Enuresis und gelegentlicher Enkopresis. Die weitere Anamnese ergab, dass seine Mutter in der 10. SSW wegen Escherichia coli (Kolibakterien) behandelt worden war. Im Laufe der Wehen nahmen die fetalen Bewegungen ab, was zu einem Notkaiserschnitt führte. Es war keine formale Komplikation bekannt, jedoch wurde ein Schiefhals dokumentiert. Bemerkenswert waren auch erhöhte Hefepilzinfektionen, Allergien und Asthma in der Anamnese.

Nach der Erstberatung empfahl ich ein EEG und eine neuropsychologische sowie Hirnleistungsevaluation. Ein einstündiges EEG nach Schlafentzug lag sowohl im Wachzustand als auch im Schlaf innerhalb normaler Grenzen. Die neuropsychologische Evaluation ergab Scores von 2,5 Jahren (Nachahmen von Aktivitäten), 3,5 Jahren (Sensomotorik) bis zu 8,5 Jahren (Argumentieren/Konzeptbildung). Zweifellos ist Allen ein intellektuell begabter junger Mensch, bei dem die Entwicklung des Nervensystems verzögert ist.

Aufgrund der mehrjährigen Varianz in den verschiedenen Funktionsbereichen und anderer gesundheitlicher Aspekte der Anamnese, insbesondere chronischer Schlafstörungen, Enuresis und Enkopresis, empfahl ich die Durchführung eines 24-stündigen ambulanten EEGs und damit verbundene Behandlungstherapien. Die Langzeitbeobachtung zeigte verstreute steile Wellen (*sharp waves*) im rechten zentralen Areal, die sich teilweise in den temporalen Bereich ausbreiteten und vorwiegend während des Schlafs auftraten. Anschließend wurde ein MRT durchgeführt, das völlig normal war. Ein Medikamentenversuch mit Antiepileptika wurde eingeführt. Einige Monate nach der Behandlung, ohne medikamentöse Nebenwirkungen, berichteten Allens Eltern, dass die Episoden des Tagträumens und Starrens aufgehört hätten, dass er aufmerksamer sei und Anweisungen besser folgen könne, dass sich der Schlaf verbessert habe und dass die nächtliche bzw. tägliche Enuresis und Enkopresis aufgehört hätten. Allens Lehrer stellten einen signifikanten Unterschied fest. Allens Eltern gaben ihn nicht in den Kindergarten zurück.

Allen ist jetzt 8 Jahre alt. Wiederholte EEGs sind sowohl im Wach- als auch im Schlafzustand völlig normal. Eine Medikation war nicht mehr erforderlich. Die seine Gesundheit fördernden Maßnahmen und die pädagogischen Hilfsangebote werden fortgesetzt und zeigen ebenfalls Erfolge. Das Wichtigste ist, dass er ein wunderbar entzückendes und kommunikatives Kind ist. Sein Potenzial hat sich weiterentwickelt und zeigt sich im Verhalten und in den Leistungen zu Hause, in der Schule und im sozialen Kontext.

Dieser Fall zeigt, wie wichtig es ist, elektrophysiologische Rhythmusstörungen bei Kindern mit neurologischen Entwicklungsverzögerungen zu verstehen, insbesondere in jungen Jahren.

Anna: Anna wurde im Alter von 5 Jahren von einem Funktionaloptometristen, der bei ihr eine Legasthenie vermutete, an meine Klinik überwiesen. Die Sehtests waren unauffällig. Ihre Eltern beschrieben sie als ein intellektuell begabtes Mädchen, das „in allem, was es tat, brillierte". Sie beobachteten jedoch Zahlen-/Buchstabendreher bei ihr und waren besonders wegen ihrer Aussage besorgt: „Wenn ich lese, springen die Wörter." Ihr körperlicher Gesundheitszustand sei sehr gut, abgesehen von chronischen Schlafstörungen mit Schreckzuständen während des Schlafs.

Die neuropsychologische Auswertung ergab sehr gute verbale Fähigkeiten, allerdings zeigte sich bei den nonverbalen Fähigkeiten, wenn auch in niedrigen Durchschnittsbereichen, eine Diskrepanz von 50 Punkten im Vergleich zu den verbalen Fähigkeiten. Wenn ein Kind eine 50-Punkte-Diskrepanz hat und weiterhin eine durchschnittliche nonverbale Fähigkeit hat, zeigt dies, wie intellektuell begabt Anna ist. Es wurden sowohl dyseidetische (visuelle) als auch dysphonetische (auditive) Dyslexien nachgewiesen. Die Indizes der rezeptiven Sprache waren im Vergleich zur expressiven Sprache deutlich vermindert (Anmerkung: In Annas Alter sollte die rezeptive Sprache gleich oder besser als die expressive Sprache sein, insbesondere bei einer intellektuellen Begabung).

Obwohl die zur Überweisung führende Frage in Bezug auf Legasthenie bestätigt wurde, waren die signifikanten Unterschiede in der rechten/linken Hemisphäre zugunsten verbaler Fähigkeiten, die Aufmerksamkeits- und Gedächtnisprobleme und die Schlafvorgeschichte in Bezug auf Schreckhaftigkeit bedenklich. Ich empfahl ein 24-stündiges ambulantes EEG, um elektrophysiologische Störungen festzustellen, die die extreme Varianz bei diesem intellektuell begabten Kind verursachen könnten. Das EEG zeigte Anomalien im Wachzustand, bei Müdigkeit und im Schlaf mit Spike- und Slow-Wave-Entladungen in den temporalen/parietalen Bereichen und zeitweise erweitert auf die okzipitale Region mit Dominanz in der rechten Hemisphäre. Auch während des Schlafs wurde eine erhöhte Häufigkeit von Anomalien festgestellt. Diese Befunde korrelierten sehr deutlich mit den neuropsychologischen Daten. Es wurde ein MRT des Gehirns gemacht, das sich als unauffällig erwies.

Anna wurde ein Antiepileptikum verschrieben. Sie besuchte ein privat geführtes Institut, das sich auf die Behandlung von Legasthernie und auf Neurofeedback spezialisiert hatte, da ihre Schule ihr keinen speziellen Förderplan für Legasthenie anbot, weil „sie die Erwartungen innerhalb ihres Begabtenprogramms übertraf". Ihr wurden jedoch unterstützende Hilfsmittel zum Lesen zur Verfügung gestellt, insbesondere Lernsoftware, die einen multisensorischen Zugang zum gedruckten Text bot.

Ein erneutes ambulantes EEG im Alter von 6 Jahren zeigte anhaltende temporale Spikes, jedoch wurde eine signifikante Verbesserung ohne Anfallsaktivität festgestellt. Neuropsychologische Tests verbesserten sich ebenfalls, jedoch blieben Aufmerksamkeitsindizes und rechts/links hemisphärische Unterschiede weiterhin nachweisbar. Der Schlaf hatte sich verbessert, doch das nächtliche Erwachen setzte sich fort.

Im Alter von 7 Jahren ist Annas letztes EEG völlig normal. Sie zeigt eine kontinuierliche Verbesserung in den Bereichen Schlaf, Aufmerksamkeit und Gedächtnis. Die Diskrepanzen zwischen verbalen und nonverbalen Fähigkeiten haben deutlich abgenommen, und die Intelligenzdaten weisen in den Hochbegabtenbereich.

Keine Medikamente oder Behandlungen können Kinder klüger machen als sie sind, aber sie können Kindern helfen, so klug zu werden, wie sie sind. Annas Geschichte spiegelt die klinische Bedeutung einer frühzeitigen Erkennung der zugrundeliegenden elektrophysiologischen Schwierigkeiten trotz des Vorhandenseins eines begabten Intellekts wider. Hätte sie keine Anzeichen von Legasthenie gezeigt, wäre sie möglicherweise erst dann an einen Neurologen überwiesen worden, wenn sich der Symptomenkomplex verschlimmert hätte. Anna muss sich also nicht mehr mit den Auswirkungen einer anomalen Hirnwellenaktivität auseinandersetzen, die sie ihres wunderbaren Talents beraubt. Ihr Wohlergehen wird weiterhin gefördert.

Michael: Vor kurzem sah ich den 4-jährigen Michael auf Empfehlung seines Hausarztes, der eine Aufmerksamkeitsdefizitstörung bei ihm vermutete. Die Anamnese ergab chronische Sprech- und Sprachverzögerungen, unverständliches Sprechen, verminderten Muskeltonus und exzessive Episoden von Tagträumerei. Er kam ohne bekannte Komplikationen 2 Wochen zu früh zur Welt. Er hat zwei Geschwister mit Sprachentwicklungsverzögerungen und eine Tante mit Epilepsie. Die Krankengeschichte zeigte ansonsten keine Auffälligkeiten.

Neuropsychologische Tests ergaben eine nonverbale Begabung > 98. Perzentil. Verbale Fähigkeiten, Aufmerksamkeit, Gedächtnis und Verarbeitungsgeschwindigkeit lagen im 5. bis 20. Perzentil. Diese Varianz führte zur Empfehlung eines 24-stündigen ambulanten EEGs, das eine anomale Aktivität im Schlaf, generalisierte Spikes und gelegentliche linksfrontale/bifrontale Spikes zeigte.

Es ist gut, dass Michael einen Hausarzt hatte, der es verstand, zugrundeliegende Probleme zu untersuchen, die Aufmerksamkeitsschwierigkeiten verursachen können. Michael wurden unlängst Antiepileptika verschrieben. Darüber hinaus erhält er begleitende, seine Gesundheit fördernde Therapien. Ich freue mich darauf, Michael bei der Entwicklung seines Potenzials und seines Erfolgs zuzusehen.

Philip: Philip wurde mir im Alter von 7 Jahren von seinem Betreuer/Verhaltenstherapeuten überwiesen. Eine Aufmerksamkeitsdefizitstörung war bei ihm bereits seit mehreren Jahren dokumentiert. Er hatte mehrere Erprobungen mit stimulierenden Medikamenten durchlaufen, die zu erhöhter Angst und repetitiven motorischen und verbalen Auffälligkeiten führten und Symptome von ideatorischer Apraxie und Tic-Störungen erkennen ließen. Auch Kopfschmerzen wurden genannt. Ich war erstaunt über seinen Kommentar: „Ich habe das Gefühl, als ob Wasser in meinem Kopf rauscht." Die Geburtsgeschichte wurde als unauffällig berichtet, mit Ausnahme einer Plagiozephalie, weshalb er für kurze Zeit einen Helm trug. In der Familiengeschichte gab es einen Cousin mit einem Hirntumor und einen Onkel, der im frühen Alter an einem Schlaganfall verstorben war.

Die neuropsychologische Untersuchung ergab erhebliche Aufmerksamkeits-, Gedächtnis- und Hörverarbeitungsdefizite, Tics und starke Ängste. Philips Eltern berichteten, dass seine Angstzustände ausgeprägt waren und die Stimmungsschwankungen signifikant zunahmen. Diese Ergebnisse, zusammen mit seiner Anamnese, die auch ein schlechtes Ansprechen auf Versuche mit stimulierenden Medikamenten beinhaltete, führten zu einem ambulanten EEG, das „im rechtsseitigen Frontalbereich seltene Spikes und High-Voltage-Slow-Waves" zeigte. Dies führte zu einem MRT des Gehirns, das eine Arachnoidalzyste (mit Liquor gefülltes Säckchen im Gehirn) ergab. Zur Erinnerung: Philip klagte auch über Kopfschmerzen und kommentierte: „Ich habe das Gefühl, als würde Wasser in meinem Kopf rauschen."

Neurologische und begleitende seine Gesundheit fördernde Maßnahmen werden fortgesetzt. Die Medikation mit Stimulanzien wurde eingestellt. Antiepileptika und auch Antidepressiva wurden ihm wegen seiner erheblichen Stimmungsschwankungen verschrieben. Philip wird von seinem interdisziplinären Team sehr aufmerksam begleitet. Ein wiederholtes MRT ergab kein Wachstum der Zyste. Kopfschmerzen und Tic-Symptome haben nachgelassen. Seine Stimmungslage hat sich deutlich entspannt. Das erneute ambulante EEG über längere Zeit war normal. Er ist viel besser in der Lage, seinen Schlaf, seine Aufmerksamkeit und seine Stimmung zu regulieren, was sein Potenzial und sein Wohlbefinden fördert.

Philips Betreuer hat sein Leben zutiefst positiv beeinflusst. Frühere Behandlungen hatten den Symptomkomplex auf Kosten seines Wohlbefindens nur verschlimmert. Philips Geschichte zeigt auch, wie wichtig es ist, die den Verhaltensauffälligkeiten zugrundeliegenden Ursachen zu verstehen.

12.1.5 Die multifaktorielle Natur neurologischer Entwicklungsstörungen

Während das INPP-Programm noninvasiv und ohne Medikamenteneinnahme Anwendung findet, zeigen Scaramella-Nowinskis Fallstudien, wie wichtig die interdisziplinäre Zusammenarbeit bei der Beurteilung und Behandlung von Störungen der neurologischen Entwicklung ist. Nach Ansicht der Autorin gibt es keinen einzigen „richtigen" Ansatz für die Behandlung neurologischer Entwicklungsstörungen. Nowinskis Fälle veranschaulichen, wie eine detaillierte elektrophysiologische Beurteilung eine präzisere Verschreibung von Medikamenten mit erheblichen Auswirkungen auf viele Funktionsbereiche ermöglichen kann. Philips Fall zeigt auch, wie die Verabreichung falscher Medikamente (in seinem Fall Stimulanzien) nicht nur Nebenwirkungen verursachen, sondern auch die Symptome verschlimmern und die zugrundeliegenden Ursachen verschleiern kann.

Meine abschließende Fallstudie (siehe unten) liefert ein Beispiel für die multifaktorielle Natur neurologischer Entwicklungsstörungen. Sie zeigt, wie Familien „im System verloren gehen" können, indem sie von einer Fachkraft zu anderen weitergereicht werden; wie Mehrfachbegutachtungen ohne einen koordinierten Ansatz zur therapeutischen Intervention und die Verwendung von lediglich beschreibenden „Etiketten" nicht zu einer wirksamen Behandlung führen und in Olivers Fall die Erwartungen an seine Fähigkeiten einschränken.

12.1.6 Dyspraxie und ASS

Oliver war 14, als er mit seiner Mutter und seiner Großmutter zu mir kam. Er war stark übergewichtig, war sehr rot im Gesicht, trug eine Brille mit dicken, farbigen Gläsern und sah aus, als sei er nicht ganz an die Welt um ihn herum „angepasst". Er war jedoch sehr um das Wohlergehen seiner Großmutter besorgt, half ihr die Treppe zur Praxis hinauf, suchte ihr einen bequemen Stuhl im Wartebereich und führte sie in mein Sprechzimmer. Mein erster Eindruck, als ich ihn sah, war, dass seine Schwierigkeiten wahrscheinlich über das hinausgingen, was die INPP-Methode im Hinblick auf eine wirksame Abhilfe zu bieten hatte.

Im Laufe der Jahre hatte er Diagnosen von ASS, Dyspraxie und Legasthenie erhalten. Er hatte sich vielen Untersuchungen unterzogen, die von verschiedenen Institutionen durchgeführt wurden. Die Schlussfolgerung einer dieser Untersuchungen war, dass "er nie in der Lage sein würde, von zu Hause auszuziehen, sich selbst um seinen Transport zu kümmern und wahrscheinlich sein ganzes Leben lang betreut werden müsste". Ein Sonderschullehrer hatte seiner Mutter geraten, dass sie akzeptieren müsse, dass er „dick" sei und sie „sich daran gewöhnen müsse".

Laut seiner Mutter lagen seine Hauptschwierigkeiten in den Bereichen Verständnis, Gedächtnis, Verarbeitungsgeschwindigkeit, Englisch und Mathematik.

Der Leidensweg der Familie durch mehrere Instanzen hatte begonnen, als er 3 Jahre alt war. Mitarbeiter des Kindergartens, den er besuchte, hatten berichtetet, dass sie ihn sprachlich nicht verstehen konnten. Als er in die Vorschule kam, entwickelte sich seine Sprache zurück und in der 1. Klasse der Grundschule wurde er von einem Schulpsychologen untersucht, der Legasthenie, eine AVS und Gedächtnisschwäche diagnostizierte. Im zweiten Jahr wurde er als beim Sport tollpatschig und motorisch unkoordiniert beschrieben. Die Untersuchungen in einer Praxis für Ergotherapie führten zu der zusätzlichen Diagnose von Dyspraxie (Entwicklungskoordinationsstörung). Eine logopädische Überprüfung ergab darüber hinaus eine komplexe Sprachentwicklungsstörung. Nach einer weiteren Untersuchung, die in einer privaten logopädischen Praxis im Alter von 7 bis 8 Jahren durchgeführt wurde, wurden überdies Anzeichen einer tiefgreifenden Entwicklungsstörung (*Pervasive Developmental Disorder*, PDD) mit Autismus diagnostiziert.

Erst als er 10 Jahre alt war, erhielt er eine formelle Anerkennung über seinen sonderpädagogischen Förderbedarf. Zu dieser Zeit war Oliver dem interdisziplinären Team gut bekannt. Es bestand aus Angehörigen der Fachbereiche Psychiatrie, des CAMS des Nationalen Gesundheitssystems NHS, Pädiatrie, Logopädie, Ergotherapie, Schulpsychologie und einer Beratungsstelle für Autismus. Die Zusammenfassung der Stellungnahme ergab, dass Oliver ein Kind mit durchschnittlichen intellektuellen Fähigkeiten und SpLS im Hinblick auf Legasthenie und Dyspraxie sowie mit sensorische Verarbeitungsstörungen bei hochfunktionalem Autismus und damit einhergehenden verzögerten mündlichen Ausdrucksfähigkeiten und geringem Selbstwertgefühl war.

Im Jahr vor den GCSEs[13] wurde ihm Concerta retard verschrieben – ein Medikament, das seinen Wirkstoff über einen längeren Zeitraum abgibt (Stimulanz)und das zur Behandlung von ADHS eingesetzt wird. Es wurde ihm verschrieben, um seine Gedächtnisleistungen in der Vorbereitungszeit auf die GCSEs zu verbessern.

Oliver war außerdem weitsichtig und litt am Irlen-Syndrom[14], weswegen er getönte Gläser trug. Er litt unter Angstzuständen und hatte starkes Sodbrennen, als er im Frühjahr zuvor seine Probeprüfungen zum GCSE abgelegt hatte. Er hatte immer schon Schwierigkeiten mit der Kontrolle seines Gewichts, was vermutlich zu seinem geringen Selbstwertgefühl beitrug. Zum Zeitpunkt seiner ersten Begegnung mit mir besuchte er eine Privatschule, in der er fachliche Unterstützung bei Schwierigkeiten im Zusammenhang mit seiner autistischen Störung und seinen SpLS erhielt. Seine Mutter hatte ihn auf eine glutenfreie Diät gesetzt und in der Schule bekam er Ernährungsberatung. Trotzdem war er zum Zeitpunkt seines ersten Besuchs bei mir deutlich übergewichtig.

Der Einsatz des INPP-Screeningfragebogens offenbarte eine Reihe von Faktoren in der frühen Kindheit, die entweder zu NMU in der späteren Kindheit führten oder symptomatisch für NMU sein könnten.

Dazu zählten:

- familiäre Vorgeschichte von Legasthenie
- Einnahme von Clomifen zur Stimulation des Eisprungs vor der Empfängnis
- mütterlicher Gebrauch von Inhalatoren zur Behandlung von Asthma während der Schwangerschaft
- Geburt zwischen der 38. und 40. Woche nach langen Wehen mit fetalem Distress und Mekoniumaspiration
- Fütterungsprobleme in den ersten 12 Wochen
- habituelles Schaukeln im 2. Lebenshalbjahr
- ‚Kopfstoßer' bei Stress im Kleinkindalter und in der frühen Kindheit
- Bewegungsphasen des Kriechens und Krabbelns ausgelassen
- frühes Laufenlernen
- spätes Sprechenlernen
- viele Infektionen mit sehr hoher Temperatur; rezidivierende Mandelentzündungen
- allergische Reaktionen auf Staub, Katzen und Hunde
- schwere Reaktion auf die MMR-Impfung, die in den folgenden 6 Monaten zu Fieber, Verdacht auf Meningitis und Durchfall führte. Es folgten regressive Verhaltenssymptome, darunter Einnässen in der Vorschule
- anhaltendes Bedürfnis, auf Kleidungsstücken zu kauen
- Bettnässen setzte sich bis zum Alter von 7 Jahren fort
- schwere Reiseübelkeit
- Schwierigkeiten, die analoge Uhr ablesen zu lernen
- häufige Mandelentzündungen mit nachfolgenden Ohrinfektionen. Operation empfohlen, aber nicht durchgeführt
- Vorgeschichte von Schwierigkeiten beim Erlernen des *Lesens, Schreibens, Abschreibens, Buchstaben- und Wortdreher und Auslassung von Wörtern*
- auditive Überempfindlichkeit

(insgesamt 21 Einzelfaktoren)

Das klinische Screening-Instrument des INPP (siehe **Kap. 7**) enthält zusätzliche Teilbereiche, um nach Hinweisen auf auditive Verarbeitungsschwierigkeiten (Madaule) und Ernährungsfaktoren (Sheil) zu suchen. Diese Unterbereiche werden in der klinischen Praxis *nach* dem Ausfüllen des Fragebogens zur neurologischen Entwicklung hinzugezogen, um mögliche Anzei-

13 Das General Certificate of Secondary Education (GCSE) entspricht in England, Wales und Nordirland etwa dem deutschen mittleren Schulabschluss nach der 10. Klasse. (Anm. d. Übers.)

14 Als IRLEN-Syndrom bezeichnet man eine visuelle Wahrnehmungsstörung, die durch Überempfindlichkeit gegen Lichtwellen ausgelöst wird. (Anm. d. Übers.)

chen für auditive Verarbeitungsschwierigkeiten und Unregelmäßigkeiten in der biochemischen Funktionsweise zu identifizieren. Ernährungsfaktoren sind relevant, weil sie die Funktionsweise des biochemischen Systems, das als chemisches Botenstoffsystem für die elektrische Aktivität des Nervensystems fungiert, von Moment zu Moment beeinflussen.

Allergische Reaktionen, die ohne Kontakt mit einem externen Allergen auftreten, können mit Ernährungsstatus und Darmfunktion in Verbindung gebracht werden. Ein Beispiel hierfür ist die Dermatitis herpetiformis, bei der die Darmerkrankung als Überreaktion auf Gluten auftritt. Die Zerstörung der Darmzotten führt zum Austritt von Substanzen in den Blutkreislauf, die zu einer entzündlichen Hautreaktion führen. Die Haut fungiert neben ihren vielen anderen Funktionen als Ausscheidungsorgan für den Körper. Häufigere Beispiele für allergische Reaktionen auf Nahrungsmittel oder Medikamente sind die Urtikaria und das atopische Ekzem.

Im Fall von Oliver sprach eine *Kombination* von Indikatoren über den ganzen Fragebogen hinweg und zusätzliche Beobachtungen für eine Überweisung zwecks Überprüfung seines Ernährungsstatus.

Hierzu zählten:

- Vorgeschichte von Koliken in den ersten 12 Lebenswochen
- anhaltende Durchfälle nach der MMR-Impfung
- Vorgeschichte von Allergien
- akneähnliche kleine Pickelchen an Oberarmen, Brust und Rücken, die sich wie die Oberfläche einer Muskatnussreibe anfühlen
- extreme Rötung der Wangen mit einem weißen Bereich um den Mund, die nicht mit Temperaturschwankungen oder Emotionen zusammenhängt
- Vorgeschichte rezidivierender Mandelentzündungen und Ohrinfektionen
- Mundgeruch
- Mundatmung
- Schnarchen
- Asthma – dies schien mit der Exposition gegenüber externen Allergenen und Anstrengung zusammenzuhängen

Einige Monate vor seiner ersten Konsultation bei mir hatte seine Mutter Gluten aus seiner Ernährung gestrichen und seine Zuckerzufuhr reduziert. Zum ersten Mal, nach anfänglicher Eliminierung von Weizen aus seiner Ernährung, hatte Oliver 3 kg an Gewicht verloren.

Der auditive Teil des Fragebogens wies auch auf Anzeichen auditiver Verarbeitungsschwierigkeiten hin, die mit seiner bestehenden Diagnose der AVS übereinstimmten. Obwohl AVS beobachtbare *Symptome* beschreibt, waren in Olivers Fall keine detaillierten Untersuchungen durchgeführt worden, um spezifische Aspekte der auditiven Verarbeitung zu untersuchen.

Aus dem Fragebogen ging Folgendes hervor:

- Verzögerung der motorischen Entwicklung (kann potenziell die motorischen Aspekte der Sprache beeinflussen)
- Verzögerung der Sprachentwicklung
- Vorgeschichte rezidivierender Ohrinfektionen
- Vorgeschichte von Untersuchungen bei Hörproblemen
- kurze Aufmerksamkeitsspanne
- Ablenkbarkeit
- Überempfindlichkeit gegenüber Geräuschen
- Fehlinterpretation von Fragen
- Verwechslung ähnlich klingender Wörter
- Unfähigkeit, aufeinanderfolgende Anweisungen zu befolgen
- flache und monotone Stimme
- zögerndes Sprechen
- geringer Wortschatz
- Buchstabendreher
- geringe Frustrationstoleranz
- Schüchternheit

Ein audiometrischer Test ergab, dass die Hörfähigkeit innerhalb des Normalbereichs liegt, jedoch mit mehrfachen Überkreuzungen der Ohrdominanz, was zu Verzögerung und Konfusion bei der Wahrnehmung auditiver Stimuli beitragen kann (siehe **Kap. 11**). Dies kann das auditive Gedächtnis und die Sequenzierung (Abfolge von Lauten) beeinträchtigen und die Anfälligkeit dafür erhöhen, in Umgebungen mit Hintergrundgeräuschen leicht abgelenkt zu sein.

In Anbetracht dieser Informationen empfahl ich die Durchführung von Überprüfungen auf NMU, Hörvermögen und dichotisches Hören. Ich schlug auch vor, dass die Familie einen Umweltmediziner konsultieren sollte, um zu untersuchen, ob Ernährungsfaktoren zu seinen Problemen bezüglich Gewicht, allergischen Reaktionen, Erschöpfung und Anstrengung bei der Ausführung normaler täglicher Aufgaben beitragen.

Frühere Untersuchungen unter der Leitung eines Ernährungswissenschaftlers hatten ergeben, dass er auf Gluten, Kuh-, Ziegen- und Schafsmilch, Ei, Sesamsamen, Sojabohnen, Haselnüsse, Rindfleisch und Paranüsse reagierte und grenzwertig intolerant gegenüber Huhn, Rindfleisch, Kartoffeln, Ente, Kokosnuss, Lamm, Linsen, Hefe und Kaffee war. Zum Zeitpunkt seiner ersten Konsultation befolgte er auf Empfehlung des Ernährungswissenschaftlers eine glutenfreie Diät und versuchte, möglichst viele der oben genannten Nahrungsmittel zu meiden. Trotzdem blieben seine Symptome bestehen und es kam zu keinem signifikanten Gewichtsverlust.

12.1.7 Testergebnisse und Empfehlungen

Die Beurteilung der neurologischen Entwicklung ergab ein Cluster aberranter Reflexe zusammen mit Anzeichen okulomotorischer Dysfunktionen. Trotzdem waren Olivers Leistungen bei den visuell-perzeptiven Tests altersgerecht, was auf eine gewisse kortikale Kompensation (und potenziellen Stress) bei der Ausübung anspruchsvollerer Aufgaben hinweist. Die einzige Ausnahme bei den altersgerechten Leistungsmessungen der visuellen Wahrnehmung war sein Ergebnis beim MZT, das ein Ergebnis ergab, dass 5 Jahre unter seinem chronologischen Alter lag.

Eine niedrige Punktzahl im MZT im Vergleich zum chronologischen Alter ist bei Kindern mit NMU bei der Erstbeurteilung oft typisch. Man nimmt an, dass dies zusammenhängt mit Problemen des Gleichgewichts, der Propriozeption und der räumlichen Wahrnehmung, die das Körperschema und die Fähigkeit, die menschliche Figur zeichnerisch zu reproduzieren, beeinträchtigen. Kinder mit NMU lassen oft Körperteile oder Fähigkeiten aus, die bei ihnen nicht gut funktionieren. Zum Beispiel können Kopf und Körper ohne Hals gezeichnet werden, wenn die Kopfstellreaktionen fehlen. Kinder mit Problemen im Gleichgewicht und der auditiven Verarbeitung lassen bei der Erstuntersuchung oft die Ohren auf der Zeichnung weg. Werden Reflexe und auditive Verarbeitung besser, werden sie dann häufig hinzugefügt.

Oliver begann das Programm zur Reflexausreifung und -hemmung. Sechs Monate später wurde die JIAS seinem NMU-Programm hinzugefügt und der Familie wurde geraten, einen Umweltmedizinier als Berater hinzuzuziehen.

Oliver startete zusätzlich eine gluten-, milch- und kohlenhydratfreie Diät. Innerhalb von 2 Monaten verlor er 12 kg an Gewicht, fuhr in seiner Freizeit mit Freunden 16 bis 20 Meilen pro Tag mit dem Fahrrad und seine schulischen Arbeiten zeigten eine deutliche Verbesserung. Eine Neueinschätzung durch einen Schulpsychologen im Hinblick auf die im folgenden Jahr anstehenden Prüfungen zur Mittleren Reife ergab, dass seine Gedächtnisleistungen vom 3. auf das 18. Perzentil gestiegen waren. Obwohl er immer noch 25 % der Zeit eine Schreibkraft für den schriftlichen Teil der Prüfungen benötigen würde und sein Lesealter 4 Jahre hinter seinem chronologischen Alter zurücklag, wurde prognostiziert, dass er überdurchschnittliche Noten in Medienkunde und Kunst sowie Durchschnittsnoten für Englisch und Mathematik erreichen würde.

Zwei Monate später, am Ende des Schuljahres, erhielt er für seine Fortschritte im Schuljahr

Platinverdienste (die höchste Stufe) und wurde von seinen Lehrern und Klassenkameraden einstimmig zum Schulsprecher für das folgende Jahr gewählt. Er hatte einen Pokal im Tauzieh-Wettbewerb gewonnen und erreichte am Schulsporttag bei allen Laufwettbewerben den zweiten Platz. Zum ersten Mal hatte er es geschafft, sich allein in Manchester zurechtzufinden und Züge und andere Verkehrsmittel selbst zu organisieren.

Der Umweltmediziner hatte eine Hautempfindlichkeit gegenüber einer Reihe von Haushaltschemikalien festgestellt, deren Vermeidung in Verbindung mit einer Ernährungsumstellung zu einer deutlichen Verbesserung der Entzündungen im Gesicht, zur Beseitigung eines Hautausschlags im Bauchbereich und zu einer weiteren Gewichtsabnahme geführt hatte. In der Zwischenzeit war er auch in den Stimmbruch gekommen. Zwar müssen alle Programme noch weitergeführt werden und es gibt nach wie vor Probleme mit dem Gewicht und dem Lesen (bis heute 2 Jahre unter dem chronologischen Alter), aber Oliver und seine Familie sind zuversichtlich, dass er in Zukunft ein mehr und mehr unabhängiges Leben wird führen können.

Olivers Fall ist ein ungewöhnlicher Fall, aber er veranschaulicht, wie Überspezialisierung und mangelnde Kommunikation zwischen Fachleuten manchmal als *Hindernis* für eine wirksame Abhilfe wirken können. Da jede Beurteilung von einem anderen Spezialisten durchgeführt wurde, fehlte es nicht an Etiketten, um zu beschreiben, *was* sie sahen, und diese Etiketten waren auch nützlich, um schließlich in der Schule Unterstützung zu bekommen, aber sie schränkten auch die Erwartungen an das ein, was Oliver tatsächlich zu erreichen in der Lage war, und versuchten nicht, die zugrundeliegenden physischen Faktoren anzusprechen, die zu dem von ihnen beschriebenen Spektrum von Symptomen beitrugen.

Scaramella-Nowinski und Madden (2006) kamen in ihren Schlussfolgerungen zu einem Beitrag, in dem eine systembiologischer Betrachtung von Hirnfunktionen bei Störungen der neurologischen Entwicklung vorgelegt wurde, zu dem Ergebnis, dass „neurologische Entwicklungsverzögerungen unterschiedlichster Ursachen eine vielfältige systemische Wirkung auf Entwicklung und Lernen haben können". Und sie fahren fort:

> Elektrophysiologische Störungen können durch ineffiziente Verbindungen bei jedem Kind die Entwicklung stören, wobei einige Verbindungen gelöscht und andere durcheinandergebracht werden. Unreife primitive Reflexe können die Ursache für eine ganze Reihe von Lernproblemen sein. Unabhängig davon, ob die zugrundeliegende Störung erkannt wird oder nicht, hat dies Auswirkungen auf die spätere Entwicklung eines Kindes. Unabhängig davon, ob die neurobiologische Störungsquelle als Anfallsleiden, tiefgreifende Entwicklungsstörung, ADS/Lernschwierigkeiten usw. identifiziert wird oder nicht, muss das Lernumfeld angepasst werden, wenn Symptome festgestellt werden. Durch informierte, sorgfältige Beobachtung können Pädagogen die Lehrmethoden so verändern, dass sie den identifizierten Lernstilen der Kinder besser entsprechen. Die Symptome müssen nicht als anfallsbedingt identifiziert werden, sondern müssen zu Anpassungen führen, weil sie als Lernstile und/oder Beeinträchtigungen der „Funktionen der Intelligenz", des Lernens und der Entwicklung vorliegen. Eine solche pädagogische Intervention fördert die Gehirnentwicklung, das Erlernen der „Funktionen der Intelligenz" und das Selbstwertgefühl der Kinder. [1]

12.2 Zusammenfassung: Aufmerksamkeit, Balance und Coordination

Aufmerksamkeit ist die Fähigkeit, geistige und körperliche Fähigkeiten auf eine Aufgabe zu lenken und aufrechtzuerhalten, ohne auf irrelevante Umweltreize zu achten. Dies erfordert die Fähigkeit, ruhig und konzentriert zu bleiben und doch auch bereit oder in der Lage zu sein, gegebenenfalls auf andere Reize zu reagieren. Dies wiederum beinhaltet die Fähigkeit, zwischen Vordergrund und Hintergrund zu trennen und die Aufmerksamkeit selektiv von dem einen auf den anderen zu lenken. Obwohl es sich hierbei letztlich um eine bewusste, kortikal kontrollierte Fähigkeit handelt, erfordert ihre Umsetzung die Unterstützung durch körperliche Funktionen.

Visuelle Aufmerksamkeit beinhaltet die Fähigkeit, den scharfen Fokus in einer visuellen Distanz, z.B. im Nahbereich, beizubehalten, während der Fokus für Informationen außerhalb des unmittelbaren visuellen Blickfeldes nachlässt. Figur-Grund-Probleme treten auf, wenn Hintergrundinformationen mit dem Vordergrund in Konflikt geraten oder diesen stören und umgekehrt. Ein typisches klinisches Beispiel hierfür ist, dass ein Kind, wenn es gebeten wird, sich visuell auf ein stationäres Objekt in der Nähe zu „fixieren", nicht in der Lage ist, die visuelle Aufmerksamkeit aufrechtzuerhalten, weil es durch visuelle Informationen im Hintergrund abgelenkt wird. Erwachsene, die dieses Problem haben, beschreiben akute Angstzustände, wenn sie mit visuellen Informationen konfrontiert werden, die eine Tiefenwahrnehmung erfordern, z.B. wenn sie über eine hölzerne Brücke mit Spalten zwischen den Planken gehen oder eine Eisengittertreppe hinabsteigen müssen, bei der sie durch die Lücken den Grund sehen können.

Eine ADS tritt auf, wenn eine Person nicht in der Lage ist, irrelevante Umweltreize auszufiltern, um die Aufmerksamkeit auf eine Aufgabe zu lenken und aufrechtzuerhalten. Der Begriff *Aufmerksamkeitsdefizitstörung* ist in dieser Hinsicht irreführend, da sich das Defizit bei ADS spezifisch auf die selektive Aufmerksamkeit und nicht auf die allgemeine Aufmerksamkeit bezieht. Menschen mit ADS achten gewöhnlich auf zu viele Dinge gleichzeitig, in manchen Fällen auch auf ihre eigenen körperlichen Empfindungen.

Balance ist die Fähigkeit, Stabilität und „Ruhe" im Körper zu halten, um auf Veränderungen der Körperposition oder der Umgebung jederzeit angemessen reagieren zu können. Gleichgewicht und Haltung sind wechselseitig voneinander abhängig und beide hängen von der Integration und Reifung des zugrundeliegenden Systems der posturalen Reaktionen ab, um auf einer vorbewussten Ebene zu funktionieren. Sie bilden die Grundlage dafür, still sitzen zu können, sie hemmen Körperbewegungen, um die Konzentration sowie die Steuerung der Augenbewegungen zu unterstützen, die für Koordination, Lesen und Schreiben notwendig sind. Zusammen bilden sie die Rahmenbedingungen, unter denen Koordination überhaupt stattfinden kann.

Coordination (früher als Co-ordination geschrieben, was „gemeinsam ordinieren" bedeutet) ist der äußere Ausdruck der inneren Organisation von Zentren, die an der Gleichgewichts-, Haltungs- und Bewegungskontrolle beteiligt sind und die alle zusammenarbeiten. Die Koordination beeinflusst Fähigkeiten auf vielen Ebenen – sowohl die Grob- als auch die Feinmotorik –, Geschicklichkeit und Gewandtheit. Koordinationsprobleme reflektieren und untergraben die Beziehung zwischen Gehirn und Körper, was zu einer Diskrepanz zwischen Absicht und Leistung führt. In diesem Sinne sind Aufmerksamkeit, Balance und Coordination das primäre Alphabet, das jedes Kind beherrschen muss, um „schulreif" zu sein.

Dieses ABC des Zusammenwirkens von Gehirn und Körper ist jedoch erst der Anfang des Lernerfolgs.

Referenz

1. Scaramella-Nowinski VL, Madden D. Electrophysiological variants correlated with neurodevelopmental delays: a systems biology approach. Medical Veritas. 2006;3:1128–34.

Anhang 1

Screening auf neurologische Dysfunktionen bei Kindern mit spezifischen Lernschwierigkeiten (**SpLS**)[15]

Abstract

Den Eltern von 140 Kindern wurde ein entwicklungsbezogener Fragebogen vorgelegt. Siebzig dieser Kinder hatten eine Vorgeschichte von SpLS, die durch die üblichen Fördermaßnahmen nicht behoben wurden. Die übrigen 70 Kinder hatten keine solche Vorgeschichte. Die Untersuchung zielte darauf ab herauszufinden, ob der entwicklungsbezogene Fragebogen als zuverlässiges Instrument dienen könnte, um eine neurologische Entwicklungsverzögerung als zugrundeliegenden Faktor zu entdecken, der für die Teilleistungsstörung und das Versagen herkömmlichen Förderunterrichts verantwortlich ist.

Die Ergebnisse zeigten beim Screening-Fragebogen in der Tat einen Unterschied zwischen beiden Populationen. Mit 98 % Zuverlässigkeit gehörte ein Kind mit 7 oder mehr Ja-Antworten zu der Gruppe der Kinder mit Lernschwierigkeiten, ein Kind mit 2 und weniger Ja-Antworten jedoch nicht. Sieben oder mehr Ja-Antworten in diesem Fragebogen sind daher erforderlich, um mit Sicherheit Lernprobleme zu identifizieren, die auf eine neuromotorische Entwicklungsverzögerung zurückzuführen sind. Die beiden Populationen wurden überdies in Bezug auf einzelne Fragen hin verglichen, um diejenigen frühen Entwicklungsfaktoren zu identifizieren, die – betrachtet als Teil eines Entwicklungsprofils – als besonders signifikant für die Vorhersage späterer Lernschwierigkeiten sind.

Einführung

Es ist eine anerkannte Tatsache, dass die Mehrzahl der SpLS [16] ihren Ursprung in neurologischen Funktionsstörungen haben und dass neurologische Funktionsstörungen verschiedene Aspekte der Entwicklung beeinflussen. Legasthenie ist eine solche Entwicklungsstörung. Im Jahr 1968 definierte der Weltverband der Neurologie Legasthenie als eine Störung bei Kindern, die trotz herkömmlicher Unterrichtspraxis nicht die sprachlichen Fähigkeiten des Lesens, Schreibens und Rechtschreibens erlangen, die ihren intellektuellen Fähigkeiten entsprechen [1].

Forschungsarbeiten der letzten 25 Jahre auf dem Gebiet der Legasthenie haben Schwierigkeiten in v. a. vier Bereichen aufgezeigt:

1) automatisches Gleichgewicht – die vestibulär-zerebelläre Schleife [2], [3], [4], [5]

15 Eine gekürzte Version dieser Studie wurde ursprünglich veröffentlicht in *The British Journal of Occupational Therapy* 10:459–464, October 1998.

16 Definition der SpLS in diesem Zusammenhang: Legasthenie, Dyspraxie, Aufmerksamkeitsdefizitstörung (ADS), spezifische Schwierigkeiten bei Graphomotorik, Rechtschreibung und Mathematik, auditive Diskriminierung und auditive Verarbeitungsschwierigkeiten.

2) motorische Fähigkeiten [6], [7], [8], [9]
3) auditive Verarbeitung [8], [10], [11], [12], [13], [14], [15], [16] und
4) Verarbeitung visueller Informationen [17], [18], [19].

Nicolson und Fawcett [20] und Nicolson et al. [21] kamen zu dem Schluss, dass Kinder mit Legasthenie Defizite in den phonologischen Fähigkeiten, der Verarbeitungsgeschwindigkeit und der Motorik aufweisen. Diese Defizite zeigen sich erkennbar als Probleme bei der Automatisierung von Fähigkeiten, die normalerweise durch den Prozess der bewussten Kompensierung überdeckt werden [5, S. 280]. Diese vier Bereiche können auch in Fällen zugrundeliegender neurologischer Funktionsstörungen miteinander verbunden sein.

Frühe Identifizierung

Es gibt eine große Zahl von Schulkindern mit durchschnittlicher bis überdurchschnittlicher Intelligenz, die nicht von einem herkömmlichen Förderunterricht profitieren. Nachhilfeunterricht in Lesen, Schreiben und Rechtschreibung führt nicht zu einer nachhaltigen Verbesserung. In diesen Fällen kann das Ausbleiben von Erfolgen das Ergebnis einer zugrundeliegenden neurologischen Entwicklungsverzögerung sein.

Neurologische Entwicklungsverzögerung (aktueller Begriff: *NMU*) ist definiert als die fortgesetzte Präsenz von Restreaktionen eines Clusters primitiver Reflexe über das Alter von einem Jahr hinaus und das Fehlen oder die Unterentwicklung posturaler Reaktionen über das Alter von 3,5 Jahren hinaus [6]. Primitive Reflexe, die auf diese Weise fortbestehen, und unterentwickelte posturale Reaktionen gelten als aberrant und stellen eine strukturelle Schwäche des ZNS dar, die die Entwicklung späterer komplexer Fähigkeiten wie Gleichgewicht, motorische Kontrolle, Okulomotorik und Wahrnehmung beeinträchtigt. Es gibt Belege dafür, dass eine neurologische Entwicklungsverzögerung auf eine Therapieform reagiert, die auf einem Programm körperlicher Übungen basiert [22], [23], [24], [25]. Gelingt es, eine neurologische Entwicklungsverzögerung zu identifizieren, bevor ein Kind im Alter von etwa 7 Jahren in die Schule kommt, kann eine entsprechende Intervention in Form eines physischen Übungsprogramms eingeleitet werden, so dass Unterricht auch effektiv werden kann.

Vor diesem Hintergrund wurde beschlossen, die Wirksamkeit des *Blythe McGlown Developmental Screening Questionnaire* [26] zu überprüfen, der am INPP entwickelt und eingesetzt wurde, um diejenigen Kinder zu identifizieren, deren Lernschwierigkeiten direkt auf eine neurologische Entwicklungsverzögerung zurückzuführen sind. Der Screening-Fragebogen wurde nach einer Literaturrecherche durch medizinische und andere geeignete Quellen nach Faktoren zusammengestellt, die entweder neurologische Funktionsstörungen verursachen oder auf eine spätere neurologische Dysfunktion hinweisen könnten.

Obwohl der Fragebogen seit über 20 Jahren in Gebrauch ist, wurde er bisher nur von einer begrenzten Anzahl von durch das INPP weitergebildeten Therapeuten im Vereinigten Königreich und im Ausland, die sich direkt mit der Überprüfung und Behandlung aberranter Reflexe befassen, als Screeninginstrument eingesetzt. Die Zuverlässigkeit des Fragebogens wurde neu bewertet, um festzustellen, ob er auch von anderen Fachleuten, die an der Diagnose und Behebung von SpLS beteiligt sind, in größerem Umfang eingesetzt werden könnte.

Ziel der Studie

Ziel der Studie war es, die Entwicklungsvorgeschichte einer Gruppe von Kindern mit SpLS mit der einer Gruppe von Kindern ohne SpLS zu vergleichen, um herauszufinden, ob der INPP-Entwicklungsfragebogen auf der Grundlage der frühen Entwicklungsgeschichte eine Tendenz zu SpLS erkennen ließ.

Methode

Ein Entwicklungsfragebogen mit 26 Kriterien (**Tabelle A-1** [26]) wurde den Eltern von 70 Kindern gegeben, die eine Vorgeschichte mit

SpLS hatten und nicht auf Fördermaßnahmen ansprachen, sowie den Eltern von 70 Kindern, die keine solche Vorgeschichte hatten.

Alle Antworten wurden in ja/nein kategorisiert.

Die Gruppe der Kinder mit SpLS wurde nach dem Zufallsprinzip aus mehreren hundert Fragebögen ausgewählt, die von Eltern stammen, die das INPP um Rat für das Problem ihres Kindes gebeten hatten. Die Kontrollgruppe wurde mit Zustimmung der Schulleiterin und der Eltern aus einer Grundschule in Cheshire ausgewählt. Der Fragebogen wurde in beiden Gruppen von den Eltern ausgefüllt.

Siebzig Kinder wurden dann auf der Grundlage von drei Fragen für die Kontrollgruppe ausgewählt:

1) Hat Ihr Kind eine Vorgeschichte von Leseproblemen?
2) Hat Ihr Kind eine Vorgeschichte von Schreibproblemen?
3) Hat Ihr Kind eine Vorgeschichte von Abschreibproblemen?

Nur die Kinder, die weder Probleme beim Lesen, Schreiben und Abschreiben hatten, wurden in die Gruppe ohne SpLS aufgenommen. Alle Kinder in beiden Gruppen waren zwischen 8 und 10 Jahren alt.

Die Fragebögen wurden dann einer unabhängigen statistischen Analyse unterzogen[17] und die Antworten auf den Fragebögen wurden in zweierlei Hinsicht verglichen:

1) Gibt es in der frühen Entwicklungsgeschichte einen signifikanten Unterschied zwischen den beiden Populationen? Zeigt sich in der Gesamtpunktzahl der positiven Antworten in den 23 Kriterien (ohne die Fragen zu Lese-, Schreib und Abschreibschwierigkeiten, die zur Auswahl der Kontrollgruppe herangezogen wurden) ein Unterschied zwischen Kindern mit SpLS und Kindern ohne Lernschwierigkeiten?

2) Untersuchung der einzelnen Kriterien, um zu bestimmen, welche individuellen Faktoren (Fragen) zuverlässig verwendet werden könnten, um eine Tendenz zu einer entwicklungsbedingten Lernschwierigkeit zu erkennen.

Analyse des Fragebogens als Mittel zur Identifizierung von SpLS

Null-Hypothese (H1): Es gibt keinen Unterschied zwischen Mittelwerten der Versuchsgruppe (Kinder mit SpLS) und der Kontrollgruppe (ohne SpLS) in Bezug auf die im Screening-Fragebogen verwendeten Kriterien.

Statistischer Test: Da zwei Stichprobenmittelwerte verglichen wurden, von denen angenommen wurde, dass sie aus normalverteilten Populationen mit gleichen Varianzen stammen, war der Zweistichproben-*t*-Test von Student[18] angemessen. Die Testkriterien waren $t = 3.291$, df = 138, $p = 0.001$.

Berechnung: Der Fragebogen bestand aus 26 Kriterien. Davon konnten drei Kriterien (Lese-, Schreib- und Abschreibschwierigkeiten) als die Definition einer SpLS interpretiert werden und somit die Ergebnisse verzerren. Aus diesem Grund wurde der Wert von *t* nur für die 23 festgelegten Kriterien berechnet (ohne die Fragen zu Lese-, Schreib- und Abschreibschwierigkeiten).

Analyse einzelner Fragen

Null-Hypothese (H1): Es besteht ein Unterschied zwischen den Kindern mit SpLS und den Kindern ohne SpLS in Bezug auf die zu überprüfenden Kriterien.

Statistischer Test: Da die beiden Gruppen unabhängig waren und die Daten bezüglich der Häufigkeiten in diskreten Kategorien lagen, war der Chi-Quadrat Unabhängigskeitstest der geeignete statistische Test. Die Testkriterien waren $p = 0.05$, df = 1, $\chi 2 = 3.841$; $p = 0.01$, df = 1, $\chi 2 = 6.635$.

17 David Hyland, MSc MBA, Hyland 3, 3090 Overijse, Belgium.

18 Pseudonym des Testentwicklers William Sealy Gosset (Anm. d. Übers.)

Tabelle A-1: Der entwicklungsbezogene Screening-Fragebogen [26]

1)	Gibt es eine Vorgeschichte von Lernschwierigkeiten in Ihrer engsten Familie?
2)	Gab es während Ihrer Schwangerschaft irgendwelche medizinischen Probleme?
3)	War der Geburtsvorgang ungewöhnlich oder in irgendeiner Weise langwierig?
4)	Wurde Ihr Kind zu früh oder zu spät geboren (mehr als 2 Wochen zu früh oder mehr als 10 Tage zu spät)?
5)	Wie schwer war Ihr Kind bei der Geburt (weniger als 2 500 g = niedriges Geburtsgewicht)?
6)	Hatte Ihr Kind in den ersten Lebenswochen Schwierigkeiten, aus der Brust oder der Flasche zu trinken oder die Nahrung bei sich zu behalten?
7)	War Ihr Kind in den ersten 6 Lebensmonaten extrem fordernd?
8)	Hat Ihr Kind die motorischen Phasen des Kriechens auf dem Bauch und des Krabbelns auf Händen und Knien ausgelassen?
9)	Hat Ihr Kind spät laufen gelernt (16 Monate oder später würde als spät gelten)?
10)	Hat Ihr Kind spät sprechen gelernt (Zwei- bis Dreiwort-Sätze mit 18 Monaten oder später gelten als verspätet)?
11)	Hatte Ihr Kind Schwierigkeiten, über das Alter von 6 bis 7 Jahren hinaus sich selbst anzuziehen, Knöpfe auf und zu zu machen oder Schnürsenkel zu binden?
12)	Leidet Ihr Kind an Allergien?
13)	Hatte Ihr Kind eine auffällige Reaktion auf eine seiner Impfungen?
14)	Hat es bis zum Alter von 5 Jahren oder darüber hinaus am Daumen gelutscht?
15)	Hat Ihr Kind über 5 Jahre hinaus weiterhin, wenn auch nur gelegentlich, ins Bett gemacht?
16)	Leidet Ihr Kind unter Reiseübelkeit?
17)	Hatte Ihr Kind große Schwierigkeiten, die Zeit von einer analogen Uhr ablesen zu lernen?
18)	Hatte Ihr Kind ungewöhnlich große Schwierigkeiten, Fahrrad fahren zu lernen?
19)	Hatte Ihr Kind häufig HNO-Infektionen oder Atemwegsinfektionen?
20)	Litt Ihr Kind in den ersten 3 Lebensjahren an Krankheiten, die mit extrem hoher Temperatur, Delirium oder Krämpfen einhergingen?
21)	Hat Ihr Kind Schwierigkeiten, einen Ball zu fangen und fällt es im Sportunterricht als unbeholfen auf?
22)	Hat Ihr Kind Schwierigkeiten, auch nur für kurze Zeit still zu sitzen?
23)	Reagiert Ihr Kind bei plötzlich auftretenden unerwarteten Geräuschen auffallend stark?
24)	Hat Ihr Kind Leseprobleme?
25)	Hat Ihr Kind graphomotorische Probleme?
26)	Hat Ihr Kind Abschreibprobleme?

Ergebnisse

Analyse des Fragebogens

23 Kriterien festgelegt, $t = 5.190393$, df = 138, $p = 0.001$.

Da der erhaltene t-Wert innerhalb der kritischen Bereiche ($t > 3.291$ und $t < -3.291$) lag, wurde die Null-Hypothese abgelehnt. Somit gab es eine deutliche Evidenz dafür, dass der Screening-Fragebogen eine Tendenz zu SpLS erkennen ließ.

Der Mittelwert der Kontrollgruppe über 23 Kriterien hinweg betrug 2.93, mit einer Standardabweichung von 1.73. Der Mittelwert der Gruppe mit SpLS lag bei 9.76, mit einer Standardabweichung von 3.59. Der Bereich der Unsicherheit lag zwischen 2.5 und 6.4. Daher war bei einem Konfidenzniveau von 98 % ein Score von 7 oder höher notwendig, um ein Kind zu identifizieren, das zur Gruppe der SpLS gehört.

Analyse der einzelnen Fragen

Bei $p = 0.05$ ließen die folgenden isoliert betrachteten Kriterien keine Tendenz zu SpLS erkennen:

- weniger als 2 Wochen zu früh oder übertragen;
- niedriges Geburtsgewicht;
- auffällige Impfreaktionen;
- Reiseübelkeit (in dieser Altersgruppe) und
- Daumenlutschen bis zum Alter von 5 Jahren oder darüber hinaus (**Abbildung A-1** und **Abbildung A-2**).

Diskussion

Die Analyse des Fragebogens mit dem t-Test ergab, dass der Fragebogen auf der Grundlage der Gesamtpunktzahl zwischen der Gruppe mit SpLS und der Kontrollgruppe unterscheiden konnte.

Mit einer Wahrscheinlichkeit von 98 % gehörte ein Kind mit einer Punktzahl von 7 oder mehr zur Gruppe der Kinder mit SpLS, ein Kind mit einer Punktzahl von 2 oder weniger nicht. Der Bereich zwischen und einschließlich 3 und 6 ist unsicher. Es ist daher notwendig, eine Anzahl von 7 oder mehr Ja-Antworten zu erhalten, um eine mögliche neurologische Ursache für die SpLS eines Kindes sicher zu identifizieren. Anschließend sollten weitere Überprüfungen bezüglich der Präsenz aberranter Reflexe durchgeführt werden.

Die Analyse des Fragebogens in Bezug auf die einzelnen Kriterien ergab, dass die folgenden Faktoren signifikante Indikatoren für spätere SpLS waren:

1) familiäre Vorgeschichte von Lernschwierigkeiten
2) medizinische Probleme während der Schwangerschaft
3) Komplikationen während des Geburtsvorgangs
4) Auslassen der motorischen Phasen des Kriechens und Krabbelns
5) später Spracherwerb (18 Monate oder später)
6) Spätes Laufenlernen (16 Monate oder später)
7) Schwierigkeiten mit z. B. Anziehen, Knöpfen oder Schnürsenkeln über das Alter von 6,5 Jahren hinaus
8) Allergien
9) Krankheit mit sehr hohem Fieber in den ersten 3 Lebensjahren
10) häufige HNO-Infektionen in den ersten 5 Lebensjahren
11) Bettnässen über das Alter von 5 Jahren hinaus
12) Schwierigkeiten beim Erlernen des Fahrradfahrens
13) Schwierigkeiten über das Alter von 5 Jahren hinaus, einen Ball zu fangen
14) Schwierigkeiten, still zu sitzen
15) Schwierigkeiten über das Alter von 7 Jahren hinaus, die analoge Uhr abzulesen
16) auditive Überempfindlichkeit

Bei der Interpretation einzelner Kriterien ist jedoch Vorsicht geboten. Ein einzelner Faktor allein wäre nicht ausreichend, um spätere SpLS vorherzusagen. Ein Profil von sieben oder mehr Faktoren zusammengenommen kann als Hinweis auf eine zugrundeliegende neurologische Entwicklungsverzögerung gelten.

Screening for Neuro-Developmental Delay (NDD).
British Journal of Occupational Therapy. 1998.
Studie über 140 Kinder

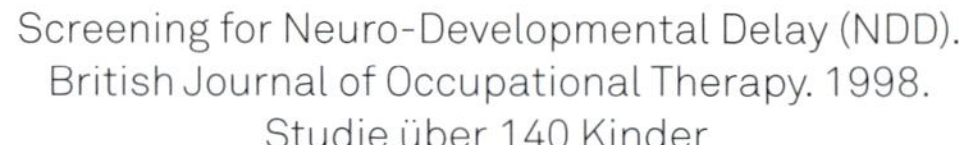

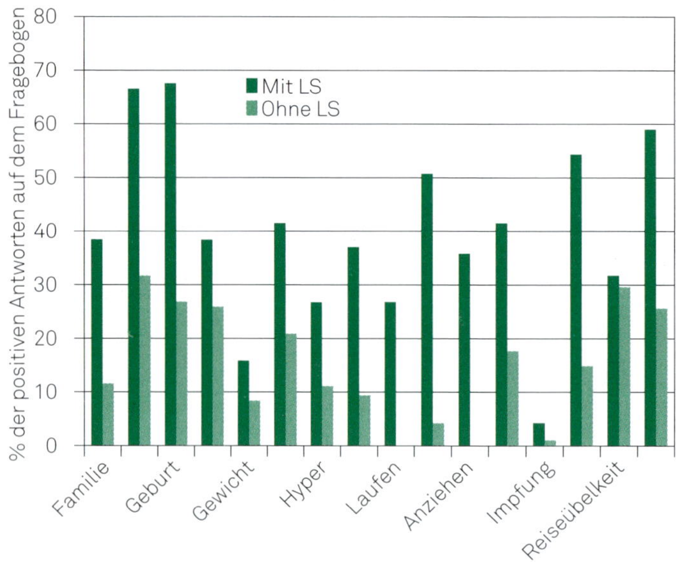

Entwicklungskriterien

	Familie	Schwangerschaft	Geburt	Geburtszeitpunkt	Gewicht	Fütterung	Hyper	Krabbeln	Laufen	Sprechen	Anziehen	Allergien	Impfungen	Fieber	Reiseübelkeit	HNO
LS	38.6	65.7	67.1	38.6	15.7	41.4	27.1	37.1	27.1	50	35.7	41.4	4.3	54.3	31.4	58.6
keine LS	11.4	31.4	27.1	25.7	8.6	21.4	11.4	10	0		0	17.1	1.4	14.3	28.6	25.7

Abbildung A-1: Unterschiede in den Entwicklungskriterien zwischen Kindern mit und ohne Lese-, Schreib- und Rechtschreibprobleme. Quelle: Blythe 1998. Reproduziert mit Genehmigung von SAGE.

Die Kriterien, die einen ausgeprägten Unterschied zwischen den beiden Gruppen aufwiesen, können in zwei Kategorien unterteilt werden:
1) Faktoren, die sich auf die motorische Entwicklung und vestibuläre Funktionen beziehen:

- spätes Laufenlernen;
- Auslassung der Entwicklungsstadien des Kriechens und/oder Krabbelns;
- Schwierigkeiten beim Anziehen (feinmotorische Koordination);
- Schwierigkeiten beim Erlernen des Fahrradfahrens (vestibulär);
- Schwierigkeiten, einen Ball zu fangen (Auge-Hand-Koordination);
- Schwierigkeiten beim Stillsitzen sowie Bettnässen über das Alter von 5 Jahren hinaus.

2) Faktoren, die sich auf die Entwicklung phonologischer Fähigkeiten beziehen:

- spätes Sprechenlernen;
- Vorgeschichte häufiger HNO-Infektionen in den ersten 3 Lebensjahren sowie
- auditive Überempfindlichkeit/Überreaktionen.

Screening for Neuro-Developmental Delay (NDD).
British Journal of Occupational Therapy. 1998.
Studie über 140 Kinder

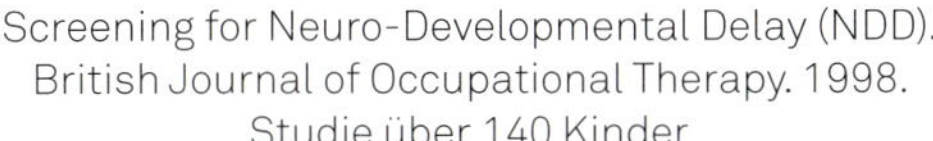

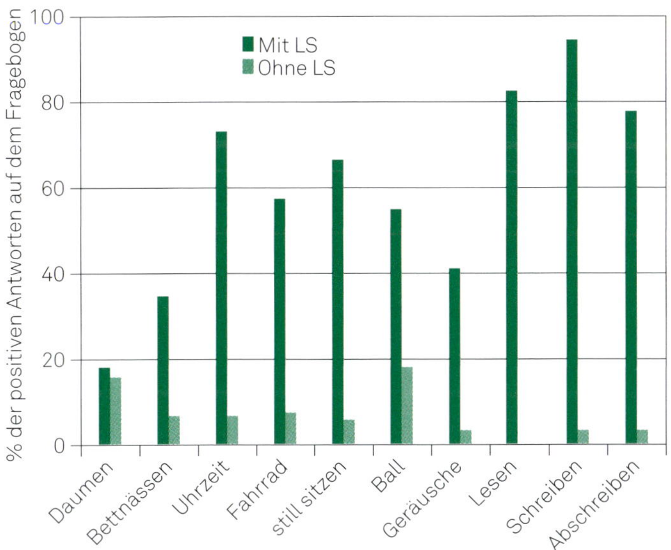

Entwicklungskriterien

	Familie	Daumen	Bettnässen	Uhrzeit	Fahrrad	Ball	still sitzen	Geräusche	Lesen	Schreiben	Abschrei-ben
LS	17.1	34.3	71.4	57.1	65.7	54.3	40	80	92.9	77.1	35.7
keine LS	15.7	5.7	7.1	7.1	4.3	17.1	1.4	0	1.4	1.4	0

Abbildung A-2: Unterschiede in den Entwicklungskriterien zwischen Kindern mit und ohne Lese-, Schreib- und Rechtschreibprobleme. Quelle: Blythe 1998. Reproduziert mit Genehmigung von SAGE.

Verzögerungen sowohl in der motorischen Entwicklung als auch in der auditiven Verarbeitung können spätere sprachbasierte Fähigkeiten beeinträchtigen.

Die durch den Chi-Quadrat-Test ausgeschlossenen Kriterien sollten ebenfalls Erwähnung finden. Zwar war Frühgeburt/Übertragung in dieser Stichprobe nicht signifikant, aber es war auch kein Kind in der Stichprobe mehr als 2 Wochen zu früh oder eine Woche übertragen geboren. Andere Studien [27] haben gezeigt, dass eine Frühgeburt und/oder ein sehr niedriges Geburtsgewicht einer Reihe anderer Störungen zugrunde liegen können. Eine adverse Reaktion auf Impfungen wurde mit Autismus und ADHS [28] in Verbindung gebracht, die in dieser Stichprobe nicht als eigenständige Kategorie betrachtet wurden.

Die Stichprobe in dieser Studie legt nahe, dass Reiseübelkeit bis zum Alter von 10 Jahren entwicklungsmäßig normal ist. Beuret (Beitrag für das INPP, 1993) stellte jedoch fest, dass eine über die Pubertät hinaus andauernde Historie von Reiseübelkeit ein Faktor bei College-Studenten im ersten und zweiten Studienjahr ist, die zum ersten Mal in der weiterführenden Schule pädagogische und emotionale Schwierigkeiten erlebten. Er fand auch eine hohe Inzidenz fortgesetzter Reiseübelkeit über die Pubertät hinaus bei Studenten, die starke Kopfschmerzen bekamen, wenn sie mit einer erhöhten Lesemenge konfrontiert wurden. Reiseübelkeit kann daher relevant sein, wenn sie über die Pubertät hinaus andauert.

Schlussfolgerung

Die Ergebnisse des *t*-Tests deuten darauf hin, dass der entwicklungsbezogene Screening-Fragebogen des INPP zwischen Kindern mit SpLS und Kindern ohne SpLS auf der Grundlage einer Gruppe von Faktoren in der frühen Entwicklung unterscheidet, wobei eine Punktzahl von 7 oder mehr der entscheidende Faktor ist.

Dieses einfache Screeninginstrument könnte Lehrkräften und auch weiteren Fachkräften z. B. aus den Bereichen Schulpsychologie und Ergotherapie von Nutzen sein, wenn sie den Förderbedarf eines Kindes ermitteln wollen. Sie können damit mit hoher Sicherheit feststellen, ob neuromotorische/entwicklungsbedingte Faktoren den Schwierigkeiten des betroffenen Kindes zugrunde liegen. Kinder mit einer neurologischen Entwicklungsverzögerung, definiert durch eine andauernde Präsenz eines Clusters aberranter Reflexe, sprechen auf ein sensomotorisches Übungsprogramm an. Dies sollte bei allen Empfehlungen, die zur Bewältigung ihrer SpLS gemacht werden, Berücksichtigung finden.

Referenzen

1. World Federation of Neurology. Report of research group on developmental dyslexia and world illiteracy. Bulletin of the Orton Society. 1968;18:21–2.
2. Levinson HN. Dyslexia: does this unusual childhood syndrome begin as an ear infection? Infectious Diseases. 1974;15:15.
3. De Quirós JB, Schrager O. Neurophysiological fundamentals in learning disabilities. San Rafael, CA: Academic Therapy; 1978.
4. Nicolson RI, Fawcett AJ. A new framework for dyslexia research? Cognition. 1990;35:159–82. https://doi.org/10.1016/0010-0277(90)90013-A
5. Fawcett AJ, et al. Impaired performance of children with dyslexia on a range of cerebellar tests. Annals of Dyslexia. 1996;46:259–83. https://doi.org/10.1007/BF02648179
6. Blythe P, McGlown DJ. An organic basis for neuroses and educational difficulties. Chester: Insight Publications; 1979.
7. Augur J. Guidelines for teachers, parents and learners. In: Snowling M, Hrsg. Children's written language difficulties. Windsor: NFER Nelson; 1985.
8. Denckla MB, et al. Motor performance in dyslexic children with and without attentional disorders. Archives of Neurology. 1985;42:228–31. https://doi.org/10.1001/archneur.1985.04060030042008
9. Goddard SA. A teacher's window into the child's mind. Eugene, OR: Fern Ridge Press; 1996.
10. Geschwind N, Levitsky W. Left-right asymmetries in the temporal speech region. Science. 1968;161:186–7. https://doi.org/10.1126/science.161.3837.186
11. Tallal P, Piercy M. Developmental aphasia: rate of auditory processing and selective impairment of consonant perception. Neuro-psychologia. 1974;12:83–93. https://doi.org/10.1016/0028-3932(74)90030-X
12. Geschwind N, Galaburda AM. Cerebral lateralisation. Cambridge, MA: MIT Press; 1985.
13. Dalby MA. Aspects in reading processes. In: Troudhjem K, Hrsg. 12th Danavox Symposium. Danavox, Denmark. 1986.
14. Johansen KV. Nordisk Tidsskrift for Spesialpedagogikk. Sensory deprivation – a possible cause of dyslexia. Oslo: Scandinavian University Press; 1988.
15. Shayvitz SE. Dyslexia. Scientific American. 1996;275(5):77–83.
16. Tallal P. Language learning impairment: integrating research and remediation. In: Orton Dyslexia Society 47th Annual Conference Commemorative Booklet. Boston, MA: Orton Dyslexia Society; 1996.
17. Galaburda AM, et al. Histological asymmetry in the primary visual cortex of the rat; implications of mechanisms of cerebral asymmetry. Cortex. 1986;22:151–60. https://doi.org/10.1016/S0010-9452(86)80039-9
18. Pavlidis G, Miles T. Dyslexia research and its applications to education. Chichester: Wiley; 1987.
19. Chase C, Jenner A. Magnocular visual deficits affect temporal processing of dyslexics. In: Tallal P, Galaburda AM, Linas R, Euler C von, Hrsg. Temporal information processing in the

nervous system, with special reference to dyslexia and dysphasia. New York: New York Academy of Sciences; 1993.

20. Nicolson RI, Fawcett AJ. Reaction times and dyslexia. Quarterly Journal of Experimental Psychology. 1994;47A:29–48. https://doi.org/10.1080/14640749408401142
21. Nicolson RI, et al. Time estimation deficits in developmental dyslexia; evidence for cerebellar involvement. Proceedings of the Royal Society. 1995;259:43–7. https://doi.org/10.1098/rspb.1995.0007
22. Ayres AJ. Sensory integration and learning disorders. Los Angeles, CA: Western Psychological Services; 1973.
23. Ayres AJ. Sensory integration and the child. Los Angeles, CA: Western Psychological Services; 1982.
24. Bender ML. The Bender-Purdue reflex test. San Rafael, CA: Academic Therapy Publications; 1976.
25. Bernhardsson K, Davidson K. A different way of helping children with learning difficulties – A final report from the Dala clinic. Gothenburg, Schweden: Gothenburg Educational Psychology Service; 1983.
26. Blythe P, McGlown DJ. Developmental screening questionnaire for organic brain dysfunction. Chester: Institute for Neuro-Physiological Psychology; 1978.
27. Roberts BL. Motor problems among children of very low birth weight. The British Journal of Occupational Therapy. 1989;52(3):97–9. https://doi.org/10.1177/030802268905200307
28. Coulter HL. Vaccination, social violence and criminality. The medical assault on the American brain. Berkeley, CA: North Atlantic Books; 1990.

Anhang 2

Frequenzbereich von Singstimmen und Musikinstrumenten

	Ungefährer Frequenzbereich
Gesang	
Sopran	250 Hz–1 kHz
Alt	200 Hz–700 Hz
Bariton	110 Hz–425 Hz
Bass	80 Hz–350 Hz
Holzblasinstrumente	
Piccoloflöte	630 Hz–5 kHz
Flöte	250 Hz–2.5 kHz
Oboe	250 Hz–1.5 kHz
Klarinette (B oder A)	125 Hz–2 kHz
Klarinette (Es)	200 Hz–2 kHz
Bassklarinette	75 Hz–800 Hz
Bassetthorn	90 Hz–1 kHz
Englischhorn	160 Hz–1 kHz
Fagott	55 Hz–575 Hz
Kontrafagott	25 Hz–200 Hz
Sopransaxophon	225 Hz–1 kHz
Altsaxophon	125 Hz–900 Hz
Tenorsaxophon	110 Hz–630 Hz
Baritonsaxophon	70 Hz–450 Hz
Bass-Saxophon	55 Hz–315 Hz
Blechblasinstrumente	
Trompete (C)	170 Hz–1 kHz
Trompete (F)	300 Hz–1 kHz
Altposaune	110 Hz–630 Hz
Tenorposaune	80 Hz–600 Hz
Bassposaune	63 Hz–400 Hz
Tuba	45 Hz–375 Hz
Ventilhorn	63 Hz–700 Hz
Saiteninstrumente	
Geige	200 Hz–3.5 kHz
Bratsche	125 Hz–1 kHz
Violoncello	63 Hz–630 Hz
Kontrabass	40 Hz–200 Hz
Gitarre	80 Hz–630 Hz
Tasteninstrumente	
Klavier	28 Hz–4.1 kHz
Orgel	20 Hz–7 kHz
Schlaginstrumente	
Celesta	260 Hz–3.5 kHz
Pauke	90 Hz–180 Hz
Glockenspiel	63 Hz–180 Hz
Xylophon	700 Hz–3.5 kHz

Reproduziert mit Erlaubnis von: S. Brown, www.listenhear.co.uk

Abkürzungsverzeichnis

A

A.R.R.O.W. Aural-Read-Response-Oral-Write
AAHD American Academy of Human Development
AAS Adaptationssyndrom
ADH antidiuretisches Hormon
ADHS Aufmerksamkeitsdefizit- und Hyperaktivitätssyndrom
ADS Aufmerksamkeitsdefizitsyndrom
AIT auditives Integrations-Training
ANS autonomes Nervensystem
ART assistierte Reproduktionstechnologie
AS Angelman-Syndrom
ASS Autismus-Spektrum-Störung(en)
ATNR asymmetrisch tonischer Nackenreflex
AVS auditive Verarbeitungsstörung

B

BBC British Broadcasting Corporation
BWS Beckwith-Wiedemann-Syndrom

C

CAMS Child and Adolescent Mental Health Service
CMV Zytomegalievirus
CT Computertomografie

D

DCD developmental coordination disorder
DHA Docosahexaensäure
DSM-5 Diagnostic Statistical Manual of Mental Disorders 5
DSM-IV Diagnostic Statistical Manual of Mental Disorders IV

E

EEG Elektroenzephalografie
EFA essenzielle Fettsäuren
EPA Eicosapentaensäure

F

FAS fetales Alkoholsyndrom
FWR fetale Wachstumsrestriktion

G

GM zerebrale graue Masse

H

HAWIE Hamburg-Wechsler-Intelligenztest für Erwachsene
Hib Hämophilus influenzae Typ b
HNO Hals-Nasen-Ohren
HPA Hypothalamus-Hypophysen-Nebennierenrinden-Achse

I

INPP Institut für Neurophysiologische Psychologie
IQ Intelligenzquotient
IVF In-vitro-Fertilisation

J

JIAS Johansen Individualisierte Auditive Stimulation

kHz Kilohertz

K

KISS Kopfgelenk-induzierte Symmetrie-Störung

KVT kognitive Verhaltenstherapie

L

LiFT Listening Fitness Trainer

M

MCD minimale zerebrale Dysfunktion

MCV Measles Containing Vaccine (Masernimpfstoff)

MIC1 makrophagenhemmende Zytokins 1

MMPI Minnesota Multiphasic Personality Inventory

MMR Masern, Mumps und Röteln

MRT Magnetresonanztomografie

ms Millisekunde

MZT Mann-Zeichen-Test

N

NMU neuromotorische Unreife

NREM Non-REM-Schlaf

O

OBD organische Hirnfunktionsstörung

P

PDA Periduralanästhesie

PDD Pervasive Developmental Disorder (tiefgreifende Entwicklungsstörung)

PET Positronen-Emissions-Tomografie

PTBS posttraumatische Belastungsstörung

Q

QNST Quick Neurological Screening Test

R

RAS retikuläres Aktivierungssystem

REM rapid eye movement

S

SGA small for gestational age

SI Sensorische Integrationstherapie

SIDS sudden infant death syndrome (plötzlicher Kindstod)

SpLS spezifische Lernschwierigkeit(en)

SRR segmentale Rollreaktion

SSS skotopisches Sensitivitätssyndrom

SSW Schwangerschaftswoche

STNR symmetrisch tonischer Nackenreflex

SWS slow-wave-sleep

T

TLR tonischer Labyrinthreflex

TTNR transformierter tonischer Nackenreflex

V

VCR vestibulocolliarer Reflex

VMI visuomotorische Integration

VOR vestibulookulärer Reflex

W

WAIS Wechsler-Intelligenzskala für Erwachsene

WISC Wechsler-Intelligenzskala für Kinder

WM zerebrale weiße Masse

Z

ZAVWS zentral-auditive Verarbeitungs- und Wahrnehmungsstörung

ZNS Zentralnervensystem

Glossar

Adrenalin auch Epinephrin genannt, stimuliert das sympathische Nervensystem, steigert den Blutdruck, erhöht den Glukosegehalt im Blut und verengt kleinere Blutgefäße.

Afferente Nervenfasern (Afferenzen) übertragen von Rezeptoren aufgenommene Informationen zum Zentralnervensystem.

Agoraphobie zusammengesetzt aus griechisch *phobia* ‚Furcht, Angst' und griechisch *agora* ‚Marktplatz'. Bedeutet also ‚Platzangst', die Angst, einen freien Platz zu überqueren.

Akkommodation Anpassung der Brechkraft des Auges, also die Fähigkeit der Augen, mit hoher Geschwindigkeit zu konvergieren, zu divergieren, zu konvergieren. Sie ist notwendig, um die visuelle Fokussierung jeweils schnell anzupassen.

Aktionspotenzial eine kurz anhaltende Änderung des Membranpotenzials in Nerven, Muskeln oder anderem erregbaren Gewebe bei erfolgter Erregung.

Angelman-Syndrom eine genetische Störung, die das Nervensystem betrifft und schwerwiegende körperliche und geistige Beeinträchtigungen verursacht.

Antinozizeption eine Verminderung der Schmerzempfindlichkeit, die innerhalb der Neuronen erzeugt wird, wenn sich ein Endorphin oder eine ähnliche opiumhaltige Substanz (Opioid) mit einem Rezeptor verbindet, wodurch die Wahrnehmung und die Verhaltenseffekte nozizeptiver Stimuli tendenziell reduziert werden.

Apgar-Werte eine Methode zur Beurteilung des allgemeinen Status des Neugeborenen unmittelbar nach der Geburt.

Archi zu griechisch *arche* ‚Anfang'. Wortbildungselement mit der Bedeutung „Erster" oder „Ur-"

Attitüde zu französisch *attitude*, was sich auf die Disposition/Haltung einer Figur in einem Gemälde bezieht, manchmal auch verwendet, um die Art und Weise zu beschreiben, in der der Körper gehalten wird.

Beckwith-Wiedemann-Syndrom (BWS) ein angeborenes (bei der Geburt vorhandenes) Großwuchssyndrom, das bei etwa einer von 15000 Geburten auftritt.

Bender-Gestalt-Test ein neurologischer Test, der bei der Diagnose von Funktionsverlusten und organischen Hirnschäden bei Kindern und Erwachsenen helfen soll. Besteht aus neun geometrischen Figuren, die abzuzeichnen sind, wobei die Zeichnungen nach ihrer Gesamtqualität, der Gruppierung der einzelnen Gestalten und den offensichtlichen Fehlern bewertet werden.

Bilaterale Integration die Fähigkeit, Bewegungen auf einer Körperseite unabhängig von der anderen auszuführen und beide Körperseiten in verschiedenen Kombinationen zu koordinieren. Dies betrifft auch die Koordination von Ober- und Unterkörper.

Bradykardie Verlangsamung der Herzfrequenz, z. B. weniger als 60 Schläge pro Minute bei einem Erwachsenen.

Cochlea Teil des Hörapparats. Eine spiralförmige Struktur im Innenohr, die wie ein Schneckenhaus aussieht und winzige Haarzellen enthält, deren Bewegung vom Gehirn als Schall interpretiert wird.

Corpus callosum das Bündel von Nervenfasern, die den Informationsaustausch zwischen den beiden Hirnhälften ermöglichen.

Demyelinisierung degenerative Zerstörung des Nervensystems, bei der Nervenzellen ihre Myelinhüllen verlieren, wodurch sie in der Regel unfähig werden, ihre normale Funktion auszuüben.

Dendrit verzweigte Verlängerung eines Nervenzellneurons, das elektrische Signale von anderen Neuronen empfängt und diese Signale an den Zellkörper weiterleitet.

Dorsal zu lateinisch *dorsum* ‚Rücken', also auf den Rücken bezogen

Dynamisches Gleichgewicht Fähigkeit, während der Bewegung das Gleichgewicht zu halten

Dysdiadochokinese Schwierigkeit mit schnellen alternierenden Bewegungen. Kann die Finger, Hände, Füße und den Sprachapparat beeinträchtigen.

Dysfunktion griechisch *dys* ‚schwer', also die Schwierigkeit zu funktionieren.

Dysmetrie zu griechisch *dys* ‚un-, schlecht' und griechisch *metron* ‚messen'. Eine Bewegungsstörung, die bei Patienten nach einer Verletzung des Kleinhirns oder der propriozeptiven Nerven auftritt, bei der es zu falschen Abmessungen von Zielbewegungen in Form überschießender oder zu kurz bemessener Bewegungen kommt.

Efferente Nervenfasern (Efferenzen) übermitteln die aus dem Zentralnervensystem stammenden Informationen zu den Erfolgsorganen.

Elektronystagmografie Aufzeichnung von Augenbewegungen mit Hilfe aufgeklebter Elektroden.

Epigenetik die Untersuchung von Veränderungen in Organismen, die durch eine Veränderung der Genexpression und nicht durch eine Veränderung des genetischen Codes selbst verursacht werden.

Erb'sche Lähmung entsteht zumeist während der Geburt, wenn Nervenstränge, die im Bereich der Achseln verlaufen (Plexus brachialis), verletzt werden. Die Symptomatik besteht in einem schlaff herunterhängenden Arm mit nach hinten gedrehter Handfläche. **Fixierte Aktionsmuster** stereotype und oft komplexe Bewegungsabfolgen als Reaktion auf einen Reiz

Fovea zu lateinisch *fovea* ‚Grube'. Eine kleine Grube oder zentrale Vertiefung in der Netzhaut der Makula, wo die Netzhaut sehr dünn ist, so dass die Lichtstrahlen freien Durchgang zur Schicht der Photorezeptoren, meist Zapfen, haben. Repräsentiert den Bereich des schärfsten Sehens, auf den die Sehachse gerichtet ist.

Gate-Control-Theorie (Kontrollschrankentheorie) eine von Melzack und Wall 1962 und 1965 entwickelte Schmerztheorie. Geht von der Idee aus, dass die Wahrnehmung körperlicher Schmerzen nicht als direkte Folge der Aktivierung von bestimmten Neuronen, den Schmerzrezeptoren, auftritt, sondern durch die Interaktion zwischen verschiedenen Neuronen, die zugleich schmerzübertragend und nicht schmerzübertragend sind, moduliert wird. Die Theorie besagt, dass die Aktivierung von Nerven, die keine Schmerzsignale übertragen, Signale von Schmerzfasern stören/blockieren und die Schmerzwahrnehmung eines Individuums hemmen kann.

Gleichgewicht das Zusammenspiel von Kräften, die die Aufrechterhaltung und Kontrolle von Körperhaltungen ermöglichen.

Homolog griechisch ‚in Übereinstimmung, entsprechend'. Im Zusammenhang mit Bewegungsmustern wie dem Kriechen und Krabbeln bezieht sich dies auf die Verwendung beider Arme gleichzeitig, um sich vorwärts zu ziehen, während die Beine entweder mitgezogen werden oder versucht wird, sich mit beiden Beinen gleichzeitig nach vorne zu schieben. Dies ist eine primitive Methode des Kriechens.

Hydramnion das Vorhandensein einer ungewöhnlich großen Menge an Fruchtwasser in einem bestimmten Stadium der Schwangerschaft. Häufig verbunden mit fetalen Anomalien, insbesondere vorgeburtlich auftretenden neuromuskulären Störungen.

Hyperakusis Unfähigkeit, Alltagsgeräusche zu tolerieren. Bei Personen mit Hyperakusis können bestimmte Geräusche Schmerzen in den Ohren verursachen, selbst wenn diese Geräusche andere nicht stören. Häufig sind die störendsten oder schmerzhaftesten Geräusche plötzlich auftretende hohe Töne wie Alarmsignale, Busbremsen, Besteck und Geschirr, Kindergeschrei und Klatschen. Manchmal kann die Hyperakusis so schwerwiegend sein, dass Menschen öffentliche oder soziale Einrichtungen meiden.

Hz/Hertz Einheit der Frequenz. Die SI-Einheit der Frequenz entspricht der Anzahl der Schwingungen pro Sekunde. Eine tiefe Frequenz wie 100 Hz wird als tiefer Ton wahrgenommen, eine hohe Frequenz wie 12000 Hz wird als hoher Ton wahrgenommen. SI kürzt den französischen Begriff *Système international d'unités* ab und ist das am weitesten verbreitete Einheitensystem für physikalische Größen.

Katecholamine eine Gruppe physiologisch wichtiger Substanzen, darunter Adrenalin, Noradrenalin und Dopamin, die verschiedene Funktionen (hauptsächlich als Neurotransmitter) im sympathischen und zentralen Nervensystem haben.

Katecholaminschub plötzlicher Anstieg des Katecholaminspiegels, insbesondere des Adrenalinspiegels, der auftritt, wenn die Geburt bevorsteht. Man nimmt an, dass dieser Hormonschub den fetalen Auswurfreflex aktiviert, die letzte starke Kontraktion, die das Kind zum Zeitpunkt der Geburt ausstößt und es auf den Wechsel von einem Zustand der Hemmung vor der Geburt zu einem der Erregung nach der Geburt vorbereitet.

Kernikterus Synonyme: Bilirubinenzephalopathie, Neugeborenengelbsucht: eine schwere Schädigung des zentralen Nervensystems (ZNS) bei Neugeborenen, ausgelöst durch einen übermäßigen Anstieg von Bilirubin im Blut (Hyperbilirubinämie).

Kinese der Organismus verändert die Geschwindigkeit seiner Bewegungen als Reaktion auf einen Umweltreiz.

Kranio-, kranial zu lateinisch *cranium* ‚Schädel', also ‚zum Schädel gehörig'.

Libido psychische Energie, die mit dem Sexualtrieb verbunden ist.

Lordose Krümmung (Biegung) der Wirbelsäule nach vorne.

Mikrosomie Kleinwüchsigkeit.

Mütterliches Hypomethylierungssyndrom ein mütterliches Krankheitsbild, das sich als vorübergehender Diabetes mellitus bei Neugeborenen zeigt.

Myelin die aus Lipiden und Proteinen zusammengesetzten weißen Zellen, die eine Schutzhülle um einige Nervenfasertypen bilden und dazu beitragen, die Übertragung elektrischer Impulse zu erleichtern. Myelin wirkt auch als elektrischer Isolator, der die Effizienz der Nervenleitung erhöht und Interferenzen oder Störsignale von benachbarten Bahnen verhindert.

Neo griechisch *neos* ‚neu'.

Neuromotorische Unreife (NMU) manchmal auch als neurologische Dysfunktion bezeichnet, wird vom INPP definiert als: (1) die fortgesetzte Präsenz eines Clusters aberranter primitive Reflexe über das Alter von 6 Lebensmonaten hinaus und (2) fehlende oder unterentwickelte posturale Reaktionen über das Alter von 3,5 Jahren hinaus.

Neurotransmitter Botenstoffe, die an chemischen Synapsen die Erregung von einer Nervenzelle auf andere Zellen übertragen.

Nystagmus spontane, schnelle, rhythmische Bewegungen der Augen, die während der Fixation oder bei Augenbewegungen auftreten.

Okzipital den Hinterkopf betreffend.

Okziput lateinisch *occiput* ‚Hinterkopf'. Der untere und hintere Teil des Kopfes, der in den Hals übergeht.

Ontogenese die Entwicklung eines Individuums von der befruchteten Eizelle bis zur Geschlechtsreife.

Otolith.

Otolithische Organe es gibt zwei auf jeder Seite; der Utriculus und der Sacculus. Die Otolithen (Ohrsteinchen) sind in die Otolithenmembran, eine zähflüssige Gelschicht, eingebettet und sind schwerer als ihre Umgebung. Bei linearer Beschleunigung werden sie verlagert, so dass sich die Haarzellen biegen. Dadurch wird ein sensorisches Signal erzeugt. Die meisten der utriculären Signale lösen Augenbewegungen aus, während die Mehrzahl der sacculären Signale auf Muskeln projiziert werden, die die Körperhaltung kontrollieren.

Paläo griechisch *palaios* ‚alt'.

Phylogenese die Evolutionsgeschichte einer Art, Gattung oder Gruppe, im Gegensatz zur Entwicklung eines Individuums (Ontogenese).

Positronen-Emissions-Tomografie (PET) ein hochspezialisiertes bildgebendes Verfahren, das kurzlebige radioaktive Substanzen verwendet, um dreidimensionale farbige Bilder von diesen im Körper wirkenden Substanzen zu erzeugen. Diese Bilder werden PET-Scans genannt. PET-Scans liefern Informationen über die Chemie des Körpers, die durch andere Verfahren nicht verfügbar sind. PET untersucht Stoffwechselaktivitäten oder Körperfunktionen. PET wird v. a. in der Kardiologie, Neurologie und Onkologie eingesetzt.

Propriozeption Rückmeldung von Muskeln, Sehnen und Gelenken bezüglich Position, Bewegung oder Gleichgewicht des Körpers oder eines seiner Teile. Propriozeption und Gleichgewicht liefern interne Informationen über den Zustand des Körpers in Bezug auf Gleichgewicht und Position im Raum (Interozeptoren). Tastsinn, Sehen, Hören und Riechen informieren uns über die äußere Umgebung (Exterozeptoren).

Pyramidenbahn die beiden Bündel von Nervenfasern, die wie umgekehrte Pyramiden geformt sind und von jeder Gehirnhälfte über das Rückenmark zu allen willkürlichen Muskeln des Körpers verlaufen.

Reflex stereotype Bewegung eines Körperteils als Reaktion auf einen Reiz.

Formatio reticularis, retikuläre Formation, ein Netzwerk von Nerven, das sich von der Medulla oblongata im Hirnstamm bis zum Mittelhirn erstreckt. Es empfängt Informationen aus dem gesamten Körper. Das aufsteigende retikuläre Aktivierungssystem ist mit Bereichen im Thalamus, Hypothalamus und Kortex verbunden, während das absteigende retikuläre Aktivierungssystem mit dem Kleinhirn und sensorischen Nerven verbunden ist.

Sensorische Integrationstherapie (SI) eine Theorie, die von der Ergotherapeutin A. Jean Ayres entwickelt wurde. Ayres (1972) definierte sensorische Integration als „den neurologischen Prozess, der Empfindungen aus dem eigenen Körper und aus der Umwelt organisiert und es ermöglicht, den Körper innerhalb der Umwelt effektiv zu nutzen."

Soft Signs Mit Hilfe einer standardisierten und altersgemäßen neurologischen Untersuchungstechnik können verschiedene Formen leichter neurologischer Funktionsstörungen wie z. B. leichte Störungen der Muskeltonusregulation, choreatische Dyskinesien oder feinmotorische Beeinträchtigungen diagnostiziert werden. Soft Signs liefern Hinweise auf eine leichte neurologische Dysfunktion, weisen aber nicht notwendigerweise auf die Ursache der Dysfunktion hin.

Somatoform bezieht sich auf eine Gruppe psychisch induzierter Zustände, die die Merkmale einer körperlichen Krankheit aufweisen, für die jedoch keine organische Ursache gefunden werden kann.

Statisches Gleichgewicht Fähigkeit, eine stabile Position zu halten. Wenn die Kontrolle des statischen Gleichgewichts instabil ist, ist mehr Bewegung oder Beteiligung anderer Körperteile an der Aufrechterhaltung der Stabilität beteiligt.

Stimulusgebundenheit die Unfähigkeit, irrelevante visuelle Reize innerhalb eines gegebenen Gesichtsfeldes zu ignorieren.

Synapse der winzige Spalt am Ende einer Nervenfaser, über die Nervenimpulse von einem Neuron zum nächsten gelangen.

Taxis gerichtete Bewegung zu oder weg von einem Reiz. Gilt als angeborenes Verhalten.

Tetrapod jegliches Lebewesen mit vier Gliedmaßen.

Vagusnerv der 10. Hirnnerv, abgeleitet von dem lateinischen Wort Vagant (‚Vagabund, Herumstreifer'). Er heißt so, weil er der längste aller Hirnnerven ist und viele lebenswichtige Funktionen beeinflusst, einschließlich der Innervation des parasympathischen Nervensystems.

Vertigo Schwindel. Zu den physischen Merkmalen des Schwindels gehören Desorientierung und Verlust der Haltungs- und Augenkontrolle, begleitet von autonomen Begleitsymptomen wie Kälte, Übelkeit, Erbrechen und kaltem Schwitzen, die auf eine primäre Dysfunktion des Gleichgewichtssystems zurückzuführen sind.

Vestibuläre Reflexe umfassen den tonischen Labyrinthreflex, den asymmetrisch tonischen Nackenreflex, den symmetrisch tonischen Nackenreflex und die Labyrinth-Kopfstellreaktionen.

Vestibularapparat befindet sich im Innenohr und besteht aus zwei Komponenten:
(1) die Bogengänge, die Rotationsbewegungen wahrnehmen, und
(2) die Otolithen, die lineare Translationen erkennen.

Vestibuläres System das Zusammenwirken des Vestibularapparats im Innenohr mit den Augen und der zentralen Verarbeitung der Informationen im Gehirn.

Viszera Eingeweide. Weiche innere Organe des Körpers, einschließlich der Lunge, des Herzens und der Organe des Verdauungssystems. Viszerale Funktionen sind Funktionen, die diese Systeme betreffen.

Zerebellum lateinisch *cerebellum* ‚kleines Gehirn'. Das Kontrollzentrum für Gleichgewicht und Bewegungskoordination. Als Teil des Nervensystems erhält es zwei Arten von Input: Der eine lokalisiert die Position des Körpers im Raum, der andere gibt an, ob der Muskel kontrahiert oder entspannt ist. Auf der Grundlage dieser Informationen und je nach gewünschter Aktion (Vorwärtsbewegung, Greifen usw.) löst das Kleinhirn eine Bewegung aus, passt sie an oder stoppt sie.

Zervikal lateinisch *cervix*, ‚Hals', also zum Hals gehörend

Über die Autoren

Sally Goddard Blythe, MSc, ist Direktorin des Instituts für Neurophysiologische Psychologie (INPP) in Chester, Großbritannien.

Seit 1987 arbeitet Sally Goddard Blythe auf dem Gebiet der neurologischen Entwicklung. Sie ist Autorin mehrerer Bücher und Veröffentlichungen über die kindliche Entwicklung und Aspekte neuromotorischer Unreife bei spezifischen Lernschwierigkeiten. Ihr erstes Buch, *Reflexes, Learning and Behavior* („Reflexe, Lernen und Verhalten"), lieferte grundlegende Erkenntnisse für die Fachleute weltweit, die sich mit der Überprüfung von Reflexen beschäftigen. Ihre nachfolgenden Bücher *(The Well Balanced Child, What Babies and Children Really Need* und *The Genius of Natural Childhood)* untersuchen die Bedeutung der körperlichen Entwicklung und der Interaktion mit der Umwelt für erfolgreiches schulisches Lernen, Gesundheit, Wohlbefinden und soziale Integration. Sally Goddard Blythe ist auch die Autorin von *Assessing Neuromotor Readiness for Learning. The INPP Developmental Screening Test and School Intervention Programme.* In diesem Buch stellt sie einen Screening-Test und ein tägliches Bewegungsprogramm für (Vor-)Schulen vor, konzipiert für eine gesamte Schulklasse über ein Schuljahr hinweg.[19] Dieses Programm war Gegenstand einer veröffentlichten Studie[20], an der 810 Kinder aus verschiedenen Schulen in Großbritannien teilnahmen. Ziel des Programms ist es, Lehrkräfte in die Lage zu versetzen, diejenigen Kinder im Klassenzimmer zu identifizieren, die möglicherweise aufgrund unreifer neuromotorischer Fähigkeiten unterdurchschnittliche Leistungen erbringen, und dann ein tägliches Bewegungsprogramm zur Verbesserung der physischen Grundlagen des Lernens im schulischen Setting durchzuführen. Sally Goddard Blythe setzt sich leidenschaftlich für ein besseres Verständnis der damit verbundenen Probleme und für eine Kommunikation zwischen Fachleuten aus den Bereichen Pädagogik, Medizin und Psychiatrie ein. Sie ist auch die Autorin eines Screening-Tests für Ärzte.

In deutscher Übersetzung von Thake Hansen-Lauff liegen von Sally Goddard Blythe folgende ebenfalls im Hogrefe Verlag publizierte Titel vor: *Neuromotorische Schulreife: Testen und fördern mit der INPP-Methode.* 3., korrigierte und erweiterte Auflage Bern, 2021 und *Neuromotorische Unreife bei Kindern und Erwachsenen – Der INPP Screening-Test für Ärzte.* Bern 2016.

19 In Großbritannien liegt das Schuleintrittsalter bei fünf Jahren. In Deutschland sind Kinder in demselben Alter noch im Kindergarten.

20 Goddard Blythe S.A., 2005. Releasing educational potential through movement. Child Care in Practice 11/4:415–432.

Über die Autoren der Beiträge

Peter Blythe

Der verstorbene Peter Blythe, PhD, war früher leitender Dozent für angewandte Psychologie/Pädagogik am College of Education in Lancashire. Im Jahr 1969 beobachtete er bei vielen Kindern mit durchschnittlicher bis überdurchschnittlicher Intelligenz, die spezifische Lernschwierigkeiten in der Schule haben, Restreaktionen einer Reihe primitiver Reflexe, die nicht über das erste Lebensjahr hinaus vorhanden sein sollten, sowie unterentwickelte posturale Reaktionen, die zur Unterstützung aller Aspekte des Lernens notwendig sind.

Diese entwicklungsbezogenen „Hinweisschilder" auf Unreife in der Funktionstüchtigkeit des Zentralnervensystems sind mit der Unfähigkeit verbunden, ihrer Intelligenz gemäße Schulleistungen zu zeigen. Im Jahr 1975 gründete er das Institut für Neurophysiologische Psychologie (INPP), wo er die Test- und Interventionsverfahren entwickelte, die heute als „Die INPP-Methode" bekannt sind. Er war bis zum Jahr 2000 Direktor der INPP. Das INPP mit Sitz in Chester, Großbritannien, ist das internationale Weiterbildungszentrum für Berufstätige, die Zugang zur INPP-Methode suchen.

Lawrence J. Beuret

Lawrence J. Beuret absolvierte die Loyala Stritch School of Medicine in Chicago, Illinois, Vereinigte Staaten. Während eines Stipendiums an der Mayo Clinic beobachtete er eine hohe Inzidenz von Lernbehinderungen in der jugendlichen psychiatrischen Population. Nach zwei Jahren als Notarzt trat er in eine Privatpraxis zur Behandlung psychosomatischer und posttraumatischer Belastungsstörungen (PTBS) ein. 1985 bildete er sich in Chester, Großbritannien, bei Peter Blythe in den INPP-Behandlungstechniken für neurologische Entwicklungsverzögerungen weiter. Im Laufe seiner praktischen Tätigkeit hat er die Diagnose- und Behandlungstechniken des INPP auf Kinder im Vorschulalter sowie auf Jugendliche und Erwachsene mit Lese- und Lernschwierigkeiten ausgedehnt. Derzeit ist er aktiv an der Entwicklung von Kursangeboten für Therapeuten zur Erkennung und Behandlung unterbewusster Aspekte von PTBS beteiligt. Seine medizinische Praxis befindet sich im Chicagoer Vorort Palatine.

Valerie Scaramella-Nowinski

Valerie Scaramella-Nowinski setzt sich für Kinder, ihre Gesundheit, ihr Lernen und ihre Entwicklung ein. Sie arbeitet seit mehr als 35 Jahren als Klinikärztin und Forscherin auf dem Gebiet dert Neuropädiatrie.

Ihre Doktorarbeit trug den Titel „Systemanalyse: Eine neuropsychologische Untersuchung der psychologischen Struktur und der zerebralen Organisation menschlicher mentaler Prozesse". Nowinskis klinische Forschung umfasst elektrophysiologische Dysrhythmien im Zusammenhang mit neurologischen Entwicklungsstörungen, Augenbewegungen im Hinblick auf den Zusammenhang von Gehirn- und Verhaltensentwicklung, insbesondere die Entwicklung der Lese- und Schreibfähigkeit, sowie die neurologische Entwicklung von Intelligenz und Lernen. Während ihrer gesamten beruflichen Laufbahn hat sie sich intensiv mit der Entwicklung neurobiologisch begründeter Erklärungssysteme für die menschliche Entwicklung und das Lernen befasst, besonders bei Kindern.

Valerie Scaramella-Nowinski ist die Gründerin des Pädiatrischen Neuropsychologischen Diagnosezentrums, Orland Park, Illinois, Vereinigte Staaten. Das Zentrum bietet drei Spezialisierungsprogramme an: für Hirnverletzungen, für Autismus-Spektrum-Störungen und für neurologische Entwicklungsstörungen/Aufmerksamkeits- und Lernstörungen. Diese Diagnose- und Schulungsprogramme werden von einem interdisziplinären Team pädiatrischer Spezialisten betreut, darunter Neurowissenschaftler, Pädagogen sowie Spezialisten für Sprache, Bewegung, Kindesentwicklung und Lernen. Der Brückenschlag zwischen Neurowissenschaften und Pädagogik ist ein Schwerpunkt des Zentrums.

Valerie Scaramella-Nowinski und ihr Team haben Hirntrainings- und Bildungsprogramme für Tausende von Kindern entwickelt. Das Team berät mehrere Schulbezirke, Krankenhäuser, Spezialisten für Gesundheit und verwandte Bereiche sowie Entwicklungsprogramme für Kinder.

Im Jahr 2003 gründete Valerie Scaramella-Nowinski die gemeinnützige Stiftung C.H.I.L.D. (Child Health Initiative for Learning and Development). Aufgabe der Stiftung ist es, „das öffentliche Bewusstsein für die aktuelle neurowissenschaftliche und pädagogische Forschung und klinische Arbeit im Zusammenhang mit der Entwicklung und dem Lernen von Kindern zu fördern".[21]

---

21 https://advancedbrain.com/our-team/valerie-l-scaramella-nowinski/

Über die Übersetzerin

Thake Hansen-Lauff, Leitung von INPP Deutschland

Auf der Suche nach intensiven Therapieansätzen für ihren Sohn hörte sie am St. Briavels Centre for Child Development, Südwales, zum ersten Mal vom Therapieansatz des INPP Chester. Das war im Jahr 1991. Das Team dort hatte eine Fortbildung in Chester besucht und die INPP-Methode auch für ihr Institut entdeckt. Nun kam ein neues Element in das umfangreiche Übungsprogramm für den Sohn hinzu: Übungen zur Ausreifung primitiver Reflexe! Neugierig geworden fragte sie nach verfügbarer Literatur zu diesem Ansatz und fing an, sich immer intensiver mit dem theoretischen Hintergrund und der praktischen Umsetzung dieses Ansatzes zu befassen. Dabei wurde ihr klar, dass die Rolle der frühkindlichen Reflexe nicht nur in pathologischen Fällen hoch bedeutsam ist, sondern dass noch aktive Restreaktionen dieser Reflexe im Verlauf der weiteren Entwicklung eines jeden Kindes eine signifikante Bedeutung gewinnen können. Als Lehrerin und Diplompädagogin schien ihr nun die Pädagogik ohne die Berücksichtigung solcher neurophysiologischen/neuromotorischen Voraussetzungen für die sensomotorische, emotionale und kognitive Entwicklung als unvollständig, als müsse sie vom Kopf auf die Beine gestellt werden. Das ließ in ihr den Entschluss reifen, sich selber am INPP Chester in der Methode weiterbilden zu lassen und dann die Methode auch nach Deutschland zu bringen. Im Dezember 1995 wurde sie von Peter Blythe, dem damaligen Direktor des INPP, zur Repräsentantin des INPP in Deutschland ernannt und dazu autorisiert, die INPP-Methode in Weiterbildungskursen an Fachkräfte aus den Bereichen Medizin, Psychologie, Pädagogik sowie an Therapeuten unterschiedlichster Fachrichtungen weiterzugeben. So wurden von ihr seitdem im Laufe der Zeit mehrere Hundert Fachkräfte weitergebildet. Mit der Übersetzung von (mit dem vorliegenden) insgesamt 5 Büchern und etlichen Fachartikeln der Autorin hat sie maßgeblich dazu beigetragen, die INPP-Methode im deutschsprachigen Bereich bekannt zu machen.

(Auf www.inpp.de und https://inpp.info finden sich Adressen von Anbieterinnen und Anbietern der INPP-Methode in Deutschland, Österreich und der Schweiz sowie Termine und Orte von Weiterbildungskursen.)

Literaturverzeichnis

Alexopoulos EI, et al. Association between primary nocturnal enuresis and habitual snoring in children. Urology. 2006;68(2):406–9.

Alhazen, B.C. Zitiert in: Arnheim, R. Visual thinking. Berkeley, CA: University of California Press; 1969.

Allen AC. Preterm development. In: Capute AJ, Accardo PJ, Hrsg. Developmental disabilities in infancy and childhood. Baltimore, MD: Paul H. Brookes Publishing; 1991.

Allen MC. The symmetric tonic neck reflex (STNR) as a normal finding in premature infants prior to term. Pediatric Research. 1987;20:208A.

Allman J. Evolving brains. New York: Scientific American Library; 2000.

American Academy of Pediatrics, Council on Children with Disabilities. Identifying infants and young children with developmental disorders in the medical home: an algorithm for developmental surveillance and screening. Pediatrics. 2006;118(1):405–20.

American Psychiatric Association, Hrsg. Diagnostic and statistical manual of mental disorders. Fifth edition (DSM-5). Washington, DC: American Psychiatric Association; 2013.

American Psychiatric Association, Hrsg. Diagnostic and statistical manual of mental disorders IV (DSM IV). Washington, DC: American Psychiatric Association; 1994.

American Psychiatric Association, Hrsg. Diagnostic and statistical manual of mental disorders. Fifth edition. DSM-5. Washington DC: American Psychiatric Association; 2005.

American Psychiatric Association, Hrsg. Diagnostic and statistical manual of mental disorders. Fifth edition. DSM-5. Washington DC: American Psychiatric Association; 2013.

American Speech-Language-Hearing Association. 2006. Verfügbar unter: www.asha.org/members/deskref-journals/deskref/default, Ref. adapted from Handbook of Auditory Processing Disorder. Comprehensive Intervention Vol. 2, p. 3.

Anderson UM. Anderson beyond genome. 2004. Verfügbar unter: www.andersonbeyondgenome.com

Anderson UM. The psalms of children. Ellicottville, NY: She-Bear Publications; 1996.

Annett M. Left, right, hand and brain. The right shift theory. London: Lawrence Erlbaum; 1985.

Annett M. The distribution of manual symmetry. British Journal of Psychology. 1972;63:343–58.

Annett M. The right shift theory of a genetic balanced polymorphism for cerebral dominance and cognitive processing. Cahiers de Psychologie Cognitive. 1995;14(5):427–623.

ARROW. Verfügbar unter: http://www.self-voice.co.uk/

ART factsheet. Juli 2014. Verfügbar unter: http://www.eshre.eu/Guidelines-and-Legal/ART-fact-sheet.aspx

Arvedson JC. Swallowing and feeding in infants and young children. GI Motility online. 2006. Verfügbar unter: www.bioinfo.pl/

Aslin RN. Oculo-motor measures of visual development. In: Gottlieb G, Krasnegor N, Hrsg. Measurement of audition and vision during the first year of life: a methodological overview. Norwood, NJ: Ablex; 1985. S. 391–417.

Audesirk T, Audesirk G. Biology. Life on earth. Upper Saddle River, NJ: Prentice Hall; 1996.

Augur J. Guidelines for teachers, parents and learners. In: Snowling M, Hrsg. Children's written language difficulties. Windsor: NFER Nelson; 1985.

Ayres AJ. Improving academic scores through sensory integration. Journal of Learning Disabilities. 1972;5:338–43.

Ayres AJ. Sensory integration and learning disorders. Los Angeles, CA: Western Psychological Services; 1973.

Ayres AJ. Sensory integration and praxis tests. Los Angeles, CA: Western Psychological Services; 1989.

Ayres AJ. Sensory integration and the child. Los Angeles, CA: Western Psychological Services; 1982.

Ayto J. Dictionary of word origins. St Ives: Columbia Marketing; 1990.

Babinski I. Réflexes de défense. Revue Neurologique. 1915;28(2):145.

Babinski I. Réflexes de défense. Revue Neurologique. 1922;29(8):1049.

Badian NA. Developmental dyscalculia. In: Mykelbust HR, Hrsg. Progress in learning disabilities. New York: Grune and Stratton; 1983.

Balametrics. Homepage. 2021. Verfügbar unter: http://www.balametrics.com

Barkley RA. Taking charge of ADHD: the complete, authoritative guide for parents. New York: Guilford; 1995.

Barnes DE, Walker DW. Prenatal ethanol exposure permanently alters the rat hippocampus. Bd. 105, Mechanisms of alcohol damage in utero. CIBA Foundation Symposium. London: Pitman; 1981.

Barsch RH. A perceptual motor curriculum. Bd. 1, Achieving motor perceptual efficiency. A self-oriented approach to learning. Seattle, WA: Special Child Publications; 1968.

Bateman BD. Educational implications of minimal brain dysfunction. Annals of the New York Academy of Sciences. 1973;205:245–50.

Bauer J, Schilder P. Über einige psychophysiologische Mechanismen funktioneller Neurosen. Zeitschrift für Nervenheilkunde. 1919;164:279–99.

Bauer J. Der Báránysche Zeigeversuch und andere cerebellare Symptome bei traumatischen Neurosen. Wiener Klinische Wochenschrift. 1916; 36.

Bax M, MacKeith R, Hrsg. Minimal cerebral dysfunction. London: The National Spastics Society, Education and Information Unit in Association with William Heinemann Medical Books; 1962.

Becker RD. Minimal brain dysfunction – clinical fact, neurological fiction? The Israel Annals of Psychiatry and Related Disciplines. 1974;12:87–160.

Bein-Wierzbinski W. Persistent primitive reflexes in elementary school children. Effect on oculomotor and visual perception. In: 13th European Conference of Neuro-Developmental Delay in Children with Specific Learning Difficulties. Chester, UK. 2001. Paper.

Bellis Waller M. Crack affected children. A teacher's guide. Newbury Park, CA: Corwin Press; 1993.

Bellis Waller M. Personal communication. 2006.

Bender L. A visual motor gestalt test and its clinical uses. New York: American Orthopsychiatric Association; 1938.

Bender ML. Bender-Purdue reflex test and training manual. San Rafael, CA: Academic Publications; 1976.

Bender ML. Bender-Purdue reflex test. San Rafael, CA: Academic Therapy Publications; 1976.

Bender ML. The Bender-Purdue reflex test. San Rafael, CA: Academic Therapy Publications; 1976.

Bennett RV, Brown LK. Myles textbook for midwives. Edinburgh: Churchill Livingstone; 1989.

Benson AJ. Motion sickness. In: Stellman JM, et al., Hrsg. Bd. 50, Encyclopaedia of occupational health and safety. 4. Aufl. Geneva: International Labour Office; 1998. S. 12–4.

Bérard G. Hearing equals behaviour. New Canaan, CT: Keats Publishing; 1993.

Bernhardsson K, Davidson K. A different method of helping children with learning difficulties – the Dala clinic final report in Schwedisch. Gothenburg, Sweden: The Psychological Division of Gothenburg Education Authority; 1983.

Berthoz A. Development and function of the balance system in the early years. In: 19th European Conference of Neuro-Developmental Delay in Children with Specific Learning Difficulties. 09.2007; Pisa. 2007.

Berthoz A. Emotion and reason. The cognitive science of decision making. Oxford: Oxford University Press; 2003.

Berthoz A. The brain's sense of movement. Cambridge, MA.: Harvard University Press; 2000.

Bertolotti M. Étude sur la diffusion de la zone réflexogène chez les enfants. Revue Neurologique. 1904;12:1160.

Beuret L. The role of neurological dysfunction in advanced academic failure. In: The Fourth International Conference of Neuro- Developmental

Delay in Children with Specific Learning Difficulties. 03.1992; Chester. 1992.

Beuret LJ. Seminar paper. Chester: Institute for Neuro-Physiological Psychology Supervision; 1994.

Beuret LJ. The role of neuro-developmental delays in advanced academic failure. In: 4th European Conference of Neuro-Developmental Delay in Children with Specific Learning Difficulties. 03.1992; Chester, UK. 1992.

Beuret LJ. The role of postural reflexes in learning. Part 2. In: 12th European Conference of Neuro-developmental Delay in Children with Specific Learning Difficulties. 03.2000; Chester, UK. 2000. Paper.

Biederman H. Kinematic imbalance due to suboccipital strain. Journal of Manual Medicine. 1992;6:151–6.

Biguer B, et al. The coordination of eye, head and arm movements during reaching at a single target. Experimental Brain Research. 1982;46:301–4.

Birth Choice UK. Statistik. Verfügbar unter: www.BirthChoiceUK.com

Bloedal JR, Bracha V. Duality of the cerebellar motor and cognitive function. International Review of Neurobiology. 1997;41(6):613–34.

Blythe P, McGlown DJ. Agoraphobia – is it organic? World Medicine. 1982;10.

Blythe P, McGlown DJ. An organic basis for neuroses and educational difficulties. Chester: Insight Publications; 1979.

Blythe P, McGlown DJ. An organic basis for neuroses and the existence, detection and treatment of secondary neuroses. Göteborg: Svenska Institutet för Neurofysiologisk Psykologi; 1980.

Blythe P, McGlown DJ. Developmental screening questionnaire for organic brain dysfunction. Chester: Institute for Neuro-Physiological Psychology; 1978.

Blythe P, McGlown DJ. MBD & OBD. Swedish Medical Journal. 1981;78(1,2):45–8.

Blythe P. A new approach that explains specific learning difficulties and provides an effective treatment. Chester: INPP; 1988.

Blythe P. A somatogenic basis for neurosis and the effect upon health. Chester: The Institute for Psychosomatic Therapy; 1974.

Blythe P. An analysis of the developmental history of 103 patients diagnosed with agoraphobia and/or panic disorder. In: 2nd International Conference of Neuro-Developmental Delay. 10.1988; Stockholm. 1988.

Blythe P. Lecture for INPP supervision. 10.1990; Chester. 1990.

Blythe P. Minimal brain dysfunction and the treatment of psychoneuroses. Journal of Psychosomatic Research. 1978;22(4):247–55.

Blythe P. Paper presented to the 4th European Conference of Neuro-developmental Delay in Children with Specific Learning Difficulties. 09.1990; Guernsey. 1990.

Blythe P. Reflex newsletter. Oculo-motor dysfunctions and the effect on functioning. Chester: INPP; 1987.

Blythe P. Somatogenic neuroses and the effect upon health. Chester: Institute of Psychosomatic Therapy; 1974. Monograph.

Blythe P. Stress disease. London: Arthur Barker; 1973.

Blythe P. Stress the modern sickness. London: Pan Books; 1976. Taschenbuchausgabe.

Blythe P. The history of the Institute for Neuro-Physiological Psychology (INPP). Chester: INPP; 1990.

Bobath B. Abnormal postural reflex activity caused by brain lesions. 3. Aufl. London: William Heinemann Medical Books; 1978.

Bobath B. Abnormal postural reflex activity caused by brain lesions. 2. Aufl. London: William Heinemann Medical Books; 1971.

Bobath K, Bobath B. Abnormal postural reflex activity caused by brain lesions. London: William Heinemann; 1965.

Bobath K, Bobath B. Tonic reflexes and righting reflexes in diagnosis and assessment of cerebral palsy. Cerebral Palsy Review. 1955;16(5):3–10, 26.

Bobath K. A neurophysiological basis for the treatment of cerebral palsy. Oxford: Blackwell Scientific Publications; 1980.

Bobath K. A neurophysiological basis for the treatment of cerebral palsy. Cambridge: Cambridge University Press; 1991.

Boden G. Free fatty acids (FFA) – the link between obesity and insulin resistance. Endocrine Practice. 2001;7(1):44–51.

Bower B. Images of obsession. Science News. 1987;131:236–7.

Brambell FWR. Prenatal mortality in mammals. Biological Review. 1948;23:379–407.

Breuer J. Beiträge zur Lehre vom statischen Sinne (Gleichgewichtsorgan, Vestibularapparat des Ohrlabyrinths). Zweite Mitteilung. Wiener Medizinische Jahrbücher. 1875;5:87–156.

Breuer J. Neue Versuche an den Ohrbogengängen. Pflügers Archiv für die gesamte Physiologie. 1889;44:135–42.

Breuer J. Über die Function der Bogengänge des Ohrlabyrinthes. Wiener Medizinische Jahrbücher. 1874;4:72–124.

Breuer J. Über die Funktion der Otolithen-Apparate. Pflügers Archiv für die gesamte Physiologie. 1891;48:195–306.

Briggs Myers I. MBTI manual (a guide to the development and use of the Myers Briggs type indicator). 3. Aufl. Washington, DC: Consulting Psychologists Press; 1998.

Brodal P. The central nervous system. Structure and function. Oxford: Oxford University Press; 1998.

Brooks VB. The neural bases of motor control. New York: Oxford University Press; 1986.

Brunnström S. Movement therapy in hemiplegia: a neuro-physiological approach. New York: Harper and Row; 1970.

Buckley SJ. Gentle birth, gentle mothering. Brisbane: One Moon Press; 2005.

Bull J. The possible role of primitive reflexes in the birth process. In: The Institute for Neuro-Physiological Psychology Training Course in Identification, Assessment and Treatment of Neuro-Developmental Delay. 11.2005; Chester. 2005. Vorlesung in Geburtshilfe.

Burne J. Good Health Daily Mail, 12 December 2006. IVF: Why we must be told the truth over birth defects. 2006.

Butcher JN, Williams CL. Essentials of MMPI-2 and MMPI-A interpretation. 2. Aufl. Minneapolis, MN: University of Minnesota Press; 2000.

Butler Hall B. Discovering the hidden treasures in the ear. In: 10th European Conference of Neuro-Developmental Delay in Children with Specific Learning Difficulties. 03.1998; Chester. 1998. Paper.

Cantrell RW, et al. Stapedius muscle function tests in the diagnosis of neuromuscular disorders. Otolaryngology and Head and Neck Surgery. 1979; 87:261–5.

Capute A, Accardo PJ. Developmental disabilities in infancy and childhood. Baltimore, MD: Paul Brookes Publishing; 1991.

Capute AJ, Accardo PJ. Cerebral palsy. The spectrum of motor dysfunction. In: Capute AJ, Accardo PJ, Hrsg. Developmental disabilities in infancy and early childhood. Baltimore: Paul Brookes; 1991.

Capute AJ, Accardo PJ. Developmental disabilities in infancy and childhood. Baltimore, MD: Paul H. Brookes Publishing; 1991.

Capute AJ, et al. Primitive reflex profile. Baltimore, MD: University Park Press; 1980.

Capute AJ, et al. Primitive reflexes: a factor in nonverbal language in early infancy. In: Stark RE, Hrsg. Language behaviour in infancy and early childhood. New York: Elsevier, North-Holland; 1981.

Carbonell J., Perez J.P.M. Zitiert in: O' Doherty N. Neurological examination of the newborn. Lancaster: MTP Press; 1986.

Carter C. Daily Telegraph. 6. April. Children spend less than 30 minutes playing outside a week. 2014.

Cawthorne T. The physiological basis for head exercises. The Journal of the Chartered Society of Physiotherapy. 1944;30:106.

Cawthorne T. Vestibular injuries. Proceedings of the Royal Society of Medicine. 1946;39:270–2.

Chalfant JC, Scheffelin M. Central processing dysfunctions in children. Bethesda, MD: National Institute of Neurological Disorders and Stroke, National Institute of Health; 1969.

Chase C, Jenner A. Magnocellular visual deficits affect temporal processing of dyslexics. In: Tallal P, et al., Hrsg. Temporal information processing in the nervous system, with special reference to dyslexia and dysphasia. New York: New York Academy of Sciences; 1993.

Chasnoff IJ, et al. Cocaine use in pregnancy. New England Journal of Medicine. 1985;313:666–9.

Chasnoff IJ, et al. Prenatal drug exposure: effects of neonatal and infant growth development. Neurobehavioral Toxicology and Teratology. 1986; 8:357–62.

Chasnoff IL, Burns WJ. The Moro reaction: a scoring system for neonatal narcotic withdrawal. Developmental Medicine and Child Neurology. 1984;26:484–9.

Christiansen C, Baum C, Hrsg. Occupational therapy. Overcoming human performance deficits. Thorofare, NJ: Slack; 1991.

Chyi LJ, et al. Cognitive school outcomes of infants born at 32 to 36 weeks gestation. In: Pediatric Academies Society's Annual Meeting. 05.2007; Toronto, Canada. 2007.

Clements S. Minimal brain dysfunction in children: terminology and identification. Washington, DC: Task Force 1. U.S. Department of Health, Education and Welfare; 1966.

CNN. Lack of vitamin D made worse in winter. 28. Oktober 2003. Verfügbar unter: http://www.CNN.com./HEALTH

Cohen AS. Minimal brain dysfunction and practical matters such as teaching kids to read. Annals of the New York Academy of Sciences. 1973;205:251–61.

Compston A. From the archives. Brain. 2005;128(7):1475–7. https://doi.org/10.1093/brain/awh566

Conger K. Slightly early birth may still spell trouble later in school Stanford report. 2007 (Erstellt am Mai 2007]. Verfügbar unter: https://news.stanford.edu/news/2007/may9/med-premature-050907.html

Cooksey FS. Rehabilitation in vestibular injuries. Proceedings of the Royal Society of Medicine. 1946;39:273–5.

Coryell J, Henderson A. Role of the asymmetrical tonic neck reflex in hand visualization in normal infants. American Journal of Occupational Therapy. 1979;33(4):255–60.

Cottrell S. Etiology, diagnosis and treatment of asthma through primitive reflex inhibition. In: 2nd International Conference of Neurological Dysfunction. 10.1988; Stockholm. 1988. Paper.

Coulter HL. Vaccination, social violence and criminality. The medical assault on the American brain. Berkeley, CA: North Atlantic Books; 1990.

Courchesne E, et al. Impairment in shifting attention in autistic and cerebellar patients. Behavioral Neuroscience. 1994;108:848–65.

Cox JM. Practical observations in insanity. London: Baldwin and Murray; 1804. 106.

Crawford, M. 1994. Zitiert in: Morgan, E. The descent of the child. London: Souvenir Press; 1994.

Croucher T, Hindmarch I. The spiral after effect (SAE) as a measure of motion sickness susceptibility and the effect on the SAE of an antimotion sickness drug and a central nervous system depressant. Psychopharmacology. 1973;32:215–22.

Cruickshank WM. A new perspective in teacher education: the neuroeducator. Journal of Learning Disabilities. 1981;14(6):337–341, 367.

Crutchfield CA, Barnes MR. Motor control and motor learning in rehabilitation. Atlanta, GA: Stokesville Publishing; 1993.

Dalby MA. Aspects in reading processes. In: Troudhjem K, Hrsg. 12th Danavox Symposium. Danavox, Denmark. 1986.

De Quirós JB, Schrager OL. Neurological fundamentals in learning disabilities. Novato, CA: Academic Therapy Publications; 1978.

Dean P. The Independent, 26 April 1994, London. Zitiert in: A wobble now means less work later. 1994.

DeCarli C, et al. Vitamin D status and rates of cognitive decline in a multiethnic cohort of older adults. JAMA Neurology. 2015; https://doi.org/10.1001/jamaneurol.2015.2115

Delacato C. A new start for the child with reading problems. New York: David McKay; 1981.

Delacato C. The diagnosis and treatment of speech and reading problems. Springfield, IL: Charles C Thomas; 1970.

Delacato CH. The treatment and prevention of reading problems. Springfield, IL: Charles C. Thomas; 1959.

DeMause L. Foundations of psychohistory. New York: Creative Roots; 1982.

Demyer W. Technique of the neurological examination. New York: McGraw-Hill; 1980.

Denckla MB, et al. Motor performance in dyslexic children with and without attentional disorders. Archives of Neurology. 1985;42:228–31.

Deuschl G, et al. The pathophysiology of tremor. Muscles and Nerves. 2001;24(6):716–35.

Devries JIP, et al. The emergence of fetal behavior: II. Quantitative aspects. Early Human Development. 1985;12:99–120.

Dickson V. Personal communication. Chester; 1989.

Draper IT. Lecture notes on neurology. Oxford: Blackwell Scientific Publications; 1993.

Drillien CM, Drummond MB. Neurodevelopmental problems in early childhood. Oxford: Blackwell Scientific Publications; 1977.

Eggesbø M, et al. Cesarean delivery and cow milk allergy/intolerance. Allergy. 2005;60(9):1172.

El Marroun H, et al. Post-term birth and the risk of behavioural and emotional problems in early childhood. International Journal of Epidemiology. 2012; https://doi.org/10.1093/ije/dys043

El-Chaar D. Fertility treatment raises birth defect risk. In: conference hosted by The Society for Maternal-Fetal Medicine. 09.02.; San Francisco. 2007.

Eustis RS. The primary origin of the specific language disabilities. Journal of Pediatrics. 1947;XXXI:448–55.

Eyeson-Annan M, et al. Visual and vestibular components of motion sickness. Aviation, Space, and Environmental Medicine. 1996;67(10):955–62.

Fawcett AJ, et al. Impaired performance of children with dyslexia on a range of cerebellar tests. Annals of Dyslexia. 1996;46:259–83.

Fawcett AJ. The Independent, 26 April 1994, London. Zitiert in: A wobble now means less work later. 1994.

Fay T. Neuromuscular reflex therapy for spastic disorders. The Journal of the Florida Medical Association. 1948;44:1234–40.

Finnegan J. The vital role of essential fatty acids for pregnant and nursing women. Celestial arts. 1993. Verfügbar unter: http://www.thorne.com/townsend/dec/efas.html

Fiorentino MR. A basis for sensorimotor development – normal and abnormal. Springfield, IL: Charles C. Thomas; 1981.

Fiorentino MR. Reflex testing methods for evaluating C.N.S. development. Springfield, IL: Charles C Thomas; 1981.

Fitzgibbon J. Feeling tired all the time. Dublin: Gill & Macmillan; 2002.

Flourens MJP. Experiences sur les canaux semi circulaires de l'oreille. Mémoire Académie Royale Sciences (Paris). 1830;9:455–77.

Flourens MJP. Recherches experimentales sur les propriétés et les functions du système nerveux dans les animaux vertébrés. Paris: Crevot; 1824.

Foresight. Verfügbar unter: http://www.foresight-preconception.org.uk/

Forrest DS. Prevalence of primitive reflexes in patients with anxiety disorders Thesis submitted to the University of Edinburgh in part fulfilment of Doctorate in Clinical Psychology. 2002.

Frank J, Levinson H. Dysmetric dyslexia and dyspraxia. Hypothesis and study. Journal of The American Academy of Child Psychiatry. 1973;12 (4):690–701.

Frank J, Levinson HN. Compensatory mechanisms in cerebellar- vestibular dysfunction, dysmetric dyslexia and dyspraxia. Academic Therapy. 1976;12:1–14.

French TM. Beziehungen des Unbewussten zur Funktion der Bogengaenge. The International Journal of Psycho-analysis. 1930;16:73–86.

Freud S. Zitiert in: Brown J. A. C. Freud and the post Freudians. Harmondsworth: Penguin Books; 1991.

Gahlinger PM. How to help your patients avoid travel travail. Postgraduate Medicine. 1999;106(4):17 7–84.

Galaburda AL. Dyslexia and the brain. In: The 5th International BDA Conference Proceedings. 04.2001; University of York. 2001.

Galaburda AM, et al. Developmental dyslexia: four consecutive patients with cortical anomalies. Annals of Neurology. 1985;18:222–33.

Galaburda AM, et al. Histological asymmetry in the primary visual cortex of the rat: implications for mechanisms of cerebral asymmetry. Cortex. 1986;22:151–60.

Galaburda AM, Kemper TL. Cytoarchitectonic abnormalities in developmental dyslexia: a case study. Annals of Neurology. 1979;6:94–100.

Galant S. Der Rückgratreflex: ein neuer Reflex im Säuglingsalter mit besonderer Berücksichtigung der anderen Reflexvorgänge bei den Säuglingen Doctoral Dissertation. Basel: Basler; 1917.

Gale CR, Martyn CN. Birth weight and later risk of depression in a national birth cohort. British Journal of Psychiatry. 2004;184:28–33.

Gallahue DL, Ozmun JC. Understanding motor development. Singapore: McGraw-Hill; 1998.

Gershon MD. The second brain. The scientific basis of gut instinct. New York: Harper Collins; 1998.

Geschwind N, Galaburda AM. Cerebral lateralisation. Cambridge, MA: MIT Press; 1985.

Geschwind N, Levitsky W. Left-right asymmetries in the temporal speech region. Science. 1968; 161:186–7.

Gesell A. The ontogenesis of infant behavior. In: Carmichael L, Hrsg. Manual of child psychology. New York: Wiley; 1954. S. 295–331.

Gibbs RB. Estrogen and nerve growth factor-related systems in the brain. Effects on basal forebrain cholinergic neurons and implications for learning and memory processes and aging. In: Luine VN, Harding CF, Hrsg. Annals of The New York Academy of Sciences. Bd. 743, Hormonal restructuring of the adult brain. Basic and clinical perspectives. New York: New York Academy of Sciences; 1994. S. 165–99.

Giordano GG. Acta Neurologica (Neapel). 1953;8 (III):313.

Goddard Blythe S. Neurological dysfunction as a significant factor in children diagnosed with dyslexia. In: Proceedings of The 5th International British Dyslexia Association Conference. 04.2001; University of York. 2001.

Goddard Blythe SA, Hyland D. Screening for neurological dysfunction in the specific learning difficulty child. British Journal of Occupational Therapy. 1998;61(10):459–64.

Goddard Blythe SA. Analysis of results using the INPP questionnaire instrument involving 87 children diagnosed with specific learning difficulties. In: The INPP Supervision Seminar. 12.2009; Chester. 2009. Unveröffentlichte Analyse.

Goddard Blythe SA. Assessing neuromotor readiness for learning. The INPP developmental screening test and school intervention programme. Chichester: Wiley-Blackwell; 2012.

Goddard Blythe SA. Neurological dysfunction as a significant factor in children diagnosed with dyslexia. In: The 5th BDA International Conference. 04.2001; University of York. 2001.

Goddard Blythe SA. Neuromotor immaturity in children and adults. The INPP screening test for clinicians and health practitioners. Chichester: Wiley-Blackwell; 2014.

Goddard Blythe SA. Releasing educational potential through movement. A summary of individual studies carried out using the INPP Test Battery and Developmental Exercise Programme for use in schools with children with special needs. Child Care in Practice. 2005;11(4):415–32.

Goddard Blythe SA. The developmental test battery and exercise programme for use in schools with children with special needs. Chester: The Institute for Neuro-Physiological Psychology; 1996. Restricted publication.

Goddard Blythe SA. The well balanced child. Stroud: Hawthorn Press; 2004.

Goddard Blythe SA. What babies and children really need. How mothers and fathers can nurture children's growth for health and well being. Stroud: Hawthorn Press; 2008.

Goddard S. INPP monograph series. Bd. 1, The developmental basis for learning difficulties and language disorders. Chester: INPP; 1990.

Goddard SA, Hyland D. Screening for neurological dysfunction in the specific learning difficulty child. The British Journal of Occupational Therapy. 1998;10:459–64.

Goddard SA. A teacher's window into the child's mind. Eugene, OR: Fern Ridge Press; 1996.

Goddard SA. Elective mutism; the unchosen silence. Paper presented at the 5th European Conference of Neuro-Developmental Delay in Children with Specific Learning Difficulties. March 1991. In: Goddard SA, Hrsg. A teacher's window into the child's mind. Eugene, OR: Fern Ridge Press; 1996.

Goddard SA. INPP monograph series. Bd. 1, The fear paralysis and its interaction with the primitive reflexes. Chester: INPP; 1989.

Goddard SA. INPP Monograph Series. Bd. 2, Developmental milestones: a blueprint for survival. Chester: INPP; 1990.

Goddard SA. Reflexes, learning and behavior. Eugene, OR: Fern Ridge Press; 2002.

Golan H, Huleihel M. The effect of prenatal hypoxia on brain development: short- and long-term consequences demonstrated in rodent models. Developmental Science. 2006;9(4):338–49.

Gold SJ. Using the head righting reflex to check for warning symptoms that something is wrong with the child's "gaze control" and how to proceed from there. In: AAHD conference. 10.20 06. 2006. Vortrag.

Golding J. Motion sickness: friend or foe? The inaugural lecture of John Golding. 03.2007; London. 2007.

Goldstein K. Zitiert in: Schilder P. The vestibular apparatus in neurosis and psychosis. The Journal of Nervous and Mental Disease. 1933;78(1):1–23.

Goltz F. Über die physiologische Bedeutung der Bogengänge des Ohrlabyrinths. Archives of Physiology. 1870;3:172–92.

Goodenough F. Measurement of intelligence by drawings. New York: World Book; 1926.

Gordon CR, et al. Seasickness susceptibility, personality factors and salivation. Aviation, Space, and Environmental Medicine. 1994;65(7):610–4.

Grace T, Bulsara M, Robinson M, Hands B. The impact of maternal gestational stress on motor development in late childhood and adolescence: a longitudinal study. Child Development. 2015; https://doi.org/10.1111/cdev.12449

Gustafsson D. A comparison of basis reflexes with the subtests of the Purdue-Perceptual-Motor Survey Unveröffentlichte Masterarbeit, University of Kansas. 1971.

Hack M, Klein NK, Taylor HG. Long term developmental outcomes of low birth weight infants. Future Child. 1995;1:176–96.

Hadders Algra M, et al. Neurologically deviant newborn: neurological and behavioural developments at the age of six years. Developmental Medicine and Child Neurology. 1986;28:569–78.

Hadders Algra M, et al. Perinatal correlates of major and minor neurological dysfunction at schoolage – a multivariate analysis. Developmental Medicine and Child Neurology. 1988;30:482–91.

Hallaran WS. An enquiry into the causes producing the extraordinary addition to the number of insane, together with extended observations on the care of insanity: with hints as to the better management of public asylums. Cork: Edwards & Savage; 1810.

Halleck RP. Education of the nervous system. New York: Macmillan; 1898.

Hallett M, Grafman J. Executive function and motor skill learning. International Review of Neurobiology. 1997;41:297–323.

Halverson HM. Studies of the grasp response in early infancy. The Journal of Genetic Psychology. 1927;51:371–449.

Harris DB. Children's drawings as measures of intellectual maturity. New York: Harcourt Brace and World; 1963.

Hart R, Norman RJ. The longer-term health outcomes for children born as a result of IVF treatment: Part 1. General health outcomes. Human Reproduction Update. 2013;19(3):232–43. https://doi.org/10.1093/humupd/dms062

Hawkins JE, Schacht J. Sketches of otohistory. Part 7: The nineteenth-century rise of laryngology. Audiology and Neurootology. 2005;10(3):130–3.

Helmerhorst FM, et al. Perinatal outcome of singletons and twins after assisted conception: a systematic review of controlled studies. BMJ. 2004;328:261.

Hertig AT, et al. Thirty-four fertilised human ova, good, bad and indifferent, recovered from women of known fertility. A study of biologic wastage in early human pregnancy. Pediatrics. 1959;23:202–11.

Hippocrates. Epidemics 2/4–7. The nature of man. Hippocrates VII Trans. Wesley D Smith. Cambridge, MA: Loeb Classical Library, Harvard University Press; 1994.

Hobson AJ. The dreaming brain. New York: Basic Books; 1988.

Holle B. Motor development in children. Normal and retarded. Oxford: Blackwell Scientific Publications; 1981.

Holmes TH, Rahe RH. Social readjustment rating scale. Journal of Psychosomatic Research. 1967;11:213–8.

Hooker D, Hare C. Early human fetal behaviour with a preliminary note on double simultaneous fetal stimulation. Research Publications – Association for Research in Nervous and Mental Disease. 1954;33:98–113.

Hooker D. The origin of the grasping movement in man. Proceedings of the American Philosophical Society. 1938;79:597.

Hooker D. The prenatal origin of behaviour. Lawrence, KS: University of Kansas Press; 1952.

Horrobin D. The madness of Adam and Eve. How schizophrenia shaped humanity. London: Corgi Books; 2001.

Horvath K, et al. Gastrointestinal abnormalities in children with autistic disorder. Journal of Pediatrics. 1999;135(5):559–63.

Humphrey T. Some correlations between the appearance of human fetal reflexes and the development of the nervous system. Progress in Brain Research. 1964;4:93–135.

Humphreys P, et al. Developmental dyslexia in women: neuropathological findings in three cases. Annals of Neurology. 1990;28:727–38.

Hyppönen E, Power C. Hypovitaminosis D in British adults at age 45y: nationwide cohort study on dietary and lifestyle predictors. American Journal of Clinical Nutrition. 2007;85(3):860–8.

Illingworth RS. An introduction to developmental assessment in the first year. National Spastics Society. London: William Heinemann (Medical Books); 1962.

Ingram TTS. Soft signs. Developmental Medicine and Child Neurology. 1973;15:527–30.

Isbert H., Peiper, A. 1963. Zitiert in: Peiper A. The international behavioral sciences series. Cerebral function in infancy and childhood. New York: Consultants Bureau; 1963.

James W. The sense of dizziness in deaf mutes. American Journal of Otology. 1882;4:239–54.

Jenike MA, et al. Obsessive compulsive disorder: a double blind, placebo controlled trial of clomiprimine in 27 patients. American Journal of Psychiatry. 1989;146:1328–30.

Jensen TK, et al. Fertility treatment and reproductive health of male offspring: a study of 1925 young men from the general population. American Journal of Epidemiology. 2007;165(5):583–90.

Johansen KV. Dyslexia, auditory laterality and hemispheric-specific auditory stimulation. Nordisk Tidsskrift for Spesialpedagogikk. 2002; 80:258–71.

Johansen KV. Nordisk tidsskrift for spesialpedagogikk. Sensory deprivation – a possible cause of dyslexia. Oslo: Scandinavian University Press; 1988.

Johnson DL, et al. Cerebral blood flow and personality: a positron emission tomography study.

American Journal of Psychiatry. 1999;156:252–7.

Kaada B. Sudden infant death syndrome. The possible role of the fear paralysis reflex. Oslo: Scandinavian University Press; 1986.

Kaye K. Toward the origin of dialogue. In: Schaffer HR, Hrsg. Studies in mother-infant interaction. London: Academic Press; 1977.

Kelly YJ, et al. Birth weight and behavioural problems in children: a modifiable effect? International Journal of Epidemiology. 2001;30: 88–94.

Kennard MA. Value of equivocal signs in neurologic diagnosis. Neurology. 1966;10:753–64. Zitiert in: Blythe, P., McGlown, D.J. An organic basis for neuroses and educational difficulties. Insight Publications, Chester.

Knoester M, et al. Matched follow up study of 5–8-year-old ICSI singletons: child behavior, parenting stress and child (health related) quality of life. Human Reproduction. 2007;22:3098–107. https://doi.org/10.1093/humrep/dem261

Knoester M, et al. Perinatal outcome, health, growth, and medical care utilisation of 5 to 8 year old intracytoplasmic sperm injection singletons. Fertility and Sterility. 2008;89:1133–46. https://doi.org/10.1016/j.fertnstert.2007.04.049

Kohen-Raz R. Learning disabilities and postural control. London: Freund Publishing House; 1986.

Kohen-Raz R. Postural correlates of learning and disabilities and communication disorders. In: The European Conference of Neuro- developmental Delay in Children with Specific Learning Difficulties. 03.2004; Chester. 2004.

Lagercrantz H. Neurochemical modulation of fetal behaviour and excitation at birth. In: Euler E, et al., Hrsg. Wenner-Gren international symposium series. Bd. 55, Neurobiology of early infant behaviour. New York: Stockton Press; 1989.

Laursen JH, Søndergaard HB, Sørensen PS, Sellebjerg F, Oturai AB. Association between age at onset of multiple sclerosis and vitamin D level-related factors. Neurology. 2015; https://doi.org/10.1212/WNL.0000000000002075

Lawton Brown R. Dyslexia and maths. In: 2nd European Conference of Neuro-developmental Delay in Children with Specific Learning Difficulties. 03.1990; Chester, UK. 1990. Paper.

Leidler R, Loewy K. Der Schwindel bei Neurosen. Monatsschrift für Ohrenheilkunde und Laryngo-Rhinologie. 1923;57(1):21–40.

Leiner HC, et al. Cognitive and language functions of the human cerebellum. Trends in Neuroscience. 1993;16:444–7.

Leiner HC, et al. Does the cerebellum contribute to mental skills? Behavioral Neuroscience. 1986; 100:443–54.

Leiner HC, et al. The human cerebro-cerebellar system: its computing, cognitive and language skills. Behavioral Brain Research. 1991;44:113–28.

Leslie G, et al. Children conceived using ICSI do not have an increased risk of delayed mental development at 5 years of age. Human Reproduction. 2003;18(10):2067–72.

Levine RJ, et al. Soluble endoglin and other circulating antiangiogenic factors in preeclampsia. The New England Journal of Medicine.355:992–1005. Zitiert in: New Scientist.com news service, 22 September 2006.

Levinson HN, Sanders A. The upside down kids. New York: M Evans; 1991.

Levinson HN. A scientific watergate. Lake Success, NY: Stonebridge Publishing; 1994.

Levinson HN. A solution to the riddle – dyslexia. New York: Springer; 1980.

Levinson HN. Dyslexia: does this unusual childhood syndrome begin as an ear infection? Infectious Diseases. 1974;15:15.

Levinson HN. Feeling smarter and smarter. Lake Success, NY: Stonebridge Publishing; 2000.

Levinson HN. Phobia free. New York: M Evans; 1986.

Levinson HN. Smart but feeling dumb. New York: Warner Books; 1984.

Levinson HN. Total concentration. New York: M Evans; 1990.

Levinson HN. Turning around the upside down kids. New York: M Evans; 1992.

Levitt S. Treatment of cerebral palsy and motor delay. Oxford: Blackwell Scientific Publications; 1977.

Lipsitt LP. Conditioning the rage to live. Psychology Today. 1980;1980(February):124.

Ljunggren M. Agoraphobia – an organic basis? An explanatory neuropsychological approach Unveröffentlichte Masterarbeit, Universitet Göteborg, Psychologiska Institutionen. 1982.

Luckett PW. Reproductive development and evolution of the placenta in primates. Contributions of Primatology. 1974;3:142–234.

Mach E. Physikalische Versuche über den Gleichgewichtssinn des Menschen. Sitzungsberichte der

Wiener Akademie der Wissenschaften. 1873; 68:124–40.

Macnair T. Febrile convulsions. 2006. Verfügbar unter: http://www.bbc.co.uk/health/

Madaule P. Seminar on The Ear-Voice Connection. 11.2001; Chester. 2001.

Madaule P. When listening comes alive. Norval, Ontario: Moulin Publishing; 1994.

Mahoney D. Zitiert in: Pediatric News. 31.7.03. 2003.

Manor O, Amir N. Developmental right hemisphere syndrome: clinical spectrum of the non-verbal learning disability. Journal of Learning Disabilities. 1995;28:80–6.

Manor O, et al. The acquisition of arithmetic in normal children: assessment by a cognitive model of dyscalculia. Developmental Medicine and Child Neurology. 1993;35:593–601.

March of Dimes. Medical references: drinking alcohol during pregnancy. Verfügbar unter: http://www.marchofdimes.com/

Maurer D, Maurer C. The world of the newborn. London: Viking; 1988.

Maurer D. The scanning of compound figures by young infants. Journal of Experimental Child Psychology. 1983;35:437–48.

McGraw M. The neuromuscular maturation of the human infant. New York: Hafner Press; 1945.

McKeever TM, et al. A birth cohort study using the West Midlands General Practice Database. American Journal of Respiratory and Critical Care Medicine. 2002;166:827–32.

McPhillips M, et al. Effects of replicating primary reflex movements on specific reading difficulties in children: a randomised, double-blind, controlled trial. Lancet. 2000;355(2):537–41.

McPhillips M, Sheehy N. Prevalence of persistent primary reflex and motor problems in children with reading difficulties. Dyslexia. 2004;10: 316–38.

McPhillips M. The role of movement in early development and long-term implications for educational progress. In: Vision, Basic Skills Development and Bridging the Skills Gap Conference. BABO; 11.2006; University of London. 2006. Paper.

Melillo R, Leisman G. Neurobehavioral disorders of childhood. An evolutionary perspective. New York: Kluwer Academic/Plenum Publishers; 2004.

Melzack R, Wall P. Pain mechanisms: a new theory. Science. 1965;150:171–9.

Members of the Department of Neurology and the Department of Physiology and Biophysics, Mayo Clinic and Mayo Foundation for Medical Education and Research, Graduate School, University of Minnesota, Rochester, Minnesota. Clinical examinations in neurology. Philadelphia, PA: WB Saunders; 1976.

Menière P. Mémoire sur des lesions de l'oreille interne donnant lieu à des symptômes de congestion cérébrale apoplectiforme. Gazette Médicale de Paris. 1861;55:17–32.

Merck Research Laboratories. The Merck manual of diagnosis and therapy. Whitehouse Station, NJ: Merck Research Laboratories; 1999.

Merck. Homepage. 2021. Verfügbar unter: http://www.merck.com/

Mereu G, et al. Prenatal exposure to a cannabinoid agonist produces memory deficits linked to dysfunction in hippocampal long-term potentiation and glutamate release. Proceedings of the National Academy of Sciences of the United States of America. 2003;100(8):4915–20.

Micklethwaite J. A report of a study into the efficacy of the INPP School Programme at Swanwick Primary School, Derbyshire A controlled study of 93 children. Department for Education and Employment Best Practice Scholarship. Dezember 2004. Verfügbar unter: http://www.teachernet.gov.uk/

Milani-Comparetti A. The neurophysiological and clinical implications of studies on fetal motor behaviour. Seminars in Perinatology. 1981;5: 183–9.

Miller JL, et al. Emergence of oropharyngeal, laryngeal and swallowing activity in the developing fetal upper aerodigestive tract: an ultrasound evaluation. Early Human Development. 2003;71(1):61–87.

Mitchell RG. The Moro reflex. Cerebral Palsy Bulletin. 1960;2:135–41.

Moir A, Jessel D. Brain sex. The real difference between men and women. London: Mandarin; 1991.

Montagu A. Touching. The human significance of skin. New York: Columbia University Press; 1971.

Morris SE. Oral motor development: normal and abnormal. In: Wilson JM, Hrsg. Oral motor function and dysfunction in children. Proceedings of a conference on oral-motor dysfunction in children. Chapel Hill, NC: University of North Carolina, Department of Medical Allied Health

Professionals, Division of Physical Therapy; 1978. S. 114–206.

Moscowitz-Cook A. The development of photopic spectral sensitivity in human infants. Vision Research. 1979;19:1133–42.

Mutti M, et al. QNST quick neurological screening test. Novato, CA: Academic Therapy Publications; 1978.

National Library for Health. National Library for Health. 1982. Verfügbar unter: http://www.cks.library.nhs.uk

Nicolson RI, et al. Time estimation deficits in developmental dyslexia; evidence for cerebellar involvement. Proceedings of the Royal Society. 1995;259:43–7.

Nicolson RI, Fawcett AJ. A new framework for dyslexia research? Cognition. 1990;35:159–82.

Nicolson RI, Fawcett AJ. Reaction times and dyslexia. Quarterly Journal of Experimental Psychology. 1994;47A:29–48.

Noica D. Sur les réflexes cutanés du dos. Revue Neurologique. 1912;20(1):134.

Nopola-Hemmi J, et al. A dominant gene for developmental dyslexia on chromosome 3. Journal of Medical Genetics. 2001;38:658–64.

Nordtveit TI, et al. Maternal and paternal contribution to intergenerational recurrence of breech delivery: population based cohort study. BMJ. 2008; https://doi.org/10.1136/bmj.39505.436539.BE

North Eastern Education and Library Board (NEELB). An evaluation of the pilot INPP movement programme in primary schools in the North Eastern Education and Library Board Northern Ireland, Final Report. Prepared by Brainbox Research Ltd for the NEELB. 2004.

North Eastern Education and Library Board (NEELB). An evaluation of the pilot INPP movement programme in primary schools in the North Eastern Education Library Board Northern Ireland. Final Report. Prepared by Brainbox Research Ltd for the NEELB. 2004. Verfügbar unter: www.neelb.org.uk

O'Connor TG, et al. Maternal antenatal anxiety and children's behavioural/emotional problems at 4 years: report from the Avon Longitudinal Study of Parents and Children. British Journal of Psychiatry. 2002;180:502–8.

O'Dell NE, Cook PA. Stopping ADHD. A unique and proven drug-free program for treating ADHD in children and adults. New York: Avery; 2004.

O'Hare A. Dysgraphia and dyscalculia. In: Whitmore K, Hart H, Willems G, Hrsg. A neurodevelopmental approach to specific learning disorders. London: MacKeith Press; 1999.

O'Keane V, Scott J. From obstetric complications to a maternal-foetal origin hypothesis of mood disorder. British Journal of Psychiatry. 2005;18: 367–8.

Odent M. The early expression of the rooting reflex. In: European Conference of Neuro-Developmental Delay in Children with Specific Learning Difficulties. Chester, UK. 1991. Paper.

Ott P. How to detect and manage dyslexia. A resource manual. Oxford: Heinemann; 1997.

Parmelee AH. A critical evaluation of the Moro reflex. Pediatrics. 1964;33:773–88.

Parmenter C. The asymmetric tonic neck reflex in normal first and third grade children. The American Journal of Occupational Therapy. 1975; 29:463–8.

Passingham RE. Changes in the size and organisation of the brain in man and his ancestors. Brain, Behavior and Evolution. 1975;11:73–90.

Patient Platform Limited. Patient. 2021. Verfügbar unter: http://www.patient.co.uk/

Pavlidis G, Miles T. Dyslexia research and its application to education. New York: John Wiley and Sons; 1981.

Pavlidis G, Miles T. Dyslexia research and its applications to education. Chichester: Wiley; 1987.

Paynter A. Learning through sharing publication series. Learn to move, move to learn. St Aidan's school sports partnership. Inspiring partnerships. 2006. [DVD]. Loughbourough: Youth Sport Trust; 2006. Available from: http://www.youthsporttrust.org/

Peiper A. The international behavioral sciences series. Cerebral function in infancy and childhood. New York: Consultants Bureau; 1963.

Pellionisz A. Tensorial aspects of the multidimensional approach to the vestibulo-oculo-motor reflex and gaze. In: Berthoz A, Jones M, Hrsg. Adaptive mechanisms in gaze control. Facts and theories. Amsterdam: Elsevier Science Publishers; 1985.

Peterson BW, Boyle RD. The vestibular system. New York: Springer; 2004. 343–74.

Peto A. To cast away. Psychoanalytic Study of the Child. 1970;25:401.

Posner MI, Raichle ME. Images of mind. New York: Freeman; 1994.

Prechtl HFR. Über die Koppelung von Saugen und Greifreflex beim Säugling. Naturwissenschaften. 1953;40(12):347–8.

Profet M. Protecting your baby-to-be: preventing birth defects in the first trimester. Reading: Addison-Wesley; 1995.

Profet M. Zitiert in: The adapted mind, Barkow J. H., et al. (Hrsg.). Oxford University Press, New York. 1992.

Public Health England. The UK immunisation schedule. 2014. Verfügbar unter: https://www.gov.uk/government/uploads/system/uploads/attachment_data/file/400554/2902222_Green_Book_Chapter_11_v2_4.pdf, Green book chapter 11.

Pucher G, et al. Quantitative assessment of the Moro reflex: an attempt to identify infants at risk for SIDS? Biomedizinische Technik Biomedical Engineering. 1987;32(5):112–7.

Pulgar Marx I. Revista Espanola de Pediatria. 1955; 11:317.

Pulgar Marx I. Zentralblatt Kinderheilkunde. 1957; 58:220.

Purkinje J. Beyträge zur näheren Kenntnis des Schwindels aus heautognostischen Daten. Medicinische Jahrbücher des kaiserlich-königlichen österreichischen Staates. 1820;6:79–125.

Reason JT, Brand JJ. Motion sickness. London: Academic Press; 1975.

Reiss A, et al. Sex differences in cerebral volumes of 8-year-olds born preterm. The Journal of Pediatrics. 2004;145(2):242–9.

Rice PF. Human development. A life span approach. London: Prentice-Hall International; 1992.

Richardson AJ, Montgomery P. The Oxford–Durham study: a randomized, controlled trial of dietary supplementation with fatty acids in children with developmental coordination disorder. Pediatrics. 2005;115:1360–6.

Richter CP. The grasping reflex in the new-born monkey. Archives of Neurology and Psychiatry. 1931;26(4):784–90.

Rider B. Relationship of postural reflexes to learning disabilities. American Journal of Occupational Therapy. 1976;26(5):239–43.

Righard L, Alade MO. Effect of delivery room routine on success of first breast-feed. Lancet. 1990;336(8723):1105–7.

Risey J, Briner W. Dyscalculia in patients with vertigo. Journal of Vestibular Research. 1990;1:31–7.

Roberts BL. Motor problems among children of very low birth weight. The British Journal of Occupational Therapy. 1989;52(3):97–9.

Robinson R. The nineteenth century. 30:831. 1891. Zitiert in: Peiper, A. 1963. Cerebral Function in Infancy and Childhood. Consultants Bureau, New York.

Roeckelein JE. Dictionary of theories, laws, and concepts in psychology. Westport, CT: Greenwood Press; 1998.

Rose J. Identifying and teaching children and young people with dyslexia and literacy difficulties. An independent report from Sir Jim Rose to the Secretary of State for Children, Schools and Families in the United Kingdom. Nottingham: DCSF Publications; 2009.

Rosen GD, et al. Dyslexia and brain pathology: experimental animal models. In: Galaburda AM, Hrsg. Dyslexia and development. Neurobiological aspects of extraordinary brains. Cambridge, MA: Harvard University Press; 1993.

Rosenberg K, Trevathan WR. The evolution of human birth. Scientific American. 2001;285(5):77–81.

Sarkar P, et al. Ontogeny of foetal exposure to maternal cortisol using midtrimester amniotic fluid as a biomarker. Clinical Endocrinology. 2007;66(5):636.

Scaramella-Nowinski VL, Madden D. Electrophysiological variants correlated with neuro-developmental delays: a systems biology approach. Medical Veritas. 2006;3:1128–34.

Schaughnecy EA, Hynd GW. Attention and impulse control in attention deficit disorders (ADD). Learning and Individual Differences. 1989;1:423–49.

Schieve L, et al. Are children born after assisted technology at increased risk for adverse health outcomes? The American College of Obstetricians and Gynecologists. 2004;103(6):1154–63.

Schilder P. The vestibular apparatus in neurosis and psychosis. Journal of Nervous and Mental Disease. 1933;78:1–23, 137–164.

Schilder P. Zeitschrift für die gesamte Neurologie und Psychiatrie. Über Halluzinationen. 1920; 53:169–98.

Schmidt RA, Lee TD. Motor control and learning. A behavioural emphasis. Champagne, IL: Human Kinetics; 1999.

Schrager OL. Balance, control, age and language development. In: 12th European Conference on Neuro- Developmental Delay in Children with Specific Learning Difficulties. 03.2000; Chester. 2000. Paper.

Selye H. The stress of life. New York: McGraw-Hill; 1956.

Seppa N. Big babies. High birth weight might signal health issues in later life. Science News. 2014;185(11):22–6.

Shalev RS, et al. Developmental dyscalculia. Cortex. 1988;24:555–61.

Shalev RS, Manor O, Amir N, Wertman-Elad R, Gross-Tsur VV. Developmental dyscalculia and brain laterality. Cortex.31:357–65.

Shaskan DA, Roller WL. Paul Schilder. Mind explorer. New York: Human Sciences Press; 1985.

Shayvitz SE. Dyslexia. Scientific American. 1996;275(5):77–83.

Shepherd R. Physiotherapy in paediatrics. Oxford: Butterworth Heinemann; 1980.

Sherrington C. The integrative function of the nervous system. Cambridge: Cambridge University Press; 1906.

Simcox L, Heazell AEP. Long-term neurocognitive outcomes in small babies. Obstetrics, Gyncaecology and Reproductive Medicine. 2014;24(9): 274–8.

Singhal A, et al. Infant nutrition and stereoacuity at age 4–6 years. American Journal of Clinical Nutrition. 2007;85(1):152–9.

Sinn N, Bryan J. Effect of supplementation with polyunsaturated fatty acids and micronutrients on learning and behavior problems associated with child ADHD. Journal of Developmental and Behavioral Pediatrics. 2007;28:82–91.

Smith G. Learning through sharing publication series. Learn to move, move to learn. St Aidan's school sports partnership. Inspiring partnerships. 2006. [DVD]. Loughbourough: Youth Sport Trust; 2006. Available from: http://www.youthsporttrust.org/

Sontag LW. War and the foetal maternal relationship. Marriage and Family Living. 1944;6:1–5.

Squires J, Kaplan P. Developmental outcomes of children born after assisted reproductive technologies. Infants and Young Children. 2007; 20(1):2–10.

Squires J. Developmental monitoring of children conceived by intracytoplasmic sperm injection and in vitro fertilisation. Fertility and Sterility. 2003;79(3):453–4.

Stanford News, Hrsg. Portions of brain are smaller in children born prematurely. Genetics, hormones may shield girls' brains from adverse effects of early birth Stanford Report. 18. August 2004. Verfügbar unter: https://news.stanford.edu/news/2004/august18/med-reiss-818.html

Steinbach I. How does sound therapy work? In: 6th European Conference of Neuro-Developmental Delay in Children with Specific Learning Difficulties. Chester, UK. 1994. Paper.

Stephan H, Andy OJ. Quantative comparative neuroanatomy of primates: an attempt at a phylogenetic interpretation. In: Petras JM, Noback CR, Hrsg. Annals. Bd. 167, Comparative and evolutionary aspects of the vertebrate nervous system. New York: New York Academy of Sciences; 1969. S. 370–87.

Stoodley CJ, et al. Impaired balancing ability in dyslexic children. Experimental Brain Research. 2005;167(3):370–80.

Strauss H. Das Zusammenschrecken: Experimentell-kinematographische Studie zur Physiologie und Pathophysiologie der Reaktivbewegungen. J f Psychol u Neurol. 1929;39:111.

Swamy G. Zitiert in: Preterm birth linked to lifelong health issues. 2008. Verfügbar unter: www.sciencedaily.com/releases/2008/03

Swamy GK, et al. Association of preterm birth with long-term survival, reproduction, and next-generation preterm birth. JAMA. 2008;299:1429–36.

Tallal P, et al. Language comprehension in language learning impaired children improved with acoustically modified speech. Science. 1996;271:81–4.

Tallal P, Piercy M. Developmental aphasia: rate of auditory processing and selective impairment of consonant perception. Neuropsychologia. 1974;12:83–98.

Tallal P. Language learning impairment: integrating research and remediation. In: Orton Dyslexia Society 47th Annual Conference Commemorative Booklet. Boston, MA: Orton Dyslexia Society; 1996.

Tansley AE. Reading and remedial reading. London: Routledge and Kegan Paul; 1967.

Taylor M, et al. Primitive reflexes and attention-deficit/ hyperactivity disorder: developmental origins of classroom dysfunction. International Journal of Special Education. 2004;19(1):23–37.

Tebruegge M, et al. Does routine child health surveillance contribute to the early detection of children with pervasive developmental disorders? An epidemiological study in Kent, U.K. BMC Pediatrics. 2004;3(4):4.

Telleus C. En kompárariv studie av neurologisk skillnader hos barn med och utan läs och skrivsvarigheter Unveröffentlichte Masterarbeit, Göteborg Universitet Psychologisk Institution. 1980.

The Listening Fitness Trainer (LiFT). Verfügbar unter: www.listeningfitness.com

Thelan E. Rhythmical stereotypes on normal human infants. Animal Behaviour. 1979;27:699–715.

Thomas A, et al. La Presse Médicale. 1954;146:885.

Thompson C, et al. Birth weight and the risk of depressive disorder in late life. British Journal of Psychiatry. 2001;179:450–5.

Tomatis A. The conscious ear. New York: The Talman Company; 1991.

Tomlinson DR. Gaze shifts and vestibular-ocular reflex. In: Barber HO, Sharpe JA, Hrsg. Vestibular disorders. Chicago, IL: Year Book Medical Publishers; 1988.

Tong S, et al. Serum concentrations of macrophage inhibitory cytokine 1 (MIC 1) as a predictor of miscarriage. Lancet. 2004;363:129–30.

Towen B. Neurological development in infancy. London: William Heinemann Medical Books; 1976.

Trevathen WR. Human birth. An evolutionary perspective. New York: Aldine de Gruyter; 1987.

Tuormaa TE. The adverse effects of alcohol on reproduction. International Journal of Biosocial and Medical Research. 1994;14(2). Reproduced for Foresight, The Association for the Promotion of Preconceptual Care.

Underwood R. Learning disability as a predisposing cause of criminality. Canada's Mental Health. 1976;24(4):11–6.

Van Allen MW, Rodnitzky RL. Pictorial manual of neurological tests. Chicago, IL: Year Book Medical Publishers; 1981.

Van Dongen GR, Goudie EG. Fetal movements in the first trimester of pregnancy. British Journal of Obstetrics and Gynecology. 1980;87:191–3.

Van Woerkom W. Sur la signification physiologique des réflexes cutanés des membres inférieurs. Revue Neurologique. 1912;20(II):285.

Veraguth O. Über die Rückenreflexe des Menschen. Neurologisches Zentralblatt. 1918;37(7):250.

Verny T. The secret life of the unborn child. London: Sphere Books; 1982.

Vestibular. Vestibular assessment & management certification. 2021. Verfügbar unter: http://www.vestibular.org/vestibular

von Weizsäcker V. Zitiert in: Schilder P. The vestibular apparatus in neurosis and psychosis. The Journal of Nervous and Mental Disease. 1933;78(1):1–23.

Vose RH. Agoraphobia. London: Faber & Faber; 1981.

Vulliemoz NR, Kurinczuk J. Scientific impact paper no. 8. May 2012. In vitro fertilization: perinatal risks and early childhood outcomes. London: Royal College of Obstetricians and Gynaecologists; 2012.

Wakefield AJ, et al. Gastrointestinal comorbidity, autistic regression and measles-containing vaccines: positive rechallenge and biological gradient. Medical Veritas. 2006;3:796–802.

Wakefield AJ, et al. Ileal-lymphoid hyperplasia nonspecific colitis, and pervasive developmental disorder in children. Lancet. 1998;351(9103):637–41.

Walk RD, Gibson EJ. A comparative and analytical study of visual depth perception. Psychological Monographs. 1961;75(15):1–44.

Walker C, et al. Balance in the cat: role of the tail and effects of sacrocaudal transaction. Behavioral Brain Research. 1998;91(1–2):41–7.

Wall PD, Melzack R. On nature of cutaneous sensory mechanisms. Brain. 1962;85:331–56.

Wallace DH. Vestibular and auditory stimulation. A narrative review of the empirical and professional literature covering vestibular and auditory stimulation across three age groups: infants. 1996.

Walshe FMR. On certain tonic or postural reflexes in hemiplegia with special reference to the so-called associated movements. Brain Part 1. 1923;46/2(14):16–23.

Wartenberg R. Die Untersuchung der Reflexe. Stuttgart: Thieme; 1952. 163.

Webster DB. Neuroscience of communication. San Diego, CA: Singular Publishing Group; 1995.

Weider D, et al. Nocturnal enuresis with upper airway obstruction. Otolaryngology Head and Neck Surgery. 1991;105:427–32.

Wenstrom K, et al. Multiple gestation: complicated twin, triplet, and high-order multifetal pregnancy. American College of Obstetricians and Gynecologists. 2004;104(4):869–83.

Werner EE, et al. The children of Kauai. A longitudinal study from the prenatal period to age ten. Honolulu: University of Hawaii Press; 1971.

West JR, et al. Prenatal and early postnatal exposure to ethanol permanently alters the rat hippocampus. Bd. 105, Mechanisms of Alcohol Damage in Utero. CIBA Foundation Symposium. London: Pitman; 1984.

Westman JC, Walters JR. Noise and stress: a comparative approach. Environmental Health Perspectives. 1981;41:291–309.

Wiest G, Baloh RW. The pioneering work of Josef Breuer on the vestibular system. Archives of Neurology. 2002;59:1647–53.

Wiles NJ, et al. Birth weight and psychological distress at 45–51 years. British Journal of Psychiatry. 2005;187:21–8.

Wilkinson G. The relationship of primitive and postural reflexes to learning difficulty and underachievement Unveröffentlichte MEd-Arbeit, University of Newcastle-upon-Tyne. 1994.

Witkin HA, et al. Children's embedded figures test. Palo Alto, CA: Consulting Psychologists Press; 1971.

Wolff P. Sucking patterns of infant mammals. Brain, Behavior and Evolution. 1968;1:354–67.

World Federation of Neurology. Report of research group on developmental dyslexia and world illiteracy. Bulletin of the Orton Society. 1968; 18:21–2.

World Federation of Neurology. Report of research group on developmental dyslexia and world illiteracy. Bulletin of the Orton Society. 1968; 18:21–2.

Yakoylev A, Lecours AR. Myelogenetic cycles of regional maturation in the brain. In: Minowski A, Hrsg. Regional development of the brain in early life. Philadelphia, PA: Davis FA; 1967. S. 3–70.

Yates BJ. Vestibular influences on the sympathetic nervous system. Brain Research Reviews. 1992;17:51–9.

Zagon IS, et al. Neural populations in the human cerebellum: estimations from isolated cell nuclei. Brain Research. 1977;127:279–82.

Zangwill OL. Cerebral dominance in its relation to psychological function. Edinburgh: Oliver & Boyd; 1960.